Psychische Störungen und Verhaltensauffälligkeiten in den ersten Lebensjahren

Psychische Störungen und Verhaltensauffälligkeiten in den ersten Lebensjahren

Rüdiger Kißgen, Kathrin Sevecke (Hrsg.)

Programmbereich Psychiatrie und Psychotherapie

Rüdiger Kißgen
Kathrin Sevecke
(Hrsg.)

Psychische Störungen und Verhaltensauffälligkeiten in den ersten Lebensjahren

Lehrbuch zu Grundlagen, Klinik und Therapie

Unter Mitarbeit von

Dana Barthel
Carola Bindt
Elisabeth Bonatti
Ina Bovenschen
Sebastian Franke
Gunter Groen
Helmut Hollmann
Corinna Isensee
Rüdiger Kißgen
Volker Mall
Eva Möhler
Luise Poustka
Franz Resch
Franziska Schlensog-Schuster
Kathrin Sevecke
Silvia Stojanov
Christina Taferner
Ute Thyen
Kai von Klitzing
Lars O. White
Areej Zindler

hogrefe

Univ.-Prof. Dr. phil. Rüdiger Kißgen
Universität Siegen, Fakultät II
Adolf-Reichwein-Str. 2
57068 Siegen, Deutschland
E-Mail: ruediger.kissgen@uni-siegen.de

Univ.-Prof. Dr. med. Kathrin Sevecke
Abteilung für Kinder- und Jugendpsychiatrie, Psychotherapie und Psychosomatik Hall
Milser Straße 10
6060 Hall in Tirol, Österreich
E-Mail: kathrin.sevecke@tirol-kliniken.at

Bibliografische Information der Deutschen Nationalbibliothek
Die Deutsche Nationalbibliothek verzeichnet diese Publikation in der Deutschen Nationalbibliografie; detaillierte bibliografische Daten sind im Internet über http://www.dnb.de abrufbar.

Anregungen und Zuschriften bitte an:
Hogrefe AG
Lektorat Psychiatrie/Psychotherapie
Länggass-Strasse 76
3012 Bern
Schweiz
Tel. +41 31 300 45 00
info@hogrefe.ch
www.hogrefe.ch

Lektorat: Susanne Ristea
Redaktionelle Bearbeitung: Elisabeth Dominik, Allendorf/Lumda
Herstellung: Daniel Berger
Umschlagabbildung: hannahargyle, Gettyimages
Umschlag: Claude Borer, Riehen
Satz: Claudia Wild, Konstanz
Druck und buchbinderische Verarbeitung: Finidr s. r. o., Český Těšín
Printed in Czech Republic
Auf säurefreiem Papier gedruckt

1. Auflage 2023

(E-Book-ISBN_PDF 978-3-456-96039-5)
(E-Book-ISBN_EPUB 978-3-456-76039-1)
ISBN 978-3-456-86039-8
https://doi.org/10.1024/86039-0000

Inhaltsverzeichnis

Vorwort

Rasante Entwicklungen rund um das Wissen zur Erkennung und Behandlung psychischer Störungen der frühen Kindheit und insbesondere die Herausgabe der *DC:0-5: Diagnostic Classification of Mental Health and Developmental Disorders of Infancy and Early Childhood* (Zero to Three, 2016) haben weltweit zu einem verstärkten Interesse an dieser Thematik in Forschung und Klinik geführt. Wie umfangreiche epidemiologische Studien belegen, treten klinisch relevante Verhaltensauffälligkeiten und psychische Störungen in der frühen Kindheit mit einer Prävalenz von 14–26 % erstaunlich häufig auf. Für die Praxis im deutschsprachigen Raum ergibt sich aus diesem Wissen die verpflichtende Notwendigkeit, die bestehende Versorgungslücke für die Altersspanne der frühen Kindheit (0–6 Jahre) zu schließen und den Ausbau von Ambulanzen, Tageskliniken und stationären Angeboten mit Spezialisierungen für junge Kinder und ihre Familien zu forcieren.

Eine frühzeitige Erkennung von Verhaltensauffälligkeiten bzw. psychischen Störungen bei Säuglingen, Klein- und Vorschulkindern ist von zentraler Bedeutung, wenn langfristige negative Folgen und eine Chronifizierung von Verhaltensauffälligkeiten verhindert werden sollen. Wie man aus zahlreichen Studien inzwischen weiß, persistieren frühe psychische Störungen oftmals und/oder verschlimmern sich im Laufe der Zeit. Im klinischen Setting ist stets dafür Sorge zu tragen, dass die Eltern bzw. die Hauptbezugspersonen in den diagnostischen Prozess und die anschließende Behandlung einbezogen werden. Es gibt keine andere Zeitspanne als die frühe Kindheit, in der die Beziehung des Kindes zu seinen Bezugspersonen vergleichbar bedeutsam wäre. Dies gilt auch für die Entstehung, Aufrechterhaltung und Behandlung der psychischen Symptomatik eines Kindes.

Das vorliegende Buch informiert im ersten Buchteil I über die normale kindliche Entwicklung in den ersten Lebensjahren. Die Vermittlung von Wissen über eine adäquat verlaufende Entwicklungsdynamik im Säuglings-, Kleinkind- und Vorschulalter halten wir für zwingend erforderlich, wenn es im Kontext psychischer Störungen darum geht, mögliche psychopathologische Entwicklungsprozesse angemessen wahrnehmen, beurteilen und einordnen zu können.

In Buchteil II „Psychische Störungen in den ersten Lebensjahren und deren Klassifikation" erörtern wir u. a. die grundsätzliche Frage, ob man bereits Neugeborene, Säuglinge und Kleinkinder mit einer psychiatrischen Diagnose belegen sollte. Darüber hinaus zeigen wir auf, wie komplex und anspruchsvoll sich der Diagnostikprozess bei einer fraglichen psychischen Störung in der frühen Kindheit gestaltet. In der Folge stellen wir die DC:0-5 als multiaxiales Klassifikationssystem vor und skizzieren den Aufbau und die Nutzung der dort vorhandenen fünf Achsen.

Der dritte Buchteil III unseres Lehrbuches beschreibt „Klinische Störungen der frühen Kindheit". Dieser Teil wurde an der Struktur der Achse I der *DC: 0-5 Diagnostische Klassifikation seelischer Gesundheit und Entwicklungsstörungen der frühen Kindheit* (Zero to Three, 2019) ausgerichtet. Die DC:0-5 ist das aktuell umfassendste und genaueste Klassifikationssystem zur

Diagnosestellung für die Altersspanne von 0 bis 5 Jahren. Es ist somit eine optimale Ergänzung zu den Klassifikationssystemen der Weltgesundheitsorganisation *(International Classification of Diseases; ICD-10 bzw. ICD-11)* und der Amerikanischen Psychiatrischen Vereinigung *(Diagnostic and Statistical Manual of Mental Disorders; DSM-5)*. Diese Manuale eignen sich für die psychiatrische Klassifikation ab dem Schulalter, sind aber für die psychiatrische Klassifikation jüngerer Kinder nicht ausreichend sensibel. In unserem Buch werden in Buchteil III sämtliche 43 in der DC:0-5 enthaltenen, klinischen Störungen der frühen Kindheit vorgestellt. Die Struktur der einzelnen störungsbildbezogenen Unterkapitel folgt stets dem folgenden Aufbau: *Definition und Klassifikation, Epidemiologie, Symptomentwicklung und Komorbidität, Ätiologie und Pathogenese, Diagnose und Differenzialdiagnostik, Behandlung und Prävention, Verlauf und Prognose, Forschungsdesiderate und Ausblick*. Da zu manchen Störungsbildern (z. B. Autismus-Spektrum-Störung) zahlreiche Studien zur Genese, Epidemiologie und zum Verlauf vorliegen, Diagnostikinventare und Behandlungsmethoden bekannt sind, aber andere Störungsbilder erstmals für die frühe Kindheit in der DC:0-5 aufgenommen wurden (z. B. Tourette-Störung), unterscheiden sich die Kapitelumfänge teilweise erheblich. Unabhängig vom Bekanntheitsgrad oder dem Neuwert eines Störungsbildes ist die Intention dieses Buches, den aktuellen Forschungs- und Wissensstand auf dem Gebiet der psychischen Störungen in der frühen Kindheit kompakt zu präsentieren. Unser Ziel war es, die Kapitel so zu gestalten, dass sie für Kliniker*innnen, Psychotherapeuten und Psychotherapeutinnen, Fachleute jener Professionen, die sich mit Kindern bis zum Ende des Vorschulalters und deren Familien befassen, sowie Studierende der einschlägigen Disziplinen von Nutzen sind. Zugleich gehen wir davon aus, dass dieses Buch auch für die Forschung von Interesse sein wird, da es auf einer soliden theoretischen und wissenschaftlichen Grundlage konzipiert wurde. Schließlich denken und hoffen wir, dass wir mit diesem Buch auch einen Beitrag dazu leisten werden, auf Forschungslücken und bestehende Versorgungsdefizite in der klinischen Versorgung junger Kinder mit psychischen Störungen und deren Familien aufmerksam zu machen und somit eine Brücke zwischen Wissenschaft und Praxis zu schlagen.

Als wir mit den Vorarbeiten zu diesem Buch, ersten Verlagsabsprachen und der Rekrutierung unserer geschätzten Kolleginnen und Kollegen begannen, die die Ausarbeitung der einzelnen Kapitel übernommen haben, tauchten in der Presse erste Berichte zu dem Ausbruch einer neuen Lungenentzündung unbekannter Ursache in Wuhan/China auf. Natürlich war es zu Beginn des Jahres 2020 nicht ansatzweise absehbar, dass sich daraus die weltweite COVID-19-Pandemie mit Auswirkungen auf sämtliche gesellschaftliche Bereiche entwickeln würde. Auch wenn zwischenzeitlich erste Studien zu den Auswirkungen der Pandemie auf die Psyche von Kindern und ihren Familien initiiert wurden und Teilergebnisse vorliegen, wird erst die Zukunft zeigen, wie nachhaltig sich die damit verbundenen psychischen Belastungen auf die kindliche Entwicklung auswirken werden. Die Mehrheit unserer Autorinnen und Autoren ist in leitender Funktion oder als Mitarbeiter*in einer kinder- und jugendpsychiatrischen oder sozialpädiatrischen Universitätsklinik auch mit der COVID-19-Pandemie in Klinik und Forschung befasst. Daneben waren sie – ebenso wie die Kapitelautorinnen und -autoren aus dem nichtklinischen Bereich – entweder persönlich, im Familienkreis oder im Kreis der Kolleginnen und Kollegen von der Pandemie betroffen. Als Herausgeberteam wissen wir es daher sehr zu schätzen, dass alle Kolleginnen und Kollegen trotz der pandemiebedingten zusätzlichen Belastungen ihre Buchbeiträge fertiggestellt haben. Wir denken, dass dies keine Selbstverständlichkeit ist, und fühlen uns zu großem Dank verpflichtet.

Zu guter Letzt möchten wir uns herzlich bei unseren wissenschaftlichen Mitarbeiterinnen und Mitarbeitern an der Universität Siegen (Julia Austermühle, Christian Dittmann, Nino Jorjadze, Sarah Schneider, Artur Szegedi) und an der Universitätsklinik für Psychiatrie, Psychotherapie und Psychosomatik im Kindes- und Jugendalter in Innsbruck (Christina Taferner) für ihr Engagement und ihre Akribie bei dem Lektorat der Buchbeiträge bedanken.

Rüdiger Kißgen und Kathrin Sevecke
Bonn und Innsbruck im September 2022

Literatur

Zero to Three. (2016). DC:0-5. *Diagnostic classification of mental health and developmental disorders of infancy and early childhood.* Washington, D.C.: Zero to Three Press.

Zero to Three (2019). *DC:0-5. Diagnostische Klassifikation seelischer Gesundheit und Entwicklungsstörungen der frühen Kindheit.* Stuttgart: Kohlhammer.

I
Kindliche Entwicklung in den ersten sechs Lebensjahren

1 Pränatale Entwicklung und Geburt

Ute Thyen

Die Entwicklung des Kindes beginnt lange vor der Geburt. Während der Embryonalphase bis zur 9. Lebenswoche werden die Organe angelegt, die sich während der Fetalphase weiter differenzieren. Die Körperorgane können solide Gewebeverbände sein oder auch im ganzen Körper verteilte Funktionssysteme wie die Zellen des Blutes oder die den Körper umschließende Haut. Die genetische Ausstattung eines jeden Menschen hängt dabei von der Ausstattung der Eizelle und des Spermiums ab, aber sehr stark auch von dem Prozess der Vereinigung und Verteilung des genetischen Materials, des Arrangements der DNA-Stränge und der Aktivierung bzw. Deaktivierung bestimmter Genabschnitte, was lokalen, intrauterinen und epigenetischen Einflüssen unterliegt.

Menschenkinder werden typischerweise nach der vollendeten 40. Schwangerschaftswoche geboren, wobei es sich nur noch in drei Viertel aller Fälle um natürliche, vaginale Entbindungen handelt. Durchschnittlich werden in Deutschland 30 % aller Kinder per Kaiserschnitt entbunden (Statistisches Bundesamt, 2021). Eine zunehmende Zahl von Kindern kommt nach assistierter Reproduktion zur Welt und manche Kinder haben mehr als zwei Eltern im Sinne der leiblichen, sozialen und rechtlichen Elternschaft. Reproduktionsmedizinische Verfahren und das höhere Alter der Eltern tragen zu gehäuften Frühgeburten bei. Als Frühgeborene bezeichnet man Kinder, die vor der 37. Schwangerschaftswoche (d.h. mindestens 3 Wochen vor dem errechneten Termin) geboren werden. Dies betrifft etwa 8 % aller Neugeborenen. Ohne weitere medizinische oder pflegerische Unterstützung sind Frühgeborene etwa ab der 32.–34. Schwangerschaftswoche überlebensfähig. Durch die Entwicklung der modernen Neonatologie seit den 1980er-Jahren können auch extrem unreife Frühgeborene ab der 23. Schwangerschaftswoche heute überleben. Der Anteil der sehr oder extrem unreifen Frühgeborenen an allen Geburten beträgt 1–1,5 % (Berger et al., 2019).

Unmittelbar nach der Geburt kommt es zur Umstellung sämtlicher Organsysteme, die sich an das extrauterine Leben anpassen müssen. Der Fetus im Mutterleib muss sich nicht über die Atemluft und Atmung Sauerstoff zufügen, da die Versorgung durch den Sauerstoffaustausch aus mütterlichem Blut in der Plazenta erfolgt. Mit der Trennung der Nabelschnur und daraus folgenden Änderungen in den Blutgasen wird die Eigenatmung des Kindes bewirkt. Die bis dahin als solides Organ liegenden Lungen werden durch die Aktivität des Zwerchfells und des Rippenkorbes ausgedehnt und mit eingeatmeter Luft gefüllt. Der Atemantrieb durch diesen Mechanismus bleibt ein Leben lang bestehen und führt zu einer bedarfsgerechten, regelmäßigen Atmung, ohne dass dafür eine willkürliche Steuerung notwendig ist. Ebenso stellt sich der vorgeburtliche Blutkreislauf um und durchfließt jetzt die Lunge, um den Sauerstoff aus der Atemluft aufzunehmen und zu den Organen zu transportieren. Das Neugeborene wird nun nicht mehr durch Nährstoffe wie Glucose über den Austausch in der Plazenta versorgt und muss selbst Nahrung aufnehmen. Unmittelbar nach Ablösung der Plazenta setzt bei der Mutter die erste Milchsekretion ein, die durch eine anhaltend hohe Prolaktinsekretion und die Oxytocinausschüttung durch das Anlegen das Kindes an die Brust der Mutter unterhalten und gefördert wird. Das Neuropeptid Oxytocin unterstützt nicht nur die Entleerung der Milchgänge beim Saugen des Kindes *(Letdown-Reflex)*, sondern unterstützt auch den Bindungsaufbau und vermindert sozialen Stress. Oxytocin spielt insbesondere in der Regulation von sozialen Beziehungen und bei der Vertrauensbildung eine wichtige Rolle. Neben den ernährungsphysiologischen Vorteilen sollte daher auch aus Gründen der Bindung zwischen Mutter und Kind das Stillen gefördert und unterstützt werden (Karall et al., 2020).

1.1 Entwicklung des Gehirns in der frühen Kindheit

Das Organ, das die längste Entwicklungszeit für die strukturelle Ausgestaltung und Reifung in Anspruch nimmt, ist das zentrale Nervensystem als Sitz sämtlicher neurologischer und psychischer Funktionssysteme sowie der hormonellen Steuerungszentralen. Während einer langen evolutionären Entwicklung haben sich jene Gehirnabschnitte vergrößert, die das für den Menschen typische lebenslange Lernen ermöglichen. Das menschliche Gehirn ist im Vergleich zu anderen Säugetieren bei der Geburt noch sehr unreif, was die Verknüpfung der Nervenzellen (Synapsen), die Geschwindigkeit der Informationsübertragung (Myelinisierung) und die Bereitstellung von Überträgerstoffen (Neurotransmitter) angeht.

Jede Nervenzelle (Neuron) kann mit Tausenden anderer Neurone verbunden werden. Die Bildung von Synapsen ist ein lebenslanger Prozess. Der Höhepunkt der Synapsendichte wird aber im ersten Lebensjahr erreicht. Dabei ist die Apoptose, d. h. der Untergang von nicht genutzten Verbindungen, ebenso wichtig wie der Erhalt von nutzbaren Verbindungen. Vermutlich handelt es sich um ein dynamisches, adaptives System. Dies erklärt, warum die Entwicklung von Säuglingen, die in einer stimulierenden, emotional stabilen und damit das Lernen fördernden Umgebung aufwachsen, und solchen, die stark deprivierenden oder chronisch belasteten Lebenssituationen ausgesetzt sind, auch unter gleichen genetischen Voraussetzungen (z. B. bei eineiigen Zwillingen) unterschiedlich sein kann (Thyen et al., 2012).

Die Erklärung für die alle anderen Lebewesen überragenden Fähigkeiten in der kognitiven und sozial-emotionalen Entwicklung liegt also in der Unreife des menschlichen Gehirns bei der Geburt. Die Unreife geht mit einer immensen Lernfähigkeit des menschlichen Gehirns einher, sodass die weitere Entwicklung durch extrauterine Umwelterfahrungen beeinflusst und gefördert wird. Zu den besonderen menschlichen Leistungen zählen die sprachliche Kommunikation, die Gedächtnisfunktionen, die Fähigkeit zum abstrakten Denken und die sozial-emotionalen Kompetenzen. Insbesondere die Möglichkeit des intentionalen Denkens führt zu einem Verstehen intentionalen Verhaltens bei anderen. Durch unsere Fähigkeit, anderen Personen mentale Zustände zuschreiben zu können *(„Theory of Mind")*, erlangen wir ein Verständnis der Wechselseitigkeit des Verstehens und der Einnahmen einer dritten Personenperspektive (Fonagy et al., 2019). Schließlich kann sich daraus auch eine Wir-Intentionalität oder eine kollektive Intentionalität im Sinne des *Common-Mind* entwickeln. In diesem Lernprozess sind kognitive und sozial-emotionale Prozesse nicht voneinander zu trennen. Sind Kinder hinsichtlich sozial-emotionaler Erfahrungen depriviert, werden ihre kognitiven Entwicklungsprozesse beeinträchtigt. Die extrauterinen interaktiven Erfahrungen mit anderen Menschen haben insbesondere auf das Stressverarbeitungssystem, das Selbstberuhigungs- und Belohnungssystem sowie auf das Motivationssystem eine Auswirkung. Diese Erfahrungen beeinflussen regulierende Gene, die wiederum jene biologischen Prozesse beeinflussen, die an der Bildung neuronaler Bahnen und damit der Gedächtnisbildung beteiligt sind. Dies bedeutet, dass die biologische Ausstattung eine notwendige, aber keine hinreichende Bedingung für den Erwerb höherer kognitiver und sozial-emotionaler Fähigkeiten ist. Allein das Zusammenwirken aus hochkomplexen neurobiologischen Differenzierungsprozessen und sozialen Interaktionen erlaubt es, das menschliche Potenzial zu entfalten (Thyen et al., 2012).

1.2 Interaktion zwischen Lebenswelten, Individuum und Gruppe

Interaktionen zwischen der biologischen Ausstattung, d.h. den Eigenschaften eines Menschen mit sozialen und emotionalen Erfahrungen, Sinneseindrücken und Lernprozessen, machen den Menschen zu dem, was er oder sie ist. Dieser Prozess ist nicht linear, sondern kann in wechselndem Tempo, fortschreitend oder zirkulär verlaufen. Stagnation oder Rückschritte können ebenso eintreten und eine positiv fortschreitende Entwicklung vorübergehend oder dauerhaft beeinträchtigen. Wir können durch verschiedene Einflussfaktoren behindert oder gefördert werden, wobei es keinen engen Zusammenhang zwischen dem Vorhandensein bestimmter Risiken und Ressourcen und den Entwicklungsparametern gibt. Neuere Theorien zur Auswirkung von Risiken und Schutzfaktoren diskutieren unterschiedliche Wirkmechanismen. So ist es möglich, dass bestimmte Einflüsse nur in kritischen bzw. sensiblen Entwicklungsphasen wirksam werden, die Effekte dann aber irreversibel sind. Ein Beispiel für einen irreversiblen Effekt bei der körperlichen Entwicklung ist die intrauterine Exposition von Alkohol. Die pränatale Exposition des Fetus mit der entwicklungstoxischen Substanz Alkohol, die ungehindert über die Plazenta übertritt, kann zu Fehlbildungen der Organe, mangelndem Gehirnwachstum und Störungen in der Synapsenbildung führen. Das Fetale Alkoholsyndrom (FAS) ist die häufigste Ursache von erworbenen Formen der geistigen Behinderung und oft auch einer sozial-emotionalen Behinderung. Ein weiteres Beispiel ist die schwere emotionale Vernachlässigung mit und ohne Gewalterfahrung im ersten Lebensjahr (z.B. verursacht durch unzureichende Zuwendung in einer Heimeinrichtung oder durch eine schwere mütterliche Depression ohne Kompensation durch andere Bezugspersonen), aus der irreversible Störungen der Bindungsentwicklung entstehen können (Braveman & Barcley, 2009; Shonkoff & Garner, 2012).

Risikofaktoren können synergistische oder sich potenzierende Einflüsse haben. Das Zusammentreffen von mehreren Risikofaktoren bei Menschen mit geringen sozialen und persönlichen Ressourcen führt in der Regel zu schlechteren Verläufen als bei solchen, die mit Belastungen aufgrund besserer persönlicher Ausstattung und sozialem Kapital eher umgehen können. Inwiefern eine quantitative Häufung im Zeitverlauf im Sinne eines kumulativen Risikos wirksam wird oder ein Schwellenwert oder eine Auswirkung eines bestimmten Faktors als Trigger zutreffend ist, hängt vermutlich von der Art des Faktors und der Kontextfaktoren ab. Das Zusammenwirken von Schutzfaktoren und Risikofaktoren ist weniger gut untersucht als die Auswirkung negativer Faktoren allein. Es scheint aber, dass Schutzfaktoren im Wesentlichen bei der Anwesenheit von Risikofaktoren wirksam werden. In jedem Fall ist für die zeitliche Beziehung zwischen Risiko, schützenden Faktoren und ihren Auswirkungen die Anwesenheit von Moderatoren oder Mediatoren über die Lebenszeitspanne von großer Bedeutung (Herrmann et al., 2016).

1.3 Interaktion von Lebenswelt und gesundheitlichen Chancen

Die durchschnittliche Lebenserwartung der 2012 geborenen Mädchen beträgt 83 Jahre, die der Jungen 78 Jahre. Dies sind bei beiden Geschlechtern 10 Jahre mehr als die Lebenserwartung bei Geburt in der Gruppe der heute 60-Jährigen. Allerdings sind die Chancen auf mehr gesunde Lebensjahre mit guter Lebensqualität sehr ungleich und nicht gerecht verteilt (Kuntz et al., 2018). Verschiedenheiten der Lebenswelt können sich in einem Unterschied von 10 Jahren bei der Lebenserwartung zwischen den privilegiertesten und den benachteiligten Gruppen ausdrücken. Die Prävalenzen fast aller chronischer Gesundheits- und Entwicklungsstörungen bei Kindern sind in benachteiligten Bevölkerungsgruppen deutlich höher und der Zugang zu optimalen Behandlungsmöglichkeiten geringer. Der Einfluss der sozialen Determinanten auf die Gesundheitschancen wirkt sich bei Kindern aufgrund ihrer Abhängigkeit von Bezugspersonen und sozialen Kontextfaktoren besonders stark aus. Diese Gründe tragen zu der Forderung nach früh einsetzenden Maßnahmen der Gesundheitsförderung bei Eltern bereits während der Schwangerschaft und während der frühen Kindheitsjahre bei. Allerdings müssen fördernde Maßnahmen in eine gesundheitsfördernde Gestaltung der Lebenswelten eingebettet sein. Dies bedeutet, dass eine gesunde, entwicklungsfördernde Umwelt den Zugang zu Naturerfahrung, Kultur und Bildung und eine kinderrechtsbasierte Zukunftsplanung ermöglichen muss. Armutsrisiken hängen eng mit Familienstrukturen zusammen. So haben Alleinerziehende (meist Mütter) mit geringem Einkommen das höchste Risiko, in Armutsverhältnissen zu leben.

Derzeit erleben wir eine zunehmende *Diversität der Gesellschaft*, insbesondere in der jüngeren Generation. Fast eine Dreiviertelmillion Menschen haben 2016 einen Asylantrag in Deutschland gestellt. Zu einem guten Drittel sind die Antragstellenden Kinder und Jugendliche, 10 % waren unter 4 Jahre alt. Hinzu kommen viele Kinder, die mit ihren Eltern aus europäischen und nichteuropäischen Ländern nach Deutschland kommen, um hier bessere Chancen für Bildung und Arbeitsmöglichkeiten zu finden. Der Anteil von Kindern mit Migrationshintergrund liegt im Bundesdurchschnitt bei etwa 15 %, variiert aber erheblich zwischen verschiedenen Regionen und kann bis zu 50 % in großstädtischen Milieus erreichen.

Weiterhin entsteht eine wachsende *Vielfalt von Familienformen*. Der in diesem Kapitel verwendete Familienbegriff berücksichtigt die Pluralisierung unserer Gesellschaft und die Vielfalt heutiger Lebensformen. Familie kann als privater Lebenszusammenhang beschrieben werden, in dem Menschen verschiedener Generationen in verbindlichen Beziehungen füreinander sorgen. Der Anteil der nichtehelichen Lebensgemeinschaften mit Kindern hat rasch zugenommen und liegt derzeit bei etwa 11 %, der Anteil der Familien mit alleinerziehendem Elternteil bei etwa 19 %. Stieffamilien machen etwa 14 % aller Familien mit minderjährigen Kindern aus, wobei davon zwei Drittel der Familien von der leiblichen Mutter und einem Stiefvater gebildet werden. Wenige, aber eine wachsende Anzahl von Kindern, lebt mit gleichgeschlechtlichen Elternpaaren zusammen. Im Jahr 2017 waren dies etwa 14.000 Kinder unter 18 Jahren (Bundesministerium für Familie, Senioren, Frauen und Jugend, 2021).

Das Konzept der „normalen" im Sinne einer „normativen" Entwicklung wird durch die skizzierte Diversität und Vielfalt obsolet, da unter „normal" eine alterstypische Entwicklung zu verstehen wäre, die sich an normativen oder abweichenden kulturellen oder sozialen Lebensumständen ausrichten müsste. Da die Entwicklung junger Kinder sehr stark von einem inneren genetisch determinierten Entwicklungsprozess gesteuert wird, aber auch erheblicher Variabilität durch soziale Erfahrungen unterliegt, müssen Veränderungen in Entwicklungsprofilen zur Kenntnis genommen werden, die sich aus sich verändernden Bedingungen des Aufwachsens ergeben.

1.4 Entwicklung der Sinnesfunktionen

Einführend sei angemerkt, dass die Bundeszentrale für gesundheitliche Aufklärung unter *kindergesundheit-info.de* ein breites Online-Informationsangebot zur kindlichen Entwicklung bereithält.

1.4.1 Sehvermögen

Ein neugeborenes Kind kann in den ersten Lebenstagen hell und dunkel sowie sehr kontrastreiche Schemen wahrnehmen. Helle Lichtquellen werden kurz fixiert und nach ein paar Tagen sieht man auch ein kurzes Verfolgen mit dem Blick. In den ersten Lebenswochen beginnt das Kind ausdauernder zu fixieren, es hat dabei eine Vorliebe für menschliche Gesichter oder entsprechende Schablonen. Der Punkt des schärfsten Sehens ist in etwa 40–50 cm Entfernung, sodass Eltern sehr häufig in intuitiver Weise in diesem Abstand mit den jungen Säuglingen kommunizieren. Dieser Abstand entspricht in etwa auch dem Abstand zwischen den Gesichtern von Müttern und Kindern während des Stillens. Die okzipitale Sehrinde des Großhirns reift relativ spät aus. So beginnt das räumliche Sehen erst mit etwa 4 Monaten. Erst mit etwa 8 Jahren ist das visuelle System ausgereift. Fällt bei einem Sehfehler oder dem schlechteren Visus eines Auges die Bildung synaptischer Verbindungen in den entsprechenden Arealen der Großhirnrinde aus, entsteht eine Amaurosis für das nicht dominante Auge *(Seelenblindheit)*. Durch das Vermeiden von Doppelbildern bei Augenfehlstellungen wird der zentrale Seheindruck des schwächeren Auges unterdrückt. Dies ist die Begründung für eine möglichst frühzeitige Behandlung bei frühkindlichem Schielsyndrom. Kinder mit einer angeborenen Sehstörung können nicht oder nur schlecht fixieren. Hier kann ein Nystagmus ein erster Hinweis auf eine höhergradige Sehschwäche sein. Bei vermindertem Blickkontakt und dem Eindruck einer beeinträchtigten Interaktion des Säuglings mit den Bezugspersonen muss daher immer eine Überprüfung des Sehvermögens erfolgen.

1.4.2 Hörvermögen

Der Hörapparat eines Kindes mit Mittelohr, Innenohr und dem auditiven Verarbeitungssystem ist bei der Geburt bereits vollständig ausgebildet. Allerdings bedarf es weiterer neuronaler Reifungsprozesse, der Verknüpfung mit anderen sensorischen und insbesondere motorischen Arealen, um eine immer weitere Differenzierung des Hörvermögens zu ermöglichen. Das Hörvermögen und die Hörverarbeitung sind zentrale Voraussetzungen für die Entwicklung des Sprachverstehens und des aktiven Sprechens, sodass diese Sinnesfunktion auch maßgeblich die weitere kognitive Entwicklung beeinflusst. Bei einer sorgfältigen Nachuntersuchung der Neugeborenen mit auffälligem Neugeborenenhörscreening können nahezu alle angeborenen Innenohrschwerhörigkeiten so früh entdeckt werden, dass eine Versorgung mit Hörgeräten oder einem Cochlea-Implantat (CI) im Alter zwischen 3 und 6 Monaten erfolgen kann. Eine spätere Versorgung führt zu erheblichen, möglicherweise irreversiblen Beeinträchtigungen der Sprachentwicklung. Bei Kindern sollte auch eine einseitige Taubheit mit Hörgeräten oder CI versorgt werden, da andernfalls das Richtungshören, die Wahrnehmung im Raum und die Differenzierung von Lauten beeinträchtigt wird.

1.4.3 Sensorische und sensomotorische Funktionen und Störungen

Neben den beiden Sinnesfunktionen Sehen und Hören sind der Gleichgewichtssinn, der Riech- und Geschmackssinn sowie der taktile Sinn der Haut mit Schmerz-, Berührungs-, Wärme- und Kälteempfindung entscheidend bei der Gesamtentwicklung des Kindes. Die Haut bzw. die Lippen und die Schleimhaut des Mundes spielen somit eine wichtige Rolle in der frühen Entwicklung (orale Phase). Durch Berührungen, durch Küssen und Haut-zu-Haut-Kontakte zwischen dem Kind und seinen primären Bezugspersonen werden ab der Neugeborenenzeit in Verbindung mit dem Riechsinn das Empfinden von Nähe und die Bindungsbeziehung angebahnt (Krombholz, 2015).

1.5 Motorische Entwicklung

Die motorische Entwicklung des Kindes beginnt bereits intrauterin mit noch überwiegend ungezielten, jedoch bereits differenzierten und fließenden Bewegungsmustern, den sogenannten *General Movements* (Weigand et al., 2019). Die größten Freiheitsgrade erfährt das Kind in der mittleren Schwangerschaft, während im dritten Trimenon die Bewegungsmöglichkeiten eingeschränkter sind. Unmittelbar nach der Geburt wird das Kind erstmals der Schwerkraft ausgesetzt. Die bereits erprobten Bewegungsmuster kommen erst nach einigen Tagen bis Wochen wieder zum Vorschein, wenn der aktive Tonus ausreicht, die Extremitäten und dann den Kopf von der Unterlage gegen die Schwerkraft zu heben und frei im Raum zu bewegen. Während dieser Zeit sind noch anthropologisch alte Muster (sogenannte Primitivreaktionen) zu beobachten, die sich in der Mehrzahl zum Ende des 3. Lebensmonats verlieren. Lediglich die plantaren Greifreflexe bleiben bis zum 9. Lebensmonat erhalten. Ähnliches gilt für Muster, die durch bestimmte Körperstellungen ausgelöst werden. Diese Muster haben, falls sie nicht aufgrund einer Schädigung des Gehirns persistieren, für die weitere Entwicklung keine wesentliche Bedeutung.

Die motorische Entwicklung verläuft bei etwa 9 von 10 Kindern in einer typischen Abfolge: Aus der Rückenlage gelingt zunächst das Drehen um die Rumpfachse, aus der Bauchlage das Robben, der Vierfüßlerstand und das Krabbeln. Aus dieser Position erfolgt selbstständiges Aufsitzen und Hochziehen zum Stand, schließlich seitliches Laufen an Gegenständen bis zum freien Laufen im Alter von spätestens 18 Monaten. Ungewöhnliche Entwicklungswege verlaufen über das frühe Aufsitzen und Rutschen auf dem Gesäß zum Hochziehen an Gegenständen oder über andere seltenere Varianten. Die motorische Entwicklung ist keinesfalls mit dem Erlernen des freien Laufens abgeschlossen. Die funktionellen Fähigkeiten in Balance, Gleichgewicht und Koordination sind erst im Schulalter ausgereift und verbessern sich auch dann noch in Quantität und Qualität. Allerdings ist die letztgenannte Entwicklung in hohem Maße von Motivation, Übung und Bewegungserfahrung abhängig.

Im Alter von 2 Jahren wird das Gangbild flüssiger und weniger breitbasig. Das Kind kann nun auf der Stelle hüpfen und beginnt mit dem Dreirad zu fahren. Im Alter von 3 bis 4 Jahren gelingt ein Einbeinstand von 5 Sekunden, im Alter von 5 bis 6 Jahren von 10 Sekunden. Werfen oder Schießen eines Balls wird ab dem 2. Lebensjahr zunehmend eingeübt, ab dem 4. bis 5. Lebensjahr sind Ballspiele in der Gruppe möglich. Weitere Verbesserungen der Kraft und Koordination sind dann weniger der neuronalen Reifung, sondern mehr der Ausdauer und dem Training zu verdanken (Michaelis et al., 2013).

Die *feinmotorischen Fähigkeiten* entwickeln sich über einen noch längeren Zeitraum als die grobmotorischen. Neben der feinmotorischen Koordination spielen für das Handgeschick auch die Teilleistungen wie visuomotorische Koordination und Perzeption eine besondere Rolle. Durch zunehmende Übung und situative Anpassung werden unökonomische Abläufe immer seltener und assoziierte Mitbewegungen anderer Körperteile geringer. Häufig auftretende Bewegungsabläufe können automatisiert werden und Raum geben für eine hochdifferenzierte Willkürmotorik (Michaelis et al., 2013).

1.6 Sprachentwicklung

Voraussetzung für den Spracherwerb sind ein gutes Hörvermögen sowie eine phonologische Bewusstheit. Daher muss bei Kindern mit Sprachentwicklungsverzögerungen durch eine sorgfältige pädaudiologische Untersuchung ausgeschlossen werden, dass das Kind schlecht hört, sei es durch eine eingeschränkte Weiterleitung der akustischen Signale im Mittelohr (Reizleitungsstörung) oder eine Innenohrschwerhörigkeit.

Die *Lautentwicklung im ersten Lebensjahr* folgt einem entwicklungsgenetisch fest verankerten Programm, das zunächst unabhängig vom Hörvermögen ist. Dabei werden universell bei allen Kindern in den ersten Lebenswochen zunächst einzelne Vokale gebildet, im weiteren Verlauf folgen sogenannte Kehllaute und Blasreiblaute bis zum 6. Lebensmonat. Aus diesem sprachlichen Repertoire bilden sich bereits im 2. Lebenshalbjahr die Vokal- und Konsonantenverknüpfungen, die typisch für die Muttersprache sind. Diese Selektion von in der Muttersprache genutzten Phonemen hängt einerseits von einem intakten Hörvermögen, andererseits von vorsprachlicher Kommunikation mit Bezugspersonen ab. Prinzipiell können im ersten Lebensjahr von einem Säugling die Laute aller menschlichen Sprachen erlernt werden, ein späterer Erwerb einer weiteren Sprache geht mit Schwierigkeiten in der akzentfreien Aussprache bestimmter Laute einher. Auch die Syntax einer Sprache wird früh angelegt und nicht mehr „perfekt" gelernt, wenn der Erwerb der zweiten Sprache jenseits des Grundschulalters beginnt.

Zunehmend werden auch die für die Muttersprache typische Sprachmelodie und Syntax nachgeahmt. Dies führt zu dem Eindruck, das Kind spreche mit unverständlichen Worten. Gegen Ende des ersten Lebensjahres werden aus diesen Lautketten Doppelsilben herausgelöst, denen bei entsprechender Übung und Nachahmung Wortbedeutungen zugewiesen werden (z. B. „Mama", „Papa" und andere). Hat der Prozess der Verknüpfung von Silben mit Bedeutung einmal begonnen, wächst der Wortschatz im 2. Lebensjahr rasch an. Im Alter von 18 Monaten verfügt das Kind über 40–60 Worte mit Bedeutung, gegen Ende des 1. Lebensjahres beginnt das Kind, zwei Worte zu kurzen Sätzen zu verbinden (Sachse, 2015). Vorschulkinder lernen jeden Tag etwa 5–10 neue Worte, sie tun dies mit großer Freude und ohne erkennbare Mühe. Allerdings ist die sprachliche Entwicklung an das Zeitfenster der neuronalen Reifung und Verknüpfung gebunden: Wer mit 12 Jahren noch nicht sprechen gelernt hat, lernt es in aller Regel nicht mehr. Insbesondere durch die Interaktion mit Bezugspersonen, die sprachlichen Angebote und die Quantität der sprachlichen Interaktion nimmt die Sprachentwicklung einen individuellen Verlauf. Kinder erlernen keine Sprache, sondern erweitern ihre Kommunikations- und damit Interaktionsmöglichkeiten (Friederici, 2012, 2017). Da Spracherwerb anders als die motorische Entwicklung nur unter der Voraussetzung von gestalteter zwischenmenschlicher Beziehung gelingt, ist er in viel höherem Maße von psychosozialen Umweltfaktoren abhängig. Soziale Ungleichheit und schädigende psychosoziale Einflüsse wie insbesondere Gewalterfahrung und Vernachlässigung manifestieren sich bei jungen Kindern zuallererst beeinträchtigend in der Sprachentwicklung.

Das *Sprachverständnis* geht in der Regel über das aktive Sprechvermögen hinaus (Szagun, 2016). Im ersten Lebenshalbjahr können Säuglinge bereits Silben und Betonungsunterschiede wahrnehmen und zeigen eine Bevorzugung der Muttersprache. Im zweiten Lebenshalbjahr erkennen sie phonologische Strukturen, erkennen und verstehen Wörter. Im Alter von 18 Monaten verstehen sie bereits 150–200 Wörter und einfache Aufforderungen. Trotz einer gewissen Variabilität laufen die frühe Sprachentwicklung und die Entwicklung des Sprachverständnisses kulturübergreifend relativ ähnlich ab. Der weitere Spracherwerb ist hochgradig abhängig von sozialen und kulturellen Kontextfaktoren, einem intakten Hörvermögen und kognitiven Kompetenzen. Das rezeptive Aufnehmen von Sprache z. B. von Fernseher, Radio oder Computer führt zu keinerlei Förderung der frühen Sprachentwicklung, sodass Kinder unter 3 Jahren diesen Medien gar nicht ausgesetzt werden sollten. Interaktive Medien wie Tablet oder Smartphone können gegebenenfalls das Vorlesen eines Bilder- oder Liederbuches ergänzen oder ersetzen, sollen jedoch nur begleitet von erwachsenen Bezugspersonen eingesetzt werden.

1.7 Sozial-emotionale Entwicklung

Die enorme sozial-emotionale Entwicklung des Menschen beruht auf der funktionellen Unreife des menschlichen Gehirns und der Reifung unter Einflussnahme externer Faktoren, insbesondere der interpersonellen Kommunikation und der gemeinsamen Handlungserfahrung mit anderen Menschen. Die wichtigsten Entwicklungsaufgaben bestehen in der Entdeckung und Wahrnehmung des eigenen Körpers und der Ausbildung einer Körperrepräsentanz. Dies geschieht insbesondere über die taktile und sensorische Sinnesfunktion. Ab dem ersten Lebenstag wird die Fähigkeit zur Kontaktaufnahme zu anderen Menschen, insbesondere zur Mutter als der ersten Bezugsperson entwickelt. Das Neugeborene hat bereits gute Fähigkeiten, auf eigene Bedürfnisse aufmerksam zu machen, die Aufmerksamkeit durch andere Menschen zu gewinnen wie zu binden und setzt dafür akustische, mimische und motorische Signale ein. Es stellt sich unmittelbar eine interpersonelle Kommunikation ein, die dazu führt, dass die Bezugsperson das Kind kompetent versorgen und beschützen kann. Dies ist die Grundlage für die Entwicklung einer stabilen und vertrauensvollen Beziehung als Voraussetzung für die Verwirklichung von Exploration und Entwicklungsfreude. Für die lebenslang wichtige Funktion, interpersonelle Beziehungen angemessen und positiv zu gestalten, muss das Kind bereits im ersten Lebensjahr lernen, die eigenen Affekte zu regulieren. Neue und ungewöhnliche nachgeburtliche Körpererfahrungen wie extrauterine Nahrungszufuhr, Temperaturschwankungen, akustische und visuelle Eindrücke führen zu Affekten und Wahrnehmungen, die das Kind noch nicht kennt und einordnen kann. Die Bezugspersonen haben die wichtige Rolle, das Kind in der Verarbeitung und Regulation dieser neuen Eindrücke zu unterstützen, aber die Bewältigung selbst muss dem Kind gelingen und stellt eine bedeutende positive Lebenserfahrung dar. Das gemeinsame Erleben dieses Gelingens führt zu einem starken affektiven Band zwischen dem Kind und seinen Bezugspersonen.

Im ersten Lebensjahr fällt es Kindern schwer, zwischen eigenen und fremden Gefühlszuständen zu unterscheiden, Affekte wirken unmittelbar ansteckend. Erst im zweiten Lebensjahr können eigene und fremde Affekte besser unterschieden werden und es gelingt eine zunehmende Distanzierung, auch wenn die gezeigte Anteilnahme zunächst stark egozentrisch ist und die Bedürfnisse anderer ignoriert werden. Dies ändert sich in der Folge mit zunehmender Empathiefähigkeit und drückt sich in zunehmendem prosozialem Verhalten aus. Bereits ab dem zweiten Lebensjahr begreift das Kind, dass auch andere Menschen Gefühle haben und sich Gedanken machen Diese Bewusstheit wird als Mentalisierung oder auch Theory of Mind beschrieben. Die Erkenntnis ist die Voraussetzung, um Mitgefühl und prosoziales Verhalten entwickeln zu können. Auf dieser Grundlage gelingt es, eigene Ziele zu entwickeln, miteinander zu gestalten, Unterstützung anzufordern, Hilfe anzunehmen und Fürsorge für andere zu zeigen. Die frühen Kompetenzen umfassen also Selbstwahrnehmung, Selbstregulation, soziale Wahrnehmung und Beziehungsfertigkeiten. Diese Fertigkeiten bilden die Grundlage aller Lernprozesse und einer gelingenden Lebensgestaltung (Fonagy et al., 2019).

1.8 Kognitive Entwicklung

Wie die Versuchsreihen von Andrew Meltzoff sowie Mechthild und Janusz Papousek zeigen, sind Säuglinge bereits in den ersten Lebensmonaten in der Lage, die elterliche Mimik zu imitieren. Ab dem 3. Lebensmonat können Gedächtnisfunktionen mit Bezug zum kurzzeitigen Arbeitsspeicher beobachtet werden. So kann ein Säugling einen neuen von einem bekannten Gegenstand unterscheiden, wenn dieser in einer Serie bekannter Gegenstände vorgezeigt wird. In diesem Alter bemüht das Kind sich auch, soziale Kontakte herzustellen und die Aufmerksamkeit der primären Bezugsperson hervorzurufen, wie die *Still-Face-Procedure* von Tronick zeigen konnte. Eine zusammenfassende Darstellung dieser frühen Kompetenzen findet sich bei Dornes (2018).

In der zweiten Hälfte des ersten Lebensjahres wird die Fähigkeit zur Triangularität demonstriert: Das Kind zeigt ein Wechseln des Blicks zwischen der Bezugsperson und einem Objekt, womit gemeinsame Aufmerksamkeit erzeugt wird. Ab diesem Alter merkt sich das Kind auch Gegenstände, die außerhalb des Gesichtsfeldes geraten sind (Objektpermanenz), es findet verstecktes Spielzeug und schaut sich entfernenden Gegenständen hinterher. In der Regel geht dieser Entwicklungsabschnitt auch mit dem bekannten *Fremdeln* einher. Bekannte, vertraute Personen werden nun klar von Fremden unterschieden, die mehr oder weniger bei Kontaktversuchen abgelehnt werden.

Ab der zweiten Hälfte des ersten Lebensjahres ist weiterhin zu beobachten, dass Kinder große interindividuelle Unterschiede in ihrer Reaktion auf Umwelterfahrungen zeigen, was mit der Wahrnehmung eigener Affekte und der Affekte und Verhaltensweisen der Bezugspersonen zu tun hat. Der Säugling hat die begleitenden emotionalen Reaktionen der Bezugsperson in Bezug auf ein Objekt oder ein Ereignis verinnerlicht und reguliert seine Affekte entsprechend *(Social Referencing)* (Meltzoff, 2007).

Im zweiten und dritten Lebensjahr werden verschiedene Erfahrungen und Eindrücke zunehmend miteinander verknüpft. Ursachen für Ereignisse wollen verstanden werden, wobei das *magische Denken* noch überwiegt. Häufig wird Gegenständen noch ein Eigenleben zugeschrieben, die Elternfiguren sind mächtig und in der Lage, die Welt zu lenken. Das Kind bildet einfache Kategorien wie Gut und Böse und versteht erste Symbole. In sozialen Beziehungen sind erste Vergleiche möglich, obwohl das Kind zunächst noch wenig Kenntnis über soziale Erwartungen und Regeln hat. Erst im weiteren Verlauf wird zunehmendes Regellernen beobachtet sowie soziale Imitation und kreatives Spiel. Das Kind erlebt sich selbst als gestaltend und kann sich Geschichten und imaginierte Personen ausdenken. Die Mentalisierungs- und Reflexionsprozesse bedeuten die Fähigkeit, sich selbst und anderen geistige Vorgänge zuzuschreiben. Diese Funktionen entfalten sich in den Kleinkindjahren (Hédervári-Heller, 2011).

Das Vorschulalter ist von zunehmenden kognitiven Fähigkeiten gekennzeichnet, das Kind will die Welt verstehen. Es kann jetzt einfache Funktionen und Sequenzen nachvollziehen, Analogien und semilogische Schlüsse werden zunehmend genutzt. Mengenunterscheidungen kommen hinzu und lassen Verständnis für Quantitäten zu. Das Kind zeigt wachsende Kenntnis über soziale Erwartungen und soziale Rollen. Auch entwickelt sich in diesem Alter ein sehr ausgeprägtes dichotomes Geschlechtsrollenverhalten, das vermutlich die erworbene Geschlechtsidentität im Handeln und Verhalten erleben lässt. Innerhalb der Gruppe verfügen Kinder über ein reziprokes Rollenverständnis, entwickeln einen basalen Gerechtigkeitssinn und zeigen prosoziales Verhalten. Zeitliche Dimensionen werden zunehmend verstanden und damit greifen auch Belohnungssysteme, die mit Antizipation und einer positiven Erwartung einhergehen.

Unter Lernen versteht man den individuellen (oder kollektiven) Erwerb von geistigen, körperlichen, sozialen oder emotionalen Kenntnissen, Fähigkeiten oder Fertigkeiten. In der frühen Kindheit handelt es sich um einen *beiläufigen* Prozess, für den das Kind ein förderndes Umfeld, aber keine organisierten Bildungsangebote benötigt. Der Entwicklungs- und Lernerfolg kann am Verhalten und den Kompetenzen des Kindes beobachtet werden. In der späteren Kindheit wird das Lernen zu einem *absichtlichen* Prozess, der durch spezifische Unterrichtsangebote und Lehrer*innen unterstützt wird. Der Lernerfolg kann am Wissenserwerb beobachtet und überprüft werden. Unter Bildung versteht man Lernen, das den subjektiven

Sinn und die Bedeutsamkeit für das Individuum berücksichtigt. Bildungsdimension in der frühen Kindheit sind

(1) Beziehungsbildung,
(2) Exploration: Aneignung der Welt,
(3) Erwerb von kulturellem Wissen,
(4) Persönlichkeitsbildung sowie
(5) Kommunikation und Sprache.

Die *moralische Entwicklung* des Kindes und Menschen bedarf der Interaktion von kognitiven und emotionalen Prozessen und muss im zwischenmenschlichen Verhalten erlebt und erprobt werden. Die Fähigkeit zur Perspektivübernahme als kognitive Leistung ist die Voraussetzung jeder moralischen Entwicklung. Piaget und später Kohlberg gingen davon aus, dass bei Kindern unter 7 Jahren lediglich eine heteronome Moral besteht. Diese beinhaltet von Autoritäten vorgegebene, unveränderbare Regeln, deren Verletzungen Konsequenzen nach sich ziehen. Die wesentliche Kritik an dieser Annahme richtet sich dagegen, die moralische Entwicklung als ein rein kognitives Konstrukt zu betrachten, in dem die Fähigkeit zum logischen Denken vorausgesetzt wird. Alternative Theorien halten die Befähigung zur Empathie und Perspektivübernahme für zentrale Aspekte der Moralentwicklung, die daher schon viel früher einsetzen kann. Die daraus entwickelte Fürsorgeethik unterscheidet sich erheblich von der früheren Gerechtigkeitsethik als Grundlage der moralischen Entwicklung. Es fehlt jedoch an belastbaren wissenschaftlichen Daten zu einer frühen moralischen Entwicklung von Kindern bis zum Schulalter (Lohaus et al., 2010).

1.9 Entwicklungstests zur alterstypischen Entwicklung

Das Konzept der *Meilensteine* der körperlichen, geistigen und seelischen Entwicklung hat einen normativen Ansatz (Baumann & Adam, 2017). Anhand der Beobachtungen jeweils sehr großer Kohorten von offenbar gesunden Kindern werden bezüglich der interessierenden Parameter Daten gesammelt. Mithilfe einer ausreichend großen Datenmenge können durchschnittliche Werte und Standardabweichungen für die Erfüllung einer bestimmten Leistung oder Verhaltensweise für einen bestimmten Altersbereich oder eine Altersgruppe berechnet werden. Diese Art der Darstellung erfolgt in der Regel über Perzentilen mit einem durchschnittlichen Wert und der Darstellung von ein und zwei Standardabweichungen. Insbesondere kontinuierlich verteilte, stetig zunehmende Parameter wie Körpergewicht, Körperlänge und Kopfumfang, aber auch Skalen- oder Gesamtwerte von Entwicklungstests werden so dargestellt. Während ein Meilenstein dem Median der getesteten Bevölkerung entspricht, können auch *Grenzsteine* beschrieben werden, die in einem bestimmten Alter von 95 % aller Kinder erreicht werden. Als Normbereich wird die Altersspanne vom jüngsten zum ältesten Kind festgelegt, in dem die benannte Fähigkeit beherrscht oder gezeigt wird. Die Entwicklung des medianen Alters wird als das Alter definiert, zu dem 50 % der Kinder den Meilenstein der Entwicklung erreicht haben. Auch bei seelischen oder kognitiven Entwicklungsstufen kann eine solche Herangehensweise gewählt werden, wobei hier die Festlegung eines bei allen Kindern eindeutig zu beobachtenden und zu dokumentierenden Entwicklungsschrittes aufgrund der reichen Variationen der kindlichen Entwicklung häufig nur mit größerer Schwierigkeit erfolgen kann. In diesem Kapitel werden daher ausgewählte typische Entwicklungsschritte nach Michaelis et al. (2013) in Tabelle 1-1 vorgestellt. Es handelt sich dabei um die Grenzsteine der Entwicklung für gesunde Kinder, d. h., 95 % aller Kinder zeigen die beschriebenen Verhaltensweisen oder Kompetenzen.

Prinzipiell kann aufgrund der Eigenschaften und Ziele eines Testinstrumentes zwischen Screeningverfahren, standardisierten Entwicklungstests mit bevölkerungsbezogenen Normwerten und differenzierten spezifischen Unter-

Tabelle 1-1: Grenzsteine der Entwicklung für die ersten 6 Lebensjahre nach Michaelis et al. (2013)

Alter in Monaten	Grobmotorik	Feinmotorik	Sprache	Kognition	Soziale Kompetenz	Emotionale Kompetenz	Ich-Entwicklung	Selbständigkeit
6	Rückenlage: Bei wachem Kind in Ruhe und Bewegung insgesamt symmetrische, jedoch auch wechselnde Körperhaltungen und Bewegungen der Arme und Beine Bauchlage: Anheben des Kopfs, Abstützen auf die vorderen Anteile der Unterarme, Hände geöffnet	Aktives Übernehmen eines kleinen Gegenstandes oder Spielzeugs von einer Hand in die andere; gezieltes Greifen mit daumenseitig betontem Faustgriff (radialer Faustgriff)	Spontanes, monologisches, variationsreiches Lautieren ohne Lippenschlusslaute; dialogisches Lautieren („Babydialoge"): Kind antwortet auf freundliches Ansprechen mit eigenem Vokalisieren	Objekte und Spielzeuge werden mit beiden Händen ergriffen, in den Mund gesteckt, benagt; sich langsam vor den Augen bewegende Gegenstände werden aufmerksam und mit parallel geführten Augen verfolgt	Kind hält stabilen, nicht nur momentanen Blickkontakt; Kind lächelt auf das zugewandte Gesicht vertrauter und fremder Personen	Antwortet mit Lautieren, Blickkontakt, lebhafter Mimik, Arm- und Beinbewegungen auf freundliches Ansprechen und Anschauen durch vertraute Personen; nur gelegentliche Schreiattacken, bei denen sich das Kind innerhalb von 10–20 Min. durch Herumtragen, Zureden, Wiegen beruhigen lässt	Kind wendet seine Aufmerksamkeit aktiv dem zu, was in seiner nächsten Umgebung geschieht; auf den Arm genommen nutzt das Kind seine aufrechte Haltung aktiv, um einen Überblick über seine nähere Umwelt zu gewinnen	Kennt Vorbereitungen zur Nahrungsaufnahme und verfolgt sie mit sichtbarem Interesse und lebhaften Bewegungen; signalisiert deutlich Unbehagen bei Hunger, Langeweile, Müdigkeit, nassen Windeln

Alter in Monaten	Grobmotorik	Feinmotorik	Sprache	Kognition	Soziale Kompetenz	Emotionale Kompetenz	Ich-Entwicklung	Selbständigkeit
9	gut koordiniertes Fortbewegen auf dem Boden (z. B. Kriechen, Krabbeln, Bärengang); selbstständiges, flüssiges Drehen von Rückenlage zu Bauchlage und umgekehrt	Scherengriff: Kleine Gegenstände werden zwischen gestrecktem Daumen und gestrecktem Zeigefinger gehalten; gezieltes Greifen mit der ganzen rechten und linken Hand (Faustgriff)	Spontanes Vokalisieren längerer Silbenketten, vorwiegend mit a- und e-Vokalen und Lippenverschlusslauten (*ba-ba-ba-ba* oder *da-da-da-da* und ähnliche Reihungen); dialogisches präverbales Lautieren, wenn Kind freundlich angesprochen wird	Kennt tägliche Abläufe gut (Essen, Baden, Wickeln, Ausgehen, kleine Spielchen), stellt sich darauf ein und macht mit (Skripts); kleine Gegenstände und Spielzeuge werden wechselweise in eine Hand genommen, mit einem oder mehreren Fingern konzentriert betastet und in ihren Qualitäten genau taktil geprüft, gelegentlich auch noch mit dem Mund	Unterscheidet sicher zwischen bekannten und unbekannten Personen; bei Fremden oft keine Fremdelreaktion; freut sich über die Anwesenheit von Kindern	Meist emotional balanciertes, ausgeglichenes Kind; bei bestimmten täglichen Abläufen (Skripts, s. kognitive Entwicklung) reagiert Kind emotional mit Freude oder mit Unwillen (z. B. auf Flasche, Windeln, Schlafengehen)	Kind zeigt individuelle Eigenheiten, die beachtet werden wollen (z. B. sehr ruhig, sehr lebhaft, visuell sehr aufmerksam, sehr auf bestimmte Personen bezogen, eher zurückhaltend, gute/r bzw. schlechte/r Esser*in oder Schläfer*in); liebt es, „dabei zu sein“ (Teilhaben am Leben der Familie)	Hält mit beiden Händen Flasche selbst beim Trinken, dreht Flasche selbstständig bei nicht optimalem Milchfluss; versucht durch eigene Initiativen (Anlachen, Lautieren) Kontakt und Zuwendung von Personen zu gewinnen

Alter in Monaten	Grobmotorik	Feinmotorik	Sprache	Kognition	Soziale Kompetenz	Emotionale Kompetenz	Ich-Entwicklung	Selbständigkeit
12	Freies Sitzen mit geradem Rücken und sicherer Gleichgewichtskontrolle ohne Abstützen mit den Händen; mit Festhalten (Wand, Möbel) gelingen Stehen und einige Schrittchen gut	Gezieltes Greifen kleiner Gegenstände mit unvollständigem Pinzettengriff (mit gebeugtem Daumen und Zeigefinger, noch nicht mit den Fingerspitzen); gezieltes Greifen mit den Fingern der rechten und der linken Hand	Deutlich artikulierte Silbenverdoppelungen wie *ga-ga, ba-ba, da-da* und Ähnliches; *Mama* und/oder *Papa* werden korrekt und gezielt verwendet	Objekte, vor den Augen des Kindes mit einem Tuch bedeckt, werden vom Kind durch Wegziehen des Tuchs wieder gefunden; ahmt kleine Gesten und Mimik nach (z. B. Winke, winke; Backe, backe Kuchen)	Kind beginnt selbst einen Kontakt mit (Bezugs-) Personen, führt ihn fort oder beendet ihn; zeigt mit Zeigefinger oder durch Blickhinwendung auf Spielzeug, Personen, Tiere, um mit Bezugsperson gemeinsames Interesse zu teilen (Triangulierung)	Freut sich über Blickkontakt, Berühren, Streicheln, Anlehnen, Schmusen; Trennung von Bezugsperson (z. B. Mutter geht Einkaufen) wird toleriert oder emotional negativ realisiert (Enttäuschung, Weinen, Verunsicherung, Schreien), obwohl Kind in der Zwischenzeit von gut bekannter Person betreut wird	Betrachtet sich gerne in einem Spiegel, ohne sich zu erkennen; Kind hat gelernt, dass es mit seinem Verhalten das Verhalten seiner Bezugspersonen verändern kann; es versucht, durch Charme oder Widerstand bestimmte Wünsche und eigene Vorstellungen durchzusetzen	Unentwegtes, positiv motiviertes Ausprobieren erworbener oder neu zu erwerbender motorischer und feinmotorischer Fähigkeiten; trinkt selbst, oft noch mit etwas Hilfe, aus Tasse und Becher

Alter in Monaten	Grobmotorik	Feinmotorik	Sprache	Kognition	Soziale Kompetenz	Emotionale Kompetenz	Ich-Entwicklung	Selbständigkeit
18	Freies Gehen, zeitlich unbegrenzt; noch erlaubt: etwas breitbeinig, nicht ganz aufrecht, Arme noch etwas breit, um die Balance zu halten; Treppen werden bewältigt mit Nachstellschritt und Festhalten am Geländer oder an der Hand Erwachsener	Sicherer, präziser Pinzettengriff; Gegenstände, in der Hand gehalten, werden auf Bitte oder Aufforderung hergegeben	Lebhafte Lautbildung („Pseudosprache"), dialogisches „Reden" mit Bezugspersonen; Symbolsprache (z. B. *Wauwau* für Hund, *namnam* für essen, *heia* für schlafen) und/oder Ein-Wort-Sprache (z. B. *nug* „genug"; *ham* „haben")	Rollenspiele mit sich selbst, z. B. nachahmendes Spielen wie Füttern, Windeln, Schlafen legen und Ähnliches im Spiel mit Puppen und/oder Stofftieren; Kind zeigt bei Befragen in einem Bilderbuch auf ihm bekannte Gegenstände, Tiere, Pflanzen, Tätigkeiten	Interessiert sich für das Spielen anderer Kinder; noch kein kommunikatives Zusammenspielen, jedoch paralleles Nebeneinanderspielen; „Nein" wird verstanden und meist auch befolgt	Kind kann sich für 1–2 Std. von Bezugsperson trennen, wenn die Betreuung durch eine ihm gut bekannte Person erfolgt (z. B. Babysitter); versichert sich in neuen Situationen und Unternehmungen mit wiederholten Blickkontakten, ob sein Vorhaben von der Bezugsperson gebilligt oder missbilligt wird	Schaut gerne in einen Spiegel, erkennt sich selbst oder noch nicht; kann seinen eigenen Willen zum Ausdruck bringen, verbal mit „nein" oder „ja" oder mit entsprechender Gestik und/oder Mimik	Socken und/oder Kopfbedeckungen werden gezielt angezogen bzw. ausgezogen; nimmt selbstständig einen gefüllten Becher und trinkt, ohne zu kleckern

Alter in Monaten	Grobmotorik	Feinmotorik	Sprache	Kognition	Soziale Kompetenz	Emotionale Kompetenz	Ich-Entwicklung	Selbständigkeit
24	Gegenstände können beugend oder hockend ohne Verlust des Gleichgewichts vom Boden aufgehoben werden; Rennen mit sicherem Gleichgewicht, Hindernisse werden umgangen	Malstift wird mit Faustgriff oder „Pinselgriff" (mit den ersten drei Fingern) gehalten; Kind kann eingewickelte Bonbons und kleinere Gegenstände auswickeln	Ein-Wort-Sprache: mindestens 20 richtige Worte, außer *Papa* und *Mama*; Zwei-Wort-Sätze wie *Mama komm* werden gut verständlich ausgesprochen	Bauklötzchen oder Ähnliches werden gestapelt (mindestens 3); konzentriertes Einräumen/Ausräumen (Spielzeug, Gegenstände) von Behältern/Schubladen über etwa 10 Min., dabei genaues Betrachten, Betasten einzelner Objekte	Durch Ziehen an der Hand oder an der Kleidung versucht das Kind, eine Bezugsperson an den Ort zu bewegen, zu dem es gerne möchte; sucht selbst aktiven und kommunikativen Austausch mit anderen Kindern	Bei täglichen Ärgernissen lässt sich das Kind meist innerhalb von 3 bis 5 Min. beruhigen; kann sich für etwa 15–20 Min. alleine beschäftigen, wissend, dass sich die Mutter in räumlicher Nähe (anderes Zimmer, Küche) befindet, jedoch nicht sichtbar ist	Erkennt sich selbst in einem Spiegel; lehnt Hilfen gelegentlich vehement ab, obwohl es beabsichtigte Tätigkeit noch nicht meistern kann, möchte selbst probieren	Isst selbstständig mit einem Löffel, wenn auch noch nicht immer perfekt; kennt erreichbare Licht- und Geräteschalter, deren promptes Funktionieren wiederholt und immer wieder von Neuem ausprobiert wird

Alter in Monaten	Grobmotorik	Feinmotorik	Sprache	Kognition	Soziale Kompetenz	Emotionale Kompetenz	Ich-Entwicklung	Selbständigkeit
36	Beidbeiniges Hüpfen von einer untersten Treppenstufe mit sicherer Gleichgewichtskontrolle möglich; Rennen mit deutlichem Armschwung und Umsteuern von Hindernissen; plötzliches, promptes Anhalten gelingt ohne Gefährdung des Gleichgewichts	Dünne Buch- oder Zeitschriftenseiten werden sorgfältig einzeln umgeblättert; benutzt sicheren Drei-Finger-Spitzgriff (Daumen, Zeige- und Mittelfinger) zur präzisen Manipulation kleiner Gegenstände	Drei- bis Fünf-Wort-Sätze: Kombinationen von Nomina, Hilfsverben, Präpositionen, Adjektiven; keine auffälligen Aussprachefehler	Malen und Kritzeln; auch wenn noch wenig gestaltend gemalt wird, kommentiert das Kind (wenn gefragt), -wen oder was es malt oder gemalt hat; konzentriertes, anhaltendes Spielen für mindestens 30 Min. mit Puppen, Autos, Bausteinen, Lego, Playmobil und Ähnlichem	Gemeinsames Spielen mit anderen Kindern über mindestens 10–20 Min., mit sprachlicher Kommunikation und Austausch von Gegenständen; hilft gerne mit, sofern bei häuslichen Tätigkeiten möglich	Kind kann ohne Bindungsperson für einige Stunden bei ihm bekannten Personen bleiben (auch außerhalb seines Zuhauses); bei erfreulichen Ereignissen zeigt Kind mit Mimik und lebhaften Bewegungen seine Freude, bei Ärger die entsprechende Mimik und Körpersprache	Nennt sich selbst mit seinem Vor- oder Rufnamen; erkennt sich auf Fotos, Bildern, Filmen	Kann selbstständig mit Löffel und Gabel essen; Kind ahmt typische Tätigkeiten seiner Bindungspersonen in Rollenspielen nach

Alter in Monaten	Grobmotorik	Feinmotorik	Sprache	Kognition	Soziale Kompetenz	Emotionale Kompetenz	Ich-Entwicklung	Selbständigkeit
48	Dreirad oder ähnliche Fahrzeuge werden zielgerichtet und sicher bewegt: Kind tritt Pedale, lenkt gleichzeitig und umfährt Hindernisse; Treppenhochsteigen mit Wechselschritt ohne Festhalten möglich	Hält Mal- oder Zeichenstift korrekt mit den Spitzen der ersten drei Finger; „Kopffüßler" oder Männchen, auch Objekte, wie Haus, Baum, Blume, Auto, können – wenn auch oft noch etwas unbeholfen und unvollständig – gemalt werden	Kleine Ereignisse und Geschichten werden in weitgehend korrekter zeitlicher und logischer Reihenfolge berichtet, meist noch mit „... und dann ... und dann"-Verbindungen; keine auffälligen Aussprachefehler	Viele W-Fragen (warum, wieso, wo, wann, woher?); gleiche Gegenstände verschiedener Größe können unterschieden und benannt werden (z. B. große und kleine Tomaten, große und kleine Bauklötzchen)	Versteht Spielregeln, auch dass andere Kinder, die sich beteiligen, an der Reihe sind; ordnet sich angemessen in ihm bekannte Kindergruppe ein, versucht, nicht zu dominieren, sich zu verweigern oder zu isolieren	Im täglichen Ablauf meist emotional ausgeglichen; keine anhaltenden, überschießenden Hyperaktivitäten; kein auffälliges Trotzverhalten oder Verweigerungen; kann gelegentlich bei gut bekannter Familie alleine übernachten	Kind weiß, dass es ein Mädchen oder Junge ist; zeigt jedoch noch nicht immer geschlechtsspezifisches Rollenverhalten (z. B. im Spiel); redet von sich selbst in 1. Person Singular („Ich")	Tagsüber sichere Blasen- und Darmkontrolle; kann sich weitgehend selbst an- und auskleiden, gelegentliche Hilfen erforderlich
60	Treppen werden beim Hoch- und Herabsteigen mit Beinwechsel sicher und freihändig bewältigt; größere Bälle (Durchmesser etwa 20 cm), zugeworfen aus etwa 2 m Entfernung, können mit Hilfe der Hände, Arme und des Körpers sicher aufgefangen werden	An einer geraden Linie auf dem Papier entlang kann mit einer Kinderschere weitgehend genau geschnitten werden; einzelne Buchstaben, Zahlen oder der Name können mit großen Buchstaben geschrieben werden (auch seitenverkehrt erlaubt)	Ereignisse und Geschichten werden in richtiger zeitlicher und logischer Reihenfolge wiedergegeben, oft noch mit kurzen Sätzen und einfacher, jedoch korrekter Grammatik; keine auffälligen Aussprachefehler	Grundfarben werden erkannt und benannt (blau, grün, rot, gelb, schwarz, weiß); kennt Oberbegriffe: Tiere, Pflanzen, Nahrungsmittel, Kleidungsstücke, Fahrzeuge, Jahreszeiten (können mit einem Wimmelbilderbuch erfragt werden)	Kind kann Spielzeug, Süßigkeiten und Ähnliches zwischen sich und anderen gerecht teilen; lädt andere Kinder zu sich ein (z. B. zum Kindergeburtstag), wird selbst eingeladen	Bei Kummer, Müdigkeit, Erschöpfung, Krankheit, Stress wird immer noch enger Körperkontakt mit Bindungspersonen gewünscht und gesucht; Kind kann auch über beschämende, frustrierende, unerfreuliche Erlebnisse und Ereignisse berichten	Weiß, dass es Mädchen oder Junge ist, zeigt das auch in seinem Verhalten; verfügt über Selbstbewusstsein (z. B. nimmt gerne Telefonanrufe an; erzählt gerne von sich und seinen eigenen Qualitäten, begründet und verteidigt die eigene Meinung)	Vollständige Blasen-Darm-Kontrolle, kommt auf der Toilette selbst zurecht; sicheres Handhaben von Gabel und Messer, richtet sich selbst Brote, Müsli, Getränke

Alter in Monaten	Grobmotorik	Feinmotorik	Sprache	Kognition	Soziale Kompetenz	Emotionale Kompetenz	Ich-Entwicklung	Selbständigkeit
72	Sicheres Stehen auf linkem und rechtem Bein für etwa 10 Sek.; flüssiges und sicheres Hüpfen auf dem rechten und dem linken Bein, 8- bis 10-mal; fängt Ball sicher mit beiden Händen und wirft gezielt (etwa Fußballgröße)	Gegenstände wie Haus, Baum, Männchen, Autos können erkennbar gemalt werden; Kind kommt beim Basteln mit Falten, Ausschneiden, Kleben (auch mit Tesafilm) zurecht; Mal- und Schreibstift ruht auf dem Mittelfinger, Führung durch Daumen und Zeigefinger (normaler schulischer Schreibgriff)	Korrekte Sechs- bis Acht-Wort-Sätze: grammatikalische Strukturen, auch kleine Nebensätze, werden sicher beherrscht; Erlebtes wird flüssig in richtiger zeitlicher und logischer Reihenfolge berichtet und spontan oft aus eigener Sicht kommentiert; keine auffälligen Aussprachefehler	Kreis, Dreieck, Quadrat werden (vorgemalt oder als Schablone gezeigt) erkannt und benannt; spielt mit Lego oder anderen Bauelementen konstruktiv, aber auch nach Vorlagen; malt Menschen: Details können noch undifferenziert sein; vorhanden sein müssen: Kopf, Augen, Nase, Mund, Oberkörper, Arme, Beine	Spielt mit anderen Kindern differenzierte Rollenspiele; übernimmt dabei das „Skript" seiner Rolle (z. B. Räuber und Polizei, Familie, Nachspielen eines Erlebnisses); mit Spaß und Eifer bei gemeinsamen Kreis-, Wett- und Rennspielen Kind hat zeitweise (mindestens über mehrere Wochen) besten Freund oder beste Freundin	Kind kann sich für mehrere Tage von Bindungspersonen trennen, wenn es während dieser Zeit von gut bekannten und akzeptierten Personen betreut wird; Kind kann seine positiven und negativen Emotionen bei alltäglichen Ereignissen meist selbst regulieren; gewisse Toleranz auch bei Enttäuschungen; Kind kann sich gut in die positiven oder negativen Emotionen eines anderen Kindes, einer anderen Person einfühlen, freut sich mit oder versucht zu helfen, zu trösten („Theory of Mind")	Sucht Anerkennung und Akzeptanz von Gleichaltrigen, will dazu gehören; kann etwas besonders gut, pflegt diese Fähigkeit, ist darauf stolz; freut sich auf Schule, möchte gerne Schulkind sein und lernen oder geht bereits gerne zur Schule	Waschen, Duschen, Kämmen, Zähneputzen weitgehend ohne Hilfe möglich; kleidet sich alleine an, Schuhe werden seitenrichtig angezogen; bewältigt vertraute Wege alleine (z. B. Kindergarten, Schule, Nachbarn, kleine Besorgungen), überquert dabei selbstständig Straßen unter Beachtung der Verkehrsregeln
72	Körperbewusstsein: Kleinere Körperteile können auf Befragen gezeigt und benannt werden: Finger, Zähne, Knie, Ellenbogen, Nase, Ohren, Kinn; Rechts-Links-Unterscheidung auf Befragen sicher möglich: Wo ist das rechte Ohr? Wo ist das linke Bein? Welches ist die rechte, die linke Hand? Schaukeln und Balancieren (z. B. Kinderspielplatz, auf Mäuerchen, auf liegenden Baumstämmen im Wald) gelingen sicher und ohne Ängstlichkeit							

suchungsverfahren zur Abklärung von Funktionsstörungen und der Ätiologie unterschieden werden. Zu den im Vorschulalter am häufigsten eingesetzten Screeningverfahren gehören die *Münchner Funktionelle Entwicklungsdiagnostik (MFED)* (Hellbrügge, 1994) und der *Entwicklungstest für Kinder von 6 Monaten bis 6 Jahren (ET 6-6-R)* von Petermann und Macha (2015). Die MFED für das 1.–4. Lebensjahr wird derzeit im Rahmen eines Forschungsprojektes des Lehrstuhls für Sozialpädiatrie der Technischen Universität München überarbeitet und normiert. Die *Denver-Skalen* (Flehmig et al., 1973) sind veraltet und sollten aufgrund unzureichender Normierung nicht mehr eingesetzt werden. Der ET 6-6-R kommt bei Kindern zwischen 6 Monaten und 6 Jahren zur Anwendung, er wurde 2015 in revidierter Form herausgebracht (Petermann & Macha, 2015). Dieser Test wird sehr häufig im Bereich der Frühförderung und der Sozialpädiatrie eingesetzt. Das Instrument ist sprachgebunden und kann bei Kindern, die über geringe Kenntnisse der deutschen Sprache verfügen oder ausgeprägte Sprachentwicklungsstörungen haben, nicht eingesetzt werden.

Als konfirmatorische Testinstrumente oder -batterien in den ersten 6 Lebensjahren sind zu empfehlen die *Bayley Scales of Infant and Toddler Development - Third Edition (Bayley III)* von Bayley (2015), der *SON-R 2-8 - Non-verbaler Intelligenztest* von Telegen et al. (2018), der eine sprachfreie Testung ermöglicht, die *Movement Assessment Battery for Children - Second Edition (M-ABC-2)* von Henderson et al. (2015) sowie die *Wechsler Preschool and Primary Scale of Intelligence - Fourth Edition (WPPSI-IV)* von Wechsler (2018).

1.10 Psychosexuelle Entwicklung

Wegen der Besonderheit der psychosexuellen Entwicklung und der Weichenstellung für die Entwicklung zum Mädchen und Jungen bzw. zur Frau und zum Mann werden nachfolgend die genetischen und embryologischen Prozesse zusammengefasst, die zur Ausstattung mit einer weiblichen oder männlichen Gonade (innerem Geschlechtsorgan) gehören. Nach der Phase der Organanlage in der Embryonalphase entsteht eine bipotente Gonade und die primäre Anlage sowohl weiblicher als auch männlicher Anlagen für die inneren Geschlechtsorgane (Müller'sche und Wolff'sche Gänge).

Bei Individuen mit einem 46,XY-Chromosomensatz steuern Entwicklungsgene, die u. a. auf dem Y-Chromosom liegen, die Differenzierung der primären Gonade zum Hodengewebe, das wiederum Hormone produziert. Diese Hormone führen zu einer Rückbildung der weiblichen Anlagen und einer Ausdifferenzierung des Hodens in samenbildende Zellen und androgenproduzierende Zellen. Durch die Wirkung von Androgenen an den äußeren Geschlechtsorganen erfolgt eine weitere Differenzierung des äußeren Geschlechts in Hodensack, der Vorsteherdrüse und des Penis. Dieser Prozess ist von zahlreichen genetischen und hormonellen Steuerfunktionen abhängig, sodass es bei Störungen zu mangelnder oder ausbleibender Vermännlichung der Geschlechtsorgane der Betroffenen kommt. Für die Entwicklung zum weiblichen Geschlecht (46,XX) müssen die männlichen Anlagen zurückgebildet und Eierstöcke und Eileiter, Gebärmutter und obere Vaginalanlage angelegt werden. Für die Differenzierung des weiblichen äußeren Genitals, werden weniger aktive Steuerungsprozesse verlangt, sodass die Entwicklung zum weiblichen Geschlecht gelegentlich als der *Default-Mechanismus* der Natur bezeichnet wurde.

Die genetischen und hormonellen Prozesse der Determinierung und Differenzierung führen zu einem biologischen Geschlecht (*sex*), welches bei einer typischen Entwicklung eindeutig männlich oder weiblich ist, manchmal aber auch davon abweicht und je nach Kontext als untypische Geschlechtsentwicklung, Intersexualität oder Störung der Geschlechtsentwicklung bezeichnet wird. Davon unterschieden wird die psychosexuelle Entwicklung, die im englischen Sprachgebrauch mit dem Begriff *gender* bezeichnet wird. Bei dieser Entwicklung handelt es sich vor dem Hintergrund des biologischen Geschlechts um einen komplexen Entwicklungsprozess, der durch kulturelle, kognitive, affektive und rechtliche Aspekte beeinflusst wird. Verschiedene psychologische Konstrukte beschreiben die psychosexuelle Entwicklung vom Neugeborenen bis zum erwachsenen Menschen:

Unter *Geschlechtsrollenverhalten (gender role)* wird das Verhalten oder die Selbstaussage einer Person verstanden, die damit anderen oder sich selbst zeigt, in welchem Ausmaß sie männlich oder weiblich ist. Das Geschlechtsrollenverhalten ist kulturell geprägt und zeigt seine stärkste Ausprägung im Sinne einer Konformität zum eigenen Geschlecht im Vorschulalter. Trotz offener und geschlechtsfairer Erziehung kann man in diesem Alter sehr starke Präferenzen für Spiele, Kleidung und eine ausgesprochene Neigung zu gleichgeschlechtlichen Freund*innen beobachten. Es kann vermutet werden, dass dadurch die Entwicklung der Geschlechtsidentität zunehmend gesichert wird. Ein vermeintlich untypisches Geschlechtsrollenverhalten (z. B. Puppenspiele bei Jungen) ist in keinem Fall eine Entwicklungsauffälligkeit. In seltenen Fällen zeigt sich eine untypische biologische Geschlechtsentwicklung oder im Verlauf eine Störung der Geschlechtsidentität. Dies liegt vor, wenn trotz scheinbar eindeutigen männlichen oder weiblichen Geschlechtes das Kind überzeugt ist, dem anderen Geschlecht zuzugehören. Bei entsprechenden Diagnosen im Kindes- und Jugendalter wird häufig rückblickend ein entsprechend auffälliges Verhalten im Vorschulalter beschrieben.

Unter der *Geschlechtsidentität (gender identity)* wird das Fortdauern und die Einheit der eigenen Identität als männlich oder weiblich verstanden. In den ersten beiden Lebensjahren ist die psychosexuelle Entwicklung von Körpererkunden, fremd- und autoerotischen Wahrnehmungen sowie dem Entdecken und der Kontrolle von Ausscheidungsfunktionen gekennzeichnet. Bis zum Ende des zweiten Lebensjahres entsteht eine stabile Geschlechtsidentität, d. h., das Kind kann die Fragen „Bist du ein Junge oder ein Mädchen?“ und „Wenn du groß bist, wirst du eine Mutter oder ein Vater?“ eindeutig beantworten. Die Geschlechtsidentität wird im Selbstbewusstsein erlebt und im Verhalten erfahren.

Störungen der Geschlechtsidentität des Kindesalters (ICD-10: F64.2) beginnen in der frühen Kindheit. Sie sind durch ein ständiges Unbehagen mit dem zugefallenen Geschlecht und dem Wunsch, dem anderen Geschlecht anzugehören, charakterisiert. Bei Erwachsenen wird diese abweichende und bisher ätiologisch ungeklärte Variante der psychosexuellen Entwicklung nach ICD-10 (Weltgesundheitsorganisation, 2011) als *Transsexualismus* (ICD-10: F64.0) bezeichnet. Es besteht eine Überzeugung der Nichtzugehörigkeit zum eigenen anatomischen Geschlecht und der Wunsch nach chirurgischer oder hormoneller Behandlung. Unterschieden davon wird eine *Sexuelle Reifungskrise* (ICD-10: F66.0). Sie tritt als vorübergehendes Phänomen während der Pubertät auf und signalisiert eine Unsicherheit hinsichtlich der Geschlechtsidentität oder der sexuellen Orientierung, die mit Ängsten oder einer Depression einhergeht. Die sexuelle Orientierung entwickelt sich unabhängig von Geschlechtsrollenverhalten und Geschlechtsidentität und bezeichnet die Präferenz des Geschlechts eines Sexualpartners (Thyen et al., 2012; Thyen & Konrad, 2018).

1.11 Konzepte der Diversität

Die normensetzenden und standardisierten Entwicklungsinventare sind ein bewährtes Prinzip, um den subjektiven klinischen Eindruck durch objektivierbare Daten zu ergänzen. Es kann damit die Frage beantwortet werden, ob die Entwicklung typisch ist, d. h. ähnlich der Entwicklung der Mehrzahl der Kinder verläuft. Der Begriff *normale Entwicklung* sollte jedoch vermieden werden, weil er als normativ, d. h.

Normen setzend verstanden wird. Eine altersuntypische, d.h. eher selten auftretende Entwicklung sollte nicht per se als krankhaft, pathologisch oder mit Risiken behaftet eingestuft werden. Einige Gesellschaften und Communitys haben Diskurse angeregt, hier zunächst von diverser Entwicklung (*Diversity*) zu sprechen. Dieses eher sozialwissenschaftlich und menschenrechtsorientierte Konzept ist in der Gruppe der Menschen mit untypischer Geschlechtsentwicklung und *gender diversity* auf Interesse gestoßen, aber auch in anderen Bereichen wie z.B. einer Autismus-Spektrum-Störung sprechen einige Aktivisten von *Neuro-Diversity*. Die Feststellung eines Krankheitswertes liegt im subjektiven Ermessen der betroffenen Personen und kann mit drei verschiedenen Konstrukten erfasst werden:

1) Sind die Funktionen der Körperzellen oder Organe beeinträchtigt und führt dies zu einer Einschränkung der Aktivitäten und Funktionen?
2) Ist die alterstypische Teilhabe beeinträchtigt?
3) Entsteht subjektives Leiden durch die untypische Entwicklung?

Letzteres kann sowohl intrinsisch in der Wahrnehmung und den Affekten des Menschen oder durch externe Faktoren wie Stigmatisierung, Ausgrenzung oder Bedrohung verursacht sein, wobei sich diese Aspekte nicht klar voneinander trennen lassen. Bei der Abschätzung einer alterstypischen Teilhabe müssen ebenfalls objektive (z.B. Schulbesuch, Zugang zu Gesundheitsversorgung, Kontakt zu anderen Menschen) von subjektiven Aspekten unterschieden werden, die sich aus den Präferenzen und Interessen des Individuums ergeben.

Eine standardisierte Untersuchung des Kindes zu den Entwicklungsfortschritten ist sinnvoll, um zunächst festzustellen, ob die Entwicklung eher alterstypisch oder untypisch ist. Sie erleichtert die Gewährung von Unterstützungsmaßnahmen und Therapien durch Vergabe einer Diagnose und der evidenzbasierten Verordnung von Medikamenten oder Heilmitteln. Sie ermöglicht auch die Darstellung eines intraindividuellen Verlaufes. Allerdings sollten die oben genannten Aspekte zu Diversität und dem Begriff der Abweichung in der Kommunikation mit den Kindern und ihren Familien Berücksichtigung finden.

Literatur

Baumann, T. & Adam O. (Hrsg.). (2017). *Atlas der Entwicklungsdiagnostik*. New York, Stuttgart: Georg Thieme Verlag.

Bundesministerium für Familie, Senioren, Frauen und Jugend. (2021). *Neunter Familienbericht. Eltern sein in Deutschland*. Drucksache 19/27200.

Bayley, N. (2015). *Bayley Scales of Infant and Toddler Development - Third Edition* (Bayley III). München: Pearson.

Berger, R., Rath, W., Abele, H., Garnier, Y., Kuon, R.J. & Maul, H. (2019). Risikobezogene Prävention der Frühgeburt in der ambulanten Versorgung. *Deutsches Ärzteblatt, 116*, 858–864.

Braveman, P. & Barcley, C. (2009). Health disparities beginning in childhood: a life-course perspective. *Pediatrics, 124*, 163–175. https://doi.org/10.1542/peds.2009-1100D

Dornes, M. (2018). *Die frühe Kindheit: Entwicklungspsychologie der ersten Lebensjahre.* Frankfurt a.M.: Fischer Taschenbuch.

Flehmig, I., Schloon, M., Uhde, J. & Bernuth, H. v. (1973). *Denver Entwicklungsskalen (DES)*. Hamburg: Harburger Spastikerverein.

Fonagy, P., Gergely, G., Jurist, E.L., Target, M. & Vorspohl, E. (2019). *Affektregulierung, Mentalisierung und die Entwicklung des Selbst.* Stuttgart: Klett-Cotta.

Friederici, A.D. (2012). Neurobiologische Grundlagen der Sprache. In H.-O. Karnath & P. Thier (Hrsg.), *Kognitive Neurowissenschaften* (S. 429–438). Berlin, Heidelberg: Springer.

Friederici, A.D. (2017). *Language in Our Brain: The origins of a uniquely human capacity.* Cambridge, Massachusetts; London, England: The MIT Press. https://doi.org/10.7551/mitpress/9780262036924.001.0001

Hédervári-Heller, É. (2011). *Emotionen und Bindung bei Kleinkindern. Entwicklung verstehen und Störungen behandeln.* Weinheim, Basel: Beltz.

Hellbrügge, T. (1994). *Münchner Funktionelle Entwicklungsdiagnostik – MFED* (4. korr. u. erw. Aufl.). München: Solaris.

Henderson, S.E., Sugden, D.A. & Barnett, A.L. (2015). *Movement Assessment Battery for Children – Second Edition (M-ABC-2)* (4. überarb. u. erw. Aufl.). München: Pearson.

Herrmann, B., Dettmeyer, R.B., Banaschak, S. & Thyen, U. (2016). Vernachlässigung und mangelnde Fürsorge. In B. Herrmann, R.B. Dettmeyer, S. Banaschak & U. Thyen (Hrsg.), *Kindesmisshandlung Medizinische Diagnostik, Intervention und rechtliche Grundlagen* (S. 211–227). Berlin, Heidelberg: Springer. https://doi.org/10.1007/978-3-662-48844-7_12

Karall, D., Nindl, G., Zittera, I., Bier, A., v. d. Ohe, G., Guóth-Gumberger, M. & Scholl-Bürgi, S. (2020). Stillen und Stillberatung. *Monatsschrift Kinderheilkunde, 168*, 547–560. https://doi.org/10.1007/s00112-020-00911-1

Krombholz, H. (2015). Körperliche und motorische Entwicklung im Säuglings- und Kleinkindalter. In Deutscher Familienverband (Hrsg.), *Online-Familienhandbuch.*

Kuntz, B., Rattay, P., Poethko-Müller, C., Thamm, R., Hölling, H. & Lampert, T. (2018). Soziale Unterschiede im Gesundheitszustand von Kindern und Jugendlichen in Deutschland – Querschnittergebnisse aus KiGGS Welle 2. *Journal of Health Monitoring, 3*(3), 19–36.

Lohaus A., Vierhaus M. & Maass, A. (2010). Moral. In A. Lohaus, M. Vierhaus & A. Maass (Hrsg.), *Entwicklungspsychologie des Kindes- und Jugendalters* (S. 208–221). Berlin, Heidelberg: Springer.

Meltzoff, A.N. (2007). „Like me": a foundation for social cognition. *Developmental Science, 10*, 126–134. https://doi.org/10.1111/j.1467-7687.2007.00574.x

Michaelis, R., Berger, R., Nennstiel-Ratzel, U. & Krägeloh-Mann. I. (2013). Validierte und teilvalidierte Grenzsteine der Entwicklung. Ein Entwicklungsscreening für die ersten 6 Lebensjahre. *Monatsschrift Kinderheilkunde, 161*, 898–910. https://doi.org/10.1007/s00112-012-2751-0

Petermann, M. & Macha, T. (2015). ET 6-6-R. *Entwicklungstest für Kinder von 6 Monaten bis 6 Jahren - Revision. Manual* (2. korr. Aufl.). München: Pearson.

Sachse, S. (Hrsg.). (2015). *Handbuch Spracherwerb und Sprachentwicklungsstörungen. Kleinkindphase* (1. Aufl.). München: Elsevier, Urban & Fischer.

Statistisches Bundesamt. (2021). Pressemitteilung: *Jede dritte Krankenhausentbindung im Jahr 2019 per Kaiserschnitt.* Verfügbar unter https://www.destatis.de/DE/Presse/Pressemitteilungen/2021/03/PD21_N018_231.html

Shonkoff, J.P. & Garner, A.S. (2012). The lifelong effects of early childhood adversity and toxic stress. *Pediatrics, 129*(1), e232–e246. https://doi.org/10.1542/peds.2011-2663

Szagun, G. (2016). *Sprachentwicklung beim Kind. Ein Lehrbuch.* (6. überarb. Aufl.) Weinheim, Basel: Beltz.

Telegen, P.J., Laros, J.A. & Petermann, F. (2018). *SON-R 2-8 - Non-verbaler Intelligenztest.* Göttingen: Hogrefe.

Thyen, U., Fegert, J.M. & Resch, F. (2012). Wachstum und somatische Entwicklung im Kindes- und Jugendalter – typische und untypische Verläufe. In J.M. Fegert, C. Eggers & F. Resch (Hrsg.), *Psychiatrie und Psychotherapie des Kindes- und Jugendalters* (S. 3–34). Berlin, Heidelberg: Springer. https://doi.org/10.1007/978-3-642-19846-5_1

Thyen, U. & Konrad, K. (2018). Psychosoziale Entwicklung in der Adoleszenz. In B. Stier, N. Weissenrieder & K.O. Schwab (Hrsg.), *Jugendmedizin* (S. 19–24). Berlin, Heidelberg: Springer.

Weltgesundheitsorganisation (2011). *Internationale Klassifikation psychischer Störungen. ICD-10 Kapitel V (F). Klinisch-diagnostische Leitlinien* (8. überarb. Aufl.). Bern: Huber.

Wechsler, D. (2018). *Wechsler Preschool and Primary Scale of Intelligence – Fourth Edition (WPPSI-IV)* (1. Aufl.). München: Pearson.

Weigand, H., Bonfert, M.V. & Schröder, A.S. (2019). Motorische Entwicklung im Kindesalter: Neurobiologische Grundlagen – Konzepte zur Beurteilung – Konzepte zu Auffälligkeiten. *Monatsschrift Kinderheilkunde, 167*(4), 335–347. https://doi.org/10.1007/s00112-019-0662-z

II
Psychische Störungen in den ersten Lebensjahren und ihre Klassifikation

2 Psychische Störungen in den ersten Lebensjahren und ihre Klassifikation

Rüdiger Kißgen und Kathrin Sevecke

Bei der Herausgabe eines kinder- und jugendpsychiatrischen Lehrbuchs zu psychischen Störungen und Verhaltensauffälligkeiten in den ersten Lebensjahren stellt sich die berechtigte Frage, ob man bereits Neugeborene, Säuglinge und Kleinkinder mit einer psychiatrischen Diagnose belegen sollte. Wir denken, dass eine solch frühe Diagnose Sinn ergibt. Die Definition von psychischen Störungsbildern für die frühe Kindheit – gemeint sind die ersten sechs Lebensjahre – und den damit verbundenen Inhalten schafft eine präzise und einheitliche Terminologie. Nur unter dieser Voraussetzung lassen sich Studien, die zu einem Störungsbild auf verschiedenen Kontinenten in verschiedenen Ländern durchgeführt werden, vergleichen und deren Ergebnisse für einen Erkenntniszuwachs nutzen. Neben dieser grundsätzlichen Positionierung ist jedoch zu fordern, dass klar definierte Standards für den diagnostischen Prozess berücksichtigt werden müssen. Zu diesen zählt zum einen die fachärztliche Expertise für die diagnostischen und differenzialdiagnostischen Fragestellungen inklusive der Abklärung komorbider Störungen. Zum anderen ist die Entwicklungsdynamik in der Altersspanne von der Geburt bis zum 6. Lebensjahr so einzigartig und hoch komplex, dass ein mögliches Problemverhalten des Kindes nur beurteilbar ist, wenn fundierte entwicklungspsychologische Kenntnisse vorliegen. Nach Steinhausen (2019) ist ein Verhalten dann als auffällig einzustufen, wenn es

- hinsichtlich des chronologischen bzw. des Entwicklungsalters inadäquat ist,
- wenn die Symptome über eine definierte Dauer persistieren und
- wenn das Verhalten bezogen auf die soziokulturellen und ökonomischen Rahmenbedingungen der Umwelt des Kindes als nicht normativ einzuschätzen ist.

Darüber hinaus muss das auffällige Verhalten mit persönlichem Leiden, sozialer Einengung und der Entwicklungsbeeinträchtigung des Kindes oder mit negativen Auswirkungen für andere einhergehen. Zusätzlich zur ausgeprägten Entwicklungsdynamik ist für die ersten Lebensjahre stets zu beachten, dass es keine andere Zeitspanne gibt, in der die Beziehung des Kindes zu seinen Bezugspersonen vergleichbar bedeutsam ist. Folglich müssen die Eltern bzw. die Hauptbezugspersonen grundsätzlich in den diagnostischen Prozess einbezogen werden. Die definitorische Bestimmung auffälligen Verhaltens verdeutlicht, dass ohne entwicklungspsychopathologische Expertise keine Diagnostik in der frühen Kindheit vorgenommen werden sollte. Im Übrigen wäre es wünschenswert, wenn nicht nur klinisch tätige Professionen, sondern alle Professionen, die mit der professionellen Begleitung von Kindern dieser Altersspanne und deren Familien befasst sind, über ein breites entwicklungspsychopathologisches Wissen verfügen.

Unter Berücksichtigung der weltweit zunehmenden humanitären Krisen, die durch Kriege, Gewalt, Zwangsvertreibungen und Naturkatastrophen verursacht werden, sind junge Kinder besonders von Unsicherheit und Bedrohungen ihrer Entwicklung betroffen. Sie verfügen nicht über die kognitiven oder verbalen Fähigkeiten, solche Ereignisse einzuschätzen oder zu verstehen. Dies aufgreifend hat eine Task Force der World Association for Infant Mental Health (WAIMH), die mit elf internationalen Fachleuten besetzt war, im Jahr 2017 einen Bericht veröffentlicht, in dem die besondere Bedeutung vor allem der drei ersten Lebensjahre für die Entwicklung psychischer Störungen in den Fokus gerückt wurde (Lyons-Ruth et al., 2017). Die Gründe für die Einzigartigkeit der frühen Kindheit fasst die Task Force folgendermaßen zusammen:

- Insbesondere frühe nachteilige bzw. schädigende Erfahrungen führen zu einer Beeinträchtigung der Gehirnentwicklung und ziehen lebenslange Konsequenzen nach sich.
- Aufgrund der Unreife des Kindes unterscheiden sich die spezifischen Merkmale der Symptome und Störungen in der Kindheit von jenen späterer Lebensjahre, was altersangepasste Diagnosekriterien erfordert.
- Im Vergleich mit späteren Entwicklungsaltern wirken sich während des Säuglingsalters Stressfaktoren, denen Bezugspersonen ausgesetzt sind, spezifisch und unmittelbar auf die sich entwickelnden Stressreaktionssysteme und die biologische sowie psychische Entwicklung des Kindes aus.
- Die Abhängigkeit der Kinder von den Bezugspersonen erfordert differenzierte Interventionen, die sowohl auf den Säugling als auch auf die Bezugspersonen ausgerichtet sind.
- Evidenzbasierte Interventionsansätze zeigen Erfolge in Hinblick auf die Entwicklungsoutcomes der Kinder und Familien.

Wenngleich heutzutage die Vergleichbarkeit internationaler Studien durch die Verwendung einheitlicher störungsspezifischer Termini weitestgehend gegeben ist, muss für deren Interpretation berücksichtigt werden, dass die Zeiträume für die einzelnen Entwicklungsalter der ersten Lebensjahre international nicht einheitlich definiert sind. Allein im angloamerikanischen Sprachraum gibt es je nach Autorengruppe unterschiedliche Zeitspannen für z. B. *Infancy* (Geburt bis 23. Monat vs. Geburt bis 18. Monat) oder auch *Preschool Years* (2.–5. Lebensjahr vs. 3.–6. Lebensjahr). Die am häufigsten auftretende Differenzierung scheint nach von Gontard (2019) die folgende zu sein: *Infancy* (Geburt bis 18. Monat), *Toddlerhood* (18.–36. Monat), *Preschool Years* (4.–5. Lebensjahr). Für den deutschen Sprachraum verwenden von Klitzing et al. (2015) folgende Begriffe und Zeitspannen: *Säuglingsalter* (Geburt bis 1. Lebensjahr), *Kleinkindalter* (1.–3. Lebensjahr) und *Vorschulalter* (4.–6. Lebensjahr).

Diese Besonderheit gilt es ebenso bei der Betrachtung epidemiologischer Studien zur Erfassung der Prävalenz psychischer Störungen in der frühen Kindheit zu beachten. Die Qualität solcher Studien hängt aber auch davon ab, welche Methodik praktiziert wurde (z. B. Rekrutierungskriterien) und welche Inventare (Fragebögen vs. Interviews) Verwendung fanden. Eine Sichtung seriöser Studien bzw. Publikationen führt zu folgenden Schwankungsbreiten für die allgemeine Prävalenz psychischer Störungen in der frühen Kindheit (Geburt bis 6. Lebensjahr): Von Klitzing et al. (2015) beziffern die allgemeine Prävalenz psychischer Störungen in den ersten sechs Lebensjahren auf ca. 17 % (8–9 % schwer betroffen), Polanczyk et al. (2015) sowie Pires et al. (2020) jeweils auf 13,4 %. Für das Vorschulalter geben Egger und Angold (2006) an, dass weltweit 14–26 % der Kinder klinisch relevante psychische Störungen aufweisen. Psychische Störungen sind folglich in der frühen Kindheit keine Seltenheit. Im Gegenteil ähneln diese Angaben der von der Weltgesundheitsorganisation geschätzten Häufigkeit von 10 bis 20 % bei älteren Kindern und Jugendlichen. Trotz dieser Auftretenshäufigkeit werden psychische Störungen in der frühen Kindheit oft übersehen, bagatellisiert, nicht nach fachärztlichen Standards diagnostiziert und als nicht behandlungsbedürftig eingeschätzt (Alakortes et al., 2017). So halten Knapp et al. (2007) fest, dass lediglich 11–25 % von Kleinkindern mit Verhaltensstörungen in Fachkliniken oder fachärztlichen

Praxen zur Diagnostik und Therapie vorgestellt werden.

Wie ausgeführt wurde, ist die Klassifikation psychischer Störungen in der frühen Kindheit ein bedeutsames und aufgrund der Entwicklungsdynamik im Säuglings-, Kleinkind- und Vorschulalter ein zugleich hoch komplexes Thema. Im nächsten Kapitel werden daher die psychiatrischen Klassifikationssysteme mit Bezug zur (frühen) Kindheit vorgestellt.

2.1 Klassifikation psychischer Störungen im Kindes-, Jugend- und Erwachsenenalter

2.1.1 Internationale Klassifikation psychischer Störungen (ICD-10)

Die *International Classification of Diseases (ICD)* wird von der Weltgesundheitsorganisation als Klassifikationsmanual für somatische, psychosomatische und psychiatrische Störungen herausgegeben. Sie ist das weltweit am stärksten verbreitete Klassifikationssystem für medizinische Diagnosen. Psychiatrische Klassifikationen, ihre klinischen Beschreibungen und diagnostischen Leitlinien enthält das Kapitel V (F) der aktuellen Version, die in der deutschen Übersetzung den Titel *Internationale Klassifikation psychischer Störungen. ICD-10 Kapitel V (F). Klinisch-diagnostische Leitlinien* hat (Weltgesundheitsorganisation, 2011a). Als Nachfolgeversion war die ICD-11 für Januar 2022 angekündigt. Allerdings ist derzeit noch unklar, wann diese Version tatsächlich für die Nutzung im klinischen Alltag in Deutschland verbindlich eingeführt sein wird.

Die ICD-10 enthält zu sämtlichen psychischen Störungen diagnostische Leitlinien, in denen die Klassifikationskriterien für eine klinische Diagnose niedergelegt sind. In einer anderen Fassung der ICD-10 mit dem Titel *Internationale Klassifikation psychischer Störungen. ICD-10 Kapitel V (F). Diagnostische Leitlinien für Forschung und Praxis* (Weltgesundheitsorganisation, 2011b) werden die Klassifikationskriterien zu Forschungszwecken etwas differenzierter vorgegeben. Eine spezielle Ausrichtung auf das Kindes- und Jugendalter erfolgt in beiden Versionen lediglich in den Abschnitten F80 bis F89 *(Entwicklungsstörungen)* und F90 bis F98 *(Verhaltens- und emotionale Störungen mit Beginn in der Kindheit und Jugend)*. Darüber hinaus können Diagnosen aus anderen Abschnitten (z. B. F51 Essstörungen) auch im Kindes- und Jugendalter vergeben werden. Da die ICD-10 keine Anpassung der Klassifikationskriterien für die frühe Kindheit enthält, ist ihre Anwendung für diese Altersgruppe nicht sinnvoll.

2.1.2 Diagnostisches und Statistisches Manual Psychischer Störungen (DSM-5)

Herausgeber des *Diagnostischen und Statistischen Manuals Psychischer Störungen DSM-5* ist die American Psychiatric Association (2015). Es wird bevorzugt in Nordamerika, aber auch in großen Teilen des angloamerikanischen Sprachraums verwendet. Teil II des Manuals enthält die diagnostischen Kriterien und Codierungen der psychiatrischen Störungsbilder. Während sich die ICD-10 im Wesentlichen nach einer kurzen Einführung zum jeweiligen Störungsbild auf die Präsentation der diagnostischen Leitlinien beschränkt, bietet das DSM-5 erheblich mehr Informationen. So enthalten die Kapitel zu den Störungsbildern nach der Präsentation der diagnostischen Kriterien zu den Störungsbildern in der Regel Angaben zu weiteren diagnostischen Merkmalen, Prävalenz, Entwicklung und Verlauf, Risiko- und prognostischen Faktoren, kulturellen und geschlechtsspezifischen Besonderheiten, Komorbidität und zur Differenzialdiagnose. Als weiteren Unterschied bietet das DSM-5 die Option, das klassifizierte Störungsbild dimensional zu gewichten. Dies kann z. B. über die Einschätzung vorgegebener Kriterien für den Schweregrad oder die Dauer erfolgen. Obwohl die Terminologie in der ICD-10 und dem DSM-5 weitestgehend vergleichbar ist, unterscheiden sich manche Störungsbilder in ihrer Bezeichnung und den Klassifikationskriterien. So wird beispielsweise eine Hyperkinetische Störung (F90) nach der ICD-10 nur diagnostiziert, wenn beide Kardinalsymptome (beeinträchtige Aufmerksamkeit und Überaktivität) vorliegen. Zusätzlich kann dort zwischen der Einfachen Aktivitäts- und Aufmerksamkeitsstörung (F90.0) und der Hyperkinetischen Störung des Sozialverhaltens (F90.1) differenziert werden. Die Klassifikation einer F90.1 wird vergeben, wenn zusätzlich zu den Kriterien der F90 die Kriterien für eine Störung des Sozialverhaltens (F91) erfüllt sind. Für die Bezeichnung der Hyperkinetischen Störung nach der ICD-10 wird im DSM-5 die Bezeichnung Aufmerksamkeitsdefizit-/Hyperaktivitätsstörung verwendet. Unterschieden wird dort zwischen dem Gemischten Erscheinungsbild (F90.2), dem Vorwiegend Unaufmerksamen Erscheinungsbild (F90.0) und dem Vorwiegend Hyperaktiv-Impulsiven Erscheinungsbild (F90.1). Während für die Diagnose F90.2 beide Kardinalsymptome (Unaufmerksamkeit und Hyperaktivität-Impulsivität) vorliegen müssen, reicht für die Diagnose der beiden anderen Varianten das jeweils in der Bezeichnung enthaltene Kardinalsymptom aus. Diese Vorgabe führt zu erheblich größeren Prävalenzraten, wenn nach dem DSM-5 klassifiziert wird. Da wie in der ICD-10 auch im DSM-5 keine Anpassung der Klassifikationskriterien an die frühe Kindheit erfolgt, ist auch dessen Anwendung für diese Altersgruppe nicht zu empfehlen.

2.2 Klassifikation psychischer Störungen in früher Kindheit

Im Jahr 1977 wurde in den USA das National Center for Clinical Infant Programs als internationaler und interdisziplinärer Verbund von Fachleuten aus Medizin, Psychologie, Neurowissenschaft, Sozialwissenschaft und Gesellschaftspolitik gegründet. Die Intention dieser nicht kommerziellen, wissenschaftlichen Organisation bestand damals wie heute darin, gesichertes Wissen und Interventionsansätze zum besseren Verständnis und zur optimalen Unterstützung der frühkindlichen Entwicklung zusammenzutragen und zu vermitteln. Heute firmiert die Organisation unter der Bezeichnung Zero to Three. Ihre Zielsetzungen bestehen in der gesellschaftlichen Vermittlung der Bedeutsamkeit von Frühprävention und -intervention, der Vermittlung der Bedeutsamkeit der Beziehungsqualität für die Entwicklung in den ersten Lebensjahren, der Vermittlung des Wissens um adäquate Unterstützung von Säuglingen, Kleinkindern und ihren Familien sowie darin, Fortbildungsangebote für Fachleute im Bereich der frühkindlichen Entwicklung zu entwickeln und anzubieten.

Der weltweite Bekanntheitsgrad von Zero to Three ist insbesondere in enger Verbindung zur Herausgabe dreier Klassifikationsmanuale zur seelischen Gesundheit und entwicklungsbedingten Störungen begründet, die sich auf die frühe Kindheit beziehen. Das erste Manual erschien nach zehnjähriger Vorarbeit einer interdisziplinären Taskforce 1994 unter der Bezeichnung *Diagnostic Classification: 0-3. Diagnostic Classification of Mental Health and Developmental Disorders of Infancy and Early Childhood* (Zero to Three, 1994). Die deutsche Übersetzung wurde fünf Jahre später publiziert (Zero to Three, 1999). In der *DC:0-3R* (Zero to Three, 2005), die nicht ins Deutsche übersetzt wurde, wurden Verbesserungsvorschläge zur Definition mancher Störungsbilder und deren Operationalisierung umgesetzt. Im Jahr 2016 brachte Zero to Three nach aufwändigen, 11 Jahre dauernden Befragungen von Expertinnen und Experten die *DC:0-5 (Diagnostic Classification of Mental Health and Developmental Disorders of Infancy and Early Childhood*; Zero to Three, 2016) heraus (deutsche Version: Zero to Three, 2019). Neu in diesem Klassifikationsmanual ist die Ausweitung des Altersspektrums bis zum 5. Lebensjahr sowie Angaben zur Dauer der Symptomatik, Beeinträchtigungen durch die Störung und Angaben zu Einschränkungen bei der Diagnosevergabe. Darüber hinaus wurden neue Störungsbilder aufgenommen. Da die ICD-10 und das DSM-5 für die psychiatrische Klassifikation junger Kinder nicht ausreichend sensibel sind, schließt die DC:0-5 eine bedeutsame Lücke bei der Erkennung und Klassifikation psychischer Störungen. Nach von Gontard et al. (2020) ist sie derzeit das genaueste Klassifikationssystem zur Diagnose psychischer Störungen der frühen Kindheit sowohl in der Praxis als auch in der Forschung.

2.2.1 Der Aufbau der DC:0-5 im Überblick

Aufgrund der hoch komplexen Entwicklungsdynamik des Säuglings, Kleinkind- und Vorschulalters sollten psychische Störungen der frühen Kindheit nicht mit einer isolierten Diagnose erfasst werden. Die DC:0-5 trägt dieser Ausgangslage Rechnung, indem sie ein multiaxiales Klassifikationssystem mit fünf Achsen vorsieht. Achse I ist die wichtigste Achse, da dort die *Klinischen Störungen* enthalten sind. Da ein Kind nicht unabhängig von seinem Betreuungsumfeld und dem damit verbundenen kulturellen Kontext gesehen werden kann, ist Achse II auf den *Beziehungskontext* ausgerichtet. Auf Achse III werden *Körperliche Gesundheit und Krankheit* erfasst, Achse IV sieht die Erfassung *Psychosozialer Stressoren* vor und schließlich sollen mittels Achse V *Entwicklungskompetenzen* der Kinder dokumentiert werden. Im Unterschied zur ICD-10 und dem DSM-5 berücksichtigt die DC:0-5 über die fünf Achsen altersspezifische Besonderheiten, entwicklungspsychologische Zusammenhänge, schnelle Veränderungen in der sozioemotionalen Entwicklung und die Bedeutung des Beziehungskontextes für die frühe Kindheit bei der Diagnosestellung.

2.2.2 Diagnostik auf Basis der DC:0-5

Als Grundverständnis des diagnostischen Prozesses nach DC:0-5 (Zero to Three, 2019, S. 28) werden die beiden folgenden Punkte definiert:

- „Diagnostik und diagnostische Klassifikation basieren auf der Erkenntnis, dass alle jungen Kinder eigene individuelle Entwicklungsverläufe haben. So zeigen sie Unterschiede bei ihren motorischen, sensorischen, sprachlichen, kognitiven, affektiven und interaktiven Verhaltensmustern.
- Alle jungen Kinder nehmen aktiv an Beziehungen teil. Die wichtigsten Beziehungen von jungen Kindern sind meistens intrafamiliär. Familien ihrerseits stehen in Beziehungen zu größeren Gemeinschaften und Kulturen.“

In den Prozess der Diagnosestellung fließen in der frühen Kindheit verschiedene Informationen ein. Zu diesen zählen u.a. Informationen aus Vorbefunden und aktuellen Krankenunterlagen, die Entwicklungsdiagnostik und medizinische Untersuchung des Kindes, die Anamnese der Bezugspersonen sowie Erkenntnisse aus informellen oder strukturierten Verhaltensbeobachtungen des Kindes und der Eltern-Kind-Dynamik. Anders als bei einer einmaligen ambulanten Vorstellung verläuft der diagnostische Prozess im teilstationären (Tagesklinik) und stationären Setting kontinuierlich. Während die Einschätzung der klinischen Störung über Achse I der DC:0-5 vorgenommen wird, verhelfen Informationen der Achsen II bis V dazu, die Verdachtsdiagnose nach Achse I mit entwicklungs- und beziehungsbezogenen Parametern des Kindes anzureichern. Zero to Three (2019) empfiehlt als Zeitraum für eine umfassende diagnostische Abklärung ein Minimum von 3 bis 5 Zeiteinheiten zu je 45 Minuten.

Da die kulturelle Diversität in den heutigen Gesellschaften zunimmt, sollten standardisiert zusätzlich zu den sozioökonomischen Bedingungen der Familie deren kultureller Hintergrund, das Herkunftsland, der Immigrationsstatus, die ethnische Identität, sexuelle Orientierung sowie religiöse und mögliche spirituelle Praktiken erhoben werden. Familienkonstrukte gestalten sich immer häufiger multikulturell und damit komplexer in ihren demografischen Konstellationen und Dynamiken (Zero to Three, 2019). Dieser gesellschaftliche Wandel muss in diagnostischen Prozessen mitbedacht werden. So ist immer auch zu berücksichtigen, dass wissenschaftlich fundierte Empfehlungen von Fachleuten von der Rat suchenden Familie nicht vorbehaltlos geteilt werden. Die klinische Sicht auf Normalität und Gesundheit kann durchaus den Normen und Ansichten einer Familie widersprechen.

2.2.3 Achse I: Klinische Störungen

Die Achse I ist in der DC:0-5 die wichtigste Achse, da sie die Klinischen Störungen in früher Kindheit enthält. Auch das vorliegende Buch stellt diese Achse mit den 10 Haupt- und insgesamt 43 Unterdiagnosen in den Vordergrund.

Unter den in Tabelle 2-1 nicht aufgelisteten Unterdiagnosen finden sich einige neue Kategorien wie z. B. die Überaktivitätsstörung des Kleinkindalters (s. Kap. 6). Die Zukunft wird zeigen, ob sich diese neuen Kategorien validieren lassen.

2.2.4 Achse II: Beziehungskontext

Wie bereits mehrfach erwähnt wurde, sollte insbesondere im Diagnoseprozess der frühen Kindheit der Beziehungskontext des Kindes einbezogen werden. Konkret bedeutet dies, dass das kindliche Verhalten (z. B. Kontaktaufnahme, Nähe-Distanz-Regulation gegenüber fremden Personen), die Eltern-Kind-Dynamik und die Paardynamik der Eltern über informelle oder strukturierte Verhaltensbeobachtungen zu analysieren sind.

Auf Achse II der DC:0-5 werden drei Elemente des Beziehungskontextes einer genaueren Einschätzung unterzogen (s. u.). Es wird vorausgesetzt, dass Beziehungsstörungen zwischen jungen Kindern und ihren Hauptbezugspersonen innerhalb der Bezugsperson, innerhalb des jungen Kindes oder innerhalb der spezifischen Passung zwischen Kind und Bezugsperson entstehen können. Wenngleich sowohl das Kind als auch dessen Bezugsperson individuell zur Beziehungsqualität beitragen, liegt die größere Verantwortung bei der Bezugsperson. Gerade das junge Kind muss darauf vertrauen können, dass seine körperlichen und physischen Bedürfnisse altersangemessen von den Bezugspersonen befriedigt werden. Diesbezüglich postuliert Zero to Three (2019, S. 182f.) die drei folgenden Grundbedingungen:

Tabelle 2-1: Hauptdiagnosen nach Achse I Klinische Störungen der DC:0-5 (Zero to Three, 2019)

Neurobiologische Entwicklungsstörungen (Störungen der neuronalen und mentalen Entwicklung)
Sensorische Verarbeitungsstörungen
Angststörungen
Affektive Störungen
Zwangsstörungen und verwandte Störungen
Schlafstörungen
Essstörungen der Kindheit
Schreistörung der frühen Kindheit
Trauma-, Belastungs- und Deprivationsstörungen
Beziehungsstörungen

- „Die Bezugsperson ist konstant emotional verfügbar,
- die Bezugsperson kennt und wertschätzt das junge Kind als einzigartiges Individuum und
- die Bezugsperson übernimmt kompetent und entspannt die Erziehung des jungen Kindes.“

Nachfolgend werden die drei Elemente des Beziehungskontextes vorgestellt, die nach DC:0-5 einer Einschätzung auf Achse II unterzogen werden sollten.

(1) Dimensionen der Versorgung aufseiten der Bezugsperson

Insgesamt werden 14 sogenannte Versorgungsdimensionen benannt (z. B. das Gewähren von körperlicher Sicherheit, das Anbieten von Trost bei Leiden des jungen Kindes, das Zeigen von Fähigkeit zur Reflexion über die Entwicklung des jungen Kindes). Es soll anhand von 3 Einschätzungsoptionen beurteilt werden, wie jede dieser Versorgungsdimensionen zur Beziehungsqualität zwischen Kind und Bezugsperson beiträgt. Ausgewählt werden kann, ob es sich bei der Versorgungsdimension um eine Stärke der Bezugsperson handelt, ob kein Grund zur Besorgnis vorliegt oder ob die Beobachter*innen eher Sorge im Sinne von Bedenken haben sollten.

(2) Beiträge des jungen Kindes zur Beziehung

Hier wird beurteilt, welchen Beitrag das Kind durch insgesamt sieben Eigenschaften (Temperamentsdispositionen, sensorisches Profil, körperliche Erscheinung, körperliche Gesundheit, Entwicklungsstand, psychische Gesundheit, Lernstil) zur Beziehungsqualität leistet. Auch hier kann ausgewählt werden, ob es sich bei den Eigenschaften des Kindes um eine Stärke handelt, ob kein Grund zur Besorgnis vorliegt oder ob die Beobachter*innen eher Sorge im Sinne von Bedenken haben sollten. Die jeweiligen Einschätzungen sollten stets unter Berücksichtigung der kulturellen Diversität von Familien vorgenommen werden.

Nachdem unter (1) und (2) die Beiträge der Bezugsperson und des Kindes zur Beziehungsqualität eingeschätzt wurden, erfolgt im nächsten Schritt die Bewertung der Beziehungsqualität über ordinalskalierte Stufen. Diese sind nach Zero to Three (2019) folgendermaßen definiert:

- Stufe 1: *Gut adaptierte bis genügende Beziehung*
  Diese Stufe beschreibt Beziehungen, die klinisch nicht auffällig sind. Gemeint sind Beziehungen, die für beide Partner angemessen oder sogar vorbildlich sind.
- Stufe 2: *Angespannte bis beunruhigende Beziehung*
  Auf dieser Stufe ist zumindest eine sorgfältige Überwachung indiziert und Interventionen können erforderlich sein.
- Stufe 3: *Gefährdende bis gestörte Beziehung*
  Auf dieser Stufe liegt die Beziehungsstörung eindeutig im klinischen Bereich und eine Intervention ist einzuleiten.
- Stufe 4: *Desorganisierte bis gefährliche Beziehung*
  Auf dieser Stufe ist eine sofortige Intervention nicht nur erforderlich, sondern wegen der schwer ausgeprägten Beziehungsstörung dringend notwendig.

Während die Einschätzung der Beziehungsqualität auf Stufe 1 keine weiteren Maßnahmen erfordert, entspricht Stufe 2 einem Risikoindikator, der nach sorgfältiger Abwägung eine Intervention nach sich ziehen sollte. Einschätzungen auf den Stufen 3 oder 4 sind mit einem klinischen Störungsgrad assoziiert und bedürfen die Einleitung konkreter Maßnahmen.

(3) Dimensionen der versorgenden Umgebung

Junge Kinder entwickeln insbesondere im ersten Lebensjahr an jene Bezugspersonen eine Beziehung, von denen sie beständig betreut werden. Es spielt keine Rolle, ob sie mit diesen Personen zusammenleben, entscheidend ist die Beständigkeit der Betreuung. Unter der versorgenden Umgebung des Kindes wird in Dimension 3 auf Achse II der DC:0-5 das Netz der das Kind betreuenden Personen aufgefasst. Dieses soll hinsichtlich des Funktionsniveaus über folgende acht Versorgungsdimensionen beurteilt werden: *Problemlösefähigkeit, Konfliktlösung, Zuteilung der versorgenden Rollen, Versorgende Kommunikation: praktisch, Versorgende Kommunikation: emotional, Emotionale Beteiligung, Verhaltensregulation und Koordination* sowie *Harmonie zwischen den Geschwistern*. Ebenso wie bei den beiden ersten Dimensionen auf Achse II muss zunächst beurteilt werden, ob es sich bei der Versorgungsdimension um eine Stärke der versorgenden Umgebung handelt, ob kein Grund zur Besorgnis vorliegt oder ob die Beobachter*innen eher Sorge im Sinne von Bedenken haben sollten. Im Anschluss daran erfolgt die Bewertung der versorgenden Umgebung über ordinalskalierte Stufen, um Handlungsbedarf identifizieren oder ausschließen zu können. Die vier Stufen sind nach Zero to Three (2019) folgendermaßen definiert:

- Stufe 1: *Gut adaptierte bis genügende Versorgungsumgebung*
  Diese Stufe beschreibt versorgende Umgebungen, die klinisch nicht besorgniserregend sind. Sie umfasst eine große Spanne von Umgebungen – jene, die eine adäquate Unterstützung der Entwicklung des jungen Kindes gewährleisten bis hin zu solchen, die vorbildlich sind.
- Stufe 2: *Angespannte bis beunruhigende Versorgungsumgebung*
  Auf dieser Stufe ist ein sorgfältiges Monitoring indiziert und Interventionen können erforderlich sein.
- Stufe 3: *Gefährdende bis gestörte Versorgungsumgebung*
  Auf dieser Stufe ist die versorgende Umgebung so gestört, dass sie eindeutig im klinischen Bereich liegt und eine Intervention indiziert ist.
- Stufe 4: *Desorganisierte bis gefährliche Versorgungsumgebung*
  Auf dieser Stufe ist eine sofortige Intervention nicht nur erforderlich, sondern wegen der schwer ausgeprägten Auswirkungen auf die Entwicklung des Kindes dringend notwendig.

2.2.5 Achse III: Körperliche Gesundheit und Krankheiten

Eine umfassende Diagnostik sieht immer auch eine Beurteilung des körperlichen und kognitiven Entwicklungsstandes vor. Nicht zuletzt ist aus der psychosomatischen Perspektive bekannt, dass körperliche Erkrankungen Einfluss auf psychische Prozesse haben können und umgekehrt ebenso. So kann körperliche Gesundheit die Resilienz eines Kindes gegenüber einer psychischen Störung fördern oder eine körperliche Erkrankung das Risiko für die Entwicklung einer psychischen Störung erhöhen. Die Behinderung eines Kindes, sichtbare angeborene Fehlbildungen oder auch chronische Erkrankungen können die Wahrnehmung des jungen Kindes von sich selbst so nachhaltig negativ beeinflussen, dass das Kind z.B. eine psychische Störung aus dem Kontext der Affektiven Störungen entwickelt. Zur Beurteilung der körperlichen Gesundheit und möglicher Erkrankungen des Kindes sind auf Achse III der DC:0-5 acht Kategorien mit verschiedenen Unterpunkten vorgegeben. Im Elterngespräch soll erhoben werden, ob Vorerkrankungen aus dieser Liste bekannt sind und diese möglicherweise aktuell noch behandelt werden. Auf der Basis dieser Informationen kann anschließend erörtert werden, ob und wie die identifizierte körperliche Erkrankung Einfluss auf ein mögliches psychisches Krankheitsgeschehen nimmt. Die folgenden acht Bereiche werden auf Achse III aufgelistet:

- Pränatale Erkrankungen und Expositionen
- Chronische medizinische Erkrankungen
- Akute medizinische Erkrankungen
- Vorgeschichte von medizinischen Eingriffen
- Wiederholte oder chronische Schmerzen
- Körperliche Verletzungen oder Erfahrungen als Folge der versorgenden Umgebung
- Wirkungen von Medikamenten
- Marker des Gesundheitszustandes

2.2.6 Achse IV: Psychosoziale Stressoren

Nach der kumulativen Risikohypothese hat die Anzahl der Stressoren einen höheren Vorhersagewert für spätere Störungen als die Stärke bzw. der Schweregrad einzelner Stressoren. Folglich ist es für das Verständnis der kindlichen Ausgangssituation unerlässlich, jene psychosozialen und umweltbedingten Stressoren zu erfassen, die Symptomatik, Verlauf, Behandlung und Prävention psychischer Symptome und Störungen beeinflussen können. Stressoren können akuten (z. B. Unfall des Kindes) oder anhaltenden Charakter (z. B. Vernachlässigung, Armut) haben. Sie können sich direkt (z. B. stationäre Aufnahme nach Unfall) oder indirekt (z. B. psychische Erkrankung eines Elternteils) auf das Kind auswirken. Auch vergleichsweise alltägliche Ereignisse wie die Geburt eines Geschwisterkindes, die Aufnahme in der Kita oder der Umzug der Familie können sich bei manchen Kindern als Stressoren erweisen, während andere diese Situationen problemlos bewältigen. Bei sämtlichen hier benannten Stressoren ist zu berücksichtigen, dass diese ebenso die Bezugspersonen der Kinder betreffen. Auch bei diesen ist von unterschiedlichen Bewältigungsoptionen auszugehen. Nach Achse IV der DC:0-5 (Zero to Three, 2019, S. 201) ist der Einfluss eines belastenden Ereignisses überwiegend von den drei folgenden Faktoren abhängig:

- „Schweregrad des Stressors (seine Intensität, Dauer und Vorhersagbarkeit)
- Entwicklungsstand des jungen Kindes
- Verfügbarkeit und Belastbarkeit von Erwachsenen der versorgenden Umgebung, als schützende Puffer zu wirken und dem jungen Kind zu helfen, den Stressor zu verstehen und mit ihm umzugehen."

Den Abschluss von Achse IV bildet in der DC:0-5 die Checkliste der psychosozialen und Umweltstressoren, die sich über fast vier Seiten erstreckt. Zu den dort enthaltenen Stressoren sollen das Alter des Kindes bei Beginn, die Dauer und der Schweregrad vermerkt sowie zusätzliche Kommentare notiert werden.

2.2.7 Achse V: Entwicklungskompetenzen

Anders als auf den anderen Achsen der DC:0-5 erfasst die Achse V keine Problematiken wie Entwicklungsverzögerungen, körperliche Erkrankungen oder klinische Störungen, sondern Entwicklungskompetenzen des Kindes. Im klinischen Alltag muss oftmals allein aus Zeitgründen auf die Dokumentation kindlicher (Teilleistungs-)Stärken oder Kompetenzen verzichtet werden. Dies ist insofern kontraproduktiv, da vorliegende Entwicklungskompetenzen des Kindes als Ansatzpunkte sowohl für kind- als auch elternbezogene therapeutische Interventionen genutzt werden können. Konkret werden auf Achse V die emotionale, die sozial-beziehungsbezogene, die sprachlich-sozialkommunikative, die kognitive sowie die motorische und körperliche Entwicklung als Kompetenzbereiche vorgegeben. Jeder der fünf Kompetenzbereiche wird mit folgendem Raster bewertet:

- Übertrifft Entwicklungserwartungen
- Altersentsprechendes Funktionsniveau
- Kompetenzen unregelmäßig vorhanden oder noch in Entwicklung
- Entwicklungskompetenzen nicht erreicht (Verzögerung oder Abweichung)

Der auf diesem Weg entstehende kompetenzorientierte Gesamteindruck ergänzt optimal das (klinische) Entwicklungsprofil des Kindes, welches über die Achsen II bis IV erhoben wurde und trägt wesentlich dazu bei, die auf Achse I klassifizierte klinische Störung des Kindes besser verstehen und einordnen zu können.

Literatur

Alakortes, J., Kovaniemi, S., Carter, A.S., Bloigu, R., Moilanen, I.K. & Ebeling, H.E. (2017). Do child healthcare professionals and parents recognize social-emotional and behavioral problems in 1-year-old infants? *European Child & Adolescent Psychiatry, 26*(4), 481–495. https://doi.org/10.1007/s00787-016-0909-3

American Psychiatric Association. (2015). *Diagnostisches und Statistisches Manual Psychischer Störungen DSM-5*. Göttingen: Hogrefe.

Egger, H.L. & Angold, A. (2006). Common emotional and behavioral disorders in preschool children: Presentation, nosology, and epidemiology. *Journal of Child Psychology and Psychiatry, 47*(3–4), 313–337. https://doi.org/10.1111/j.1469-7610.2006.01618.x

Knapp, P.K., Ammen, S., Arstein-Kerslake, C., Poulsen, M.K. & Mastergeorge, A. (2007). Feasibility of expanding services for very young children in the public mental health setting. *Journal of the American Academy of Child & Adolescent Psychiatry, 46*(2), 152–161. https://doi.org/10.1097/01.chi.0000246058.68544.35

Lyons-Ruth, K., Manly, J.T., von Klitzing, K., Tamminen, T., Emde, R., Fitzgerald, H., Paul C., Keren M., Berg A., Foley M. & Watanabe, H. (2017). The Worldwide Burden of Infant Mental and Emotional Disorder: Report of the Task Force of the World Association for Infant Mental Health. *Infant Mental Health Journal, 38*, 695–708. https://doi.org/10.1002/imhj.21674

Pires, A.J., de Matos, M.B., Scholl, C.C., Trettim, J.P., Coelho, F.T., da Cunha Coelho, F.M., Pinheiro K.A. T., Pinheiro R.T. & de Avila Quevedo, L. (2020). Prevalence of mental health problems in preschoolers and the impact of maternal depression. *European Child & Adolescent Psychiatry, 29*(5), 605–616. https://doi.org/10.1007/s00787-019-01381-x

Polanczyk, G.V., Salum, G.A., Sugaya, L.S., Caye, A. & Rohde, L.A. (2015). Annual research review: A meta-analysis of the worldwide prevalence of mental disorders in children and adolescents. *Journal of child psychology and psychiatry, 56*(3), 345–365. https://doi.org/10.1111/jcpp.12381

Steinhausen, H.C. (2019). *Psychische Störungen bei Kindern und Jugendlichen. Lehrbuch der Kinder- und Jugendpsychiatrie und -psychotherapie* (9. Aufl.). München: Elsevier Urban & Fischer.

von Gontard, A. (2019). *Psychische Störungen bei Säuglingen, Klein- und Vorschulkindern. Ein praxisorientiertes Lehrbuch*. Stuttgart: Kohlhammer.

von Gontard, A., Bolten, M., Equit, M. & In-Albon, T. (2020). Psychische Störungen im Säuglings-, Kleinkind- und Vorschulalter - DC:0-5. *Kindheit und Entwicklung, 29*(4), 173–177. https://doi.org/10.1026/0942-5403/a000315

von Klitzing, K., Döhnert, M., Kroll, M. & Grube, M. (2015). Mental disorders in early childhood. *Deutsches Ärzteblatt International, 112*, 375–386. https://doi.org/10.3238/arztebl.2015.0375

Weltgesundheitsorganisation. (2011a). *Internationale Klassifikation psychischer Störungen. ICD-10 Kapitel V (F). Klinisch-diagnostische Leitlinien* (8. überarb. Aufl.). Bern: Huber.

Weltgesundheitsorganisation. (2011b). *Internationale Klassifikation psychischer Störungen. ICD-10 Kapitel V (F). Diagnostische Kriterien für Forschung und Praxis* (5. überarb. Aufl.). Bern: Huber.

Zero to Three. (1994). *Diagnostic classification: 0-3. Diagnostic classification of mental health and developmental disorders of infancy and early childhood.* Arlington, VA: National Center for Clinical Infant Programs.

Zero to Three. (1999). *Diagnostische Klassifikation: 0-3. Seelische Gesundheit und entwicklungsbedingte Störungen bei Säuglingen und Kleinkindern.* Wien, New York: Springer Verlag.

Zero to Three. (2005). *DC:0-3R. Diagnostic classification of mental health and developmental disorders of infancy and early childhood: Revised Edition*. Washington, D.C.: Zero to Three Press.

Zero to Three. (2016). *DC:0-5. Diagnostic classification of mental health and developmental disorders of infancy and early childhood*. Washington, D.C.: Zero to Three Press.

Zero to Three. (2019). *DC:0-5. Diagnostische Klassifikation seelischer Gesundheit und Entwicklungsstörungen der frühen Kindheit*. Stuttgart: Kohlhammer.

III
Klinische Störungen der frühen Kindheit nach Achse I der DC:0-5

3 Autismus-Spektrum-Störung

Luise Poustka und Corinna Isensee

Definition und Klassifikation

Autismus-Spektrum-Störungen (ASS) werden in der ICD-10 (Weltgesundheitsorganisation, 2011) mit drei Varianten unter den Tiefgreifenden Entwicklungsstörungen (F84) erfasst. Sie sind durch eine lebenslang persistierende soziale Kommunikationsstörung charakterisiert. Kinder mit ASS haben mehr oder weniger große Schwierigkeiten, sozial bedeutsame Zusammenhänge zu verstehen und das eigene Verhalten darauf abzustimmen. Darüber hinaus gelten ASS als neurobiologisch bedingte Störungen, die einem starken genetischen Einfluss unterliegen. Besonders wichtig für ein grundsätzliches Verständnis von ASS ist die Anerkennung der ausgeprägten Heterogenität der Störung. Die Spannbreite reicht von Kindern mit schwerer geistiger Behinderung, die nicht sprechen lernen und erhebliche Funktionseinschränkungen im Alltag haben, bis zu kognitiv äußerst gut Begabten mit hohem Sprach- und Ausdrucksvermögen und guten Fähigkeiten zur Selbstständigkeit.

Das klinische Erscheinungsbild der ASS ist geprägt durch einen frühen Beginn und ein klassisches Muster aus folgender Symptomtrias:

1) Qualitative Beeinträchtigungen der sozialen Interaktion
2) Qualitative Beeinträchtigungen der Kommunikation
3) Repetitive, stereotype und ritualisierte Verhaltensweisen

Im deutschsprachigen Raum wird derzeit noch die ICD-10 verwendet, was zu begrifflichen Unklarheiten zwischen deutsch- und englischsprachigen Domänen führt. In der aktuellen Klassifikation nach DSM-5 (American Psychiatric Association, 2015) wird die gemeinsame Bezeichnung *Autismus-Spektrum-Störungen* (Autism Spectrum Disorders, ASD) für alle autistischen Störungen verwendet, während die ICD-10 folgende Subgruppen der Tiefgreifenden Entwicklungsstörungen klassifiziert: *Frühkindlicher Autismus, Asperger-Syndrom, Atypischer Autismus.* Entgegen der kategorialen Klassifikation der ICD-10 nimmt man heute an, dass die ASS ein Kontinuum von qualitativ ähnlichen, kategorial nicht klar abgrenzbaren Einheiten bilden (Lord et al., 2020). Diagnostisch erfolgt im DSM-5 bezogen auf die Gesamtgruppe der ASS eine Differenzierung nach qualitativen und quantitativen Phänomenen sowie nach Schweregrad, Sprachvermögen und assoziierten Problemen (bekannte genetische Grundlagen, Epilepsie, intellektuelle Beeinträchtigung):

Zusätzlich zu den fünf diagnostischen Hauptkriterien aus Tabelle 3-1 ist nach dem DSM-5 zu klären, ob eine intellektuelle oder sprachliche Beeinträchtigung vorliegt, ob eine körperliche Erkrankung bekannt ist oder einschränkende genetische oder Umweltbedingungen bestehen. Weiterhin sind auszuschließen: Andere Störungen der neuronalen und mentalen Entwicklung, Andere psychische oder Verhaltensstörungen sowie Katatonie.

Die in Kürze erscheinende ICD-11 wird sich in der Terminologie und Systematisierung am DSM-5 orientieren und definiert dabei ASS als *neurobiologisch begründete Entwicklungsstörung* jeweils mit oder ohne Störungen in der sprachlichen Entwicklung und mit oder ohne kogniti-

Tabelle 3-1: Diagnostische Hauptkriterien der Autismus-Spektrum-Störung nach DSM-5 (American Psychiatric Association, 2015, S. 64 f.)

A. Anhaltende Defizite in der sozialen Kommunikation und sozialen Interaktion über verschiedene Kontexte hinweg. [...]
B. Eingeschränkte, repetitive Verhaltensmuster, Interessen oder Aktivitäten [...]
C. Die Symptome müssen bereits in der frühen Entwicklungsphase vorliegen. (Sie manifestieren sich möglicherweise aber erst dann, wenn die sozialen Anforderungen die begrenzten Möglichkeiten überschreiten. In späteren Lebensphasen können sie auch durch erlernte Strategien überdeckt werden.)
D. Die Symptome verursachen in klinisch bedeutsamer Weise Leiden oder Beeinträchtigungen in sozialen, beruflichen oder anderen wichtigen Funktionsbereichen.
E. Diese Störungen können nicht besser durch eine Intellektuelle Beeinträchtigung (Intellektuelle Entwicklungsstörung) oder eine Allgemeine Entwicklungsverzögerung erklärt werden. [...]

ve Beeinträchtigung. Da ein verbindlicher Einführungstermin für die ICD-11 noch aussteht, werden wahrscheinlich in einer Übergangszeit vor allem im klinischen Kontext zunächst weiterhin die etablierten Kategorien aus der ICD-10 verwendet werden. Diese sollen im Folgenden kurz beschrieben werden.

Der Frühkindliche Autismus (F84.0), das Asperger-Syndrom (F84.5) und der Atypische Autismus (F84.1) werden nach der ICD-10 als Subgruppen der Tiefgreifenden Entwicklungsstörung in der klinischen und wissenschaftlichen Praxis der letzten Jahre bereits mit dem Sammelbegriff der ASS umschrieben.

Der *Frühkindliche Autismus* (F84.0) bezeichnet sozusagen den „Kern"-Autismus in Anlehnung an die frühen Arbeiten des Erstbeschreibers Leo Kanner. Zusätzlich zu den ASS-Kriterien nach DSM-5 müssen die ersten Symptome zwingend vor dem dritten Lebensjahr aufgetreten sein. Beeinträchtigungen der Sprache und Kommunikation sowie der sozialen Interaktion bilden in der ICD-10 noch eigenständige diagnostische Bereiche, während diese im DSM-5 zu einem gemeinsamen Symptombereich zusammengelegt wurden („Soziale Kommunikation und Interaktion").

Das *Asperger-Syndrom* (F84.5) unterscheidet sich nach ICD-10 vom Frühkindlichen Autismus hauptsächlich durch das Fehlen einer Verzögerung der gesprochenen oder rezeptiven Sprache und der nicht beeinträchtigten kognitiven Entwicklung. Betroffene Kinder durchlaufen in der Regel in den ersten drei Lebensjahren eine weitgehend unauffällige Entwicklung und die Intelligenz liegt im Normbereich. Die übrigen Kriterien (Beeinträchtigung der sozialen Interaktion und repetitive, restriktive und stereotype Verhaltensweisen und Interessen) entsprechen denen des Frühkindlichen Autismus. Motorische Manierismen sind seltener, dafür sind häufig grob- und feinmotorische Defizite und manchmal auch Inselbegabungen zu beobachten. Aufgrund der fehlenden Entwicklungsdefizite und einem oft relativ guten Anpassungsvermögen in den ersten Lebensjahren wird die Diagnose bei betroffenen Kindern häufig viel später gestellt.

Die inoffizielle Bezeichnung *High Functioning Autism* (Hochfunktionaler Autismus, HFA) wird im internationalen Sprachgebrauch häufig verwendet, obwohl sie nicht Eingang in die Klassifikationssysteme gefunden hat. HFA bezieht sich vor allem auf Kinder mit sprachlich-kognitiven Fähigkeiten im Normbereich, die mit ihrer aktuellen Symptomatik dem Bild eines Asperger-Syndroms entsprechen, jedoch vor dem dritten Lebensjahr eine deutliche Entwicklungsverzögerung aufwiesen und daher nach der ICD-10 dem frühkindlichen Autismus zugeordnet werden müssen. In der noch aktuellen ICD-10 ist ein Wechsel der Diagnose von F 84.0 nach F 84.5 nicht möglich.

Der *Atypische Autismus* (F84.1) unterscheidet sich vom Frühkindlichen Autismus entweder durch ein späteres Manifestationsalter oder aber es werden nicht in allen drei Teilbereichen (Kommunikation, Interaktion, repetitive Verhaltensweisen) die diagnostischen Kriterien erfüllt, d.h., es existieren atypische Symptommuster. Es wurde jedoch schon länger vermutet, dass die Diagnosekategorie Atypischer Autismus eher die hohe Variabilität in der Symptomausprägung von ASS reflektiert, als dass sie eine echte diagnostische Kategorie darstellt. Entsprechend wurde im Konzept der ASS nach dem DSM-5 eine Manifestation der klinischen Symptomatik auch nach dem dritten Lebensjahr zugelassen und die unklare Differenzierung zwischen den Symptombereichen (sozialer) Kommunikation und Interaktion zugunsten eines gesamtheitlichen Bereichs „Soziale Kommunikation und Interaktion" aufgegeben. Das Auftreten von Symptomen im Bereich „Repetitive und stereotype Verhaltensweisen" ist nun zwingend erforderlich für eine ASS Diagnose.

Mit der DC:0-5 (Zero to Three, 2019) liegt seit einigen Jahren ein Klassifikationsmanual vor, dass auf die Altersgruppe bis zum Ende des 5. Lebensjahres ausgerichtet ist. Der diagnostische Algorithmus ist Tabelle 3-2 zu entnehmen.

Epidemiologie

Autismus-Spektrum-Störungen sind keine seltenen Störungen mehr. Auf Grundlage der meisten Studien seit dem Jahr 2000 in unterschiedlichen geografischen Regionen ist im Median eine Häufigkeit von ca. 62/10.000 für alle Tiefgreifenden Entwicklungsstörungen anzunehmen. Das bedeutet, dass derzeit mindestens eines von 160 Kindern von einer ASS betroffen ist (Elsabbagh et al., 2012). Darüber hinaus berichten einige populationsbasierte, gut kontrollierte Untersuchungen von etwa 2- bis 3-fach höheren Prävalenzraten (Baird et al., 2006; für eine Übersicht s. Elsabbagh et al., 2012), sodass insgesamt eine Prävalenz von 0,9–1,0 % der ASS vertreten wird (Fombonne et al., 2011). Höchstwahrscheinlich liegt kein tatsächlicher Anstieg der Häufigkeit vor, sondern vielmehr eine größere Sensibilität gegenüber der Störung, eine weniger enge Schweregraddefinition, verbesserte diagnostische Instrumente und der Einschluss von Betroffenen mit einem annähernd normalen bis sehr guten intellektuellen Leistungsvermögen. Letzteres führte vermutlich dazu, dass Komorbidität mit Intelligenzminderung in einigen neueren epidemiologischen Untersuchungen von früher 75 % auf derzeit 50 % bzw. 30 % gesunken ist. Wie bei anderen Entwicklungsstörungen sind auch bei ASS deutlich mehr Jungen als Mädchen betroffen: im Durchschnitt 3- bis 4-mal häufiger.

Symptomentwicklung und Komorbidität

Der Beginn einer ASS bzw. das Auftreten der ersten Symptome geschieht oft schleichend innerhalb eines relativ langen Zeitraums zwischen dem 12. und 36. Lebensmonat und ist durch eine Verlangsamung vor allem der Entwicklung sozial-kommunikativer Kompetenzen gekennzeichnet (s. dazu die Übersichtsarbeit z. B. von Jones et al., 2014). Prospektive Studien legen nahe, dass im Alter von 6 Monaten noch keine Beeinträchtigungen in den meisten kommunikativen Verhaltensweisen beobachtbar sind (Ozonoff et al., 2010; Ozonoff et al., 2014; Zwaigenbaum et al., 2009). Im Alter von 12 Monaten unterscheiden sich jedoch bereits viele (aber nicht alle) Säuglinge, bei denen später eine ASS diagnostiziert wird, von altersadäquat entwickelten Babys in einigen soziokommunikativen Fähigkeiten, einschließlich Beeinträchtigungen im nonverbalen sozialen Verhalten, in den sozialen Beziehungen und der sozioemotionalen Wechselseitigkeit (Landa & Garrett-Mayer, 2006; Zwaigenbaum et al., 2005). Eine Zusammenstellung früher ASS-Symptome, die bei der Diagnosestellung nach der DC:0-5 bedeutsam sind, ist Tabelle 3-3 zu entnehmen.

Tabelle 3-2: Diagnostischer Algorithmus für eine Autismus-Spektrum-Störung (ASS) nach DC:0-5 (Zero to Three, 2019, S. 36–38)

Alle der folgenden Kriterien müssen erfüllt sein.
A. Alle der folgenden drei sozial-kommunikativen Symptome müssen vorhanden sein: 1. Beschränkte oder atypische sozial-emotionale Ansprechbarkeit, Aufrechterhalten von sozialer Aufmerksamkeit oder sozialer Gegenseitigkeit, gekennzeichnet durch mindestens eines der folgenden Symptome: a. Atypische soziale Kontaktaufnahme. b. Reduzierte oder eingeschränkte Fähigkeit, sich auf reziproke soziale Spiele einzulassen, bei denen man abwechselnd an der Reihe ist (wie beim Kuckuck-Spiel). c. Reduzierte oder eingeschränkte Fähigkeit, eine gemeinsame Aufmerksamkeit herzustellen, um Interessen oder Emotionen zu teilen, oder Informationen über Gegenstände der Umgebung zu erlangen. d. Seltene oder eingeschränkte Antworten auf soziale Interaktionen. e. Seltene, eingeschränkte oder fehlende Anbahnung von sozialen Interaktionen. 2. Defizite im nonverbalen, sozialen und kommunikativen Verhalten, die sich in einem der folgenden Symptome zeigen: a. Fehlende oder eingeschränkte Integration von nonverbalem und verbalem Verhalten. b. Atypischer Augenkontakt und Wegdrehen von anderen Menschen in sozialen Kontexten. c. Schwierigkeiten, nonverbale Kommunikation zu verstehen oder anzuwenden (z. B. mit Gesten). d. Eingeschränktes Spektrum von Gesichtsausdrücken und beschränkte nonverbale Kommunikation. 3. Schwierigkeiten in der Interaktion mit Gleichaltrigen, die sich in mindestens einem der folgenden Symptome zeigen: a. Probleme, sein Verhalten an unterschiedliche soziale Anforderungen über verschiedene Kontexte hinweg anzupassen. b. Schwierigkeiten, sich auf spontane imaginative oder Fantasiespiele einzulassen. c. Eingeschränktes oder fehlendes Interesse an Gleichaltrigen und an Spielen mit anderen jungen Kindern.
B. Symptome des Kriteriums A sind nicht besser erklärbar durch sensorische Einschränkungen (z. B. visuelle, auditive oder andere wichtige sensorische Störungen).
C. Zwei oder mehr der folgenden repetitiven und eingeschränkten Verhaltensweisen müssen vorhanden sein: 1. Stereotypes oder repetitives Lautieren oder Sprechen, Körperbewegungen oder Gebrauch von Gegenständen und Spielsachen. 2. Rigide hält das Kind Routinen mit exzessivem Widerstand gegenüber Veränderung aufrecht, es verlangt Gleichheit und zeigt Stress und Leid als Antwort auf Veränderungen und Übergänge oder ritualisierte Verwendung von stereotypen, merkwürdigen oder eigenwilligen verbalen Ausdrücken oder nonverbalem Verhalten. 3. Höchst umschriebene, spezifische oder ungewöhnliche Interessen, die sich in einem extremen oder atypischen Festhalten an einem Thema oder Interesse zeigen. 4. Atypische Ansprechbarkeit auf sensorische Reize (entweder über- oder unterresponsiv) oder ungewöhnliche Beschäftigung mit sensorischen Aspekten der Umgebung (z. B. einen Teppich zu lecken).

D. Symptome der Störung oder Reaktionen der Bezugsperson auf die Symptome können die Funktionsfähigkeit des jungen Kindes und der Familie auf eine oder mehrere der folgenden Arten signifikant beeinflussen:
1. Verursachen Stress und Leid beim Kind.
2. Beeinträchtigen die Beziehungen des Kindes.
3. Schränken die Beteiligung des Kindes an dem Entwicklungsstand angemessenen Aktivitäten oder Routinen ein.
4. Schränken die Teilnahme der Familie an alltäglichen Aktivitäten und Routinen ein.
5. Schränken die Fähigkeit des Kindes ein, neue Fertigkeiten zu lernen und zu entwickeln, oder beeinträchtigen den Entwicklungsverlauf.

Alter: Die Diagnose sollte nur mit Vorsicht bei Kindern unter einem Alter von 18 Monaten gestellt werden.
Dauer: Es liegen keine Beschränkungen bezüglich der Dauer der Symptome vor.

Spezifiziere:
1. Mit oder ohne globale Entwicklungsverzögerung
2. Mit oder ohne sprachliche Entwicklungsverzögerung
3. Assoziiert mit bekannten genetischen Störungen oder Umweltfaktoren
4. Assoziiert mit Auffälligkeiten der sensorischen Verarbeitung

Beachte: Junge Kinder, die eine unerklärliche Regression oder plötzliche Zunahme von restriktiven und repetitiven Verhaltensweisen zeigen, sollten eine umfassende medizinische Abklärung erhalten. Bei jungen Kindern jünger als 30 Monate, bei denen ausgeprägte Sorgen bezüglich ihrer sozialen Entwicklung bestehen, aber deren Symptome nicht die Kriterien für ASS erfüllen, sollte untersucht werden, ob eine Frühe Atypische Autismus-Spektrum-Störung vorliegt.

Kaum eine Störung des Kindes- und Jugendalters ist mit so vielen Begleitstörungen vergesellschaftet wie die ASS. Studien zur Häufigkeit *komorbider Störungen* zeigen relativ einheitlich, dass bei 70–80 % der Betroffenen mindestens eine weitere psychiatrische Störung vorliegt (Lai et al., 2019; Simonoff et al., 2008), die den Entwicklungsverlauf und das Funktionsniveau erheblich beeinflusst bzw. beeinträchtigt.

Begleitende Störungen und Auffälligkeiten zeigen dabei einen deutlichen Altersbezug. Bei Klein- und Vorschulkindern mit ASS dominieren Sprachentwicklungsstörungen, motorische Probleme, Epilepsie, Schlaf- und Ess- bzw. Fütterstörungen sowie motorische Überaktivität (Mannion et al., 2013). Im Vergleich dazu sind Aufmerksamkeitsdefizit- und Hyperaktivitätsstörungen (ADHS), Angst- und Zwangsstörung, geistige Behinderung, Reizbarkeit und disruptives Verhalten bei Kindern im Schulalter deutlicher sichtbar (Chandler et al., 2016). Der Anteil von Personen mit depressiven Symptomen wird bei Jugendlichen und Erwachsenen höher (Pezzimenti et al., 2019). Ergebnisse einer großen populationsbasierten und methodisch gut durchgeführten Studie aus England (Simonoff et al., 2008) mit Kindern im Alter von 11 bis 14 Jahren zeigen mit jeweils ca. 30 % soziale Phobien, Aktivitäts- und Aufmerksamkeitsstörungen sowie oppositionelle Störungen. Darüber hinaus treten auch Zwangsstörungen (8 %), Enuresis (11 %) und Enkopresis (6,6 %) sowie chronische Ticstörungen (9 %) deutlich häufiger als bei anderen Kindern im selben Alter auf. Weitere Probleme im Kontext Komorbidität:

- Anfallsleiden treten bei ASS ebenfalls gehäuft auf, besonders bei Kindern mit ASS und Geistiger Behinderung sowie in Verbin-

Tabelle 3-3: Entwicklungsbedingt auffällige Verhaltensmanifestationen spezifischer sozial-kommunikativer (SK) und restriktiver/repetitiver Verhaltensweisen (RRV) bei ASS nach Soto et al. (2016)

Verhalten	Kleinkindalter (0–36 Monate)	Vorschulalter (3.–6. Lebensjahr)
SK1: Eingeschränkte oder atypische sozioemotionale Reaktionsfähigkeit, soziale Aufmerksamkeit und/oder soziale Reziprozität, belegt durch mindestens eine der folgenden Verhaltensweisen:		
Atypisches soziales Verhalten	• eingeschränkte soziale Initiierung (z. B. initiiert soziale Interaktion nur, um persönliche Forderungen zu stellen);	• berührt distanzlos eine andere Person, um deren Aufmerksamkeit zu erlangen;
	• zeigt ungewöhnliche soziale Annäherung (z. B. geht rückwärts und lehnt sich an die Bezugsperson an, ohne Blickkontakt herzustellen);	• nähert sich selten erwachsenen Bezugspersonen oder Gleichaltrigen;
	• benutzt die Hand einer anderen Person als Werkzeug, um ein Ziel zu erreichen, oder benutzt Körperteil der anderen Person, um sich zu trösten, ohne sozialen Bezug herzustellen	• verwendet routiniertes oder „geskriptetes" soziales Verhalten (z. B. verwendet immer die gleichen Begrüßungen, Manierismen oder Fragen, wenn es sich vertrauten oder unbekannten Personen nähert)
Reduzierte oder eingeschränkte Fähigkeit, sich an wechselseitigen sozialen Spielen oder Aktivitäten zu beteiligen, die Flexibilität oder Rollentausch verlangen	• reduziertes oder fehlendes Interesse an Spielen, bei denen abgewechselt wird (z. B. Kuckuck spielen, einen Ball hin- und her rollen);	• reduziertes oder fehlendes Interesse an Spielen, bei denen abgewechselt wird (z. B. einfache Brettspiele, Verstecken);
	• lässt sich nur auf wechselseitige Spiele ein, die in vertraute Routinen eingebettet sind (z. B. spielt das Kind nur mit einer bestimmten Decke Kuckuck);	• bittet nur selten darum, in einem Gesellschaftsspiel mitzuspielen oder mit einem begehrten Spielzeug spielen zu dürfen;
	• braucht wiederholte Aufforderungen zum Weitermachen, wenn es an der Reihe ist	• zeigt Schwierigkeiten bei wechselseitigen Gesprächen (z. B. unterbricht es oder geht weg, während jemand eine Frage stellt oder antwortet)

Verhalten	Kleinkindalter (0–36 Monate)	Vorschulalter (3.–6. Lebensjahr)
Reduzierte oder eingeschränkte Fähigkeit, gemeinsame Aufmerksamkeit („Joint Attention“) zu initiieren, um Interessen oder Emotionen zu teilen oder Neugier für Interessantes in der Umgebung zu wecken	• zeigt oder bringt keine interessanten Objekte;	• stellt kaum von Fragen, um etwas über Dinge zu erfahren, die es interessieren;
	• reduzierte oder fehlende Initiierung gemeinsamer Aufmerksamkeit (z. B. kann das Kind nach einem gewünschten, unerreichbaren Objekt greifen, aber die Aufmerksamkeit des Erwachsenen nicht darauf lenken, indem es Strategien wie Zeigen und Blickkontakt verwendet);	• löst Probleme oft alleine, auch wenn es offensichtlich frustriert ist oder nicht weiterkommt und sucht keine Hilfe bei anderen;
	• reduziertes Zeigen und Deuten mit koordiniertem Augenkontakt, um Interesse zu demonstrieren	• teilt selten seine Begeisterung über eigene Leistungen
Seltene oder eingeschränkte Reaktionen auf soziale Interaktionsangebote	• eingeschränkte Reaktionen, wenn ein Erwachsener versucht, die Aufmerksamkeit des Kindes zu bekommen (z. B. weicht Bemühungen anderer aus, Blickkontakt herzustellen);	• eingeschränkte Reaktion auf Lob (außer im Zusammenhang mit vertrauten Routinen);
	• lächelt selten zurück, wenn es angelächelt wird;	• begrenzte oder fehlende gemeinsame Freude an sozialen Interaktionen;
	• reagiert selten auf den eigenen Namen; • scheint manchmal nicht zu hören	• begrenztes Bewusstsein für die affektive Reaktion anderer (z. B. kann längere Zeit über ein spezielles Interesse sprechen, unabhängig davon, wie groß das Interesse des Gesprächspartners ist)

Verhalten	Kleinkindalter (0–36 Monate)	Vorschulalter (3.–6. Lebensjahr)
Eingeschränkte bzw. fehlende Anbahnung sozialer Interaktion	• spielt lieber alleine; • versucht selten, andere in sein Spiel einzubeziehen (z. B. durch Zeigen oder Teilen von Spielzeug);	• versucht selten, andere in sein Spiel einzubeziehen (z. B. durch Teilen von Spielzeug oder durch Aufforderung, sich an einer Aktivität zu beteiligen);
	• hat manchmal Spaß an Aktivitäten mit anderen; der Fokus liegt dabei aber eher auf dem Spielzeug/der Aktivität als auf der Person, mit der interagiert wird (z. B. pustet gerne Seifenblasen oder rollt Autos hin und her)	• verwendet ungewöhnlich ritualisierte oder eingeschränkte Strategien, um soziale Interaktion zu initiieren (z. B. nähert sich anderen ohne Blickkontakt und verwendet nur sehr wenige der Wörter zur Kommunikation)
SK2: Defizite in nonverbalen sozial-kommunikativen Verhaltensweisen, die durch mindestens eine der folgenden Eigenschaften belegt werden:		
Defizite beim Verstehen oder Anwenden von nonverbaler Kommunikation	• zeigt Schwierigkeiten beim Verstehen von Gestik und Mimik (z. B. Kopfnicken/Schütteln);	• merkt ohne verbale Interaktion nicht, wenn andere gestresst oder aufgeregt sind;
	• verwendet eingeschränkt nonverbale Kommunikationsstrategien wie Gesten (z. B. Winken) und Mimik;	• zeigt begrenzte Fähigkeit, die durch Gestik und Mimik ausgedrückte Kommunikation anderer zu verstehen (z. B. der Mimik der Mutter, die ausdrückt, dass das Kind etwas falsch gemacht hat);
	• folgt möglicherweise nicht dem Blick oder dem Zeigen	• versteht nur selten Sarkasmus (nur ältere Vorschulkinder)
Fehlende oder eingeschränkte Anwendung verbaler und nonverbaler Verhaltensweisen	• verwendet jeweils nur eine Kommunikationsstrategie (z. B. zeigt auf etwas außerhalb der Reichweite, ohne Augenkontakt oder Vokalisierung);	• verwendet Gesten unflexibel und integriert Blickkontakt und/oder Verbalisierungen selten;
	• verwendet eine begrenzte Anzahl von Gesten	• zeigt begrenzten Gebrauch von konventionellen Gesten (z. B. Achselzucken, Kopfnicken/-schütteln, Zählen an den Fingern, Alter mit den Fingern zeigen)

Verhalten	Kleinkindalter (0–36 Monate)	Vorschulalter (3.–6. Lebensjahr)
Atypische Verwendung von Blickkontakt oder Abwenden von anderen in sozialen Kontexten	• verwendet eingeschränkt Blickkontakt während des Spiels;	• benutzt eingeschränkten Blickkontakt im Gespräch oder bei Fragen;
	• benutzt eingeschränkten Blickkontakt beim Äußern von Bitten;	• zeigt verzögerten Blickkontakt beim Fragen;
	• vermeidet Blickkontakt bei sozialen Interaktionen	• kann mehr Blickkontakt bei hoher Motivation zeigen (nimmt z. B. Blickkontakt auf, wenn es nach Lieblingsessen, Spielzeug, Beschäftigung fragt)
Eingeschränkte Bandbreite der Mimik, eingeschränkte nonverbale Kommunikation	• verwendet eine reduzierte Mimik, um Emotionen auszudrücken;	• verwendet keine Gesichtsausdrücke, um Bedürfnisse, Wünsche oder Sehnsüchte zu kommunizieren;
	• richtet nur extreme/übertriebene Gesichtsausdrücke an andere (z. B. nur wenn es sehr glücklich oder sehr traurig ist)	• kann stumm oder ausdruckslos erscheinen
SK3: Schwierigkeiten bei der Interaktion mit Gleichaltrigen, die sich durch mindestens eine der folgenden Verhaltensweisen zeigen:		
Probleme beim Anpassen des Verhaltens an unterschiedliche soziale Anforderungen in unterschiedlichen sozialen Kontexten	• zeigt Schwierigkeiten, das Verhalten verschiedenen sozialen Kontexten anzupassen (z. B. Schwierigkeiten, Spielzeug zu teilen);	• zeigt Schwierigkeiten, das Verhalten an verschiedene soziale Kontexte anzupassen (z. B. lacht/lächelt unangemessen);
	• verhält sich übermäßig vertraut mit Fremden	• stellt unangemessene Fragen; • zeigt ein begrenztes Verständnis dafür, dass Regeln je nach Kontext variieren (z. B. zu Hause, Schule, öffentliche Umgebung)
Schwierigkeiten, sich auf So-tun-als-ob-Spiele oder auf Fantasiespiele einzulassen	• zeigt reduzierte oder fehlende Routinen beim So-tun-als-ob-Spiel (z. B. umarmt keine Babypuppe);	• zeigt eingeschränkte Fähigkeiten im fantasievollen Spiel (z. B. ist unsicher, was zu tun ist, wenn Gleichaltrige vorschlagen, „Haus“ zu spielen);
	• verwendet Materialien für So-tun-als-ob-Spiele für andere Zwecke (z. B. Teller und Utensilien werden gestapelt oder gerollt)	• bevorzugt Spiele mit Ursache und Wirkung oder Konstruktionsspielzeug

Verhalten	**Kleinkindalter (0–36 Monate)**	**Vorschulalter (3.–6. Lebensjahr)**
Begrenztes oder fehlendes Interesse an Gleichaltrigen und am Spielen mit anderen Kindern	• spielt lieber allein als mit anderen gleichaltrigen Kindern;	• spielt bevorzugt allein;
	• zeigt mangelndes Interesse an Säuglingen oder gleichaltrigen Kindern	• zeigt begrenztes Interesse an Freundschaften; • ignoriert Gleichaltrige oder ist ihnen gegenüber gleichgültig; • tröstet Gleichaltrige nicht, wenn sie sich verletzt haben
RRV: Zwei der folgenden vier repetitiven und eingeschränkten Verhaltensweisen müssen vorhanden sein:		
Stereotype oder sich wiederholende Sprach- und Lautäußerungen (einschließlich Echolalie), motorische Bewegungen, oder Gebrauch von Gegenständen und Spielzeug	• stereotype Wiederholung von Lauten (z. B. dadada) mit dem gleichen Intonationsmuster;	• stereotype Wiederholung derselben Wörter, Phrasen oder Sätze (z. B. Medien, Werbung) mit demselben Intonationsmuster;
	• wiederholt sofort die Sprache eines anderen mit demselben Intonationsmuster; • schlägt mit den Armen, schnippt mit den Fingern oder zeigt andere komplexe Körperbewegungen; • spielt repetitiv mit Spielzeug oder Objekten	• wiederholt eine Frage wörtlich statt zu antworten
Hält starr an Routinen fest mit übermäßigem Widerstand gegen Veränderungen; verlangt Gleichförmigkeit und zeigt Verzweiflung als Reaktion auf Veränderungen; ritualisierter Gebrauch von stereotypen, seltsamen oder eigenwilligen verbalen Phrasen oder nonverbalen Verhaltensweisen	• zeigt Schwierigkeiten beim Übergang von einer Aktivität zur anderen;	• besteht auf der Einhaltung bestimmter mehrstufiger Routinen und zeigt Verzweiflung bei Veränderungen;
	• wird aufgeregt und ist schwer ablenkbar, wenn es sich auf ein Spielzeug/eine Aktivität konzentriert;	• verwendet übermäßig formale oder pedantische Sprache (z. B. spricht sich mit dem eigenen Namen an);
	• verwendet seltsame Wörter zur Kommunikation, obwohl kein Artikulationsproblem vorliegt	• verwendet ungewöhnliche Ausdrücke zur Kommunikation (z. B. konsequente Verwendung einer Phrase aus einer Fernsehsendung für einen bestimmten Zweck)

Verhalten	Kleinkindalter (0–36 Monate)	Vorschulalter (3.–6. Lebensjahr)
Hochgradig umschriebene, spezifische Interessen, die sich in einer extremen Fixierung auf einen Gegenstand oder in einem Thema von Interesse manifestieren	• zeigt ungewöhnlich starkes Interesse an einem bestimmten Objekt (z. B. Spielzeugeisenbahn, Auto) und zeigt erheblichen Kummer, wenn dies weggenommen wird	• zeigt ungewöhnlich starkes Interesse an bestimmten Themen (z. B. historische Daten, Dinosaurier, Zugfahrpläne, Wetter, Natur) und zeigt erhebliche Verzweiflung, wenn das Thema nicht mehr besprochen wird
Ungewöhnliche Reaktionen auf sensorische Eindrücke oder ungewöhnliche Beschäftigung mit sensorischen Anreizen der Umgebung	• sucht nach sensorischen Endrücken (z. B. hält Objekte sehr nah an die Ohren, untersucht Objekte visuell aus dem Augenwinkel, schnüffelt oder leckt an Objekten);	• weigert sich, bestimmte Materialien oder Kleidung anzuziehen (z. B. weigert sich, Jeans oder Gürtel zu tragen);
	• zeigt starke negative Reaktionen auf Sinneseindrücke (z. B. hält sich die Ohren bei lauten Geräuschen zu)	• fühlt sich bei bestimmten Bewegungsarten sehr unwohl (z. B. Schaukeln, Rutschen)

dung mit bekannten genetischen oder neurologischen Syndromen. Derzeit legen neue Metaanalysen eine Häufigkeit von ca. 23 % bei ASS mit Geistiger Behinderung und 8 % bei ASS mit mindestens durchschnittlicher Intelligenz nahe (Woolfenden et al.,2012).

- Grob- und feinmotorische Störungen sowie aggressives und selbstverletzendes Verhalten (Kanne & Mazurek, 2011)
- Zahlreiche Überlappungen von autistischen Störungen mit anderen genetischen Erkrankungen wie Fragiles-X-Syndrom, Williams-Syndrom, Velo-Kardio-Faziales-Syndrom oder Prader-Willi-Syndrom (Moss & Howlin, 2009)
- Schlafstörungen sind ein ganz erhebliches und oft persistierendes Problem bei ASS in allen Altersgruppen. Sie können sich sowohl als Einschlafstörungen als auch Durchschlafstörungen, morgendliches Früherwachen und insgesamt verkürzte Schlafdauer zeigen und sind mit höheren Schweregraden an Verhaltensstörungen assoziiert (Cortese et al., 2020).

Insgesamt sind komorbide Störungen bei ASS eine zusätzliche Herausforderung, die die Lebensqualität und die Fähigkeiten zur späteren Selbstständigkeit beeinträchtigen und die effektive Therapie der Kernsymptomatik auch bei Kleinkindern erschweren bzw. unmöglich machen. Eine gezielte Exploration der Bezugspersonen und Behandlung der begleitenden Störungen und Auffälligkeiten sind daher unabdingbare Bausteine bei der Interventionsplanung der ASS auch im Kleinkindalter.

Ätiologie und Pathogenese

Gehirnentwicklung. Autismus-Spektrum-Störungen sind in der Ausprägung, dem qualitativem Phänotyp, Verlauf und Auftreten von Begleitstörungen sehr heterogen und daher aus neurobiologischer Sicht eher als eine Gruppe von neurobiologischen Entwicklungsstörungen unterschiedlicher Ätiologie zu betrachten, die sich dennoch in einem konsistent ähnlichen klinischen Phänotyp manifestieren. Die neurowissenschaftliche Forschung ging lange davon aus, dass sich diese Ähnlichkeit auch in einem entsprechenden übergreifenden neurobiologischen Endophänotyp äußert. Derzeit setzt sich verstärkt die Erkenntnis durch, dass viele unterschiedliche Subgruppen innerhalb der ASS identifiziert werden müssen, die durch konsistentere Endophänotypen auf verschiedenen neurobiologischen Ebenen geprägt sind. Nur so können Forschungsergebnisse auch besser klinisch nutzbar gemacht werden (Müller & Fishman, 2018).

Die konsistentesten Befunde liegen für die sehr frühe Hirnentwicklung vor: Früh in der perinatalen Entwicklung findet sich z. B. in vielen Studien ein vergrößerter Kopfumfang, was zur Entwicklung der Theorie eines frühen, überschießenden Hirnwachstums bei ASS geführt hat (Courchesne et al., 2003). Insgesamt sprechen viele Befunde (retrospektive Studien zu Kopfumfang, prospektive longitudinale Bildgebungsstudien) für ein verstärktes Hirnwachstum bis zum zweiten 2. Lebensjahr, das auch mit dem Auftreten autistischer Symptome verknüpft ist (Piven et al., 2018). Es lässt sich zunächst eine Vergrößerung der kortikalen Oberfläche im ersten Jahr beobachten, gefolgt von einem Zuwachs des Hirnvolumens im zweiten Jahr (Hazlett et al., 2017). Zusammen mit anderen Studien im Tiermodell legen die Ergebnisse nahe, dass die Proliferation von neuronalen Vorläuferzellen zu einer überschießenden Expansion der kortikalen Oberfläche führen könnte, assoziiert mit funktionellen Auffälligkeiten in der Verarbeitung sensomotorischer Prozesse und der Aufmerksamkeitslenkung. Dies könnte in der Folge zu Veränderungen in der neuronalen Entwicklung führen (z. B. Störung des *Feintunings* von neuronalen Verbindungen kortikaler Schaltkreise), die wiederum mit dem Auftreten der ersten Symptome in Beziehung stehen (Piven et al., 2018).

In vielen Studien wurde die Beteiligung bestimmter Areale und Funktionen des Gehirns in Verbindung mit autistischen Störungen untersucht. Auf hirnfunktioneller Ebene wurden dabei z. B. spezifische Auffälligkeiten bei Arealen zu Emotions- und Gesichterverarbeitung (Amygdala, Gyrus fusiformis), dem frontostriatalen Belohnungssystem (insbesondere Nucleus accumbens, orbitofrontaler Kortex), dem Theory-of-Mind-Netzwerk (medialer präfrontaler Kortex, Temporalpol, temporoparietaler Übergangsbereich) sowie dem Spiegelneuronensystem diskutiert; Netzwerke, die oft auch unter dem Sammelbegriff *Soziales Gehirn* betrachtet werden (Adolphs, 2009).

Neben der Untersuchung der Funktionen einzelner Areale verschob sich der Schwerpunkt der hirnfunktionellen Untersuchungen in den letzten 15 Jahren eher auf die Untersuchung von Konnektivität innerhalb von Netzwerken verschiedener Gehirnregionen, insbesondere bei Untersuchungen zum sogenannten „Ruhezustand" *(resting-state)*, bei denen keine konkreten Aufgaben im MR-Scanner (Magnetresonanz-Scanner) durchgeführt werden. In solchen Untersuchungen finden sich abweichende Konnektivitätsmuster, beispielsweise in Netzwerken die für soziale Funktionen, Gesichterwahrnehmung, Imitation und Emotionsverarbeitung wichtig sind. Darüber hinaus scheinen solche Netzwerke für sozialemotionale Funktionen bei ASS sowohl schlechter integriert (verminderte Konnektivität untereinander) als auch unzureichend abgegrenzt gegenüber anderen funktionellen Netzwerken (erhöhte Konnektivität zu anderen Netzwerken, fehlende Segregation) zu sein (Müller & Fishman, 2018). Es finden sich jedoch auch inkonsistente Ergebnisse für Hyper- oder Hypokonnektivität in verschiedenen Netzwerken. Diese lassen sich vermutlich insbesondere durch unterschiedliche Entwicklungsverläufe und Reifungsprozesse der kortikalen Netzwerke über die Zeit erklären und müssen noch genauer untersucht werden.

Die Befundlage für strukturelle Unterschiede in der Hirnanatomie ist uneinheitlich. In den bisher größten MRT-Studien (1.000–1.500 Personen mit ASS ab dem Alter von 6 Jahren) zeigen sich z. B. ein kleineres Volumen für einige subkortikale Strukturen (Amygdala, Putamen, Nucleus accumbens), erhöhte kortikale Dicke in frontalen Regionen sowie reduzierte kortikale Dicke in temporalen Regionen, vergrößerte Ventrikel, größeres intrakraniales Volumen und ein verdünntes Corpus callosum (Haar et al., 2016; van Rooij et al., 2018). Insgesamt lassen sich durch solche Analysen jedoch nur sehr kleine Effektstärken und eine große Überlappung zwischen Personen mit und ohne Diagnose sowie auch eine große Abhängigkeit von Parametern wie Alter, Geschlecht und anderen Faktoren nachweisen.

Genetik. Genetische Arbeiten zeigen konsistent, dass die Konkordanz einer ASS-Diagnose bei monozygoten Zwillingen um ein Vielfaches größer ist als bei dizygoten Zwillingen und dass das Erkrankungsrisiko von Geschwistern bis zu 50-fach höher ist als in der Allgemeinbevölkerung. Auch das gehäufte Auftreten von Merkmalen des Autismus auf einem subklinischen Niveau unter Angehörigen ersten Grades weist auf genetische Mechanismen hin. Frühe Zwillingsstudien geben eine Heritabilität zwischen 37 und 95 % an, neueste Populationsstudien beziffern den genetischen Anteil des Risikos, an einer ASS zu erkranken, auf ca. 81 % (Bai et al., 2019). Ein eindeutiger genetischer oder anderer biologischer Marker für Autismus ist bisher nicht verfügbar. Autismus bleibt weiterhin ein ausschließlich über die Verhaltensbeobachtung definiertes Störungsbild. Allerdings konnten durch Koppelungsuntersuchungen verschiedene Regionen auf dem Genom eingegrenzt werden, die mit hoher Wahrscheinlichkeit an der Entwicklung des Autismus beteiligt sind, u. a. eine Reihe von Genen, die einen störenden Einfluss auf die Synaptogenese zu haben scheinen, aber auch weitere molekulare Prozesse, die insbesondere für die neuronale Entwicklung von Bedeutung sind. Insgesamt wurden bisher mehr als 800 Gene identifiziert, die einen Zusammenhang mit ASS aufweisen (Überblicksarbeit: Vorstman et al., 2017; s. auch https://gene.sfari.org).

Seltene genetische Varianten sind bei wahrscheinlich ca. 10–30 % aller Betroffenen kausal für das Auftreten von ASS verantwortlich (de la Torre-Ubieta et al., 2016). Es konnten bisher über 100 Gene identifiziert werden, die ursächlich mit ASS in Verbindung zu stehen scheinen. Sogenannte „de-novo"-Mutationen (Mutationen, die neu auftreten und nicht familiär vererbt wurden) werden in diesem Zusammenhang häufig untersucht, betreffen aber nur einen sehr kleinen Teil der Patienten und mindestens 50 % dieser Gene sind auch mit anderen Erkrankungen assoziiert. Darüber hinaus gibt es auch seltene vererbte Mutationen, die insgesamt bis zu 10 % der Fälle von Autismus erklären können; meist ist hier auch ein kumulativer Einfluss mehrerer Gene anzunehmen. Für die Fälle von idiopathischem Autismus (Patienten, bei denen keine erkennbaren genetischen Ursachen zugeordnet werden können) ist von komplexen polygenen Mechanismen auszugehen. Verschiedene Genvarianten, die bei einem großen Teil der Bevölkerung vorkommen (*common variants*: Vorkommen bei mehr als 1 % der Gesamtbevölkerung), spielen eine große Rolle. Durch solche Genvarianten lassen sich kumuliert vermutlich insgesamt ca. 50 % des Risikos, an einer ASS zu erkranken, aufklären (Gaugler et al., 2014). In der bisher größten Studie mit 20.000 ASS-Personen und 30.000 Kontrollen konnten 5 solcher Genvarianten identifiziert werden, die jedoch jeweils maximal nur ein bis zu 20 % erhöhtes individuelles Risiko für ASS erklärten (Grove et al., 2019). Da die Prävalenz für ASS insgesamt nur bei ca. 1 % liegt, müssen daher für ein Individuum eine Vielzahl solcher Varianten zusammenkommen, d. h., es muss eine sehr hohe Zahl von verschiedensten Risikovarianten bestimmter Gene für das Auftreten einer ASS vorliegen.

In zunehmendem Maße werden auch Umweltfaktoren untersucht, die zu einem Risiko bei der Entstehung autistischer Störungen und Symptome beitragen. Dazu gehören höheres Alter der Eltern, Infektionen, die Einnahme von Medikamenten während der Schwangerschaft (vor allem Serotonin-Wiederaufnahmehemmer (SSRI) und Valproinsäure) oder oxidativer Stress und Immundysregulation (Übersicht in Mandy & Lai, 2016).

Diagnose und Differenzialdiagnostik

Nach den S3-Leitlinien Autismus-Spektrum-Störungen im Kindes-, Jugend- und Erwachsenenalter (s. dazu das Internet-Portal der Arbeitsgemeinschaft der Wissenschaftlichen Medizinischen Fachgesellschaften: AWMF online) sollte die Diagnostik autistischer Störungen im Kindes- und Jugendalter immer folgende Elemente enthalten:

- Symptomerfassung im Quer- und Längsschnitt basierend auf ICD-10-Kriterien
- Anamneseerhebung mit detaillierter Erfassung von ICD-10-Symptomen im Vor- und Schulalter (Eigen- und Fremdanamnese), aktuelle Symptome, allgemeine Entwicklungsanamnese, medizinische und psychiatrische Anamnese, Risikofaktoren
- Direkte Verhaltensbeobachtung
- Standardisierte Entwicklungsdiagnostik bzw. mehrdimensionale kognitive Testung, soweit durchführbar
- Bei Verdacht auf Sprachentwicklungsstörung: Standardisierte Erfassung der Sprachentwicklung
- Erfassung des aktuellen Funktionsniveaus hinsichtlich persönlich-familiärer, schulischer und beruflicher Aspekte
- Internistisch-neurologische Untersuchung
- Klinisch indizierte Labor- und apparative Untersuchungen
- Abklärung vorhandener internistisch-neurologischer sowie psychiatrischer komorbider Erkrankungen

Die detaillierte Aufklärung über das Ergebnis der Diagnostik sowie die Formulierung einer gezielten Therapieempfehlung bezüglich der ASS sowie komorbider Störungen sollten unmittelbar an den diagnostischen Prozess anschließen.

Standardisierte diagnostische Verfahren. Für die autismusspezifische Diagnostik steht inzwischen eine Reihe von standardisierten Instrumenten zur Verfügung. Neben dem *Fragebogen zur Sozialen Kommunikation (FSK)* (Berument et al., 1999; Bölte & Poustka, 2006) und der *Skala zur Erfassung Sozialer Reaktivität (SRS)* (Bölte & Poustka, 2008; Constantino & Gruber, 2005) können bei Kleinkindern ab dem 2. Lebensjahr die 2-stufige *Modified Checklist for Autism in Toddlers (M-CHAT)* (Robins et al., 2001) eingesetzt werden, um einen Verdacht bezüglich einer ASS zu erhärten. Allerdings ist die Spezifität sehr niedrig, weshalb die Ergebnisse sehr vorsichtig interpretiert werden müssen. Bei Personen mit Intelligenzminderung kann die *Skala zur Erfassung von Autismus-Spektrum-Störungen bei Minderbegabten (SEAS-M)* von Kraijer und Melchers (2003) eingesetzt werden.

Als Goldstandard für die klinische Diagnostik von ASS gelten derzeit das *Diagnostische Interview für Autismus Revidiert (ADI-R)* (Lord et al., 1994; Poustka et al., 1996) in Kombination mit der *Diagnostischen Beobachtungsskala für Autismus (ADOS* bzw. *ADOS 2)* (Lord et al., 2000, 2012; Poustka et al., 2015; Rühl et al., 2003;). Das ADI-R ist ein untersuchergeleitetes, halbstrukturiertes Interview, das mit den Eltern bzw. Bezugspersonen der Betroffenen ab einem Entwicklungsalter von 2 Jahren durchgeführt werden kann. Es beinhaltet 93 Items zur frühkindlichen Entwicklung und zur Sprachentwicklung, verbalen und nonverbalen kommunikativen Fähigkeiten, Spiel- und sozialem Interaktionsverhalten, stereotypen Interessen und Aktivitäten sowie komorbiden Symptomen. Die Durchführung dauert ca. 1,5–4 Stunden.

Das ADOS ist ein strukturiertes Verfahren zur Erfassung der Kommunikation, Interaktion und des Spielverhaltens. Anhand von gezielt inszenierten spielerischen Elementen, Aktivitäten und Gesprächen können für die Diagnose autismusrelevante Symptome geprüft werden. Zur Abstimmung des Stimulus- und Interviewmaterials auf das Alter und Sprachniveau des jeweiligen Patienten liegen vier Module vor, die eine Anwendung vom vorsprachlichen Bereich bis hin zu fließend sprechenden Jugendlichen und jungen Erwachsenen erlauben. Das ADOS und seine seit 2012 überarbeitete und verbesserte Version, ADOS 2, lassen sich ab einem Entwicklungsalter von 12 Monaten (chronologisches Alter oft höher) anwenden; für die Diagnostik von Kindern, die jünger als 30 Monate alt sind, wurde neben den bisher 4 Modulen des ADOS ein fünftes, das *ADOS 2-Toddler-Module* (Kleinkind-Modul) entwickelt, das zur standardisierten Diagnostik bei Kindern ab dem 12. Lebensmonat geeignet ist (Luyster et al., 2009).

Sowohl das ADI-R als auch ADOS/ADOS 2 erweisen sich auch im Vorschulalter als valide und reliabel und zeigen eine hohe Übereinstimmung (Le Couteur et al., 2008). Die höchste Validität erreicht man mit einer Kombination beider Verfahren ergänzend zum klinischen Eindruck.

Differenzialdiagnostik. Vor allem in den ersten 2 bis 3 Lebensjahren gibt es multiple Überlappungen von autistischen Sympotomen mit Symptomen von Entwicklungsverzögerungen und -störungen, was die Differenzialdiagnose erschwert, je jünger das Kind ist. Abgrenzungen müssen vor allem gegenüber sprachlichen, kognitiven und motorischen Entwicklungsverzögerungen getroffen werden, außerdem zu Verhaltensstörungen wie ADHS, Bindungsstörungen, Deprivation und elektivem Mutismus. Weitere Differenzialdiagnosen sind Rett-Syndrom, Epilepsien und auf der sensorischen Ebene ernsthafte Beeinträchtigungen des Hörens und des Sehens.

Behandlung und Prävention

Aus den beschriebenen Kernsymptomen und Komorbiditäten ergibt sich ein heterogenes Krankheitsbild, das eine individualisierte Psychotherapie und Medikation erfordert. Wichtig ist dabei das koordinierte und kooperative Vorgehen aller am Entwicklungs-, Erziehungs- und Bildungsprozess Beteiligten (Eltern, Kinder- und Jugendlichenpsychiater*innen, Psychologen und Psychologinnen, Ergo- oder Sprachtherapeuten und -therapeutinnen, Erzieher*innen, Lehrer*innen, Schulbegleiter*innen, Autismusbeauftragte der Schulen, Kostenträger u.a.). Insbesondere der Einbezug der Eltern ist als wichtiger Bestandteil der Therapie zu sehen (Dawson & Bernier, 2013). Sie sind oft besonderem Stress und gesundheitlichen Belastungen ausgesetzt – auch im Vergleich mit Eltern von Kindern mit anderen Störungsbildern (Karst & van Hecke, 2012).

Trotz der Definition als neurobiologische Entwicklungsstörung sind es derzeit vor allem pädagogische und psychologische Interventionskonzepte (gegebenenfalls mit medikamentöser Begleitung), die die Grundlage der Therapie bei ASS bilden: sowohl die Kernsymptomatik als auch die Komorbiditäten betreffend. Eine komplette Heilung der autistischen Kernsymptomatik ist nicht zu erwarten. Jedoch können über die Zeit deutliche Steigerungen der Lebensqualität und des allgemeinen Funktionsniveaus erreicht und die gesellschaftliche Integration und Selbstständigkeit signifikant verbessert werden (Poustka et al., 2012), insbesondere bei frühzeitiger Diagnose und Intervention.

Frühintervention. Eine möglichst früh einsetzende Intervention ist wichtig, da die betroffenen Kinder eine verzögerte Entwicklung in Bezug auf Spielverhalten, soziale Kontakte und Kommunikation zeigen, meistens auch sprachliche und kognitive Entwicklungsverzögerungen. Insbesondere das Lernen in der Interaktion mit anderen Menschen und damit der Erwerb sprachlicher und sozialer Kompetenzen ist dadurch deutlich beeinträchtigt. Frühintervention zielt darauf ab, solche Lernprozesse spezifisch zu unterstützen. Manche Autoren und Autorinnen gehen auch davon aus, dass frühzeitige Interventionen kortikale Reifungsprozesse anregen und die Entfaltung der Symptomatik vermindern können (Dawson et al., 2012). Die heute gebräuchlichen Verfahren zur Frühintervention bauen auf Prinzipien der Verhaltenstherapie und des edukativen Lernens auf.

Früh beginnende, intensive verhaltenstherapeutische Interventionen und Applied Behavior Analysis (ABA). Viele der heute gängigen Verfahren basieren auf den grundlegenden Prinzipien des operanten Lernens, die zuerst im Rahmen der sogenannten *Applied Behavior Analysis (ABA)* bei ASS angewendet wurden. Ivar Lovaas erbrachte in den 1960er-Jahren die ersten Nachweise dafür, dass autistische Kinder von einem hoch strukturierten, operanten Lernparadigma profitieren können (z.B. Lovaas, 1987). Über ein schrittweises Vorgehen erfolgt bei der klassischen ABA der systematische Aufbau von sprachlichen, kognitiven und Alltagsfertigkeiten sowie der Abbau von unerwünschten Verhaltensweisen. Die wichtigste ABA-Methode ist das diskrete Lernformat *(Discrete-Trial-Training, DTT)*. Komplexe Handlungen werden in Teilhandlungen aufgeteilt und graduell mithilfe von gezielten Instruktionen ausgelöst und mit positiver Verstärkung systematisch aufgebaut. Die im ursprünglichen Lovaas-Programm ebenso enthaltene negative Verstärkung mithilfe von Bestrafungen kommt heute nicht mehr zum Einsatz (Poustka et al., 2012; Vismara & Rogers, 2010).

Früh beginnende, intensive verhaltenstherapeutische Programme *(Early Intensive Behavioral Interventions, EIBI)* variieren in Bezug auf Inhalte und das Vorgehen im Einzelnen, basieren jedoch meist auf den Prinzipien der ABA. Sie visieren ein breites Spektrum an Zielverhaltensweisen an, beginnen früh (18 Monate bis 3 Jahre) und werden längerfristig hochfrequent (15–40 Std./Woche für 2–3 Jahre) angewendet. Die Interventionen zielen auf die Verbesserung von sprachlichen, kommunikativen, interaktiven, sozialen, spielerischen, kognitiven, motorischen und Alltags-Fähigkeiten sowie auf den Abbau problematischer Verhaltensweisen der Betroffenen (Dawson & Burner, 2011; Vismara & Rogers, 2010).

Viele Studien zeigen Verbesserungen von sozial-kommunikativen und adaptiven Verhaltensweisen für EIBI (Dawson & Bernier, 2013; Reichow, 2012; Virues-Ortega, 2010; Vismara & Rogers, 2010), allerdings profitieren manche Kinder nur in geringem Umfang, während andere deutliche Verbesserungen zeigen (Howlin et al., 2009). Ein wichtiger Prädiktor sind hierbei bereits vorhandene sprachliche, kognitive und adaptive Fähigkeiten bei Interventionsbeginn (Ben-Itzchak et al., 2014; Virues-Ortega, 2010). Auch scheint die Intervention effektiver zu sein, je früher sie beginnt (Smith et al., 2015). Die größten Fortschritte sind innerhalb der ersten beiden Jahre der Intervention zu verzeichnen (Dawson et al., 2010; Smith et al., 2015). Einige Studien zeigen bessere Effekte mit höherer Frequenz (Magiati et al., 2007; Virues-Ortega, Julio & Pastor-Barriuso, 2013; Virues-Ortega, Rodriguez & Yu, 2013), jedoch ist bisher unklar, in welcher Frequenz die Interventionen mindestens stattfinden müssen, um wirksam zu sein (Magiati et al., 2007).

Die primäre Intensivbehandlung wird in der Regel von einem/r Therapeut*in gemeinsam mit Eltern und Erzieher*innen im Alltag (zu Hause, Kindergarten) durchgeführt (Dawson & Burner, 2011; Vismara & Rogers, 2010). Der Einbezug der Eltern scheint besonders wichtig zu sein, damit die Intervention erfolgreich ist (Oono et al., 2013). Die Expertise der Durchführenden und die Umsetzungstreue ist ebenfalls ein wichtiger Prädiktor für den Therapieerfolg (Dawson et al., 2010; Smith et al., 2015). Daher ist eine umfassende Schulung des therapeutischen Personals von großer Bedeutung.

Naturalistische, entwicklungsangepasste Verhaltensinterventionen (NDBI). Naturalistische, entwicklungsangepasste Verhaltensinterventionen *(Naturalistic Developmental Behavioral Intervention, NDBI)* verwenden modifizierte Instruktionstechniken in natürlicher Lernumgebung, die an das Entwicklungsalter des Kindes angepasst werden und stärkeren Wert auf die spontanen Verhaltensweisen des Kindes legen. Dies beruht auf der Erkenntnis, dass die strikte Stimuluskontrolle beim diskreten Lernformat unnatürliche Lernbedingungen erzeugen kann, die den Transfer in das spontane Alltagsverhalten erschweren (Vismara & Rogers, 2010). Bei solchen Programmen gibt es große Unterschiede in Bezug auf die Interventionsintensität (wenige Stunden pro Woche bis zu 15 Stunden pro Woche), die konkreten Inhalte, die Art der Intervention (z.B. durch Therapeuten und Therapeutinnen oder Eltern, im häuslichen Umfeld oder außerhalb) und die Dauer der Intervention (12 Wochen bis zu 2 Jahre).

Einen intensiven Ansatz verfolgt z.B. das *Early Start Denver Model (ESDM)* (Dawson & Burner, 2011), welches die ABA-Lernprinzipien mit entwicklungs- und beziehungsbasierten Bausteinen in der natürlichen Umgebung des Kindes verwendet. Hier werden ca. 15 Stunden Therapie pro Woche direkt mit dem Kind (Alter 18–30 Monate) für 2 Jahre durchgeführt, parallel werden die Eltern geschult. Eine erste Studie zeigte positive Effekte in Bezug auf sprachliche Entwicklung, Kommunikation und adaptives Verhalten (Dawson et al., 2010). Eine aktuelle Studie konnte dies nur teilweise replizieren; es zeigten sich in Bezug auf die sprachliche Entwicklung moderate Effekte (Rogers et al., 2019).

Andere Ansätze konzentrieren sich auf ein fokussiertes Kurzzeittraining, bei dem meist die Eltern intensiv trainiert werden. Hier zeigen sich je nach Programm teilweise positive Effekte für bestimmte Fähigkeiten des Kindes (z.B. geteilte Aufmerksamkeit; Kasari et al., 2014) oder das Elternverhalten (z.B. verbesserte Responsivität; Rogers et al., 2012). Weitere Programme (z.B. *Preschool Autism Communication Therapy, PACT*) verwenden eine adaptive Frequenz und reines Elterntraining (14-tägig bis monatlich). Erste Studien zeigen nach einem Jahr verbessertes dyadisches Verhalten sowie eine Symptomreduktion im Langezeitverlauf nach 6 Jahren (Pickles et al., 2016). Das Training von Schlüsselverhaltensweisen *(Pivotal Response Training, PRT)* zielt insbesondere auf die Motivation, die Initiierung von sozialen Interaktionen durch das Kind und die Selbstregulation. Besonderer Wert wird dabei auf die natürliche Verstärkung von Verhaltensweisen sowie die Möglichkeit der Steuerung der Interaktion durch das Kind mithilfe zahlreicher Interaktionsangebote der Therapeuten und Therapeutinnen gelegt. Möglicherweise verbessern sich dadurch kommunikatives Verhalten und Sprachentwicklung, es fehlen jedoch qualitativ hochwertige randomisiert kontrollierte Studien.

Die Methode des *Picture Exchange Communication System (PECS)* (Bondy & Frost, 1998) beschränkt sich auf den gezielten Sprachaufbau und orientiert sich dabei an dem diskreten Lernformat. Über den Austausch von Bildkarten als Kommunikationsweg sollen die Kinder lernen, Bedürfnisse (z.B. Gegenstände, Aktivitäten, Nahrung) zu formulieren und einzufordern. Flippin et al. (2010) beschreiben die Wirksamkeit der Intervention mithilfe eines systematischen Literaturreviews. Die Evidenzlage weist gemäß den Autoren zusammenfassend darauf hin, dass PECS ein vielversprechendes Instrument mit kleinen bis mittleren Effekten in der Verbesserung der Kommunikationsfertigkeiten von Kindern mit ASS ist. Die Effekte auf die Sprachfertigkeiten waren weniger eindeutig und nicht durchgängig nachweisbar. Weitere Studien sind notwendig, um die Stabilität und Generalisierbarkeit der Effekte zu überprüfen.

Verlauf und Prognose

Longitudinalstudien mit kleinen Geschwistern autistischer Kinder *(high-risk siblings)* liefern beeindruckende Informationen bezüglich der frühen Entwicklung autistischer Störungen. Insgesamt ergibt sich für Geschwister autistischer Kinder ein Wiederholungsrisiko von ca. 19,5 %, selbst mit einer ASS diagnostiziert zu werden (Ozonoff et al., 2011). Etwa 40 % der Risiko-Geschwister, die später selbst eine ASS-Diagnose bekommen, zeigen bereits im Alter von 18 Monaten Auffälligkeiten. Die Diagnose hat mit ca. 93 % bei diesen Kindern eine hohe Stabilität (Chawarska et al., 2014; Ozonoff et al., 2015). Daraus kann ein deutlicher Bedarf sowohl für die Behandlung von Kindern mit hohem Symptomscore ab dem 18. Lebensmonat als auch für eine konsequente Überwachung der Auffälligkeiten abgeleitet werden. Typische Frühsymptome sind fehlende Orientierung am eigenen Namen, eingeschränkter oder fehlender Blickkontakt, seltenes Zeigen und Deuten und eine Reihe früher motorischer Auffälligkeiten. Ferner folgen betroffene Kinder weniger den Blick- und den Zeigebewegungen sozialer Bezugspersonen *(Joint Attention)* und haben Schwierigkeiten, gemeinsame Blickbewegungen mit anderen zu initiieren (für eine aktuelle Übersicht s. Szatmari et al., 2016). Außerdem zeigen sie deutlich weniger Präferenz für menschliche Stimmen und Bewegungsmuster als andere Kinder (Klin et al., 2009).

Schon ab dem 6. Lebensmonat beobachtet man bei später als autistisch diagnostizierten Kindern eine geringere Blickfixationsdauer (Wass et al., 2015), eine verminderte spontane Aufmerksamkeit für Menschen und soziale Szenen (Chawarska et al., 2014) und ab dem 12. Lebensmonat ein Abnehmen des spontanen Blickkontakts (Jones & Klin, 2013). Daneben werden im Kleinkindalter häufig auch eher unspezifische Probleme wie Schlafstörungen, Unruhe oder extreme Passivität, Fütterstörungen und abnorme Reaktionen auf externe Reize berichtet. Bei ca. 30 % der Kinder findet man einen Verlust bereits erworbener, vor allem sprachlicher Fähigkeiten zwischen dem 18. und 24. Lebensmonat. Pickles et al. (2009) konnten in diesem Zusammenhang zeigen, dass dieses Phänomen bei Kindern mit ASS auftritt, nicht jedoch bei Kindern mit Sprachentwicklungsverzögerung ohne ASS. Im Kindergarten- bis frühen Grundschulalter tritt die autismustypische Symptomatik häufig am deutlichsten auf, wenn die Kinder zum ersten Mal außerhalb der Familie sozialisiert werden und in fremdstrukturierten Situationen ein hohes Maß an Anpassungs- und Lernleistung vollbringen müssen. Vor allem aggressive Durchbrüche, ritualisiertes und stereotypes Verhalten, Ängste, Hyperaktivität und extremes Beharren auf Gleichförmigkeit treten häufig auf und stellen eine enorme Herausforderung für Familien und Erziehungspersonen dar.

Die Stabilität einer ASS-Diagnose vom Vorschul-bis zum mittleren Kindesalter ist relativ hoch. Aktuell geht man davon aus, dass ASS eine lebenslang persistierende Störung ist. Allerdings können sich Symptomatik und Entwicklungsverläufe extrem heterogen darstellen (Fountain et al., 2012). Bei verschiedenen Subgruppen von Kindern kann man über die Zeit sehr unterschiedliche Verläufe beobachten, die retrospektiv als unterschiedliche Phänotypen interpretierbar sind und so auch Aussagen über die Ätiologie erlauben können. Einige Langzeitstudien berichten von Teilnehmenden, die im Kindesalter eine standardisierte Diagnose erhalten hatten, bei der Nachuntersuchung im jungen Erwachsenenalter aber keine klinisch nachweisbaren Beeinträchtigungen mehr zeigten (*optimal outcome*; Fein et al., 2013). Eine ganz zentrale Frage ist, ob dieses Profil mit den positiven Effekten einer erfolgreichen Frühintervention zusammenhängt oder ob es ein ätiologisch eigenständiger Subtyp der ASS ist, der mit der Zeit und bei guter Förderung eine nachhaltige Resilienz entwickelt.

Im weiteren Verlauf bis zur Adoleszenz wird jedoch häufig ein Abklingen der Symptomschwere bemerkt. Die Adoleszenz stellt allerdings auch bei Jugendlichen mit ASS eine Herausforderung dar; einige Jugendliche entwickeln ein Empfinden für das eigene Anderssein und beginnen, ihre Isolation als bedrückend zu erleben. Die sexuelle Entwicklung bzw. sexuelle Erfahrungen sind häufig aufgrund eines Mangels an Einfühlungsvermögen, eines eingeschränkten Verständnisses für soziale Regeln und der Missinterpretation sozialer Signale erschwert. Manche Jugendliche mit ASS zeigen sexuell unangepasstes Verhalten und geraten dadurch in Konflikte.

Die langfristige Prognose wird maßgeblich durch das individuelle Intelligenz- und Sprachniveau vermittelt. Als bedeutsam für die Langzeitentwicklung und Prognose erweisen sich vor allem ein Intelligenzniveau mit einem Intelligenzquotienten (IQ) über 70 sowie ein adäquates Sprachvermögen (Howlin et al., 2004). Darüber hinaus sind auch Imitation, gerichtetes Zeigen und Deuten sowie eine gute *Joint Attention* als positiv zu werten. Ob eine Sprachentwicklungsverzögerung bestanden hat oder nicht, scheint dagegen für den langfristigen Verlauf keine Rolle zu spielen (Howlin et al., 2004). Daten der ersten Langzeitstudien bei ASS von Howlin et al. (2004) zeigten bei lediglich 10 % der Betroffenen das Erreichen einer vollkommenen Selbstständigkeit, während der überwiegende Teil in Einrichtungen oder bei den Eltern lebte. Neuere Studien dagegen zeigen etwas optimistischere Ergebnisse: Eaves und Ho (2008) fanden bei bereits der Hälfte der von ihnen nachuntersuchten Erwachsenen mit ASS teilweise oder weitgehende Selbstständigkeit. Dies ist sicherlich zum Teil der verbesserten Versorgungslage für Menschen mit ASS geschuldet, andererseits werden nun auch zunehmend mehr Personen mit guter Intelligenz und hochfunktionalem Autismus erfasst, die ein höheres Maß an Selbstständigkeit erreichen können. Im Mittel finden die meisten Studien eine Tendenz zur Verbesserung der autismusspezifischen Symptomatik.

Forschungsdesiderate und Ausblick

Trotz erheblicher Fortschritte bezüglich des Verständnisses der Ätiologie und Psychopathologie autistischer Störungen in den letzten Jahrzenten ist die Charakterisierung der spezifischen Abweichungen bei ASS, die während der frühen Hirnentwicklung wirksam sind, noch nicht zufriedenstellend gelungen. Daher ist auch die Identifikation genetischer oder neurobiologischer Marker für diese persistierende und schwerwiegende Störung bisher nicht möglich, obgleich aktuell einige Arbeitsgruppen und internationale Kollaborationen (z.B. https://www.aims-2-trials.eu) sich diesem Thema intensiv widmen. Aufgrund der erheblichen Heterogenität der ASS besteht bezüglich der Klassifikation in dimensionaler und kategorialer Hinsicht sowie bezüglich Subtypisierungen auf neurobiologsicher und neuropsychologsicher Ebene weiterhin Klärungsbedarf. Dieser kann helfen, die oft erheblichen individuellen Unterschiede in der Symptomausprägung, im Ansprechen auf Interventionen und im Verlauf besser zu verstehen. Die drei zentralen Themen, nämlich biologische Mechanismen, die große Heterogenität und die Langzeitentwicklung von ASS über die Lebensspanne zusammenzubringen, ist eine der großen Aufgaben künftiger Forschungsarbeiten. Die Beobachtung der Langzeitverläufe autistischer Kinder ab Geburt bis ins höhere Lebensalter kann entscheidend dazu beitragen, biologische und kognitive Grundlagen von ASS besser zu verstehen und Interventionen zu entwickeln, die das Leben von Kindern und Erwachsenen mit Autismus positiver gestalten können.

Zum jetzigen Zeitpunkt existieren noch keine therapeutischen Programme und kein Medikament zur vollständigen Heilung der autistischen Symptomatik. Einige aktuelle Longitudinal- und Therapiestudien (Dawson et al., 2012; Fein et al., 2013) berichten allerdings von der Normalisierung biologischer Parameter nach intensiver Frühförderung und weitreichender Remission der autismustypischen Symptomatik. Insgesamt haben sich die Aussichten von Kindern und Jugendlichen mit ASS auf Regelbeschulung, Selbstständigkeit und Erwerbstätigkeit auf dem ersten Arbeitsmarkt in den letzten Jahren deutlich verbessert. Dennoch benötigt die überwiegende Mehrzahl der Betroffenen lebenslang medizinische, pädagogische und psychosoziale Unterstützung. Die Befunde zur Wirksamkeit von Therapien sind teilweise widersprüchlich, der Einfluss zahlreicher moderierender Faktoren für den Therapieerfolg (Alter, Schwere der Störung, kognitives Niveau, Profession und Professionalität der am therapeutischen Geschehen Beteiligten etc.) muss durch weitere Studien untersucht werden. Die Störung wird nach wie vor oft zu spät diagnostiziert und der Zugang zur zeitgerechten und bestmöglichen Förderung ist nicht immer gewährleistet. Dies liegt einerseits an einer nach wie vor oft unsicheren Frühdiagnostik und andererseits an einer teilweise zögerlichen Übernahme der hohen Kosten durch die entsprechenden Träger.

Trotz intensiver Forschungsbemühungen im Bereich autistischer Störungen, auch was die Früherkennung und Diagnostik betrifft, ist die Translation in die Praxis nach wie vor nicht zufriedenstellend. Wie auch bei anderen neurologisch und entwicklungsbedingten sowie psychiatrischen Störungen einschließlich der Schizophrenie ist der Abstand zwischen elaborierten wissenschaftlichen Erkenntnissen und klinischer Praxis häufig sehr groß und viele Ergebnisse aus Grundlagen- und genetischer Forschung finden bisher keine direkte Umsetzung in die Versorgung der Betroffenen. Die Forschungsbemühungen zur Lösung vieler praktischer Probleme von Kindern und Erwachsenen mit ASS und ihren Familien sind nach wie vor zu gering.

Literatur

Adolphs, R. (2009). The Social Brain: Neural Basis of Social Knowledge. *Annual Review of Psychology, 60*(1), 693–716. https://doi.org/10.1146/annurev.psych.60.110707.163514

American Psychiatric Association. (2015). *Diagnostisches und Statistisches Manual Psychischer Störungen DSM-5*. Göttingen: Hogrefe.

Bai, D., Yip, B.H. K., Windham, G.C., Sourander, A., Francis, R., Yoffe, R., Glasson E., Mahjani B., Suominen A., Leonard H., Gissler M., Buxbaum J.D., Wong K., Schendel D., Kodesh A., Breshnahan M., Levine S.Z., Parner E.T., Hansen S.N., ... Sandin, S. (2019). Association of Genetic and Environmental Factors With Autism in a 5-Country Cohort. *JAMA Psychiatry, 76*(10), 1035–1043.

Baird, G., Simonoff, E., Pickles, A., Chandler, S., Loucas, T., Meldrum, D. & Charman, T. (2006). Prevalence of disorders of the autism spectrum in a population cohort of children in South Thames: the special needs and autism project (SNAP). *Lancet, 368*, 210–215. https://doi.org/10.1016/S0140-6736(06)69041-7

Ben-Itzchak, E., Watson, L.R. & Zachor, D.A. (2014). Cognitive ability is associated with different outcome trajectories in autism spectrum disorders. *Journal of Autism & Developmental Disorders, 44*(9), 2221–2229. https://doi.org/10.1007/s10803-014-2091-0

Berument, S.K., Rutter, M., Lord, C., Pickles, A. & Bailey, A. (1999). Autism Screening Questionnaire: Diagnostic validity. *British Journal of Psychiatry, 175*, 444–451. https://doi.org/10.1192/bjp.175.5.444

Bölte, S. & Poustka, F. (2006). *Fragebogen zur Sozialen Kommunikation – Autismus-Screening*. Göttingen: Hogrefe.

Bölte, S. & Poustka, F. (2008). *Skala zur Erfassung sozialer Reaktivität*. Bern: Huber.

Bondy, A.S. & Frost, L.A. (1998). The picture exchange communication system. *Seminars in Speech and Language, 19*(4), 373–388. https://doi.org/10.1055/s-2008-1064055

Chandler, S., Howlin, P., Simonoff, E., O'Sullivan, T., Tseng, E., Kennedy, J. & Baird, G. (2016). Emotional and behavioural problems in young children with autism spectrum disorder. *Developmental Medicine and Child Neurology, 58*, 202–208. https://doi.org/10.1111/dmcn.12830

Chawarska, K., Shic, F., Macari, S., Campbell, D.J., Brian, J., Landa, R. & Bryson, S. (2014). 18-Month predictors of later outcomes in younger siblings of children with autism spectrum disorder: a Baby Siblings Research Consortium Study. *Journal of the American Academy of Child and Adolescent Psychiatry, 53*, 1317–1327. https://doi.org/10.1016/j.jaac.2014.09.015

Constantino, J.N. & Gruber, C.P., (2005). *Social Responsiveness Scale (SRS)*. Los Angeles: Western Psychological Services.

Cortese, S., Wang, F., Angriman, M., Masi, G. & Bruni, O. (2020). Sleep Disorders in Children and Adolescents with Autism Spectrum Disorder: Diagnosis, Epidemiology, and Management. *CNS Drugs, 34*(4), 415–423. https://doi.org/10.1007/s40263-020-00710-y

Courchesne, E., Carper, R. & Akshoomoff, N. (2003). Evidence of brain overgrowth in the first year of life in autism. *JAMA: The Journal of the American Medical Association, 290*, 337–344. https://doi.org/10.1001/jama.290.3.337

Dawson, G., Rogers, S., Munson, J., Smith, M., Winter, J., Greenson, J. & Varley J. (2010). Randomized, controlled trial of an intervention for toddlers with autism: The early start denver model. *Pediatrics, 125*, e17–e23. https://doi.org/10.1542/peds.2009-0958

Dawson, G. & Bernier, R. (2013). A quarter century of progress on the early detection and treatment of autism spectrum disorder. *Development & Psychopathology, 25*(4 Pt 2), 1455–1472. https://doi.org/10.1017/S0954579413000710

Dawson, G. & Burner, K. (2011). Behavioral interventions in children and adolescents with autism spectrum disorder: a review of recent findings. *Current Opinion in Pediatrics, 23*(6), 616–620. https://doi.org/10.1097/MOP.0b013e32834cf082

Dawson, G., Jones, E.J. H., Merkle, K., Venema, K., Lowy, R., Faja, S., Kamara, D., Murias, M., Greenson, J., Winter, J., Smith, M., Rogers, S.J. & Webb, S.J. (2012). Early behavioral intervention is associated with normalized brain activity in young children with autism. *Journal of the American Academy of Child & Adolescent Psychiatry, 51*(11), 1150–1159. https://doi.org/10.1016/j.jaac.2012.08.018

de la Torre-Ubieta, L., Won, H., Stein, J.L. & Geschwind, D.H. (2016). Advancing the understanding of autism disease mechanisms through genetics. *Nature Medicine, 22*, 345–361. https://doi.org/10.1038/nm.4071

Eaves, L.C. & Ho, H.H. (2008). Young adult outcome of autism spectrum disorders. *Journal of Autism and Developmental Disorders, 38*(4), 739–747. https://doi.org/10.1007/s10803-007-0441-x

Elsabbagh, M., Divan, G., Koh, Y.-J., Kim, Y.S., Kauchali, S., Marcín, C., Montiel-Nava C., Patel V., Paula C.S., Wang C., Yasamy M.T. & Fombonne, E. (2012). Global Prevalence of Autism and Other Pervasive Developmental Disorders. *Autism Research, 5*(3), 160–179. https://doi.org/10.1002/aur.239

Fein, D., Barton, M., Eigsti, I.M., Kelley, E., Naigles, L., Schultz, R.T., Stevens M., Helt M., Orinstein A., Rosenthal M., Troyb E. & Tyson, K. (2013). Optimal outcome in individual with a history of autism. *Journal of Child Psychology and Psychiatry, 54*(2), 195–205. https://doi.org/10.1111/jcpp.12037

Flippin, M., Reszka, S. & Watson, L.R. (2010). Effectiveness of the Picture Exchange Communication System (PECS) on Communication and Speech for Children with Autism Spectrum Disorders: A Meta-Analysis. *American Journal of Speech-Language Pathology, 19*(2), 178–195. https://doi.org/10.1044/1058-0360(2010/09-0022)

Fombonne, E., Quirke, S. & Hagen, A. (2011). Epidemiology of pervasive developmental disorders. In D.G. Amaral, G. Dawson & D.H. Geschwind (Hrsg.), *Autism Spectrum Disorders* (pp. 90–111). New York: Oxford University Press.

Fountain, C., Winter, A.S. & Bearman, P.S. (2012). Six developmental trajectories characterize children with autism. *Pediatrics, 129*(5), e1112–20. https://doi.org/10.1542/peds.2011-1601

Gaugler, T., Klei, L., Sanders, S.J., Bodea, C.A., Goldberg, A.P., Lee, A.B., Mahajan M., Manaa D., Pawitan Y., Reichert J., Ripke S., Sandin S., Sklar P., Svantesson O., Reichenberg A., Hultman C.M., Devlin B., Roeder K. & Buxbaum, J.D. (2014). Most genetic risk for autism resides with common variation. *Nature Genetics, 46*(8), 881–885.

Grove, J., Ripke, S., Als, T.D., Mattheisen, M., Walters, R.K., Won, H., Pallesen J., Agerbo E., Andreassen O.A., Anney R., Awashti S., Belliveau R., Bettella F., Buxbaum J.D., Bybjerg-Grauholm J., Bækvad-Hansen M., Cerrato F., Chambert K., Christensen J.H.,... Børglum, A.D. (2019). Identification of common genetic risk variants for autism spectrum disorder. *Nature Genetics, 51*(3), 431–444.

Haar, S., Berman, S., Behrmann, M. & Dinstein, I. (2016). Anatomical Abnormalities in Autism? *Cerebral Cortex, 26*(4), 1440–1452 https://doi.org/10.1093/cercor/bhu242

Hazlett, H.C., Gu, H., Munsell, B.C., Kim, S.H., Styner, M., Wolff, J.J., Elison J.T., Swanson M.R., Zhu H., Botteron K.N., Collins D.L., Constantino J.N., Dager S.R., Estes A.M., Evans A.C., Fonov V.S., Gerig G., Kostopoulos P., McKinstry R.C., ... Piven, J. (2017). Early brain development in infants at high risk for autism spectrum disorder. *Nature Publishing Group, 542*(7641), 348–351.

Howlin, P., Goode, S., Hutton, J. & Rutter, M. (2004). Adult outcome for children with autism. *Journal of Child Psychology and Psychiatry, 45*(2), 212–229. https://doi.org/10.1111/j.1469-7610.2004.00215.x

Howlin, P., Magiati, I. & Charman, T. (2009). Systematic review of early intensive behavioral interventions for children with autism. *American Journal on Intellectual & Developmental Disabilities, 114*(1), 23–41. https://doi.org/10.1352/2009.114:23-41

Jones, W. & Klin, A. (2013). Attention to eyes is present but in decline in 2–6-month-old infants later diagnosed with autism. *Nature, 504*(7480), 427–431.

Jones, E.H., Gliga, T., Bedford, R., Charman, T. & Johnson, M.H. (2014). Developmental pathways to autism: A review of prospective studies of infants at risk. *Neuroscience and Biobehavioral Reviews, 39*, 1–33. https://doi.org/10.1016/j.neubiorev.2013.12.001

Kanne, S.M. & Mazurek, M.O. (2011). Aggression in children and adolescents with ASD: prevalence and risk factors. *Journal of Autism and Developmental Disorders, 41*(7), 926–937. https://doi.org/10.1007/s10803-010-1118-4

Karst, J.S. & Van Hecke, A.V. (2012). Parent and family impact of autism spectrum disorders: a review and proposed model for intervention evaluation. *Clinical Child and Family Psychology Review, 15*(3), 247–277. https://doi.org/10.1007/s10567-012-0119-6

Kasari, C., Siller, M., Huynh, L.N., Shih, W., Swanson, M., Hellemann, G.S. & Sugar, C.A. (2014). Randomized controlled trial of parental responsiveness intervention for toddlers at high risk for autism. *Infant Behavior Development, 37*, 711–721. https://doi.org/10.1016/j.infbeh.2014.08.007

Klin, A., Lin, D.J., Gorrindo, P., Ramsay, G. & Jones, W. (2009). Two-year-olds with autism orient to non-social contingencies rather than biological motion. *Nature, 459*(7244), 257–261.

Kraijer, D.-W. & Melchers, P. (2003). *Skala zur Erfassung von Autismusspektrumsstörungen bei Minderbegabten (SEAS-M)*. Göttingen: Hogrefe.

Lai, M.-C., Kassee, C., Besney, R., Bonato, S., Hull, L., Mandy, W., Szatmari P. & Ameis, S.H. (2019). Prevalence of co-occurring mental health diagnoses in the autism population: a systematic review and meta-analysis. *Lancet Psychiatry, 6*, 819–829 https://doi.org/10.1016/S2215-0366(19)30289-5

Le Couteur, A., Haden, G., Hammal, D. & McConachie, H. (2008). Diagnosing Autism Spectrum Disorders in Pre-school Children Using Two Standardised Assessment Instruments: The ADI-R and the ADOS. *Journal of Autism and Developmental Disorders, 38*(2), 362–372. https://doi.org/10.1007/s10803-007-0403-3

Landa, R.J. & Garrett-Mayer, E. (2006). Development in infants with autism spectrum disorders: A prospective study. *Journal of Child Psychology and Psychiatry, 47*, 629–638. https://doi.org/10.1111/j.1469-7610.2006.01531.x

Lord, C., Rutter, M. & Le Couteur, A. (1994). Autism Diagnostic Interview-Revised: A revised version of a diagnostic interview for caregivers of individuals with possible pervasive developmental disorders. *Journal of Autism and Developmental Disorders, 24*, 659–685. https://doi.org/10.1007/BF02172145

Lord, C., Risi, S., Lambrecht, L., Cook, E.H., Leventhal, B., DiLavore, P.C., Pickles A. & Rutter, M. (2000). The ADOS-G (Autism Diagnostic Observation Schedule-Generic): A standard measure of social-communication deficits associated with autism spectrum disorders. *Journal of Autism and Developmental Disorders, 30*, 205–223. https://doi.org/10.1037/t17256-000

Lord, C., Rutter, M., DiLavore, P.C., Risi, S., Gotham, K. & Bishop, S. (2012). *Autism diagnostic observation schedule* (2nd ed.). Torrance, CA: Western Psychological Services.

Lord, C., Brugha, T.S., Charman, T., Cusack, J., Dumas, G., Frazier, T., Jones E.J. H., Jones R.M., Pickles A., State M.W., Taylor J.L. & Venstra-VanderWeele, J. (2020). Autism spectrum disorder. *Nature Reviews Disease Primers, 6*(1), 5. https://doi.org/10.1038/s41572-019-0138-4

Lovaas, O.I. (1987). Behavioral treatment and normal educational and intellectual functioning in young autistic children. *Journal of Consulting and Clinical Psychology, 55*, 3–9. https://doi.org/10.1037/0022-006X.55.1.3

Luyster, R., Gotham, K., Guthrie, W., Coffing, M., Petrak, R., Pierce, K., Bishop S., Esler A., Hus V., Oti R., Richler J., Risi S. & Lord, C. (2009). The Autism Diagnostic Observation Schedule—Toddler Module: A New Module of a Standardized Diagnostic Measure for Autism Spectrum Disorders. *Journal of Autism and Developmental Disorders, 39*(9), 1305–1320. https://doi.org/10.1007/s10803-009-0746-z

Magiati, I., Charman, T. & Howlin, P. (2007). A two-year prospective follow-up study of community-based early intensive behavioural intervention and specialist nursery provision for children with autism spectrum disorders. *Journal of Child Psychology and Psychiatry, 48*(8), 803–812. https://doi.org/10.1111/j.1469-7610.2007.01756.x

Mandy, W. & Lai, M.C. (2016). Annual Research Review: The role of the environment in the developmental psychopathology of autism spectrum condition. *Journal of Child Psychology and Psychiatry, 57*(3), 271–292. https://doi.org/10.1111/jcpp.12501

Mannion, A., Leader, G. & Healy, O. (2013). An investigation of comorbid psychological disorders, sleep problems, gastrointestinal symptoms and epilepsy in children and adolescents with autism spectrum disorder. *Research on Autism Spectrum Disorders, 7*, 35–42. https://doi.org/10.1016/j.rasd.2012.05.002

Moss, J. & Howlin, P. (2009). Autism spectrum disorders in genetic syndromes: implications for diagnosis, intervention and understanding the wider autism spectrum disorder population. *Journal of Intellectual Disability Research, 53*(10), 852–873. https://doi.org/10.1111/j.1365-2788.2009.01197.x

Müller, R.-A. & Fishman, I. (2018). Brain Connectivity and Neuroimaging of Social Networks in Autism. *Trends in Cognitive Sciences, 22*(12), 1103–1116. https://doi.org/10.1016/j.tics.2018.09.008

Oono, I. P., Honey, E. J. & McConachie, H. (2013). Parent-mediated early intervention for young children with autism spectrum disorders (ASD). *Evidence-Based Child Health: A Cochrane Review Journal, 30*(4), 2380–2479. https://doi.org/10.1002/ebch.1952

Ozonoff, S., Iosif, A., Baguio, F., Cook, I. C., Hill, M., Hutman, T., Rogers S. J., Rozga A., Sangha S., Sigman M., Steinfeld M. B. & Young, G. S. (2010). A prospective study of the emergence of early behavioral signs of autism. *Journal of the American Academy of Child & Adolescent Psychiatry, 49*(3), 256–266. https://doi.org/10.1016/j.jaac.2009.11.009

Ozonoff, S., Young, G. S., Carter, A., Messinger D., Yirmiya, N., Zwaigenbaum, L., Bryson S., Carver L. J., Constantino J. N., Dobkins K., Hutman T., Iverson J. M., Landa R., Rogers S. J., Sigman M. & Stone, W. L. (2011). Recurrence risk for autism spectrum disorders: a Baby Siblings Research Consortium study. *Pediatrics, 128*, e488–e495.

Ozonoff, S., Young, G. S., Belding, A., Hill, M., Hill, A., Hutman, T., Johnson S., Miller M., Rogers S. J., Schwichtenberg A. J., Steinfeld M. & Iosif, A.-M. (2014). The broader autism phenotype in infancy: When does it emerge? *Journal of the American Academy of Child & Adolescent Psychiatry, 53*(4), 398–407. https://doi.org/10.1016/j.jaac.2013.12.020

Ozonoff, S., Young, G. S., Landa, R. J., Brian, J., Bryson, S., Charman, T., Chawarska K., Macari S. L., Messinger D., Stone W. L., Zwaigenbaum L. & Iosif, A. M. (2015). Diagnostic stability in young children at risk for autism spectrum disorder: A Baby Siblings Research Consortium Study. *Journal of Child Psychology and Psychiatry, 56*, 988–998. https://doi.org/10.1111/jcpp.12421

Pezzimenti, F., Han, G. T., Vasa, R. A. & Gotham, K. (2019) Depression in youth with autism spectrum disorder. Child and Adolescent Psychiatric. *Clinics of North America, 28*, 397–409.

Pickles, A., LeCouteur, A., Leadbitter, K., Salomone, E., Cole-Fletcher, R., Tobin, H., Gammer I., Lowry J., Vamvakas G., Byford S., Aldred C., Slonims V., McConachie H., Howlin P., Parr J. R., Charman, T. & Green, J. (2016). Parent-mediated social communication therapy for young children with autism (PACT): long-term follow-up of a randomised controlled trial. *Lancet, 388*, 2501–2509.

Pickles, A., Simonoff, E., Conti-Ramsden, G., Falcaro, M., Simkin, Z., Charman, T., Chandler S., Loucas T. & Baird, G. (2009). Loss of language in early development of autism and specific language impairment. *Journal of Child Psychology and Psychiatry, 50*(7), 843–852. https://doi.org/10.1111/j.1469-7610.2008.02032.x

Piven, J., Elison, J. T. & Zylka, M. J. (2018). Toward a conceptual framework for early brain and behavior development in autism. *Molecular Psychiatry, 22*(10), 1385–1394. https://doi.org/10.1038/mp.2017.131

Poustka, F., Lisch, S., Rühl, D., Sacher, A., Schmötzer, G. & Werner, K. (1996). The standardized diagnosis of autism: Autism Diagnostic Interview-Revised: Inter-Rater Reliability of the German Form of the ADI-R. *Psychopathology, 29*(3), 145–153. https://doi.org/10.1159/000284984

Poustka, L., Jennen-Steinmetz, C., Henze, R., Vomstein, K., Haffner J. & Sieltjes, B. (2012). Fronto-temporal disconnectivity and symptom severity in children with autism spectrum disorder. *World Journal of Biological Psychiatry, 13*(4), 269–280. https://doi.org/10.3109/15622975.2011.591824

Poustka, L., Rühl, D., Feineis-Matthews, S., Bölte, S., Poustka, F. & Hartung, M. (2015). *ADOS-2. Diagnostische Beobachtungsskala für Autistische Störungen 2: Deutschsprachige Fassung der Autism Diagnostic Observation Schedule*. Bern: Huber.

Reichow, B. (2012). Overview of meta-analyses on early intensive behavioral intervention for young children with autism spectrum disorders. *Journal of Autism & Developmental Disorders, 42*(4), 512–520. https://doi.org/10.1007/s10803-011-1218-9

Robins, D. L., Fein, D., Barton, M. L. & Green, J. A. (2001). *Modified Checklist für Autism in Toddlers (M-CHAT)*. APA PsycTests.

Rogers, S. J., Estes, A., Lord, C., Vismara, L., Winter, J., Fitzpatrick, A., Guo, M. & Dawson, G. (2012). Effects of a brief early start denver model (ESDM)-based parent intervention on toddlers at risk for autism spectrum disorders: a randomized controlled trial. *Journal of the American Academy of Child and Adolescent Psychiatry, 51*, 1052–1065. https://doi.org/10.1016/j.jaac.2012.08.003

Rogers, S. J., Estes, A., Lord, C., Munson, J., Rocha, M., Winter, J., Greenson J., Colombi C., Dawson G., Vismara L. A., Sugar C. A., Hellemann G., Whelan F. & Talbott, M. (2019). A multisite randomized controlled two-phase trial of the early start denver model compared to treatment as usual. *Journal of the American Academy of Child and Adolescent Psychiatry, 58*, 853–865.

Rühl, D., Bölte, S., Feineis-Matthews, S. & Poustka, F. (2003). *Diagnostische Beobachtungsskala für Autismus*. Bern: Huber.

Simonoff, E., Pickles, A., Charman, T., Chandler, S., Loucas, T. & Baird, G. (2008). Psychiatric disorders in children with autism spectrum disorders: prevalence, comorbidity and associated factors in a population-derived sample. *Journal of the American Academy of Child and Adolescent Psychiatry, 47*(8), 921–929. https://doi.org/10.1097/CHI.0b013e318179964f

Smith, T., Klorman, R. & Mruzek, D. (2015). Predicting outcome of community-based early intensive behavioral intervention for children with autism. *Journal of Abnormal Child Psychology, 43*, 1271–1282. https://doi.org/10.1007/s10802-015-0002-2

Soto, T., Giserman Kiss, I. & Carter, A.S. (2016). Symptom presentations and classification of autism spectrum disorder in early childhood: Application to the diagnostic classification of mental health and developmental disorders of infancy and early childhood (DC: 0–5*). Infant Mental Health Journal, 37*(5), 486–497. https://doi.org/10.1002/imhj.21589

Szatmari, P., Chawarska, K., Dawson, G., Georgiades, S., Landa, R., Lord, C., Messinger, D.S., Thurm A. & Halladay, A. (2016). Prospective Longitudinal Studies of Infant Siblings of Children With Autism: Lessons Learned and Future Directions. *Journal of the American Academy of Child and Adolescent Psychiatry, 55*(3), 179–187. https://doi.org/10.1016/j.jaac.2015.12.014

van Rooij, D., Anagnostou, E., Arango, C., Auzias, G., Behrmann, M., Busatto, G.F., Calderoni S, Daly E., Deruelle C., Di Martino A., Dinstein I., Duran F.L. S., Durston S., Ecker C., Fair D., Fedor J., Fitzgerald J., Freitag C.M., Gallagher L., ... Buitelaar, J.K. (2018). Cortical and Subcortical Brain Morphometry Differences Between Patients With Autism Spectrum Disorder and Healthy Individuals Across the Lifespan: Results From the ENIGMA ASD Working Group. *American Journal of Psychiatry, 175*(4), 359–369.

Virues-Ortega, J. (2010). Applied behavior analytic intervention for autism in early childhood: meta-analysis, meta-regression and dose-response meta-analysis of multiple outcomes. *Clinical Psychology Review, 30*(4), 387–399. https://doi.org/10.1016/j.cpr.2010.01.008

Virues-Ortega, J., Julio, F.M. & Pastor-Barriuso, R. (2013). The TEACCH program for children and adults with autism: a meta-analysis of intervention studies. *Clinical Psychology Review, 33*(8), 940–953. https://doi.org/10.1016/j.cpr.2013.07.005

Virues-Ortega, J., Rodriguez, V. & Yu, C.T. (2013). Prediction of treatment outcomes and longitudinal analysis in children with autism undergoing intensive behavioral intervention. *International Journal of Clinical and Health Psychology, 13*, 91–100. https://doi.org/10.1016/S1697-2600(13)70012-7

Vismara, L.A. & Rogers, S.J. (2010). Behavioral treatments in autism spectrum disorder: what do we know? *Annual Review of Clinical Psychology, 6*, 447–468. https://doi.org/10.1146/annurev.clinpsy.121208.131151

Vorstman, J.A. S., Parr, J.R., Moreno-De-Luca, D., Anney, R.J. L., Nurnberger Jr, J.I. & Hallmayer, J.F. (2017). Autism genetics: Opportunities and challenges for clinical translation. *Nature Reviews Genetics, 18*(6), 362–376. https://doi.org/10.1038/nrg.2017.4

Wass, S.V., Jones, E.J., Gliga, T., Smith, T.J., Charman, T., Johnson, M.H. & BASIS team (2015). Shorter spontaneous fixation durations in infants with later emerging autism. *Scientific Reports, 5*, 8284. https://doi.org/10.1038/srep08284

Weltgesundheitsorganisation. (2011). *Internationale Klassifikation psychischer Störungen. ICD-10 Kapitel V (F). Klinisch-diagnostische Leitlinien* (8. überarb. Aufl.). Bern: Huber.

Woolfenden, S., Sarkozy, V., Ridley, G., Coory, M. & Williams, K. (2012). A systematic review of two outcomes in autism spectrum disorder—Epilepsy and mortality. *Developmental Medicine and Child Neurology, 54*, 306–331. https://doi.org/10.1111/j.1469-8749.2012.04223.x

Zero to Three. (2019). *DC:0-5. Diagnostische Klassifikation seelischer Gesundheit und Entwicklungsstörungen der frühen Kindheit*. Stuttgart: Kohlhammer.

Zwaigenbaum, L., Bryson, S., Rogers, T., Roberts, W., Brian, J. & Szatmari, P. (2005). Behavioral manifestations of autism in the first year of life. *International Journal of Developmental Neuroscience, 23*, 143–152. https://doi.org/10.1016/j.ijdevneu.2004.05.001

Zwaigenbaum, L., Bryson, S., Lord, C., Rogers, S., Carter, A., Carver, L., Chawarska K., Constantino J., Dawson G., Dobkins K., Fein D., Iverson J., Klein A., Landa R., Messinger D., Ozonoff S., Sigman M., Stone W., Tager-Flusberg H. & Yirmiya, N. (2009). Clinical assessment and management of toddlers with suspected autism spectrum disorder: Insights from studies of high-risk infants. *Pediatrics, 123*(5), 1383–1391.

4 Frühe Atypische Autismus-Spektrum-Störung

Corinna Isensee und Luise Poustka

Definition und Klassifikation

Die komplexe und vielfältige Symptomatik der ASS sowie ihre Diagnostik, Klassifikation und Behandlung wurde in Kap. 3 umfänglich dargestellt. Langzeituntersuchungen weisen auf die hohe Bedeutsamkeit einer möglichst frühen Identifikation von Symptomen aus dem autistischen Spektrum hin, um entsprechende therapeutische Maßnahmen einzuleiten und dadurch die langfristige Entwicklung positiv zu beeinflussen (Bradshaw et al., 2015). Einer der eindrucksvollsten und populärsten Bereiche der Forschung zu ASS in den letzten 10 Jahren sind die prospektiven High-Risk-Sibling-Studien. In diesen liegt der Fokus auf den Geschwistern von Kindern mit einer ASS, da diese ein erhöhtes genetisches Risiko tragen, später ebenfalls eine Diagnose aus dem Autismus-Spektrum zu erhalten. Die gezielten Langzeituntersuchungen dieser Hochrisikogeschwister und der Vergleich zwischen Kindern aus Hochrisikofamilien und Kindern ohne familiäre Vorbelastung einer ASS ermöglichen einen umfänglichen inter- und intraindividuellen Blick auf den frühen Entwicklungsverlauf (Chawarska et al., 2014; Jones et al., 2014; Sacrey et al., 2015; Zwaigenbaum et al., 2009). So können potenzielle Frühindikatoren, Prädiktoren und protektive Faktoren im Hinblick auf eine spätere ASS-Diagnose beobachtet werden. Die Vielzahl an High-Risk-Sibling-Studien der letzten Jahre erlaubte trotz einer hohen Entwicklungsvariabilität in diesem Altersbereich die Identifikation wiederkehrender, ausreichend gesicherter Verhaltensmarker, die in einem eng umschriebenen Zeitfenster von 6 bis 36 Monaten wiederholt mit einer späteren ASS-Diagnose assoziiert waren. Diese wurden zusammenfassend als eigenständige Störungsgruppe in die DC:0-5 (Zero to Three, 2019) aufgenommen.

Im Vergleich zur ASS zeichnen sich die Frühen Atypischen Autismus-Spektrum-Störungen (FAASS) dadurch aus, dass nicht alle Kriterien für die Diagnose einer ASS erfüllt sind (s. Tabelle 4-1). Dennoch weisen diese Kinder Defizite hinsichtlich der alters- bzw. entwicklungsangemessenen sozial-kommunikativen Fähigkeiten auf, zeigen frühe restriktive und repetitive Verhaltensweisen und damit einhergehende Funktionsbeeinträchtigungen. Die DC:0-5 fordert für eine Diagnosestellung das Vorliegen zweier von drei sozial-kommunikativen Symptomen sowie eines der vier restriktiven und repetitiven Symptome. Dabei können die Defizite sowohl dadurch entstehen, dass bereits erworbene Fähigkeiten wieder verloren gehen (Regression) oder sich durch eine Stagnation nicht oder nur stark verzögert weiterentwickeln. Eine genauere Spezifikation kann hinsichtlich des komorbiden Vorliegens von Entwicklungsverzögerungen globaler sowie sprachlicher Natur, des komorbiden Bestehens bekannter genetischer Störungen oder Umweltfaktoren sowie des Vorliegens von Auffälligkeiten in der sensorischen Verarbeitung erfolgen. Differenzialdiagnostische Abgrenzungen gegenüber anderen Störungsbildern gehören selbstverständlich auch dazu und werden in diesem Kapitel nachfolgend erläutert. Aufgrund des engen Entwicklungsbezugs der Diagnose stehen im Gegensatz zu den ASS bei der Verhaltensbeobachtung und Diagnosestellung der FAASS inhaltlich leicht

Tabelle 4-1: Diagnostischer Algorithmus Frühe Atypische Autismus-Spektrum-Störung nach DC:0-5 (Zero to Three, 2019, S. 42 f.)

Mindestens zwei sozialkommunikative Kriterien und ein Kriterium von repetitivem und eingeschränktem Verhalten müssen erfüllt sein, sowie das Kriterium der Beeinträchtigung.

A. Zwei der folgenden drei sozialkommunikativen Symptome müssen vorliegen:

1. Beschränkte oder atypische sozialemotionale Ansprechbarkeit, Aufrechterhalten von sozialer Aufmerksamkeit oder sozialer Gegenseitigkeit, gekennzeichnet durch mindestens eines der folgenden Symptome:
   a. Atypische soziale Kontaktaufnahme.
   b. Reduzierte oder eingeschränkte Fähigkeit, sich auf reziproke soziale Spiele einzulassen, bei denen man abwechselnd an der Reihe ist (wie beim Kuckuck-Spiel).
   c. Reduzierte oder eingeschränkte Fähigkeit, eine gemeinsame Aufmerksamkeit herzustellen, um Interessen oder Emotionen zu teilen oder Informationen über Gegenstände der Umgebung zu erlangen.
   d. Seltene oder eingeschränkte Antworten auf soziale Interaktionen.
   e. Seltene, eingeschränkte oder fehlende Anbahnung von sozialen Interaktionen.
2. Defizite im nonverbalen, sozialkommunikativen Verhalten, die sich in einem der folgenden Symptome zeigen:
   a. Fehlende oder eingeschränkte Integration von nonverbalem und verbalem Verhalten.
   b. Atypischer Augenkontakt und Wegdrehen von anderen Menschen in sozialen Kontexten.
   c. Schwierigkeiten, nichtverbale Kommunikation zu verstehen oder anzuwenden (z. B. mit Gesten).
   d. Eingeschränktes Spektrum von Gesichtsausdrücken und beschränkte nonverbale Kommunikation.
3. Schwierigkeiten in der Interaktion mit Gleichaltrigen, die sich in mindestens einem der folgenden Symptome zeigen:
   a. Probleme, sein Verhalten an unterschiedliche soziale Anforderungen über verschiedene Kontexte hinweg anzupassen.
   b. Schwierigkeiten, sich auf spontane imaginative oder Phantasiespiele einzulassen.
   c. Eingeschränktes oder fehlendes Interesse an Gleichaltrigen und an Spielen mit anderen jungen Kindern.

B. Symptome des Kriteriums A sind durch sensorische Einschränkungen (z. B. visuelle, auditive oder andere wichtige sensorische Störungen) nicht besser erklärbar. Das Kind erfüllt nicht die Kriterien für eine Autismus-Spektrum-Störung.

C. Eine der folgenden repetitiven und eingeschränkten Verhaltensweisen muss vorhanden sein:

1. Stereotypes oder repetitives Lautieren oder Sprechen, Körperbewegungen oder Gebrauch von Gegenständen und Spielsachen.
2. Rigide hält das Kind Routinen mit exzessivem Widerstand gegenüber Veränderung aufrecht, verlangt Gleichheit und zeigt Stress und Leid als Antwort auf Veränderungen und Übergänge oder ritualisierte Verwendung von stereotypen, merkwürdigen oder eigenwilligen verbalen Ausdrücken oder nonverbalem Verhalten.
3. Höchst umschriebene, spezifische oder ungewöhnliche Interessen, die sich in einem extremen oder atypischen Festhalten an ein Thema oder Interesse zeigen.
4. Atypische Ansprechbarkeit auf sensorische Reize (entweder über- oder unterresponsiv) oder ungewöhnliche Beschäftigung mit sensorischen Aspekten der Umgebung (z. B. einen Teppich zu lecken).

D. Symptome der Störung oder Reaktionen der Bezugsperson auf die Symptome können die Funktionsfähigkeit des jungen Kindes und der Familie auf eine oder mehrere der folgenden Arten signifikant beeinflussen:

1. Verursachen Stress und Leid beim Kind.
2. Beeinträchtigen die Beziehungen des Kindes.
3. Schränken die Beteiligung des jungen Kindes an dem Entwicklungsstand angemessenen Aktivitäten oder Routinen ein.
4. Schränken die Teilnahme der Familie an alltäglichen Aktivitäten und Routinen ein.
5. Schränken die Fähigkeit des Kindes ein, neue Fertigkeiten zu lernen und zu entwickeln, oder beeinträchtigen den Entwicklungsverlauf.

Alter: Die Diagnose kann nur in dem Alter zwischen 9 und 36 Monaten gestellt werden. Bei Vorschulkindern, die die Kriterien einer Frühen Atypischen Autismus-Spektrum-Störung erfüllen, sollte überprüft werden, ob eine Soziale (Pragmatische) Kommunikationsstörung nach DSM-5 vorliegt.

Dauer: Es liegen keine Beschränkungen bezüglich der Dauer der Symptome vor.

Spezifiziere:

1. Mit oder ohne globale Entwicklungsverzögerung
2. Mit oder ohne sprachliche Entwicklungsverzögerung
3. Assoziiert mit bekannten genetischen Störungen oder Umweltfaktoren
4. Assoziiert mit Auffälligkeiten der sensorischen Verarbeitung

Beachte: Junge Kinder, die eine unerklärliche Regression oder plötzliche Zunahme von restriktiven und repetitiven Verhaltensweisen zeigen, sollten eine umfassende medizinische Abklärung erhalten.

abweichende Symptome im Fokus, die sich auf die für diesen Altersbereich spezifischen sozial-kommunikativen Kompetenzen bzw. Defizite konzentrieren.

Eine FAASS-Diagnose im Sinne einer altersbezogenen autismusspezifischen Syndromkonstellation kann im klinischen Alltag Sicherheit im Umgang mit autistischen Verhaltensweisen geben, auch wenn der Schwellenwert für die Diagnose nicht erreicht wird. Sie stellt außerdem eine valide Grundlage für die Durchführung eines gezielten Screenings und einer langfristigen Beobachtung dar und unterstreicht die Notwendigkeit, frühzeitig effektive Behandlungsmaßnahmen einzuleiten.

Epidemiologie

Bislang existieren keine aussagekräftigen und generalisierbaren epidemiologischen Untersuchungen zur Prävalenz oder Inzidenz der FAASS. Es sei daher hier lediglich auf Langzeituntersuchungen verwiesen, welche den prozentualen Anteil gesicherter Diagnosen im mehrjährigen Follow-up bei Geschwistern von Kindern mit diagnostizierter ASS (sogenannten Hochrisikokindern, *high-risk siblings*) angeben (Messinger et al., 2015; Sacrey et al., 2021; Shepard et al., 2017). So fanden beispielsweise Ozonoff et al. (2011) in ihrer groß angelegten prospektiven Studie ($n = 664$) heraus, dass knapp 20 % der Hochrisikokinder im Alter von 3 Jahren ebenso die Diagnose einer ASS erhielten.

Symptomentwicklung und Komorbidität

Fiktive Fallvignette

Karl, 20 Monate alt, ist das erste Kind seiner Eltern. Die Schwangerschaft und Geburt seien ohne Komplikationen verlaufen. Die frühkindliche Entwicklungsperiode sei von erheblichen Regulationsstörungen geprägt gewesen.

So habe Karl weder tagsüber noch nachts in den Schlaf finden können, über viele Stunden hinweg geschrien und sei nicht zu beruhigen gewesen. Im Rahmen von alltäglichen Versorgungsroutinen wie Wickeln oder Füttern habe Karl keinen Blickkontakt zu seinen Eltern aufgenommen, kein reaktives soziales Lächeln gezeigt und auch keine Gesichtsausdrücke oder spielerische Gestik imitiert. Körperkontakt vermeide er. Die Eltern hätten den Eindruck, Karl sei wie in seiner eigenen Welt versunken und an seiner sozialen Umwelt kaum interessiert. Versuche der Eltern, Karls Aufmerksamkeit mittels Blickwendung und Deuten auf interessante Objekte oder Spielzeug zu lenken, seien erfolglos. Werde er bei seinem Namen gerufen, zeige er keine Reaktion. Karls Spiel sei eher untypisch. So interessiere er sich nicht für kindgerechtes Spielzeug, sondern habe Freude am wiederholten Hin- und Herschütten von Wasser, an der sich drehenden Waschmaschinentrommel sowie am Stapeln und Aufreihen von Küchenutensilien. Dabei sei er sehr in seine Beschäftigung vertieft und versuche nicht, die Eltern zum Mitmachen zu bewegen. In der Kita nehme er keinen Kontakt zu Gleichaltrigen auf und beschäftige sich stattdessen allein. Sobald andere Kinder sich ihm näherten, reagiere er mit Weinen und fremdaggressiven Verhaltensweisen wie Schlagen und Beißen. Karls Sprachentwicklung sei verzögert. Bislang nutze er spontan keine Wörter, zeige aber durchgängig ungerichtete Lautäußerungen.

Die in dem Fallbeispiel dargestellte Symptomatik umfasst Verhaltensauffälligkeiten in allen drei für die ASS charakteristischen Bereiche:

- Kommunikation und Sprache,
- wechselseitige soziale Interaktion sowie
- restriktive und repetitive Verhaltensweisen.

Alle drei Bereiche sollen in der Folge hinsichtlich ihrer – für den Altersbereich der FAASS charakteristischen – Symptome dargestellt werden.

Kommunikation und Sprache. Die Verzögerung bzw. das Ausbleiben der *Sprachentwicklung* ohne den kompensatorischen Einsatz von nonverbalen kommunikativen Strategien stellt ein wichtiges Kriterium der ASS dar und gilt als früher Risikomarker (Landa & Garret-Mayer, 2006; Mitchell et al., 2006; Paul et al., 2008; Weismer et al., 2010; Zwaigenbaum et al., 2005). So fanden Eaves und Ho (2004) in ihrer Untersuchung heraus, dass 70 % der untersuchten Kleinkinder mit einem Altersmittel von 33 Monaten ein altersunangemessenes rezeptives und expressives Sprachniveau vergleichbar einem Alter von weniger als 12 Monaten aufwiesen. Knapp die Hälfte der untersuchten Kinder nutzte spontan keine Wörter.

Verschiedene *nonverbale sozial-kommunikative Strategien* (Gestik, Reaktion auf geteilte Aufmerksamkeit, Imitation) sowie die nonverbale Kognition konnten als signifikante Prädiktoren für die expressive sowie rezeptive Sprachentwicklung identifiziert werden (Luyster et al., 2008). Auch der reduzierte Einsatz gerichteter Lautproduktionen sowie atypische, ungewöhnlich anmutende Lautäußerungen waren bei Hochrisikokindern mit einer späteren ASS-Diagnose assoziiert (Ozonoff et al., 2010; Patten et al., 2014; Paul et al., 2011; Sheinkopf et al., 2012).

Einige Untersuchungen weisen ferner auf *abweichende Aufmerksamkeitsprozesse* gegenüber relevanten Schlüsselreizen in sozialen Situationen hin. Diese äußern sich in einer verringerten Aufmerksamkeit gegenüber dem menschlichen Gesicht und der Sprache sowie einer fehlenden Präferenz für die mütterliche Stimme (Goswami, 2001; Klin et al., 2004; Wass et al., 2015). Jones et al. (2008) verglichen 15 zweijährige autistische Kinder mit 36 normal entwickelten sowie 15 entwicklungsverzögerten Kindern ohne ASS im Hinblick auf ihre visuelle Fixationsdauer gegenüber sozial relevanten Gesichtsmerkmalen. Es zeigte sich, dass Kinder mit ASS signifikant seltener auf die sozial hoch relevante Augenregion fixierten und ihre Fixationsdauer negativ mit dem Ausmaß der sozialen Defizite korrelierte. Diese Ergebnisse weisen darauf hin, dass bereits in einer sehr frühen Entwicklungsperiode grundlegende und für soziale Prozesse hoch relevante Schlüsselfertigkeiten nicht oder defizitär ausgebildet sind.

Wechselseitige soziale Interaktion. Auffälligkeiten im Bereich der sozialen *Interaktion* zeigen sich als frühe Verhaltensindikatoren bereits im Alter von 12 Monaten. So beschreiben viele Eltern von Hochrisikokindern eine verminderte Reaktion auf das Rufen des eigenen Namens und ein geringeres Ausmaß an spontan eingesetztem Blickkontakt. Letzterer wird häufig auch als flüchtig oder streifend beschrieben (Nadig et al., 2007; Nichols et al., 2014; Ozonoff et al., 2011).

Sullivan et al. (2007) sowie Landa et al. (2007) konnten ferner zeigen, dass Defizite im Hinblick auf das Herstellen und flexible Reagieren auf *gemeinsame Aufmerksamkeit* bereits im Alter von 14 Monaten vorlagen und einen Prädiktor für eine spätere ASS-Diagnose darstellten. Auch das Verständnis für und der flexible Einsatz von kommunikativer Gestik wie Geben oder Zeigen scheint bei Hochrisikokindern bereits im Alter von 12 Monaten abzuweichen (Mitchell et al., 2006). In einer Untersuchung von Rozga et al. (2011) setzten Hochrisikokinder im Alter von 12 Monaten, die später eine ASS-Diagnose erhielten, seltener das Deuten mit dem Zeigefinger ein als Hochrisikokinder ohne spätere ASS-Diagnose sowie die Kontrollgruppe. Auch Zwaigenbaum et al. (2005) untersuchten Geschwister von Kindern mit ASS und konnten zeigen, dass eine verminderte Häufigkeit sozialen Lächelns im Alter von 12 Monaten signifikant die Diagnose einer ASS im Alter von 24 Monaten voraussagt.

Auch die *sozioemotionale Wechselseitigkeit* scheint bereits früh eingeschränkt. So zeigen später mit ASS diagnostizierte Hochrisikokinder im Alter von 6 bis 18 Monaten eine verringerte soziale Bezugnahme, eine reduzierte soziale Ansprechbarkeit und Schwierigkeiten bei der Imitation und dem Beobachtungslernen (Cornew et al., 2012; Landa et al., 2007; Macari et al., 2012; Young et al., 2011; Zwaigenbaum et al., 2005). Auch der koordinierte Einsatz von Gestik und Lautäußerungen ist bei Geschwistern von Kindern mit ASS bereits im Kleinkindalter eingeschränkt und gilt ebenfalls als Prädiktor für eine spätere ASS-Diagnose (Heymann et al., 2018; Parladé & Iverson, 2015).

Landa et al. (2016) konnten *Abweichungen in der antizipatorischen motorischen Reaktion* bei Hochrisikokindern identifizieren. So zeigten diese Kinder weniger Abwehrbewegungen mit den Händen, um den auf sie zurollenden Ball abzufangen als Kinder ohne familiäre Vorgeschichte einer ASS. Dieses Verhalten wird bereits im Alter von 6 Monaten manifest und kann mit späteren Defiziten in der sensorisch-motorischen Integration und motorischen Lernprozessen einhergehen.

Auch das *Spielverhalten* scheint früh auf gleichbleibende Strukturen beschränkt und mit wenig Flexibilität, Variationsreichtum und Kreativität einhergehend (Nickel et al., 2013).

Restriktive, repetitive und stereotype Verhaltensweisen. Dieser Symptomkomplex umfasst neben motorischen Stereotypien wie ungewöhnlichen Bewegungen und Haltungen der Finger und Hände auch komplexere Manierismen wie Hüpfen, Schaukeln, Hin- und Herlaufen, Drehen oder den Zehenspitzengang (Kim & Lord, 2010; Stronach & Wetherby, 2014; Wetherby et al., 2004). Ozonoff et al. (2010) beschrieben eine nicht funktionale, restriktive Verwendung von Spielmaterialien, die sich beispielsweise im repetitiven Drehen oder Aufreihen von Gegenständen äußern kann. Auch sprachliche Stereotypien wie vokale Manierismen, ein stereotyper Sprachgebrauch oder eine ungewöhnliche Tonhöhe und Betonung der Lautäußerungen können auftreten (DiGennaro Reed et al., 2012; van Santen et al., 2013). Eltern von Hochrisikokindern beschreiben ferner ein Festhalten an und Beharren auf gleichbleibenden Routinen und eine entsprechende Zunahme von Stress, Angst und Anspannung bei Abweichung von Gewohntem (Soto et al., 2016). In einer Untersuchung von Clifford et al. (2013)

gingen sensorische Überempfindlichkeiten bei 6-monatigen Säuglingen signifikant mit einer ASS-Diagnose im Alter von 36 Monaten einher.

Tabelle 4-2 und Tabelle 4-3 fassen die für den Altersbereich der FAASS typischen Frühindikatoren in den Bereichen Kommunikation, Interaktion und stereotype, restriktive Verhaltensweisen zusammen. Zugleich wird dort das Spektrum der diagnostischen Kriterien für eine FAASS gemäß DC:0-5 um weitere frühe Verhaltensindikatoren erweitert, die sich als Risikomarker für die Entwicklung einer ASS identifizieren ließen.

Komorbidität. Begleitende Verhaltensauffälligkeiten können den Entwicklungsverlauf einer FAASS ungünstig beeinflussen und eine effektive Behandlungsplanung und -umsetzung erschweren (Shepard et al., 2017). Während sich eine Vielzahl komorbider Störungen erst in einem höheren Altersbereich manifestiert (s. Kap. 3), können beispielsweise Regulationsstörungen schon in der frühkindlichen Entwicklung auftreten und zu einem ungünstigen Verlauf beitragen. Eine Untersuchung von Gomez und Baird (2005) zeigte, dass Kinder mit einer diagnostizierten ASS in einer retrospekti-

Tabelle 4-2: Zusammenfassende Darstellung von ausgewählten frühen behavioralen Verhaltensindikatoren in den Bereichen Kommunikation und Interaktion, modifiziert nach Soto et al. (2016)

Kommunikation und Sprache sowie wechselseitige soziale Interaktion
Ausbleiben oder Verzögerung der Sprachentwicklung ohne kompensatorischen Einsatz nonverbaler kommunikativer Strategien
Reduziertes Ausmaß an gerichteten Lautäußerungen
Fehlende Koordination verbaler und nonverbaler kommunikativer Strategien
Fehlende Aufnahme von Blickkontakt*
Eingeschränkter mimischer Ausdruck*
Eingeschränkte Fähigkeit zur Herstellung gemeinsamer Aufmerksamkeit*
Schwierigkeiten im Verständnis und Einsatz nonverbaler kommunikativer Strategien* (Gestik, reaktives soziales Lächeln, Lenken der Aufmerksamkeit)
Verringerte Reaktion auf das Gerufenwerden mit dem eigenen Namen
Mangelnde Fähigkeit zum wechselseitigen sozialen Spiel*
Verringerte soziale Bezugnahme (z. B. Annäherungen nur bei Einfordern von Hilfe, kein Rückversichern gegenüber der Bezugsperson in neuen Situationen)
Ungewöhnliche soziale Annäherungen* (z. B. Herstellen von Körperkontakt, ohne Blickkontakt aufzunehmen; Nutzen der Hand des Gegenübers als Werkzeug)
Eingeschränktes nachahmendes Verhalten
Ausbleiben von spontanem So-tun-als-ob-Spiel*
Fehlendes Interesse an Gleichaltrigen*
Wenig soziale Initiative und Orientierung (kein Zeigen oder Bringen von Gegenständen)
Herabgesetzte emotionale Ansprechbarkeit* (z. B. selten eine Reaktion auf soziale Interaktionsangebote)
Keine antizipatorische Reaktion bei bekannten Spielabläufen
Schwierigkeiten in der Verhaltensanpassung über verschiedene Kontexte hinweg*

*diagnostisches Merkmal der FAASS gemäß DC:0-5

Tabelle 4-3: Zusammenfassende Darstellung von ausgewählten frühen behavioralen Verhaltensindikationen im Kontext stereotyper, restriktiver und repetitiver Verhaltensweisen, modifiziert nach Soto et al. (2016)

Stereotype, restriktive und repetitive Verhaltensweisen
Stereotypes oder repetitives Lautieren oder Sprechen*
Stereotype und repetitive motorische Manierismen*
Rigides Festhalten an bekannten Routinen, Ablehnung von Veränderung, Beharren auf gleichbleibende Strukturen*
Eng umschriebene intensive, spezifische oder ungewöhnliche Interessen*
Sensorische Stimulation und/oder erhöhte bzw. verringerte Ansprechbarkeit auf sensorische Reize*

*diagnostisches Merkmal der FAASS gemäß DC:0-5

ven Einschätzung der Eltern signifikant mehr Selbstregulationsdefizite aufwiesen als eine gleichaltrige Kontrollgruppe. So erfüllten 86 % dieser Kinder gemäß elterlicher Auskunft die Diagnose einer frühkindlichen Regulationsstörung. Kozlowski et al. (2012) zeigten, dass Kleinkinder mit einer autistischen Störung signifikant mehr Schlaf- und Fütterstörungen aufwiesen als Kinder mit nicht näher bezeichneten Tiefgreifenden Entwicklungsstörungen sowie Kinder mit atypischem Entwicklungsverlauf ohne autistische Symptome. Inwiefern Regulationsstörungen einen frühen Ausdruck der ASS darstellen, ist derzeit nicht eindeutig zu beantworten. Möglicherweise sind sie auch als von den ASS weitestgehend unabhängige Begleiterscheinungen zu interpretieren. Bei einem kleinen Teil der von Autismus Betroffenen – nach Noterdaeme (2009) 5–15 % – ist ein genetisches Syndrom (z. B. Tuberöse Sklerose, Angelman-Syndrom, Rett-Syndrom, Fragiles X-Syndrom) als ursächlich für die autistische Störung anzunehmen, sodass von dem sogenannten *Syndromalen Autismus* gesprochen wird. Im Altersbereich der FAASS sind neben den syndromalen Erkrankungen zusätzlich sprachliche, motorische sowie globale Entwicklungsverzögerungen als Komorbiditäten zu berücksichtigen. Heterotype Komorbiditäten werden erst in einem höheren Altersbereich relevant und sind daher Gegenstand des Kap. 3.

Ätiologie und Pathogenese

Eine ausführliche Darstellung ätiologischer und pathogenetischer Erklärungsmodelle der ASS (und damit auch der FAASS) ist in Kap. 3 gegeben, sodass hier zur Vermeidung von Redundanzen auf dieses Kapitel verwiesen wird.

Diagnose und Differenzialdiagnostik

Das Ziel einer multimethodalen sowie -axialen Diagnostik im Altersbereich der FAASS ist die Früherkennung von Symptomen aus dem autistischen Formenkreis. Dies ermöglicht es, schon vor dem zweiten Lebensjahr Verdachtsdiagnosen zu formulieren und in der Konsequenz eine individualisierte Frühförderung empfehlen zu können. Aufgrund der für diesen Altersbereich typischen hohen Entwicklungsvarianz müssen regelmäßige Verlaufsbeurteilungen erfolgen, um die Diagnose untermauern oder revidieren zu können oder auch um einzuschätzen, ob die eingeleitete Förderung zu einer Verbesserung führt. Die S3-Leitlinien zur Diagnostik von ASS (s. dazu das Internet-Portal der Arbeitsgemeinschaft der Wissenschaftlichen Medizinischen Fachgesellschaften: AWMF online) formulieren evidenz- und konsensbasierte Empfehlungen zur Früherkennung von Störungen aus dem autistischen Formenkreis (s. Tabelle 4-4).

Die in Tabelle 4-4 erwähnten Indikatoren erlauben eine erste Orientierung für das Vorliegen autismusnaher Erlebens- und Verhal-

Tabelle 4-4: Früherkennungsindikatoren und Empfehlungen für vier Altersbereiche zu Autismus-Spektrum-Störungen (ASS) gemäß S3-Leitlinie AWMF modifiziert nach Döringer (2020)

Altersbereich	Früherkennungsindikatoren gemäß S3-Leitlinie (AWMF, 2016)	Empfehlung
≤ 12 Monate	Keine	Bei Entwicklungsauffälligkeiten sollte eine Verlaufsuntersuchung im Alter von 16 bis 18 Monaten erfolgen; Gleiches gilt, wenn sich Eltern in diesem Altersbereich Sorgen um die Entwicklung ihres Kindes machen.
12–18 Monate	Fehlendes oder verringertes Verfolgen der Blickrichtung einer anderen Person*; mangelnder oder fehlender Blickkontakt*#; seltenes oder fehlendes Zeigen mit dem Finger, um eine andere Person auf etwas aufmerksam zu machen*; abgeschwächte oder fehlende Reaktion auf das Gerufenwerden mit dem eigenen Namen*; Rückschritt oder Verlust bereits erworbener Fähigkeiten in der Sprache oder sozialen Interaktion oder zunehmende Sorgen der Eltern hinsichtlich der Entwicklung ihres Kindes*;	Überprüfung der Diagnose einer ASS mithilfe von Screening-Instrumenten. Bei Erhärtung des Verdachts: Überweisung an spezialisierte Stelle für ASS
18–24 Monate	Zusätzlich: seltenes oder fehlendes So-tun-als-ob-Spiel#; fehlendes Bringen, um Gegenstände zu zeigen#; fehlende mimische Reaktion oder fehlender Blickkontakt auf Schmerzäußerungen anderer Menschen; Rückschritt oder Verlust bereits erworbener Fähigkeiten in der Sprache oder sozialen Interaktion#	
≥ 24 Monate	Zusätzlich: keine Zeigegeste, um Interesse zu zeigen	

* Symptome, die auch für den Altersbereich 18–24 Monate als Frühindikatoren gelten.

\# Symptome, die auch für den Altersbereich ≥ 24 Monate als Frühindikatoren gelten.

tensbesonderheiten, ersetzen jedoch nicht eine ausführliche Anamnese, eine umfängliche Erfassung autismusspezifischer Symptome, Fremdbeurteilungen aus verschiedenen Alltagskontexten, eine internistisch-neurologische Untersuchung, eine standardisierte Entwicklungsdiagnostik und Verhaltensbeobachtung sowie gegebenenfalls eine weitergehende spezifische Diagnostik zur Abklärung von Komorbiditäten.

Ab dem zweiten Lebensjahr kann die M-CHAT (Robins et al., 1999) in der deutschen Version eingesetzt werden. Das Screening-Instrument verfügt über eine hohe Sensitivität bei niedriger Spezifität, sodass die Ergebnisse unter Vorbehalt interpretiert werden müssen. Inwiefern die modifizierte Version der M-CHAT, die *Modified Checklist for Autism in Toddlers, Revised with Follow-Up (M-CHAT-R/F)* (Robins et al., 2014) im deutschsprachigen Raum sinnvoll einzusetzen ist, müssen zukünftige Untersuchungen zeigen. Die *Quantitative Checklist for Autism in Toddlers* (Q-CHAT) (Poustka, 2006) kann bereits ab dem Alter von 18 Monaten eingesetzt werden und stellt eine Modifizierung der M-CHAT dar, mit einer inhaltlich breiteren Symptomabfrage und einem veränderten, nunmehr quantitativen Antwortformat (Allison et al., 2008). Bislang liegen jedoch keine deutschen Normen vor.

Das *ADI-R* (s. Kap. 3; Bölte et al., 2006) sowie die *ADOS-2* (s. Kap. 3; Poustka et al., 2015) stellen kombiniert den sogenannten Goldstandard in der Diagnostik von ASS dar. Das ADI-R ist als halb strukturiertes Elterninterview mit 93 Items zur gezielten Erfassung von Symptomen aus dem Bereich der ASS konzipiert und mündet ab dem dritten Lebensjahr in einer zuverlässigen diagnostischen Einschätzung mit befriedigender bis sehr guter Reliabilität und Validität. Sofern es als exploratives Instrument vor einem Entwicklungsalter von 2 Jahren eingesetzt wird, muss mit Einschränkungen auf Ebene der Testgütekriterien gerechnet werden. Neben der Erhebung der frühkindlichen Entwicklungsmeilensteine werden im ADI-R auch der Spracherwerb sowie der mögliche Verlust von Fähigkeiten, der Einsatz verbaler und nonverbaler kommunikativer Strategien, die soziale Entwicklung und das Spiel sowie stereotype Interessen und repetitives, restriktives Verhalten und Komorbiditäten erfasst. Der diagnostische Auswertungsalgorithmus ist dabei eng an den Klassifikationskriterien gemäß der ICD-10 (Weltgesundheitsorganisation, 2011) dem DSM-5 (American Psychiatric Association, 2015) orientiert. Die ADOS-2 (Poustka et al., 2015) ist ein klinisch-statusdiagnostisches Beobachtungsinstrument und kann als Parallelinstrument zum ADI-R verstanden werden. Mit dem seit 2015 im deutschsprachigen Raum zur Verfügung stehenden Kleinkindmodul erlaubt die ADOS-2 eine diagnostische Beurteilung von Kleinkindern ab dem 12. Bis zum einschließlich 30. Lebensmonat. Die durchzuführenden Aktivitäten sind dabei auf die Entwicklungsbesonderheiten und -bedürfnisse dieser sehr jungen Kinder ausgerichtet. Die Anwesenheit einer Bezugsperson ist für eine valide Durchführung und Auswertung notwendig. Aufgrund der hohen Entwicklungsvarianz in diesem Altersbereich wird auf gesicherte Diagnosen verzichtet. Es werden stattdessen drei sogenannte Verdachtsbereiche formuliert, welche das Ausmaß an ASS-typischer Symptomatik widerspiegeln (Poustka et al., 2015).

Differenzialdiagnostik

Der Altersbereich der FAASS ist durch eine hohe Varianz im Erreichen wichtiger Meilensteine in der kindlichen Entwicklung gekennzeichnet. Ferner kann er mit dem Auftreten von Entwicklungs- und Verhaltensstörungen assoziiert sein. Letztere weisen Ähnlichkeiten zu den Symptomen aus dem autistischen Formenkreis auf, weshalb differenzialdiagnostische Beurteilungen einen wesentlichen Baustein im diagnostischen Entscheidungsprozess darstellen.

Sprachentwicklungsstörungen. Ein besonders relevantes differenzialdiagnostisches Merkmal ist der kompensatorische Einsatz nonverbaler kommunikativer Strategien. Kinder mit Sprachentwicklungsstörungen zeigen im Gegensatz zu Kindern mit ASS im Gespräch eine größere thematische Flexibilität und ein vermehrtes Reagieren auf das Gegenüber (Noterdaeme et al., 2017). Eine stereotype oder idiosynkratische Sprache wird seltener beobachtet. Der Blickkontakt wird zur Rückversicherung in sozialen Interaktionen eingesetzt und tritt im Verlauf stabiler auf. Die Motivation, in eine soziale Interaktion einzutreten, sowie die Empathiefähigkeit erscheinen unbeeinflusst. Aufgrund der dennoch bestehenden Symptomüberschneidungen (u.a. Einschränkungen in der Theory of Mind) sollte der differenzialdiagnostische Prozess eine ausführliche Anamnese, Verhaltensbeobachtung und neuropsychologische Diagnostik sowie regelmäßige Verlaufsbeurteilungen beinhalten (Noterdaeme et al., 2017).

Intelligenzminderung. Auch bei intelligenzgeminderten Kleinkindern lassen sich stereotype, repetitive Verhaltensweisen finden. Bei ca. 50 % der Kinder aus dem autistischen Spektrum liegt eine Intelligenzminderung vor. Für die differenzialdiagnostische Abgrenzung sind insbesondere die Kommunikations- und Empathiefähigkeit von Bedeutung (Noterdaeme et al., 2017). So weisen Kinder mit Intelligenzminderung eine soziale Motivation auf und zeigen Interesse an der Interaktion mit ihrem Gegenüber. Sie sind – entsprechend ihrem Entwicklungsniveau – zum Einsatz nonverbaler kommunikativer Strategien in der Lage und verfügen über ein gewisses Verständnis für kommunikative Prozesse. Das Spiel kann wechselseitig gestaltet werden, ist aber häufig auf den funktionellen Umgang mit Spielmaterialien beschränkt. Beim Vorliegen einer schweren Intelligenzminderung ist die differenzialdiagnostische Abgrenzung gegenüber einer ASS nicht mehr valide möglich.

Syndromaler Autismus. Bei vielen genetischen Erkrankungen lassen sich komorbide autistische Ausprägungsmerkmale finden, selten ist jedoch das Vollbild einer ASS erfüllt. Nach wie vor wird ein Großteil der genetischen Syndrome (u.a. Fragiles X-Syndrom, Rett-Syndrom) erst im Vorschulalter oder in einem späteren Entwicklungsstadium erkannt. Zu diesem Zeitpunkt ist häufig schon wertvolle Zeit für die Umsetzung effektiver Behandlungsmaßnahmen und weitergehender Diagnostik (z.B. im Hinblick auf das komorbide Vorliegen bzw. den Ausschluss einer ASS) vergangen.

Behandlung und Prävention

Für den Altersbereich der FAASS existieren verschiedene empirisch evaluierte verhaltenstherapeutische Frühinterventionsprogramme. Obwohl sich die Interventionsmethoden in ihrer konkreten methodischen Ausgestaltung unterscheiden, folgen sie alle einem lerntherapeutischen Ansatz und konzentrieren sich in ihrer Zielsetzung auf die Behandlung der für diesen Altersbereich typischen Kernsymptomatik (u.a. Schwierigkeiten im aktiven Herstellen und korrekten Interpretieren geteilter Aufmerksamkeit, Einschränkungen auf der Ebene der Imitation, des Spielverhaltens und der Sprachentwicklung, beeinträchtigte Alltagsfertigkeiten, stereotype, repetitive Verhaltensweisen). Eine horizontale Verhaltensanalyse z.B. nach dem SORKC-Modell von Kanfer et al. (2012), bei der das Problemverhalten, auslösende Bedingungen und nachfolgende Konsequenzen beschrieben werden sollen, kann dazu dienen, konkretes Problemverhalten gezielt zu definieren, auslösende Ereignisse zu extrahieren und aufrechterhaltende Faktoren sowie individuelle, autismusspezifische Merkmale auf Entwicklungsebene zu berücksichtigen. Neben der engmaschigen kindzentrierten Arbeit stellen auch die Elternberatung sowie der Einbezug von für das Kind relevanten Alltagskontexten (z.B. Kindergarten) wichtige therapeutische Schwerpunkte dar.

Auf verhaltenstherapeutischer Ebene lassen sich verschiedene Ansätze unterscheiden. Das *diskrete Lernformat*, welches in den 1970er-Jahren Eingang in die Arbeit mit Kindern mit ASS fand, beruht auf der intensiven Wiederholung klar strukturierter, unterscheidbarer Lerneinheiten. Komplexere Zielverhaltensweisen werden in kleinere Lernschritte unterteilt und jeweils verstärkt, bis das komplexe Verhalten sicher gezeigt wird (Poustka et al., 2012). Das später entwickelte *natürliche Lernformat* konzentriert sich im Schwerpunkt auf die Generalisierung der Lernerfolge auf therapieferne Alltagskontexte und hat den Anspruch, die soziale Motivation des Kindes zu fördern, z. B. indem das Kind die Spielmaterialien frei auswählt und das Lernsetting beständig variiert wird.

Ein Frühinterventionsprogramm, das vorrangig dem natürlichen Lernformat folgt und für Kinder zwischen 18 und 48 Monate einsetzbar ist, ist das *ESDM* (s. Kap. 3; Dawson & Burner, 2011). Seit 2014 liegt es in deutschsprachiger Übersetzung vor. Es kombiniert Prinzipien der angewandten Verhaltensanalyse (ABA; s. Kap. 3) mit Methoden des zufälligen Lernens und berücksichtigt dabei entwicklungsbezogene Aspekte. Baril und Humphreys (2017) kommen in ihrem Review zu dem Ergebnis, dass trotz großer Variabilität im Studiendesign der einbezogenen Untersuchungen Verbesserungen im Bereich der Kognition, Sprache, adaptivem Verhalten und sozialer Kommunikation festzustellen waren, die sich zumindest teilweise auf das ESDM zurückführen ließen.

Das *Frankfurter Frühinterventionsprogramm für Kinder mit Autismus-Spektrum-Störungen (A-FFIP)* (Teufel et al., 2017) greift ebenfalls auf verhaltenstherapeutische Lernmethoden im natürlichen Lernumfeld des Kindes zurück. Im Anschluss an eine vorangestellte Diagnostik erfolgt die Erarbeitung von aufeinander aufbauenden Zielen, welche im Therapieverlauf regelmäßig überprüft werden, und die Erstellung eines individualisierten Therapiekonzeptes. Letzteres ist eng an entwicklungspsychologischen Aspekten und dem Aufbau sozial-kommunikativer Grundfertigkeiten (u. a. geteilte Aufmerksamkeit, Imitation) orientiert. Erste Untersuchungen (Kitzerow et al., 2014) weisen auf Verbesserungen in der expressiven und rezeptiven Sprache sowie eine akzelerierte Zunahme des Entwicklungsalters hin.

Paediatric Autism Communication Therapy (PACT) (Aldred et al., 2018) ist ein elternzentriertes, auf Videofeedback basierendes, empirisch validiertes Interventionsprogramm zur Verbesserung sozial-kommunikativer Kompetenzen bei Kindern mit ASS. Im Mittelpunkt der Behandlungsmethode steht das Eltern-Kind-Spiel, das als Lernumfeld für den Aufbau grundlegender kommunikativer Fertigkeiten in der Eltern-Kind-Dyade (u. a. geteilte Aufmerksamkeit, Synchronizität, Sprache) genutzt wird. Über geleitetes Entdecken im videogestützten Gespräch werden die Eltern in einem angepassten, die Kommunikation ihres Kindes fördernden Umgang unterstützt. In einer Untersuchung von Pickles et al. (2016) zeigte sich im Langzeitverlauf eine stabile Symptomreduktion im Follow-up von über 5 Jahren. Die deutsche Übersetzung des Manuals ist aktuell in Planung.

JASPER (Joint Attention, Symbolic Play, Engagement, Regulation) (Kasari et al.) 2006) ist ebenfalls ein Frühinterventionsprogramm, das wiederholt an verschiedenen Stichproben im Alter von 12 Monaten bis 8 Jahre empirisch validiert wurde. Ähnlich wie PACT zielt JASPER auf den Ausbau der frühen Vorläufer der sozialen Kommunikation und Interaktion ab, anstatt – wie es Fokus der ersten entwickelten Interventionsmethoden war – ein sehr breites Spektrum an Zielsymptomatik zu berücksichtigen. Dabei greift es auf verschiedene Entwicklungs- und Verhaltensprinzipien zurück und nutzt das natürliche Lernformat zur Steigerung der Häufigkeit und Komplexität sozialer Kommunikation.

Bradshaw et al. (2015) fassen in einem systematischen Review die zur Verfügung stehenden Frühinterventionsprogramme für Kinder mit einer Diagnose oder einem Risiko für die Entwicklung einer ASS im Alter von bis zu 24 Monaten zusammen. Sie unterstreichen die Notwendigkeit eines frühzeitigen Einsatzes von Interventionskonzepten und weisen gleichzeitig auf den Mangel an empirisch basierten Programmen für diesen Altersbereich hin. Die Autor*innen konnten insgesamt neun Studien identifizieren, die sich mit der Durchführbarkeit und Effektivität von Frühinterventionen für diesen Altersbereich beschäftigten. Die Studien wiesen dabei unterschiedliche methodische Evidenzgrade auf. Zusammenfassend zeigen sich vielversprechende Befunde: Die Mehrzahl der Untersuchungen weist auf Verbesserungen in der verbalen und nonverbalen Kommunikation, dem sozialen Engagement und der autismusspezifischen Symptomatik hin. Die randomisierten kontrollierten Studien zeigen jedoch divergierende Ergebnisse im Hinblick auf die Überlegenheit der Interventionsmethode im Vergleich zur TAU-Kontrollgruppe (TAU: treatment as usual – „Behandlung wie üblich").

Green et al. (2015) untersuchten im Rahmen einer randomisierten kontrollierten Studie die Effekte einer videogestützten, elternzentrierten Frühintervention zur Verbesserung der sozialen Interaktion von Hochrisikokindern. Zu Beginn der Baselineerhebung waren die Kinder 7 bis 10 Monate alt. In 12 Sitzungen wurden die Eltern mittels Videofeedback angeleitet, ihr – in Eltern-Kind-Spielsequenzen gezeigtes – Kommunikationsverhalten an die kindliche Kommunikation anzupassen und darüber die soziale und kommunikative Entwicklung ihres Kindes zu fördern. Die Ergebnisse wiesen trotz teilweise großer Konfidenzintervalle mit inkludierter Null auf eine Verbesserung relevanter Früherkennungsindikatoren (u. a. kindliche Aufmerksamkeit) hin. In einer Follow-up-Untersuchung knapp 2 Jahre nach Abschluss der Intervention (Green et al., 2017) konnte die Stabilität der erzielten Effekte im Hinblick auf die Schwere autistischer Prodromalsymptome nachgewiesen werden. Whitehouse et al. (2019) setzten im Rahmen einer randomisierten kontrollierten Studie (Intervention vs. TAU) ebenfalls die oben genannte Interventionsmethode ein. Obwohl die Autor*innen keinen unmittelbaren Effekt des Trainings auf autismusspezifische Symptome identifizieren konnten, beschrieben die befragten Eltern eine positive Wirkung auf die kindlichen Kommunikationsfertigkeiten.

Verlauf und Prognose

Bislang existieren nur wenige Untersuchungen, die sich mit Entwicklungsverläufen innerhalb des für die FAASS relevanten Altersbereichs (≤ 36. Lebensmonat) beschäftigen. Messinger et al. (2015) verglichen drei verschiedene Stichproben (Hochrisikogruppe mit ASS-Diagnose, Hochrisikogruppe ohne ASS-Diagnose, Gruppe ohne Geschwisterkind mit ASS) im Hinblick auf ihren Entwicklungsverlauf im Alter von 18, 24 und 36 Monaten. Die Ergebnisse wiesen auf niedrigere kognitive Fähigkeiten und einen höheren Schweregrad autistischer Symptome in der Hochrisikogruppe der Kinder mit einer diagnostizierten ASS hin. Im Speziellen zeigte diese Gruppe zu allen drei Messzeitpunkten signifikant niedrigere Werte in der expressiven und rezeptiven Sprache, in Leistungen zu visuellen Rezeptionsprozessen sowie im Hinblick auf die feinmotorischen Fertigkeiten. Auch war im Gegensatz zu den beiden Vergleichsgruppen eine flachere Entwicklungskurve der benannten Entwicklungsparameter zu beobachten.

Forschungsdesiderate und Ausblick

In Kap. 4 wurde wiederholt auf die Bedeutsamkeit der Früherkennung autistischer Symptome für die effektive und frühzeitige Einleitung therapeutischer Maßnahmen hingewiesen. Umfassende Längsschnittstudien sind notwendig, um komplexe Analysen beispielsweise hinsichtlich des Clusterings in Risikogruppen mit unterschiedlichen Symptomprofilen durchführen zu können und aussagekräftige Ergebnisse in individualisierte Behandlungskonzepte übersetzen zu können. Ferner sollten mögliche Moderatorvariablen, welche die Effektivität der jeweiligen Intervention beeinflussen, nachdrücklicher erforscht werden. Zur Umsetzung dieses Vorhabens ist die Anpassung der Versorgungsstruktur notwendig. Letztere ist aktuell noch durch eine hohe Anzahl an falsch positiven Zuweisungen und einen Mangel an auf ASS spezialisierten Institutionen und spezifischen Interventionen gekennzeichnet. Dadurch können knappe Ressourcen nicht zielorientiert eingesetzt werden.

Zukünftige Forschungsprojekte sollten sich daher auf eine intensive und effektive Aufklärung gegenüber denjenigen Personen konzentrieren, die im primären Versorgungsalltag dieser Kinder wirksam werden.

Literatur

Aldred, C., Green, J., Howlin, P., Couteur, A.L. & PACT Therapists (2018). *Pediatric Autism Communication Therapy*. Oxford: Hogrefe.

Allison, C., Baron-Cohen, S., Wheelwright, S., Charman, T., Richler, J. & Brayne, C. (2008). The Quantitative Checklist for Autism in Toddlers (Q-CHAT): Psychometric Properties. *Journal of Autism and Developmental Disorders, 38*, 1414–1425. https://doi.org/10.1007/s10803-007-0509-7

American Psychiatric Association. (2015). *Diagnostisches und Statistisches Manual Psychischer Störungen DSM-5*. Göttingen: Hogrefe.

Baril, E.M. & Humphreys, B.P. (2017). An evaluation of the research evidence of the Early Start Denver Model. *Journal of Early Intervention, 39*(4), 321–338. https://doi.org/10.1177/1053815117722618

Bölte, S., Rühl, D., Schmötzer, G. & Poustka, F. (2006). *ADI-R. Diagnostisches Interview für Autismus – Revidiert. Deutsche Fassung des Autism Diagnostic Interview – Revised (ADI-R) von Michael Rutter, Ann Le Couteur und Catherine Lord*. Göttingen: Huber.

Bradshaw, J., Steiner, A.M., Gengoux, G. & Koegel, L.K. (2015). Feasibility and effectiveness of very early intervention for infants at-risk for autism spectrum disorder: a systematic review. *Journal of Autism and Developmental Disorders, 45*(3), 778–794. https://doi.org/10.1007/s10803-014-2235-2

Chawarska, K., Shic, F., Macari, S., Campbell, D.J., Brian, J., Landa, R., Hutman T., Nelson C.A., Ozonoff S., Tager-Flusberg H., Young G.S., Zwaigenbaum L., Cohen I.L., Charman T., Messinger D.S., Klin A., Johnson S. & Bryson, S. (2014). 18-month predictors of later outcomes in younger siblings of children with autism spectrum disorder: a Baby Siblings Research Consortium Study. *Journal of the American Academy of Child and Adolescent Psychiatry, 53*, 1317–1327.

Clifford, S.M., Hudry, K., Elsabbagh, M., Charman, T., Johnson, M.H. & the BASIS Team. (2013). Temperament in the first 2 years of life in infants at high-risk for autism spectrum disorder. *Journal of Autism and Developmental Disorders, 43*(3), 673–686. https://doi.org/10.1007/s10803-012-1612-y

Cornew, L., Dobkins, K., Akshoomoff, N., McCleery, J. & Carver, L. (2012). Atypical Social Referencing in Infant Siblings of Children with Autism Spectrum Disorders. *Journal of Autism & Developmental Disorders, 42*(12), 2611–2621. https://doi.org/10.1007/s10803-012-1518-8

Dawson, G. & Burner, K. (2011). Behavioral interventions in children and adolescents with autism spectrum disorder: a review of recent findings. *Current Opinion in Pediatrics, 23*(6), 616–620. https://doi.org/10.1097/MOP.0b013e32834cf082

DiGennaro Reed, F.D., Hirst, J.M. & Hyman, S.R. (2012). Assessment and treatment of stereotypic behavior in children with autism and other developmental disabilities: A thirty-year review. *Research in Autism Spectrum Disorders, 6*(1), 422–430. https://doi.org/10.1016/j.rasd.2011.07.003

Döringer, I. (2020). Keine Zeit vergeuden: Früherkennung von Autismus-Spektrum-Störungen. In I. Döringer & B. Rittmann, B. (Hrsg.), *Autismus. Frühe Diagnose, Beratung und Therapie. Das Praxisbuch* (S. 19–35) Stuttgart: Kohlhammer.

Eaves, L.C. & Ho, H.H. (2004). The very early identification of autism: outcome to age 4 1/2–5. *Journal of autism and developmental disorders, 34*(4), 367–378. https://doi.org/10.1023/B:JADD.0000037414.33270.a8

Gomez, C.R. & Baird, S. (2005). Identifying Early Indicators for Autism in Self-Regulation Difficulties. *Focus on Autism and Other Developmental Disabilities, 20*(2), 106–116. https://doi.org/10.1177/10883576050200020101

Goswami, U. (2001). *So denken Kinder. Einführung in die Psychologie der kognitiven Entwicklung*. Bern: Hans Huber.

Green, J., Charman, T., Pickles, A., Wan, M.W., Elsabbagh, M., Slonims, V., Taylor C., McNally J., Booth R., Gliga T., Jones E.J. H., Harrop C., Bedford R., Johnson M.H. & BASIS team. (2015). Parent-mediated intervention versus no intervention for infants at high risk of autism: a parallel, single-blind, randomised trial. *Lancet Psychiatry, 2*(2), 133–140.

Green, J., Pickles, A., Pasco, G., Bedford, R., Wan, M.W., Elsabbagh, M., Slonims, V., Gliga, T., Jones, E., Cheung, C., Charman, T., Johnson, M. & British Autism Study of Infant Siblings (BASIS) Team. (2017). Randomised trial of a parent-mediated intervention for infants at high risk for autism: longitudinal outcomes to age 3 years. *Journal of Child*

Psychology and Psychiatry, and Allied Disciplines, 58(12), 1330–1340.

Heymann, P., Northrup, J.B., West, K.L., Parladé, M.V., Leezenbaum, N.B. & Iverson, J.M. (2018). Coordination is key: Joint attention and vocalisation in infant siblings of children with Autism Spectrum Disorder. *International Journal of Language & Communication Disorders, 53*(5), 1007–1020. https://doi.org/10.1111/1460-6984.12418

Jones, W., Carr, K. & Klin, A. (2008). Absence of preferential looking to the eyes of approaching adults predicts level of social disability in 2-year-old toddlers with autism spectrum disorder. *Archives of General Psychiatry, 65*(8), 946–954. https://doi.org/10.1001/archpsyc.65.8.946

Jones, E.J., Gliga, T., Bedford, R., Charman, T. & Johnson, M.H. (2014). Developmental pathways to autism: a review of prospective studies of infants at risk. *Neuroscience and Biobehavioral Reviews, 39*, 1–33. https://doi.org/10.1016/j.neubiorev.2013.12.001

Kanfer, F.H., Reinecker, H. & Schmelzer, D. (2012). *Selbstmanagement-Therapie* (5. korr. Aufl.). München: Droemer-Knaur. https://doi.org/10.1007/978-3-642-19366-8

Kasari, C., Freeman, S. & Paparella, T. (2006). Joint attention and symbolic play in young children with autism: A randomized controlled intervention study. *Journal of Child Psychology and Psychiatry, 47*, 611–620. https://doi.org/10.1111/j.1469-7610.2005.01567.x

Kim, S.H. & Lord, C. (2010). Restricted and repetitive behaviors in toddlers and preschoolers with autism spectrum disorders based on the Autism Diagnostic Observation Schedule (ADOS). *Autism Research, 3*(4), 162–173. https://doi.org/10.1002/aur.142

Kitzerow, J., Wilker, C., Teufel, K., Soll, S., Schneider, M. Westerwald, E., Sachse M., Marinović V., Berndt K., Valerian J., Feineis-Matthews S. & Freitag, C.M. (2014). Das Frankfurter Frühinterventionsprogramm (FFIP) für Vorschulkinder mit Autismus-Spektrum-Störungen (ASS). *Kindheit und Entwicklung, 23*(1), 34–41. https://doi.org/10.1026/0942-5403/a000133

Klin, A., Chawarska, K., Paul, R., Rubin, E., Morgan, T., Wiesner, L. & Volkmar, F. (2004). Autism in a 15-month-old child. *American Journal of Psychiatry, 161*(11), 1981–1988. https://doi.org/10.1176/appi.ajp.161.11.1981

Kozlowski, A., Matson, J., Belva, B. & Rieske, R. (2012). Feeding and sleep difficulties in toddlers with autism spectrum disorders. *Research in Autism Spectrum Disorders, 6*, 385–390. https://doi.org/10.1016/j.rasd.2011.06.012

Landa, R.J. & Garrett-Mayer, E. (2006). Development in infants with autism spectrum disorders: A prospective study. *Journal of Child Psychology and Psychiatry, 47*, 629–638. https://doi.org/10.1111/j.1469-7610.2006.01531.x

Landa, R.J., Haworth, J.L. & Nebel, M.B. (2016). Ready, Set, Go! Low Anticipatory Response during a Dyadic Task in Infants at High Familial Risk for Autism. *Frontiers in psychology, 7*, 721. https://doi.org/10.3389/fpsyg.2016.00721

Landa, R.J., Holman. K.C. & Garrett-Mayer. E. (2007). Social and communication development in toddlers with early and later diagnosis of autism spectrum disorders. *Archives of General Psychiatry, 64*, 853–864. https://doi.org/10.1001/archpsyc.64.7.853

Luyster, R.J., Kadlec, M.B., Carter, A. & Tager-Flusberg, H. (2008). Language assessment and development in toddlers with autism spectrum disorders. *Journal of Autism and Developmental Disorders, 38*(8), 1426–1438. https://doi.org/10.1007/s10803-007-0510-1

Macari, S.L., Campbell, D., Gengoux, G.W., Saulnier, C.A., Klin, A.J. & Chawarska, K. (2012). Predicting developmental status from 12 to 24 months in infants at risk for autism spectrum disorder: A preliminary report. *Journal of Autism and Developmental Disorders, 42*(12),2636–2647. https://doi.org/10.1007/s10803-012-1521-0

Messinger, D.S., Young, G.S., Webb, S.J., Ozonoff, S., Bryson, S.E., Carter, A., Carver L., Charman T., Chawarska K., Curtin S., Dobkins K., Hertz-Picciotto I., Hutman T., Iverson J.M., Landa R., Nelson C.A., Stone W.L., Tager-Flusberg H. & Zwaigenbaum, L. (2015). Early sex differences are not autism-specific: A baby siblings research consortium (BSRC) study. *Molecular Autism, 6*, 32.

Mitchell, S., Brian, J., Zwaigenbaum, L., Roberts, W., Szatmari, P., Smith, I. & Bryson, S. (2006). Early language and communication development of infants later diagnosed with autism spectrum disorder. *Journal of developmental and behavioral pediatrics, 27*(2), S69–S78. https://doi.org/10.1097/00004703-200604002-00004

Nadig, A.S., Ozonoff. S., Young, G.S., Rozga, A., Sigman, M. & Rogers, S.J. (2007). A prospective study of response to name in infants at risk for autism. *Archives of Pediatrics and Adolescent Medicine, 161*(4), 378–383. https://doi.org/10.1001/archpedi.161.4.378

Nichols, C.M., Ibañez, L.V., Foss-Feig, J.H. & Stone, W.L. (2014). Social smiling and its components in high-risk infant siblings without later ASD symptomatology. *Journal of Autism and Developmental Disorders, 44*(4), 894–902. https://doi.org/10.1007/s10803-013-1944-2

Nickel, L.R., Thatcher, A.R., Keller, F., Wozniak, R.H. & Iverson, J.M. (2013). Posture development in infants at heightened versus low risk of autism. *Archives of Pediatrics and Adolescent Medicine, 161*(4), 378–383.

Noterdaeme, M. (2009). Komorbidität und Differentialdiagnose. In S. Bölte (Hrsg.), *Autismus Spektrum, Ursachen, Diagnostik, Intervention, Perspektiven* (1. Aufl., S. 46–64.) Bern: Huber.

Noterdaeme, M., Ullrich, K. & Enders, A. (Hrsg.). (2017). *Autismus-Spektrum-Störungen (ASS). Ein integratives Lehrbuch für die Praxis.* (2. erw. und überarb. Aufl.) Stuttgart: Kohlhammer.

Ozonoff, S., Iosif, A., Baguio, F., Cook, I.C., Hill, M., Hutman, T., Rogers S.J., Rozga A., Sangha S., Sigman M., Steinfeld M.B. & Young, G.S. (2010). A prospective study of the emergence of early behavioral signs of autism. *Journal of the American Academy of Child & Adolescent Psychiatry, 49*(3), 256–266. https://doi.org/10.1016/j.jaac.2009.11.009

Ozonoff, S., Young, G.S., Carter, A., Messinger D., Yirmiya, N., Zwaigenbaum, L., Bryson S., Carver L.J., Constantino J.N., Dobkins K., Hutman T., Iverson J.M., Landa R., Rogers S.J., Sigman M. & Stone, W.L. (2011). Recurrence risk for autism spectrum disorders: a Baby Siblings Research Consortium study. *Pediatrics, 128*, e488–e495.

Parladé, M.V. & Iverson, J.M. (2015). The Development of Coordinated Communication in Infants at Heightened Risk for Autism Spectrum Disorder. *Journal of Autism and Developmental Disorders, 45*(7), 2218–2234. https://doi.org/10.1007/s10803-015-2391-z

Patten, E., Belardi, K., Baranek, G.T., Watson, L.R., Labban, J.D. & Oller, D.K. (2014). Vocal patterns in infants with autism spectrum disorder: canonical babbling status and vocalization frequency. *Journal of Autism and Developmental Disorder, 44*(10), 2413–2428. https://doi.org/10.1007/s10803-014-2047-4

Paul, R., Chawarska, K., Cicchetti, D. & Volkmar, F. (2008). Language outcomes of toddlers with autism spectrum disorders: a two year follow-up. *Autism Research, 1*(2), 97–107. https://doi.org/10.1002/aur.12

Paul, R., Fuerst, Y., Ramsay, G., Chawarska, K. & Klin, A. (2011). Out of the mouth of babes: Vocal productions in infant siblings of children with ASD. *Journal of Child Psychology and Psychiatry 52*(5), 588–598. https://doi.org/10.1111/j.1469-7610.2010.02332.x

Pickles, A., LeCouteur, A., Leadbitter, K., Salomone, E., Cole-Fletcher, R., Tobin, H., Gammer I., Lowry J., Vamvakas G., Byford S., Aldred C., Slonims V., McConachie H., Howlin P., Parr J.R., Charman, T. & Green, J. (2016). Parent-mediated social communication therapy for young children with autism (PACT): long-term follow-up of a randomised controlled trial. *Lancet, 388*, 2501–2509.

Poustka, L. (2006). *Quantitative Checklist for Autism in Toddlers (Q-CHAT) – Deutsch.* Verfügbar unter https://www.autismresearchcentre.com/tests/quantitative-checklist-for-autism-in-toddlers-q-chat/

Poustka, L., Rothermel, B., Banaschewski, T. & Kamp-Becker, I. (2012). Intensive verhaltenstherapeutische Interventionsprogramme bei Autismus-Spektrum-Störungen. *Kindheit und Entwicklung 21*, 81–89. https://doi.org/10.1026/0942-5403/a000074

Poustka, L., Rühl, D., Feineis-Matthews, S., Bölte, S., Poustka, F. & Hartung, M. (2015). *Diagnostische Beobachtungsskala für Autistische Störungen – 2 (ADOS-2). Deutschsprachige Fassung der Autism Diagnostic Observation Schedule, Second Edition (ADOS-2) von C. Lord, M. Rutter, P.C. Di-Lavore, S. Risi, K. Gotham und S.L. Bishop (Teil I: Module 1–4) und C. Lord, R.J. Luyster, K. Gotham und W. Guthrie (Teil II: Kleinkind-Modul).* Bern: Huber.

Rozga, A., Hutman, T., Young, G.S., Rogers, S.J., Ozonoff, S., Dapretto, M. & Sigman, M. (2011). Behavioral profiles of affected and unaffected siblings of children with autism: Contribution of measures of mother– infant interaction and nonverbal communication. *Journal of Autism and Developmental Disorders, 41*(3), 287–301. https://doi.org/10.1007/s10803-010-1051-6

Robins, D.L., Casagrande, K., Barton, M., Chen, C.M., Duont-Mathieu, T. & Fein, D. (2014). Validation of the modified checklist for Autism in toddlers, revised with follow-up (M-CHAT-R/F). *Pediatrics, 133*, 37–45. https://doi.org/10.1542/peds.2013-1813

Robins, D.L., Fein, D., Barton, M. (1999). *The Modified Checklist for Autism in Toddlers (M-CHAT).* Self-published.

Sacrey, L. A., Bennett, J. A. & Zwaigenbaum, L. (2015). Early Infant Development and Intervention for Autism Spectrum Disorder. *Journal of Child Neurology, 30*(14), 1921–1929. https://doi.org/10.1177/0883073815601500

Sacrey, L.-A. R., Zwaigenbaum, L., Bryson, S., Brian, J., Smith, I. M., Roberts, W., Szatmari P., Vaillancourt T., Roncadin C. & Garon, N. (2021). Screening for Behavioral Signs of Autism Spectrum Disorder in 9-Month-Old Infant Siblings. *Journal of Autism and Developmental Disorders, 51*, 839–848. https://doi.org/10.1007/s10803-020-04371-0

Sheinkopf, S. J., Iverson, J. M., Rinaldi, M. L. & Lester, B. M. (2012). Atypical cry acoustics in 6-month-old infants at risk for autism spectrum disorder. *Autism Research, 5*(5), 331–339. https://doi.org/10.1002/aur.1244

Shepard, E., Milosavljevic, B., Pasco, G., Jones, E. J. H., Gliga, T., Happé, F., Johnson M. H., Charman T. &BASIS Team (2017). Mid-Childhood Outcomes of Infant Siblings at Familial High-Risk of Autism Spectrum Disorder. *Autism Research, 10*, 546–557. https://doi.org/10.1002/aur.1733

Soto, T., Giserman Kiss, I. & Carter, A. S. (2016). Symptom presentations and classification of autism spectrum disorder in early childhood: application to the diagnostic classification of mental health and developmental disorders of infancy and early childhood (DC:0-5). *Infant mental health journal, 37*(5), 486–497. https://doi.org/10.1002/imhj.21589

Stronach, S. & Wetherby, A. M. (2014). Examining restricted and repetitive behaviors in young children with autism spectrum disorder during two observational contexts. *Autism, 18*(2), 127–136. https://doi.org/10.1177/1362361312463616

Sullivan, M., Finelli, J., Marvin, A., Garrett-Mayer, E., Bauman, M. & Landa, R. (2007). Response to joint attention in toddlers at risk for autism spectrum disorder: a prospective study. *Journal of Autism and Developmental Disorders, 37*(1), 37–48. https://doi.org/10.1007/s10803-006-0335-3

Teufel, K., Wilker, C., Valerian, J. & Freitag, C. M. (2017). *A-FFIP – Autismusspezifische Therapie im Vorschulalter*. Springer: Berlin. https://doi.org/10.1007/978-3-662-50500-7

van Santen, J. H., Sproat, R. W. & Hill, A. P. (2013). Quantifying repetitive speech in autism spectrum disorders and language impairment. *Autism Research, 6*(5), 372–383.

Wass, S. V., Jones, E. J., Gliga, T., Smith, T. J., Charman, T., Johnson, M. H. & BASIS team (2015). Shorter spontaneous fixation durations in infants with later emerging autism. *Scientific Reports, 5*, 8284. https://doi.org/10.1038/srep08284

Weismer, S. E., Lord, C. & Esler, A. (2010). Early language patterns of toddlers on the autism spectrum compared to toddlers with developmental delay. *Journal of autism and developmental disorders, 40*(10), 1259–1273. https://doi.org/10.1007/s10803-010-0983-1

Weltgesundheitsorganisation. (2011). *Internationale Klassifikation psychischer Störungen. ICD-10 Kapitel V (F). Klinisch-diagnostische Leitlinien* (8. überarb. Aufl.). Bern: Huber.

Wetherby, A. M., Woods, J., Allen, L., Cleary, J., Dickinson, H. & Lord, C. (2004). Early indicators of autism spectrum disorders in the second year of life. *Journal of Autism and Developmental Disorders, 34*(5), 473–493. https://doi.org/10.1007/s10803-004-2544-y

Whitehouse, A. J. O, Varcin K. J., Alvares, G. A., Barbaro, J., Bent, C., Boutrus, M., Chetcuti L., Cooper M. N., Clark A., Davidson E., Dimov S., Dissanayake C., Doyle J., Grant M., Iacono T., Maybery M., Pillar S., Renton M., Rowbottam C. & Hudry, K. (2019). Pre-emptive intervention versus treatment as usual for infants showing early behavioural risk signs of autism spectrum disorder: a single-blind, randomised controlled trial. *Lancet Child and Adolescent Health, 3*(9), 605–615.

Young, G. S., Rogers, S. J., Hutman, T., Rozga, A., Sigman, M. & Ozonoff, S. (2011). Imitation from 12 to 24 months in autism and typical development: A longitudinal Rasch analysis. *Developmental Psychology, 47*(6), 1565–1578. https://doi.org/10.1037/a0025418

Zero to Three. (2019). *DC:0-5. Diagnostische Klassifikation seelischer Gesundheit und Entwicklungsstörungen der frühen Kindheit*. Stuttgart: Kohlhammer.

Zwaigenbaum, L., Bryson, S., Rogers, T., Roberts, W., Brian, J. & Szatmari, P. (2005). Behavioral manifestations of autism in the first year of life. *International Journal of Developmental Neuroscience, 23*, 143–152. https://doi.org/10.1016/j.ijdevneu.2004.05.001

Zwaigenbaum, L., Bryson, S., Lord, C., Rogers, S., Carter, A., Carver, L., Chawarska K., Constantino J., Dawson G., Dobkins K., Fein D., Iverson J., Klein A., Landa R., Messinger D., Ozonoff S., Sigman M., Stone W., Tager-Flusberg H. & Yirmiya, N. (2009). Clinical assessment and management of toddlers with suspected autism spectrum disorder: Insights from studies of high-risk infants. *Pediatrics, 123*(5), 1383–1391.

5 Aufmerksamkeitsdefizit-/Hyperaktivitätsstörung

Sebastian Franke und Rüdiger Kißgen

Die Aufmerksamkeitsdefizit-/Hyperaktivitätsstörung (ADHS) ist eine der verbreitetsten psychiatrischen Störungen in Kindheit und Jugend. Die durchschnittliche Prävalenz liegt bei 5–7 % (Willcutt, 2012). Die Annahmen zum möglichen Alter bei der Entstehung und Persistenz dieser Störung variieren zwischen ICD-10 (Weltgesundheitsorganisation, 2011) und DSM-5 (American Psychiatric Association, 2015), zudem werden sie bei jeder Anpassung der Manuale überarbeitet. Im seit 2013 gültigen DSM-5 wurde im Vergleich zur Vorgängerversion das mögliche Alter bei der Entstehung von ADHS von 7 Jahren auf 12 Jahre hochgesetzt. In der ICD-10 sowie der für das Jahr 2022 angekündigten ICD-11 ist kein spezifisches Alter angeführt. Es wird jedoch in der aktuellen Version der Hinweis gegeben, dass empirische Beweise dafür sprechen, dass Auffälligkeiten in einzelnen Symptombereichen der Störung bereits vor einem Alter von 12 Jahren auftreten, bei einigen Menschen diese Auffälligkeiten jedoch erst später klinisch relevant werden. Eine detaillierte Beschreibung von ADHS im Kindesalter ist in diesen Nosologien nicht vorgesehen.

Die Aufnahme von ADHS in die DC:0-5 (Zero to Three, 2019) ist aufgrund zweier Entwicklungen innerhalb der Konzeptualisierung dieser Störung folgerichtig und überfällig: Zum einen wurden die letzten Überarbeitungen der zuvor benannten Klassifikationssysteme von der Intention geleitet, ADHS über die gesamte Lebensspanne diagnostizieren zu können. Dies erfordert zwangsläufig eine Auseinandersetzung mit potenziellen Ausprägungen auch bereits im Kleinkind- und Kindesalter. Zum anderen wird ADHS in beiden Klassifikationssystemen mittlerweile als *Neurodevelopmental Disorder* aufgeführt. Dieses Konzept umfasst Beeinträchtigungen im Wachstum und der Entwicklung des Gehirns und/oder des zentralen Nervensystems, die sich gerade mit Beginn in früher Kindheit besonders nachteilig auf die weitere Entwicklungsdynamik eines Kindes auswirken.

Es ist demnach legitim und sinnvoll, bereits in früher Kindheit die Diagnose einer ADHS zu erwägen, wenn die entsprechenden Symptome vorliegen. Mit diesem Vorgehen können betroffene Kinder und deren Familien früh die notwendige Unterstützung und Behandlung erhalten.

Definition und Klassifikation

Da junge Kinder phasenweise entwicklungsbedingte Auffälligkeiten im Kontext von Unaufmerksamkeit, Hyperaktivität und einer gesteigerten Impulsivität praktizieren können, muss die Diagnose einer ADHS in Abgrenzung zu diesen entwicklungsbedingten und vorübergehenden Auffälligkeiten vorgenommen werden. Sie ist frühestens ab dem 36. Monat möglich und nur dann in Betracht zu ziehen, wenn die Auffälligkeiten in extremer Form auftreten und eine sorgfältige Differenzialdiagnostik erfolgt. Die verbindlichen Klassifikationskriterien nach DC:0-5 sind Tabelle 5-1 zu entnehmen.

Epidemiologie

Studien, die dezidiert die Entwicklungsstufe des Vorschulalters bei der Untersuchung der Prävalenz von ADHS in den Fokus rücken, sind bislang noch sehr selten. Epidemiologische Stu-

Tabelle 5-1: Diagnostischer Algorithmus Aufmerksamkeitsdefizit-/Hyperaktivitätsstörung nach DC:0-5 (Zero to Three, 2019, S. 47 f.)

Alle der folgenden Kriterien müssen zutreffen.

A. Mindestens sechs Symptome der Aufmerksamkeitscluster oder mindestens sechs Symptome der Hyperaktivitäts-Impulsivitätscluster liegen vor.

1. Aufmerksamkeitscluster
   a. Ist meistens unvorsichtig und achtet nicht auf Einzelheiten beim Spielen, bei alltäglichen oder strukturierten Aktivitäten (z. B. passieren für das Entwicklungsstadium unübliche Unfälle oder Fehler).
   b. Hat meistens Schwierigkeiten, die Aufmerksamkeit bei Aktivitäten oder Spielen aufrechtzuerhalten.
   c. Schafft es oft nicht, verbale Anfragen/Anweisungen zu beachten, vor allem während der Beschäftigung mit einer bevorzugten Aktivität (z. B. muss die Bezugsperson den Namen des Kindes mehrfach rufen, bevor das Kind es zu beachten scheint).
   d. Verliert oft den Faden bei Anweisungen, die mehrere Schritte beinhalten, und vollendet nicht die Aktivität.
   e. Hat oft Schwierigkeiten beim Ausführen altersangemessener sequenzieller Aktivitäten (z. B. Anziehen, Befolgen von Routinen im Kindergarten oder zu Hause).
   f. Vermeidet oder lehnt Aktivitäten häufig ab, die eine längere Aufmerksamkeit erfordern (z. B. Lesen eines Buchs mit einem Elternteil oder Puzzeln).
   g. Verliert den Überblick über Gegenstände, die regelmäßig gebraucht werden (z. B. Lieblingskuscheltier, Schuhe, Schultasche).
   h. Wird häufig von Geräuschen und visuellen Reizen abgelenkt (z. B. Geräusche aus einem anderen Zimmer oder von Objekten oder Aktivitäten, die durch das Fenster sichtbar sind).
   i. Scheint bei alltäglichen Routinen oder Aktivitäten häufig vergesslich zu sein.
2. Hyperaktivitäts-Impulsivitätscluster
   a. Zappelt oft oder windet sich herum, wenn Ruhe erwartet wird, sogar während einer kurzen Zeitspanne.
   b. Steht häufig während Aktivitäten auf, bei denen Sitzenbleiben erwartet wird (z. B. im Sitzkreis, beim Essen, beim Gottesdienst).
   c. Klettert oft auf Möbel oder andere unangemessene Gegenstände.
   d. Scheint häufig mehr „Krach" zu machen als andere junge Kinder und hat Schwierigkeiten, ruhig zu spielen.
   e. Zeigt häufig übermäßige motorische Aktivität und ungerichtete Energie (wie „getrieben").
   f. Redet häufig zu viel.
   g. Hat oft Schwierigkeiten, sich beim Reden mit Gesprächspartnern abzuwechseln, und unterbricht andere während einer Unterhaltung.
   h. Hat oft Schwierigkeiten, sich bei Aktivitäten mit anderen abzuwechseln oder abzuwarten, bis Bedürfnisse erfüllt werden.
   i. Stört andere häufig beim Spielen oder bei anderen Aktivitäten (nimmt z. B. anderen Kindern Spielsachen oder Aktivitäten weg, unterbricht beim Spielen).

B. Symptome des Kriteriums A müssen stark ausgeprägt sein im Vergleich mit kulturellen und nach dem Entwicklungsstand erwarteten Normen.

C. Symptome müssen in mindestens zwei Lebenskontexten des jungen Kindes auftreten
z.B. in zwei unterschiedlichen Kontexten (wie zu Hause und außerhalb von Hause) oder innerhalb zweier unterschiedlicher Beziehungen (Bezugsperson, Lehrer/Erzieher, behandelnder Arzt/Psychologe).

D. Symptome der Störung oder Reaktionen der Bezugsperson auf die Symptome können die Funktionsfähigkeit des jungen Kindes und der Familie auf eine oder mehrere der folgenden Arten erheblich beeinflussen:

1. Verursachen Stress und Leid beim Kind.
2. Verursachen Stress und Leid für die Familie.
3. Beeinträchtigen die Beziehungen des Kindes.
4. Schränken die Beteiligung des jungen Kindes an den Entwicklungsstand angemessenen Aktivitäten oder Routinen ein.
5. Schränken die Teilnahme der Familie an alltäglichen Aktivitäten und Routinen ein.
6. Schränken die Fähigkeit des Kindes ein, neue Fertigkeiten zu lernen und zu entwickeln, oder beeinträchtigen den Entwicklungsverlauf.

Alter: Das Kind muss mindestens 36 Monate alt sein.
Dauer: Die Symptome müssen mindestens 6 Monate andauern.

dien aus Dänemark lieferten 2007 erste Ergebnisse, da dort Register geführt werden, die alle Patientenkontakte und Diagnosen der gesamten Population über die Lebensspanne dokumentieren. Insgesamt wurde bei 2,4% der Kinder im Alter von 18 Monaten eine hyperkinetische Störung attestiert (Skovgaard et al., 2007). Eine kürzlich durchgeführte Metaanalyse (Vasileva et al., 2021) fasste insgesamt zehn Studien aus acht Ländern zusammen und fand eine durchschnittliche Prävalenz von 4,3% bei Kindern im Alter von 1 bis 7 Jahren. Die in bisherigen Studien gestellten Diagnosen beruhen auf den Klassifikationssystemen DSM bzw. ICD und enthalten ebenso die Diagnosen von Kindern unter 36 Monaten. Für diese Altersstufe sind die Symptome weitaus variabler und unspezifischer (von Gontard, 2019), weswegen in der DC:0-5 die Diagnose *Überaktivitätsstörung des Kleinkindesalters* (s. Kap. 6) eingeführt wurde. Neuere internationale Studien, die Kinder im Vorschulalter ab einem Alter von 3 Jahren untersuchen, berichten von Prävalenzen, die zwischen 1,9% (Wichstrøm et al., 2012) und 6,4% (Niemczyk at al., 2015) liegen. Insgesamt zeigt sich, dass bei älteren Vorschulkindern (4–5 Jahre) sehr viel häufiger die Diagnose einer ADHS gestellt wird als bei Kleinkindern (2–3 Jahre). Auch sind Jungen in einem Verhältnis von 2 : 1 häufiger betroffen als Mädchen.

Symptomentwicklung und Komorbidität

Symptomentwicklung. Bei der Entwicklung der Symptomatik von ADHS bei Vorschulkindern ist hervorzuheben, dass der unaufmerksame Subtyp sehr viel seltener vorzufinden ist als der hyperaktiv-impulsive Typ bzw. der kombinierte Subtyp (Egger & Angold, 2006; Lavigne et al., 2009; Wichstrøm et al., 2012). Im Schulalter kehrt sich diese Verteilung um und der unaufmerksame Subtyp tritt weitaus öfter auf (Dreyer, 2006). Für die Diagnosestellung im Vorschulalter bringt dies den Vorteil mit sich, dass sichtbare Verhaltenssymptome der Hyperaktivität und Impulsivität weitestgehend leitend sein können. Zu beachten ist hierbei, dass die Diagnosen in diesen Studien auf der Grundlage des DSM gestellt worden sind. Studien, die die Klassifikation der DC:0-5 verwenden, existieren noch nicht.

Bereits im Säuglingsalter unterscheiden sich Kinder sehr stark in der Ausprägung der motorischen Aktivität und der Bereich dessen, was unter eine normale Ausprägung gefasst wird, ist sehr breit. Hinzu kommt, dass entwicklungsbedingte Veränderungen auch intraindividuelle Unterschiede der motorischen Aktivität nach sich ziehen: Phasen erhöhter motorischer Unruhe wechseln sich mit Phasen motorischer Entspanntheit ab. Dies ändert sich auch nicht grundsätzlich im Kleinkind- und Vorschulalter, hier können aber bereits unterschiedliche Verläufe hyperaktiven Verhaltens festgestellt werden. Romano et al. (2006) konnten in der Altersgruppe 2 bis 7 Jahre unterschiedliche Verläufe darstellen, die sich zu Beginn jeweils im Ursprungsniveau unterschieden, meistens jedoch über die Zeit hinweg rückläufig waren und sich auf einem mittleren bis niedrigen Niveau stabilisierten. Eine Gruppe von Kindern (7,2 %) fiel allerdings im Alter von 2 Jahren als stark hyperaktiv auf und verstärkte die Symptomatik sogar weiter bis zu einem Alter von 7 Jahren. Dies deutet darauf hin, dass bei einer besonders ausgeprägten Hyperaktivität im Kleinkindalter sogar eine Zunahme der Symptomatik auftreten kann.

Die Impulsivität von Kindern nimmt in den ersten Lebensjahren hingegen kontinuierlich ab und wird ab einem Alter von ca. 4 Jahren als stabile und kontextunabhängige Persönlichkeitseigenschaft angesehen (Kochanska & Knaack, 2003), wobei auch hier Unterschiede in den spezifischen Verläufen bestehen. Ebenso lassen sich im weiteren Entwicklungsverlauf Unterschiede feststellen, die trotz einer Abnahme über die Zeit insbesondere bei Jungen bis ins mittlere Kindesalter hinein persistieren (Cote et al., 2002).

Insgesamt ist das Spiel von jungen Kindern mit ADHS weniger intensiv, sie benötigen mehr Grenzsetzungen und Überwachung als Kinder ohne ADHS und brechen häufiger alltägliche Regeln (von Gontard, 2019). Durch das als altersunangemessen wahrgenommene Verhalten entstehen Belastungen in der Beziehung der Kinder zu ihren Eltern, Peers und Erzieher*innen. Betroffene Kinder werden vermehrt als weniger kooperativ, weniger sozial und weniger durchsetzungsfähig wahrgenommen (Lahey et al., 1998).

Komorbidität. Das gemeinsame Auftreten von ADHS und anderen psychischen Auffälligkeiten bzw. Störungen ist eher die Regel als die Ausnahme. Aufgrund der angesprochenen Heterogenität der Symptome von ADHS werden studienspezifisch unterschiedliche Komorbiditäten gefunden, insgesamt wird von einer Komorbiditätsrate berichtet, die zwischen 55 und 87 % liegt (Dreyer, 2006; Kaplan & Adesman, 2011; Wilens et al., 2002). Die häufigsten komorbiden Störungen finden sich im Bereich der Störungen des Sozialverhaltens (SSV), insbesondere die SSV mit oppositionellem Verhalten tritt komorbid häufig auf. Internalisierende Störungen, wie depressive und Angststörungen werden klinisch weitaus häufiger übersehen. Studienergebnisse zeigen jedoch, dass diese Störungen ebenso mit ADHS einhergehen wie externalisierende Störungen. Wichstrøm et al. (2012) fanden in einer norwegischen bevölkerungsbezogenen Studie heraus, dass 24,1 % der vierjährigen Kinder neben einer ADHS eine depressive Störung hatten, 7,9 % hatten eine Angststörung. Besonders hervorzuheben bei den Befunden dieser Studie ist der Umstand, dass die untersuchten Jungen weit häufiger von einer komorbiden depressiven Störung betroffen waren als die Mädchen. Diese Konstellation an psychischen Auffälligkeiten ist überraschend, da normalerweise Untersuchungen von Schulkindern keinerlei Geschlechtsunterschiede bei Depressionen zeigen (Angold et al., 2002; Twenge & Nolen-Hoeksema, 2002), jedenfalls bis zu einem Alter von etwa 13 Jahren, ab dem Mädchen häufiger eine Depression entwickeln als Jungen. Diese Befunde betonen die Bedeutung der Untersuchung möglicher komorbider internalisierender Störungen bei Vorschulkindern mit ADHS. Einzelne Komorbiditäten sind sehr wahrscheinlich und bei ca. einem Drittel der betroffenen Kinder treten multiple Komorbiditäten auf (Dreyer, 2006).

Ätiologie und Pathogenese

Hinsichtlich der Ursache von ADHS besteht große Uneinigkeit (Barkley, 2014). Die Neuerungen im DSM-5 berücksichtigen zwar eine multifaktorielle Genese, lassen jedoch weiterhin keinerlei neue Annahmen über eine spezifische Ätiologie zu. Die derzeit vorherrschenden Ursachenmodelle gehen davon aus, dass hauptsächlich genetische Faktoren eine Rolle spielen und stufen die Heritabilität von ADHS als hoch ein. Weiterhin geht ADHS mit Defiziten in multiplen neuropsychologischen Funktionen auf kognitiver, motivationaler sowie emotionaler Ebene einher (Nigg, 2006). Daneben werden jedoch auch weitere Einflussfaktoren diskutiert. So belegen Studien zu ätiologischen Faktoren im Familienkontext u. a. einen Zusammenhang zwischen dem Auftreten von ADHS-Symptomen und niedrigem sozioökonomischen Status, vermehrten Familienkonflikten, mütterlicher Depression sowie belasteten Eltern-Kind-Beziehungen (Biederman et al., 2002; Johnston & Mash, 2001; Russell et al., 2014). Weiterhin wird zunehmend auf die Bedeutung der Bindung im Kontext von ADHS hingewiesen, da sich die Kernsymptome von ADHS im Wesentlichen mit den Emotionsregulationsproblemen von Kindern mit einer desorganisierten oder unsicheren Bindung überschneiden (Franke & Kißgen, 2018; Franke et al., 2017; Kissgen & Franke, 2016; Kissgen et al., 2021; Pinto, 2011; Sroufe et al., 1999). Inwieweit eine kausale Beziehung besteht, ist Gegenstand aktueller Forschung.

Insgesamt ist die Feststellung der kausalen Wirkzusammenhänge bei ADHS sehr schwierig abzubilden, da modulierende Umweltfaktoren jederzeit eine wichtige Rolle bei der Aktivierung oder Verstärkung genetischer Dispositionen spielen können. Bestimmte elterliche Verhaltensweisen wie strafendes, inkonsistentes oder negatives Erziehungsverhalten werden im Kontext von ADHS bei Kindern immer wieder berichtet, was wiederum unangemessenes und/ oder oppositionelles Verhalten aufseiten der Kinder hervorrufen kann und in einer Spirale sich gegenseitig verstärkender Verhaltensmuster mündet. Wie Linderkamp (2006) beschreibt, sind Eltern von Vorschulkindern mit ADHS häufiger von psychopathologischen Auffälligkeiten betroffen, die sich u. a. in dysfunktionalen Erziehungsmustern und Copingstrategien sowie einem verringertem Kompetenzgefühl widerspiegeln.

Diagnose und Differenzialdiagnostik

Die Diagnostik einer ADHS im Vorschulalter sollte sehr sorgfältig durchgeführt werden und erfordert neben klinischer Erfahrung eine detaillierte Anamneseerhebung und den psychopathologischen Befund. Darüber hinaus sollte eine eingehende Beobachtung der Interaktion des betreffenden Kindes mit seinen Eltern bzw. seiner Hauptbezugsperson stattfinden. Dazu kann das Kind beispielsweise in einer Spielsitzung zusammen mit seiner Bezugsperson bzw. seinen Bezugspersonen beobachtet werden. Die Beobachtungssituation sollte lediglich minimal strukturiert sein, um möglichst unverfälscht eine möglichst große Menge an Informationen über die Beziehungs- und Interaktionsstruktur des jeweiligen Familiensystems zu erlangen. Wichtige Faktoren sind dabei generell die emotionale Verfügbarkeit und im Speziellen der Umgang mit Trennungen und Wiedervereinigungen, Stress und Trösten. Ebenso relevant sind die Freude an gemeinsamen Erfahrungen und die Wechselseitigkeit der Kommunikation sowie der Einsatz und die Formulierung von Grenzen. Die Sammlung der benötigten Informationen für die Diagnose ADHS im Vorschulalter erfordert eine gewisse Zeit und eine zu schnelle Diagnosestellung sollte in jedem Fall vermieden werden. Wie bereits erwähnt, sollte die Diagnose nur dann erfolgen, wenn die streng definierten Kriterien erfüllt werden (s. Tabelle 5-1). Aufgrund der Persistenz der Störung und des ungünstigen Verlaufs ist eine Diagnose bei Vorliegen dieser Kriterien jedoch deutlich angezeigt, um frühzeitig Interventionen einleiten zu können. Kinder mit ADHS im Vorschulalter weisen ein erhöhtes Risiko für andere Entwicklungsverzögerungen auf, die sich in leichten kognitiven Einschränkungen, exekutiven Funktionsdefiziten, schwachen Vorschulfertigkeiten und/oder motorischen Koordinationsproblemen äußern können. Verweise oder Beurlaubungen von den betreuenden Institutionen (Kindergarten, Schule) sind häufiger als bei Gleichaltrigen ohne ADHS. Auch können generelle Entwicklungsdefizite oder Schwierigkeiten in der sozialen Interaktion auftreten.

Aufgrund der ohnehin bestehenden Anforderungen an die Konzentrationsfähigkeit und Selbstregulationsfähigkeit von Vorschulkindern im alltäglichen Leben entstehen besondere Herausforderungen bei der Diagnostik im Vorschulalter. So ergeben sich nur selten strukturierte Situationen, in denen die ADHS-spezifische Symptomatik zum Tragen kommt, und eine Abgrenzung von pathologischem und entwicklungsadäquatem Verhalten ist sehr schwierig. Da bei einem Großteil der Kinder im Alter von 3 bis 6 Jahren hyperaktiv-impulsive sowie unaufmerksame Symptome einzeln zu beobachten sind (Smidts & Oosterlaan, 2007), kann davon ausgegangen werden, dass es sich bei diesen Verhaltensweisen im Vorschulalter um normale, entwicklungsangemessene Verhaltensweisen handelt. Dennoch stehen sowohl allgemeine als auch spezifische Fragebögen zur Verfügung, mit deren Hilfe zusätzliche diagnostische Informationen standardisiert gesammelt werden können.

Der einzige deutschsprachige störungsspezifische und altersangepasste Fragebogen für ADHS im Vorschulalter ist der FBB-ADHS-V *(Fremdbeurteilungsbogen für Aufmerksamkeitsdefizit-/Hyperaktivitätsstörungen im Vorschulalter)* (Breuer & Döpfner, 2008). Darin werden Kernsymptome von ADHS bei Erziehern und Erzieherinnen bzw. Eltern abgefragt. Bisher zeigt sich die Reliabilität allerdings als mittelmäßig und im Gegensatz zu den Schlussfolgerungen der Autoren kommen andere Arbeitsgruppen zu dem Ergebnis, dass „vor allem die Validität und die Eignung zur Einzelfalldiagnostik des Verfahrens [...] bisher jedoch nicht überprüft" wurden (Zenglein et al., 2013, S. 195). Englischsprachige Instrumente zur spezifischen Erhebung ADHS-relevanter Symptomatik, wie die *Conners Scale* (Conners, 2008), die *ADHD Rating Scale* (DuPaul et al., 2016), *Swanson, Nolan and Pelham Rating Scale (SNAP-4)* (Swanson et al., 2001) oder die *Vanderbilt ADHD Diagnostic Rating Scales* (Wolraich et al., 2003) können auch in Deutschland herangezogen werden, sind jedoch erst für Kinder im Schulalter normiert. Der SDQ *(Strength and Difficulties Questionnaire)* (Goodman, 1997; Klasen et al., 2003) sowie die CBCL 1½–5 *(Child Behavior Checklist 1½–5)* (Achenbach & Rescorla, 2000) sind international weit verbreitete und gut evaluierte Screening-Instrumente zur allgemeinen Beurteilung für Verhaltensauffälligkeiten. Einzelne Skalen lassen sich für ein Screening von ADHS im Vorschulalter nutzen, deutsche Normen liegen jedoch nur für den SDQ vor. Als einziger deutscher Screening Fragebogen erfasst der VBV 3-6 *(Verhaltensbeurteilungsbogen für Vorschulkinder)* (Döpfner et al., 1993) auch *Aufmerksamkeitsschwäche/Hyperaktivität versus Spielausdauer*. Die Normierungsstichprobe ist allerdings veraltet und recht klein, Reliabilität und Validität liegen im unteren bis mittelmäßigen Bereich. Von einem Einsatz zur Einzelfalldiagnostik wird daher abgeraten, stattdessen scheint es ratsam, den SDQ zu Screening-Zwecken zu verwenden und bei begründeten Anzeichen zusätzlich den FBB-ADHS-V (Zenglein et al., 2013), wobei die erwähnten Einschränkungen zu berücksichtigen sind.

Alle erwähnten Fragebögen werden in der Regel von Eltern und/oder Erzieher*innen bearbeitet. Dabei liegt der große Vorteil darin, dass viele relevante Informationen erhoben werden können, die ansonsten nicht direkt vorliegen. Andererseits bringt dies auch den Nachteil mit sich, dass Erwachsene im direkten Umfeld des Kindes die schwierige Unterscheidung zwischen abweichendem und entwicklungsangemessenem Verhalten vornehmen. Meist sind Bezugspersonen direkt und selbst von den teilweise sichtlich herausfordernden Verhaltensweisen der Kinder beansprucht. Bereits dadurch wird die in standardisierten Erhebungsinstrumenten vorausgesetzte Objektivität stark erschwert. Hinzu kommt, dass eine ADHS-Diagnose das Auftreten von Symptomen in mindestens zwei Lebenskontexten oder innerhalb zweier unterschiedlicher Beziehungen voraussetzt. Bei Kindern im Vorschulalter ist dieser Umstand hinsichtlich der Objektivität der zu erhebenden Informationen besonders zu berücksichtigen. Da in dieser Entwicklungsphase der Austausch zwischen den einzelnen betreuenden Personen sehr eng sein kann, könnten diese voreingenommen bei der Wahrnehmung von Auffälligkeiten in kindlichen Verhaltensweisen sein. Weiterhin hat sich beispielsweise in einer Stichprobe von Kindern im Alter zwischen einem halben Jahr und 5 Jahren gezeigt, dass Mütter externalisierende Verhaltensweisen ihrer Kinder in der CBCL 1½–5 signifikant höher einschätzen als Väter (van der Veen-Mulders et al., 2017). Diese Umstände erschweren eine Einschätzung junger Kinder und verdeutlichen die Wichtigkeit einer ausführlichen Verhaltensbeobachtung durch eine klinisch erfahrene und nicht direkt involvierte Person.

In der Forschung werden außerdem computerbasierte Tests verwendet um z. B. selektive Aufmerksamkeit, Daueraufmerksamkeit, impulsives Verhalten oder exekutive Funktionen aus einer neuropsychologischen Perspektive zu beurteilen. In der klinischen Einzelfalldiagnostik wird der Nutzen jedoch als sehr begrenzt eingeschätzt, da die Übereinstimmung zwischen diesen Tests und den Beurteilungen durch die Familie oder Schule nur gering ausfällt (Barkley, 1991; Gordon & Barkley, 1998). Angesichts der dargelegten Einschränkungen hinsichtlich der Güte von Fremdbeurteilungen ist dies zwar ein fragwürdiger Maßstab zu Beurteilung der Validität, allerdings muss dabei berücksichtigt werden, dass sich die beeinträchtigenden Auswirkungen der Symptome auf Verhaltensebene manifestieren und dort auch ihre Relevanz für eine Diagnose erhalten.

Differenzialdiagnostik. Differenzialdiagnostisch sind andere Auffälligkeiten und Störungen, die mit Hyperaktivität, Impulsivität und Unaufmerksamkeit einhergehen, eindeutig von ADHS abzugrenzen. Zu diesen zählen beispielsweise Beziehungsstörungen, Posttraumatische Belastungsstörungen (PTBS), Schlafstörungen, internalisierende Störungen wie Angststörungen oder affektive Störungen. Diese sollten jedoch ein durchgängiges ängstliches oder affektives Verhaltensmuster nach sich ziehen, das bei einer ADHS nicht beobachtet werden kann. Ebenso werden für Bleitoxizität oder Absencen in Zusammenhang mit einer Epilepsie Unaufmerksamkeitssymptome beschrieben, die den Symptomen einer ADHS ähneln können. Aufgrund der hohen Komorbidität mit anderen Störungen und einer oftmals wegweisenden Auswirkung der Diagnose für die weitere Entwicklung ist eine differenzialdiagnostische Abgrenzung zu anderen Störungen bei ADHS im Vorschulalter sehr umfänglich zu überprüfen. Zudem ist die Diagnose sicherlich schwieriger zu stellen als bei älteren Kindern und verlangt eine besondere Sorgfalt und Erfahrung.

Behandlung und Prävention

Psychotherapie. Zur Behandlung von ADHS im Vorschulalter gehört zwingend eine allgemeine Beratung und Psychoedukation der Eltern, die ebenso weitere Bezugspersonen der betroffenen Kinder wie Erzieher*innen, Tagespflegepersonen u. a. mit einbeziehen sollte.

Insbesondere im klinischen Kontext wird zur Behandlung einer ADHS bei Kindern und Jugendlichen immer wieder auf die Wichtigkeit und den Nutzen einer Pharmakotherapie hingewiesen. Auch wenn pharmakologische Interventionen schon im Vorschulalter möglich und gegebenenfalls indiziert sind (s. u.), ist in diesem Alter psychotherapeutischen Maßnahmen gegenüber anderen Maßnahmen der Vorzug zu geben (Gleason et al., 2007; Subcommittee on Attention-Deficit/Hyperactivity Disorder, 2011). Solche psychotherapeutischen Interventionen erfolgen in Form von Elterntrainings oder Eltern-Kind-Therapien. Diese haben das Ziel, Eltern verhaltenstherapeutisch anzuleiten, wie sie am besten mit problematischen kindlichen Verhaltensweisen umgehen können, und setzen den Fokus auf effektive Erziehungsstrategien, die insgesamt eine gesunde und positive Eltern-Kind-Beziehung fördern sollen. Eine 2013 erschienene Metaanalyse schreibt Elterntrainings deutlich höhere positive Effekte auf die Verbesserung des kindlichen Verhaltens zu als einer pharmakotherapeutischen Behandlung mittels Methylphenidat (Charach et al., 2013). Nach von Gontard (2019) folgen Elterntrainings stets einem dreistufigen Aufbau. Dieser strebt erstens eine Verbesserung der Eltern-Kind-Interaktion an, beinhaltet zweitens behaviorale Interventionen gegenüber dem Kind, wie etwa Punktepläne, positive Konsequenzen etc. und führt, falls notwendig, zu einer dritten Stufe mit negativen Konsequenzen oder Auszeiten. Bei diesen Interventionen handelt es sich meist um Therapien oder Trainings, die nicht speziell für ADHS entwickelt worden sind, sondern sich allgemein auf die Verbesserung von Verhaltensweisen beziehen, die von den Eltern als problematisch wahrgenommen werden. Als gut evaluiert gelten z. B. die *Parent-Child-Interaction-Therapy*, das *Incredible Years-* und das *Helping the Noncompliant-Child-Program* oder das *Community-Oriented-Parent Educational System* (Greenhill et al., 2008; Sonuga-Barke et al., 2006). Obgleich sie eine größere Wirksamkeit bei der Behandlung von Auffälligkeiten im Sozialverhalten haben, wird diesen Programmen in der Forschungsliteratur eine hohe Effektivität auch in der Reduktion ADHS-spezifischer Symptome zugeschrieben. Zusätzlich konnte gezeigt werden, dass die positiven Effekte auf die ADHS-Symptome beim Kind, der Störung des Sozialverhaltens und der elterlichen Erziehungsfähigkeiten langfristig bestehen (Charach et al., 2013). Auch das *Triple-P Programm* (Positive Parenting Program; Sanders et al., 2003) wird als wirksam beschrieben (Tandon & Pergjika, 2017). Dieses Programm wurde zum Aufbau und zur Festigung einer glücklichen Eltern-Kind-Beziehung, zur Förderung der kindlichen Entwicklung und zum Umgang mit häufigen kindlichen Verhaltensauffälligkeiten wie z. B. Schlaf- oder Essproblemen, Ungehorsam, Wutanfällen oder Aggressionen entwickelt, entspringt insgesamt jedoch einem autoritativen Ansatz. Hier besteht die Gefahr, dass Eltern autoritäre Elemente wie die *Auszeit* oder der *Stille Stuhl* aus den teilweise stark manualisierten Instruktionen nicht mehr im Gesamtkontext einer positiven Erziehung bewerten, sondern diese unreflektiert entnehmen, was zu einer Umkehr des eigentlich intendierten Ziels – einer positiven Eltern-Kind-Beziehung – führen kann. Die Weiterentwicklung und Ausgestaltung des Triple-P-Programms wird von einer Kontroverse um dessen Evidenzbasierung begleitet (Coyne & Kwakkenbos, 2013; Wilson et al., 2012), die sich weitestgehend auf die Durchführung und Aussagekraft der Studien bezieht, die die Wirksamkeit dieser Methode untersuchen. Darin werden immer wieder auch Elternurteile und -bewertungen beispielhaft für oder gegen eine Wirksamkeit herangezogen. An dieser andauernden Debatte wird deutlich, dass die Bewertung der Wirksamkeit einer Intervention auf Verhaltensebene auch von normativen Aspekten und Erziehungsideologien geleitet wird, die dem gesellschaftlichen Wandel unterliegen. Insbesondere bei ADHS wird eine objektive Haltung dazu erschwert, da es keinen Konsens zum Ursprung und zur Pathogenese dieser Störung gibt. Das Augenmerk auf eine positive Eltern-Kind-Beziehung eint jedoch alle psychotherapeutischen Ansätze zur Behandlung von ADHS. Speziell der Fokus auf eine verbesserte Emotionsregulation verdeutlicht den potenziellen Beitrag, den eine bindungstheoretische Sicht auf die Behandlung von ADHS im Vorschulalter bieten kann (Kissgen & Franke, 2016; Ladnier & Massanari, 2000). Dieser muss in konkreten Elterntrainings jedoch erst noch implementiert werden.

Elterntrainings, die spezifisch auf die Behandlung von ADHS ausgerichtet sind, wurden weitaus seltener entwickelt, umfassen jedoch dieselben Aspekte der bisher erwähnten Trainings und explizieren darüber hinaus die Intention, die Entwicklung von Aufmerksamkeits- und Selbstorganisationsfähigkeiten des Kindes über die Eltern zu stärken. Ein Beispiel für ein solches Programm ist das *New Forest Parenting Package (NFPP)*, das detailliert in Sonuga-Barke et al. (2006) beschrieben wird. Die Effektstärken zur Reduktion der ADHS-Symptome der Kinder liegen im Vergleich zur *Parent-Child-Interaction-Therapy* (Thomas & Zimmer-Gembeck, 2007) in einem niedrigeren, aber trotzdem mittleren bis starken Bereich. Die Reduktion von – in vielen Fällen komorbiden – oppositionellen Verhaltensweisen erzielte höhere Effekte. Insgesamt bestätigen die Evaluationsergebnisse der angesprochenen Elterntrainings jedoch, dass diese tatsächlich in der Lage sind, ADHS-spezifische und ADHS-assoziierte Symptome deutlich zu reduzieren, und untermauern die Prämisse, psychotherapeutische Maßnahmen vor einer pharmakologischen Therapie einzusetzen. Eltern von Vorschulkindern mit ADHS erleben im Vergleich zu Eltern von Vorschulkindern ohne ADHS mehr Stress, fühlen sich insgesamt weniger kompetent und haben weniger adaptive Bewältigungsstrategien (Cunningham & Boyle, 2002; DuPaul et al., 2001). Um Eltern weiter professionell zu begleiten und die bereits angesprochene Spirale sich gegenseitig verstärkender negativer Interaktionen zu unterbrechen, sollte auch auf die sich kommunal unterscheidenden Unterstützungsangebote aus dem Kontext der *Frühen Hilfen* aufmerksam gemacht werden.

Sollte ein Elterntraining in der Behandlung von ADHS im Vorschulalter nicht ausreichen, können bei Vorliegen einer ausreichenden kognitiven Reife auch kindzentrierte psychotherapeutische Interventionen, wie etwa Konzentrations- und Selbstinstruktionstrainings oder Selbstmanagementmethoden, eingesetzt werden. Für viele der komorbid auftretenden Störungen kommen weitere Verfahren in Frage, die ebenso die Beziehung zwischen Kindern und Eltern, jedoch nicht die Kernsymptomatik von ADHS fokussieren. Ebenso nehmen Vorschulkinder mit ADHS wesentlich häufiger als Gleichaltrige ohne ADHS andere therapeutische Angebote in Anspruch, z. B. Ergotherapie oder besondere Förderung im Kindergarten (Marks et al., 2009).

Pharmakotherapie. Im Vergleich zu allen anderen Störungen des Vorschulalters kommt der pharmakologischen Therapie in der Behandlung von ADHS die größte Bedeutung zu. Sind psychotherapeutische Maßnahmen unzureichend, stellt im Vorschulalter bei sicherer Diagnose die Gabe von Methylphenidat eine wirksame Behandlung und das Mittel der Wahl dar, wie die Arbeitsgruppe von Gleason ausführt (Gleason et al., 2007; Gleason & Teverbaugh, 2017). Kollins et al. (2006) berichten, dass die Wirksamkeit dieser Medikation in einer großen multizentrischen Studie, der Preschool ADHD Treatment Study des National Institute of Mental Health (NIMH), untersucht wurde. Darin erwies sich Methylphenidat als deutlich wirksam, die Effektstärken erreichten jedoch ein geringeres Niveau als bei Schulkindern. Besonders zu beachten ist, dass die Behandlung im Vorschulalter weitaus häufiger mit Nebenwirkungen verbunden ist als bei Schulkindern. Beobachtet wurden vor allem eine erhöhte Irritabilität, emotionale Ausbrüche, repetitives Verhalten sowie Schlaf- und Appetitstörungen. Auch die Wachstumsrate und die Gewichtszunahme können deutlich herabgesetzt werden. Daher sind bei Gabe von Methylphenidat eine engmaschige kinderpsychiatrische Betreuung und die Kontrolle der körperlichen Entwicklung in Bezug auf das Entwicklungsalter unerlässlich. Alternativen zu Methylphenidat, die bei älteren Kindern oder Jugendlichen Anwendung finden, wie D-Amphetamin, Atomoxetin oder Guanfacin sind im Vorschulalter bisher nicht untersucht und werden daher nicht empfohlen.

Verlauf und Prognose

ADHS ist durch jeweils spezifische Auffälligkeiten in verschiedenen Altersstufen charakterisiert. Vor der Zeit des Vorschulalters werden in retrospektiven Studien hauptsächlich Unruhezustände, Schlaf- und Regulationsstörungen und eine insgesamt erhöhte Erregbarkeit beschrieben (Papousek, 2004). Frühe Regulationsstörungen wurden als Prädiktor für spätere Verhaltensauffälligkeiten identifiziert (Hemmi et al., 2011).

Wie bereits ausgeführt wurde, steht der Kernbereich der Hyperaktivität/Impulsivität im Vergleich zum Kernbereich der Aufmerksamkeit im Vorschulalter deutlich im Vordergrund. Die motorische Unruhe liegt in dieser Zeit meist im Bereich des als normal wahrgenommenen Verhaltens. Jedoch gefährden betroffene Kinder sich selbst und auch ihre Peers häufiger, da sie weniger Gefahren erkennen und somit unfallgefährdeter sind. Sie erfahren mehr Verletzungen und erleiden häufiger Vergiftungen. Im Kindergarten fallen Kinder mit ADHS insbesondere in Gruppensituationen durch unangemessenes Verhalten auf, auch manifestieren sich häufig feinmotorische Schwierigkeiten, die bei Vorschulübungen als problematisch wahrgenommen werden. Teilweise treten ausgeprägte Wutanfälle auf. Da eine Diagnose stets vor dem Hintergrund altersangemessenen Verhaltens gestellt wird, muss im Vorschulalter von einer deutlichen Varianz der Symptome ausgegangen werden.

Im Schulalter kommt es meist zu einer Neubewertung der Verhaltensauffälligkeiten, da die Symptome zu Einschränkungen bei Schulleistungen oder zu sozialen Auffälligkeiten und Störverhalten im Unterricht führen. Aufmerksamkeitsprobleme rücken in diesem Alter vermehrt in den Vordergrund. Durch Schwierigkeiten in der Peer-Group gelangen Schulkinder mit ADHS oft in eine Außenseiterposition, was meist mit emotionalen Belastungen und Selbstwertproblematiken einhergeht. Auch familiär kommt es zu vermehrten Konflikten und einer Veränderung der Kommunikation, was sich weiter belastend und persistierend, wenn nicht verstärkend auf die Symptomatik auswirken kann.

Im weiteren Verlauf nehmen die offensichtlich hyperaktiven Symptome prognostisch ab, die Probleme im Bereich der Aufmerksamkeitsfokussierung und Impulskontrolle bleiben oft jedoch ausgeprägt bestehen. Wenngleich die Frage der Persistenz in hohem Maße von der jeweiligen Definition abhängig ist, liegt bei ADHS eine hohe Tendenz zur Stabilität über die Zeit vor (von Gontard, 2019) und ein Großteil der Kinder mit ADHS zeigt im Jugend- und Erwachsenenalter weiterhin funktionelle Einschränkungen infolge von ADHS-Symptomen (Biederman et al., 2000; Faraone et al., 2015). Das Risiko für die Entwicklung zusätzlicher psychischer Störungen ist deutlich erhöht. Längsschnittliche Daten zeigen bei ehemaligen Vorschulkindern mit ADHS im Alter von 11 bis 14 Jahren weiterhin erhöhte Raten von ADHS, internalisierenden und externalisierenden Symptomen sowie Leistungsdefiziten und Beziehungsproblemen (Lee et al., 2008). Diese Risiken bestehen oft während der gesamten Schulzeit fort.

Forschungsdesiderate und Ausblick

Das Störungsbild ADHS wird aus unterschiedlichen wissenschaftlichen Perspektiven und Versorgungsbereichen heraus untersucht. Die meisten Arbeiten lassen sich den Disziplinen der Psychologie, Medizin und/oder den Neurowissenschaften zuordnen. Weiterhin besteht jedoch eine Unschlüssigkeit in den Entstehungsmechanismen dieses Störungsbildes. Um die bisherigen Ergebnisse und Annahmen zusammenführen zu können, werden stärker interdisziplinäre Forschungsaktivitäten benötigt als bisher.

Aus der praktischen klinischen Sicht umfasst ADHS als Konstrukt eine große Breite an Symptomen und Auffälligkeiten, die hinsichtlich angemessener Behandlungsmaßnahmen zu berücksichtigen sind. Aus Forschungssicht führt die breite Betrachtung des Störungsbildes jedoch zu heterogenen Ergebnissen, da oftmals lediglich einzelne Bereiche der Kernsymptome betrachtet werden können. Daher können meist nur undifferenzierte und inkonsistente Aussagen sowohl in Bezug auf die Entstehung als auch die Behandlung von ADHS getroffen werden.

Zukünftige Arbeiten sollten einzelne Aspekte von ADHS zunächst gesondert betrachten und spezifische Symptomklassen untersuchen, anstatt ADHS als globales Konstrukt zu verwenden. Aufgrund der großen Bedeutung dieser Störung für die Langzeitentwicklung und des anzunehmenden komplexen Zusammenspiels mehrerer Faktoren sind Langzeitstudien unabdingbar.

Außerdem sollte die Entwicklung wirksamer präventiver und therapeutischer Interventionen vorangetrieben werden. Da ADHS eine große Bandbreite unterschiedlicher Verhaltensweisen in sich vereint, die außerdem zu einer hohen Belastung im Alltag von Kind und Eltern führen, sollte die Rolle des Kontextes bei der Entstehung von Verhalten in der Forschung stärker in den Blick genommen werden. Wie beispielsweise in einem konzeptionellen Vorschlag von Erdman (1998) unternommen, kann die Funktion, die ein kindliches Verhalten in einer bestimmten Situation hat, als eine kontextuelle Reaktion beschrieben werden, die zum Ziel hat, eine bestimmte Eltern-Kind-Beziehung aufrechtzuerhalten. Die Würdigung der sinnhaften Funktion von Verhalten unterstützt zum einen eine differenzierte Betrachtung der ADHS-Symptomatik. Zum anderen unterstreicht sie die Rolle des Kontextes – insbesondere das Verhalten der Eltern bei der Entstehung oder Aufrechterhaltung bestimmter Interaktionskonstellationen, die für das Kind als schädlich angesehen werden können. Abschließend wird dadurch erneut die Relevanz bindungstheoretischer Beiträge sowohl für die Erklärung zur Entstehung von Symptomen der ADHS als auch deren Behandlung deutlich (Kissgen & Franke, 2016).

Literatur

Achenbach, T.M. & Rescorla, L. (2000). *Manual for the ASEBA preschool forms & profiles: An integrated system of multi-informant assessment*. Burlington: ASEBA.

American Psychiatric Association. (2015). *Diagnostisches und Statistisches Manual Psychischer Störungen DSM-5*. Göttingen: Hogrefe.

Angold, A., Erkanli, A., Silberg, J., Eaves, L. & Costello, E.J. (2002). Depression scale scores in 8-17-year-olds: Effects of age and gender. *Journal of Child Psychology and Psychiatry, and Allied Disciplines, 43*(8), 1052–1063. https://doi.org/10.1111/1469-7610.00232

Barkley, R.A. (1991). The ecological validity of laboratory and analogue assessment methods of ADHD symptoms. *Journal of Abnormal Child Psychology, 19*(2), 149–178. https://doi.org/10.1007/BF00909976

Barkley, R.A. (2014). *Attention-deficit hyperactivity disorder: A handbook for diagnosis and treatment*. New York: Guilford Publications.

Biederman, J., Faraone, S.V. & Monuteaux, M.C. (2002). Differential Effect of Environmental Adversity by Gender: Rutter's Index of Adversity in a Group of Boys and Girls With and Without ADHD. *American Journal of Psychiatry, 159*(9), 1556–1562. https://doi.org/10.1176/appi.ajp.159.9.1556

Biederman, J., Mick, E. & Faraone, S.V. (2000). Age-dependent decline of symptoms of attention deficit hyperactivity disorder: Impact of remission definition and symptom type. *American Journal of Psychiatry, 157*(5), 816–818. https://doi.org/10.1176/appi.ajp.157.5.816

Breuer, D. & Döpfner, M. (2008). Entwicklung eines Fragebogens zur Erfassung von Aufmerksamkeitsdefizit-/Hyperaktivitätsstörungen (ADHS) bei Vorschulkindern im Eltern- und im Erziehungsurteil. *Zeitschrift für Entwicklungspsychologie und Pädagogische Psychologie, 40*(1), 40–48. https://doi.org/10.1026/0049-8637.40.1.40

Charach, A., Carson, P., Fox, S., Ali, M.U., Beckett, J. & Lim, C.G. (2013). Interventions for Preschool Children at High Risk for ADHD: A Comparative Effectiveness Review. *Pediatrics, 131*(5), 1584–1604. https://doi.org/10.1542/peds.2012-0974

Conners, C.K. (2008). *Conners 3rd edition manual*. Toronto, Ontario, Canada: Multi-Health Systems.

Cote, S., Tremblay, R.E., Nagin, D., Zoccolillo, M. & Vitaro, F. (2002). The development of impulsivity, fearfulness, and helpfulness during childhood: Patterns of consistency and change in the trajectories of boys and girls. *Journal of Child Psychology and Psychiatry, 43*(5), 609–618. https://doi.org/10.1111/1469-7610.00050

Coyne, J.C. & Kwakkenbos, L. (2013). Triple P-Positive Parenting programs: The folly of basing social policy on underpowered flawed studies. *BMC Medicine, 11*(1), 11. https://doi.org/10.1186/1741-7015-11-11

Cunningham, C.E. & Boyle, M.H. (2002). Preschoolers at risk for attention-deficit hyperactivity disorder and oppositional defiant disorder: Family, parenting, and behavioral correlates. *Journal of Abnormal Child Psychology, 30*(6), 555–569. https://doi.org/10.1023/A:1020855429085

Döpfner, M., Berner, W., Fleischmann, T. & Schmidt, M. (1993). *VBV 3-6. Verhaltensbeurteilungsbogen für Vorschulkinder*. Weinheim: Beltz.

Dreyer, B.P. (2006). The Diagnosis and Management of Attention-Deficit/Hyperactivity Disorder in Preschool Children: The State of Our Knowledge and Practice. *Current Problems in Pediatric and Adolescent Health Care, 36*(1), 6–30. https://doi.org/10.1016/j.cppeds.2005.10.001

DuPaul, G.J., McGoey, K.E., Eckert, T.L. & VanBrakle, J. (2001). Preschool children with attention-deficit/hyperactivity disorder: Impairments in behavioral, social, and school functioning. *Journal of the American Academy of Child and Adolescent Psychiatry, 40*(5), 508–515. https://doi.org/10.1097/00004583-200105000-00009

DuPaul, G.J., Power, T.J., Anastopoulos, A.D. & Reid, R. (2016). *ADHD Rating Scale—5 for Children and Adolescents: Checklists, Norms, and Clinical Interpretation*. New York, London: The Guilford Press.

Egger, H.L. & Angold, A. (2006). Anxiety Disorders. In J.L. Luby (Hrsg.), *Handbook of preschool mental health: Development, disorders, and treatment* (pp. 137–164). New York: The Guilford Press.

Erdman, P. (1998). Conceptualizing ADHD as a contextual response to parental attachment. *American Journal of Family Therapy, 26*(2), 177–185. https://doi.org/10.1080/01926189808251097

Faraone, S. V., Asherson, P., Banaschewski, T., Biederman, J., Buitelaar, J.K., Ramos-Quiroga, J.A., Rohde L.A., Sonuga-Barke E.J.S., Tannock R. & Franke, B. (2015). Attention-deficit/hyperactivity disorder. Nature Reviews. *Disease Primers, 1*, 15020. https://doi.org/10.1038/nrdp.2015.20

Franke, S. & Kißgen, R. (2018). Bindungsrepräsentation und externalisierende Verhaltensauffälligkeiten von Grundschulkindern mit ADHS. *Praxis der Kinderpsychologie und Kinderpsychiatrie, 67*(4), 315–332. https://doi.org/10.13109/prkk.2018.67.4.315

Franke, S., Kissgen, R., Krischer, M. & Sevecke, K. (2017). Attachment in Children with ADHD. *Journal of Behavioral and Brain Science, 07*(11), 497–510. https://doi.org/10.4236/jbbs.2017.711035

Gleason, M.M., Egger, H.L., Emslie, G.J., Greenhill, L.L., Kowatch, R.A., Lieberman, A.F., Luby J.L., Owens J., Scahill L.D., Scheeringa M.S., Stafford B., Wise B. & Zeanah, C.H. (2007). Psychopharmacological treatment for very young children: Contexts and guidelines. *Journal of the American Academy of Child and Adolescent Psychiatry, 46*(12), 1532–1572. https://doi.org/10.1097/chi.0b013e3181570d9e

Gleason, M.M. & Teverbaugh, L. (2017). Updates on Preschool Psychopharmacological Treatment. In J.L. Luby (Hrsg.), *Handbook of Preschool Mental Health: Second Edition: Development, Disorders, and Treatment* (2. Aufl., pp. 351–373). New York: Guilford Press.

Goodman, R. (1997). The Strengths and Difficulties Questionnaire: A research note. *Journal of Child Psychology and Psychiatry, and Allied Disciplines, 38*(5), 581–586. https://doi.org/10.1111/j.1469-7610.1997.tb01545.x

Gordon, M. & Barkley, R.A. (1998). Tests and observational measures. In R.A. Barkley (Hrsg.), *Attention Deficit Hyperactivity Disorder: A handbook for diagnosis and treatment* (pp. 294–311). New York: Guilford Press.

Greenhill, L.L., Posner, K., Vaughan, B.S. & Kratochvil, C.J. (2008). Attention deficit hyperactivity disorder in preschool children. *Child and Adolescent Psychiatric Clinics of North America, 17*(2), 347–366. https://doi.org/10.1016/j.chc.2007.11.004

Hemmi, M.H., Wolke, D. & Schneider, S. (2011). Associations between problems with crying, sleeping and/or feeding in infancy and long-term behavioural outcomes in childhood: A meta-analysis. *Archives of Disease in Childhood, 96*(7), 622–629. https://doi.org/10.1136/adc.2010.191312

Johnston, C. & Mash, E.J. (2001). Families of children with attention-deficit/hyperactivity disorder: Review and recommendations for future research. *Clinical Child and Family Psychology Review, 4*(3), 183–207. https://doi.org/10.1023/A:1017592030434

Kaplan, A. & Adesman, A. (2011). Clinical diagnosis and management of attention deficit hyperactivity disorder in preschool children. *Current Opinion in Pediatrics, 23*(6), 684–692. https://doi.org/10.1097/MOP.0b013e32834cbbba

Kissgen, R. & Franke, S. (2016). An attachment research perspective on ADHD. *Neuropsychiatrie, 30*(2), 63–68. https://doi.org/10.1007/s40211-016-0182-1

Kissgen, R., Franke, S., Susewind, M. & Krischer, M. (2021). Attachment Representation and Emotion Recognition Ability in Children with ADHD and Their Parents: A Study Protocol. *International Journal of Environmental Research and Public Health, 18*(5), 2277. https://doi.org/10.3390/ijerph18052277

Klasen, H., Woerner, W., Rothenberger, A. & Goodman, R. (2003). Die deutsche Fassung des Strengths and Difficulties Questionnaire (SDQ-Deu) – Übersicht und Bewertung erster Validierungs- und Normierungsbefunde. *Praxis der Kinderpsychologie und Kinderpsychiatrie, 52*(7), 491–502.

Kochanska, G. & Knaack, A. (2003). Effortful Control as a Personality Characteristic of Young Children: Antecedents, Correlates, and Consequences. *Journal of Personality, 71*(6), 1087–1112. https://doi.org/10.1111/1467-6494.7106008

Kollins, S., Greenhill, L., Swanson, J., Wigal, S., Abikoff, H., McCracken, J., Riddle, M., McGough, J., Vitiello, B., Wigal, T., Skrobala, A., Posner, K., Ghuman, J., Davies, M., Cunningham, C. & Bauzo, A. (2006). Rationale, design, and methods of the Preschool ADHD Treatment Study (PATS). *Journal of the American Academy of Child and Adolescent Psychiatry, 45*(11), 1275–1283.

Ladnier, R.D. & Massanari, A.E. (2000). Treating ADHD as attachment deficit hyperactivity disorder. In T.M. Levy (Hrsg.), *Handbook of attachment interventions* (pp. 27–65). San Diego: Academic Press.

Lahey, B.B., Pelham, W.E., Stein, M.A., Loney, J., Trapani, C., Nugent, K., Kipp, H., Schmidt, E., Lee, S., Cale, M., Gold, E., Hartung, C.M., Willcutt, E. & Baumann, B. (1998). Validity of DSM-IV attention-deficit/hyperactivity disorder for younger children. *Journal of the American Academy of Child and Adolescent Psychiatry, 37*(7), 695–702. https://doi.org/10.1097/00004583-199807000-00008

Lavigne, J.V., Lebailly, S.A., Hopkins, J., Gouze, K.R. & Binns, H.J. (2009). The prevalence of ADHD, ODD, depression, and anxiety in a community sample of 4-year-olds. *Journal of Clinical Child and Adolescent Psychology, 38*(3), 315–328. https://doi.org/10.1080/15374410902851382

Lee, S.S., Lahey, B.B., Owens, E.B. & Hinshaw, S.P. (2008). Few preschool boys and girls with ADHD are well-adjusted during adolescence. *Journal of Abnormal Child Psychology, 36*(3), 373–383. https://doi.org/10.1007/s10802-007-9184-6

Linderkamp, F. (2006). Komorbidität und elterliche Psychopathologie bei externalisierenden Verhaltensstörungen im Kindesalter. *Zeitschrift für Entwicklungspsychologie und Pädagogische Psychologie, 38*(1), 43–52. https://doi.org/10.1026/0049-8637.38.1.43

Marks, D.J., Mlodnicka, A., Bernstein, M., Chacko, A., Rose, S. & Halperin, J.M. (2009). Profiles of Service Utilization and the Resultant Economic Impact in Preschoolers With Attention Deficit/Hyperactivity Disorder. *Journal of Pediatric Psychology, 34*(6), 681–689. https://doi.org/10.1093/jpepsy/jsn112

Niemczyk, J., Equit, M., Braun-Bither, K., Klein, A.-M. & von Gontard, A. (2015). Prevalence of incontinence, attention deficit/hyperactivity disorder and oppositional defiant disorder in preschool children. *European Child & Adolescent Psychiatry, 24(7)*, 837–843. https://doi.org/10.1007/s00787-014-0628-6

Nigg, J.T. (2006). *What Causes ADHD?: Understanding What Goes Wrong and Why*. New York: Guilford Press.

Papousek, M. (2004). Dysphorische Unruhe und Spielunlust in der frühen Kindheit: Ansatz zur Früherkennung und Prävention von ADHS? In M. Papousek, M. Schieche & H. Wurmser (Hrsg.), *Regulationsstörungen der frühen Kindheit* (S. 357–388). Bern: Huber.

Pinto, C. (2011). Aufmerksamkeitsdefizit-/Hyperaktivitäts-Störung (ADHS) und frühe Bindungsdesorganisation. Eine prospektive Studie mit Kindern, die nach einer Totgeburt geboren wurden. In K.H. Brisch (Hrsg.), *Bindung und frühe Störungen der Entwicklung* (S. 256–281). Stuttgart: Klett-Cotta.

Romano, E., Tremblay, R.E., Farhat, A. & Côté, S. (2006). Development and Prediction of Hyperactive Symptoms From 2 to 7 Years in a Population-Based Sample. *Pediatrics, 117*(6), 2101–2110. https://doi.org/10.1542/peds.2005-0651

Russell, G., Ford, T., Rosenberg, R. & Kelly, S. (2014). The association of attention deficit hyperactivity disorder with socioeconomic disadvantage: Alternative explanations and evidence. *Journal of Child Psychology and Psychiatry, and Allied Disciplines, 55*(5), 436–445. https://doi.org/10.1111/jcpp.12170

Sanders, M.R., Cann, W. & Markie-Dadds, C. (2003). The Triple P-Positive Parenting Programme: A universal population-level approach to the prevention of child abuse. *Child Abuse Review, 12*(3), 155–171. https://doi.org/10.1002/car.798

Skovgaard, A.M., Houmann, T., Christiansen, E., Landorph, S., Jørgensen, T., CCC 2000 Study Team, Olsen, E.M., Heering, K., Kaas-Nielsen, S., Samberg, V. & Lichtenberg, A. (2007). The prevalence of mental health problems in children 1 1/2 years of age – the Copenhagen Child Cohort 2000. *Journal of Child Psychology and Psychiatry, 48*(1), 62–70.

Smidts, D.P. & Oosterlaan, J. (2007). How common are symptoms of ADHD in typically developing preschoolers? A study on prevalence rates and prenatal/demographic risk factors. *Cortex; a Journal Devoted to the Study of the Nervous System and Behavior, 43*(6), 710–717. https://doi.org/10.1016/S0010-9452(08)70500-8

Sonuga-Barke, E.J. S., Thompson, M., Abikoff, H., Klein, R. & Brotman, L.M. (2006). Nonpharmacological interventions for preschoolers with ADHD: The case for specialized parent training. *Infants & Young Children, 19*(2), 142–153. https://doi.org/10.1097/00001163-200604000-00007

Sroufe, L.A., Carlson, E.A., Levy, A.K. & Egeland, B. (1999). Implications of attachment theory for developmental psychopathology. *Development and Psychopathology, 11*(1), 1–13. https://doi.org/10.1017/S0954579499001923

Subcommittee on Attention-Deficit/Hyperactivity Disorder, S.C. on Q.I. and M. (2011). ADHD: Clinical Practice Guideline for the Diagnosis, Evaluation, and Treatment of Attention-Deficit/Hyperactivity Disorder in Children and Adolescents. *Pediatrics, 128*(5), 1007–1022. https://doi.org/10.1542/peds.2011-2654

Swanson, J.M., Kraemer, H.C., Hinshaw, S.P., Arnold, L.E., Conners, C.K., Abikoff, H.B., Clevenger, W., Davies, M., Elliott, G.R., Greenhill, L.L., Hechtman, L., Hoza, B., Jensen, P.S., March, J.S., Newcorn, J.H., Owens, E.B., Pelham, W.E., Schiller, E., Severe, J.B., ... Wu, M. (2001). Clinical relevance of the primary findings of the MTA: Success rates based on severity of ADHD and ODD symptoms at the end of treatment. *Journal of the American Academy of Child and Adolescent Psychiatry, 40*(2), 168–179.

Tandon, M. & Pergjika, A. (2017). Attention Deficit Hyperactivity Disorder in Preschool-Age Children. *Child and Adolescent Psychiatric Clinics of North America, 26*(3), 523–538. https://doi.org/10.1016/j.chc.2017.02.007

Thomas, R. & Zimmer-Gembeck, M.J. (2007). Behavioral outcomes of Parent-Child Interaction Therapy and Triple P-Positive Parenting Program: A review and meta-analysis. *Journal of Abnormal Child Psychology, 35*(3), 475–495. https://doi.org/10.1007/s10802-007-9104-9

Twenge, J.M. & Nolen-Hoeksema, S. (2002). Age, gender, race, socioeconomic status, and birth cohort differences on the children's depression inventory: A meta-analysis. *Journal of Abnormal Psychology, 111*(4), 578–588. https://doi.org/10.1037/0021-843X.111.4.578

van der Veen-Mulders, L., Nauta, M.H., Timmerman, M.E., van den Hoofdakker, B.J. & Hoekstra, P.J. (2017). Predictors of discrepancies between fathers and mothers in rating behaviors of preschool children with and without ADHD. *European Child & Adolescent Psychiatry, 26*(3), 365–376. https://doi.org/10.1007/s00787-016-0897-3

Vasileva, M., Graf, R.K., Reinelt, T., Petermann, U. & Petermann, F. (2021). Research review: A meta-analysis of the international prevalence and comorbidity of mental disorders in children between 1 and 7 years. *Journal of Child Psychology and Psychiatry, 62*(4), 372–381. https://doi.org/10.1111/jcpp.13261

von Gontard, A. (2019). *Psychische Störungen bei Säuglingen, Klein- und Vorschulkindern.* Stuttgart: Kohlhammer.

Weltgesundheitsorganisation. (2011). *Internationale Klassifikation psychischer Störungen. ICD-10 Kapitel V (F). Klinisch-diagnostische Leitlinien* (8. überarb. Aufl.). Bern: Huber.

Wichstrøm, L., Berg-Nielsen, T.S., Angold, A., Egger, H.L., Solheim, E. & Sveen, T.H. (2012). Prevalence of psychiatric disorders in preschoolers. *Journal of Child Psychology and Psychiatry, and Allied Disciplines, 53*(6), 695–705. https://doi.org/10.1111/j.1469-7610.2011.02514.x

Wilens, T.E., Biederman, J., Brown, S., Tanguay, S., Monuteaux, M.C., Blake, C. & Spencer, T.J. (2002). Psychiatric comorbidity and functioning in clinically referred preschool children and school-age youths with ADHD. *Journal of the American Academy of Child and Adolescent Psychiatry, 41*(3), 262–268. https://doi.org/10.1097/00004583-200203000-00005

Willcutt, E.G. (2012). The Prevalence of DSM-IV Attention-Deficit/Hyperactivity Disorder: A Meta-Analytic Review. *Neurotherapeutics, 9*(3), 490–499. https://doi.org/10.1007/s13311-012-0135-8

Wilson, P., Rush, R., Hussey, S., Puckering, C., Sim, F., Allely, C.S., Doku, P., McConnachie, A. & Gillberg, C. (2012). How evidence-based is an „evidence-based parenting program“? A PRISMA systematic review and meta-analysis of Triple P. *BMC Medicine, 10*, 130. https://doi.org/10.1186/1741-7015-10-130

Wolraich, M.L., Lambert, W., Doffing, M.A., Bickman, L., Simmons, T. & Worley, K. (2003). Psychometric properties of the Vanderbilt ADHD diagnostic parent rating scale in a referred population. *Journal of Pediatric Psychology, 28*(8), 559–567. https://doi.org/10.1093/jpepsy/jsg046

Zenglein, Y., Beyer, A., Freitag, C.M. & Schwenck, C. (2013). ADHS im Vorschulalter. *Kindheit und Entwicklung, 22*(4), 193–200. https://doi.org/10.1026/0942-5403/a000117

Zero to Three. (2019). DC:0-5: *Diagnostische Klassifikation seelischer Gesundheit und Entwicklungsstörungen der frühen Kindheit*. Stuttgart: Kohlhammer.

6 Überaktivitätsstörung des Kleinkindalters

Rüdiger Kißgen und Sebastian Franke

Die *Überaktivitätsstörung des Kleinkindalters* wird als eigenständiges neues Störungsbild in der DC:0-5 (Zero to Three, 2019) beschrieben. In der amerikanischen Version lautet die Bezeichnung *Overactivity Disorder of Toddlerhood* (Zero to Three, 2016). Der Unterschied zur *ADHS* nach DC:0-5 (s. Kap. 5) lässt sich an zwei Klassifikationsbesonderheiten ausmachen: Während eine ADHS-Diagnose nach DC:0-5 frühestens ab dem 36. Monat gestellt werden kann, liegt das Zeitfenster für die Diagnose einer Überaktivitätsstörung des Kleinkindalters ausschließlich zwischen dem 24. und dem 36. Monat. Der zweite Unterschied besteht darin, dass für die ADHS-Diagnose zwischen einem Aufmerksamkeitscluster und einem Hyperaktivitäts-/Impulsivitätscluster mit jeweils neun Symptomen unterschieden wird, von denen jeweils mindestens sechs für die Diagnose vorliegen müssen. Demgegenüber werden für die Diagnose der Überaktivitätsstörung des Kleinkindalters insgesamt neun Symptome vorgegeben, von denen mindestens sechs (s. Tabelle 6-1) bekannt sein müssen.

Die folgenden Ausführungen beziehen sich ausnahmslos auf das Kapitel zur Überaktivitätsstörung des Kleinkindalters in der DC:0-5 (Zero to Three, 2019). Dies ist der Situation geschuldet, dass zum Zeitpunkt der letzten systematischen Literaturrecherche für dieses Kapitel über medizinische und psychologische Datenbanken im ersten Quartal 2022 weltweit keine Studien zu diesem neuen Störungsbild vorlagen.

Definition und Klassifikation

Junge, sich altersangemessen entwickelnde Kinder weisen im Vergleich mit älteren Kindern insgesamt ein höheres Niveau von motorischer Aktivität und eine geringere Impulskontrolle auf. Für die Diagnose einer Überaktivitätsstörung des Kleinkindalters reicht allein dieses Verhalten nicht aus. Stattdessen müssen derart klassifizierte Kinder stark ausgeprägte motorische Aktivitäten praktizieren, die zu Beeinträchtigungen bzw. Problemen im Alltag führen. Zu diesen zählen u.a. der Ausschluss von Aktivitäten, Beziehungsprobleme mit anderen oder auch riskantes und gefährdendes Verhalten. Die verbindlichen Klassifikationskriterien nach der DC:0-5 sind Tabelle 6-1 zu entnehmen.

Epidemiologie

Speziell zur Überaktivitätsstörung des Kleinkindalters liegen noch keine Angaben vor. Allerdings geht die Arbeitsgruppe der Zero to Three (2019) davon aus, dass zwischen 7 und 16 % junger Kinder einen Entwicklungsverlauf mit stabiler, hoher Ausprägung von Hyperaktivität und Impulsivität aufweisen.

Symptomentwicklung und Komorbidität

Angaben zur Symptomentwicklung lassen sich derzeit noch nicht machen. Als *Komorbiditäten* der Überaktivität sind nach DC:0-5 Schlafprobleme, die Posttraumatische Belastungsstörung und dysreguliertes Verhalten bekannt.

Ätiologie und Pathogenese

Für die Überaktivitätsstörung des Kleinkindalters ist eine spezifische Ätiologie nicht bekannt.

Tabelle 6-1: Diagnostischer Algorithmus Überaktivitätsstörung des Kleinkindalters nach DC:0-5 (Zero to Three, 2019, S. 52 f.)

Alle der folgenden Kriterien müssen zutreffen.
A. Das junge Kind zeigt mindestens sechs der folgenden Symptome, die im Vergleich mit kulturellen Normen und mit dem erwarteten Entwicklungsstand übermäßig stark ausgeprägt sind: 1. Windet sich und zappelt häufig, wenn von ihm erwartet wird, sich still zu verhalten, auch für kurze Zeiträume. 2. Steht meistens auf oder versucht von seinem Sitzplatz während Aktivitäten aufzustehen, bei denen erwartet wird, dass es sitzen bleibt (z. B. im Stuhlkreis, beim Essen, im Autositz). 3. Klettert häufig auf Möbel oder andere unangebrachte Gegenstände. 4. Scheint mehr Geräusche als andere junge Kinder zu machen und hat Schwierigkeiten, ruhig zu spielen. 5. Zeigt häufig exzessive motorische Aktivität und ungerichtete Energie („wie getrieben"). 6. Redet meistens zu viel. 7. Hat häufig Schwierigkeiten, sich beim Reden mit Gesprächspartnern abzuwechseln, und unterbricht andere während einer Unterhaltung. 8. Hat oft Schwierigkeiten, sich bei Aktivitäten mit anderen abzuwechseln oder abzuwarten, bis Bedürfnisse erfüllt werden. 9. Stört häufig beim Spielen, bei Interaktionen oder bei anderen Aktivitäten (nimmt z. B. anderen Kindern Spielsachen weg oder unterbricht ein laufendes Spiel).
B. Verhaltensweisen, auf die die unten aufgeführten Kriterien zutreffen, müssen im Vergleich mit dem erwarteten Entwicklungsstand und kulturellen Normen übermäßig stark ausgeprägt sein.
C. Symptome müssen in mindestens zwei Lebenskontexten des jungen Kindes auftreten (z. B. in zwei unterschiedlichen Kontexten wie zu Hause und außerhalb von Hause oder innerhalb zweier unterschiedlicher Beziehungen: Bezugsperson, Lehrer/Erzieher, behandelnder Arzt/Psychologe).
D. Symptome der Störung oder Reaktionen der Bezugsperson auf die Symptome können die Funktionsfähigkeit des jungen Kindes und der Familie auf eine oder mehrere der folgenden Arten erheblich beeinflussen: 1. Verursachen Stress und Leid beim Kind. 2. Beeinträchtigen die Beziehungen des Kindes. 3. Schränken die Beteiligung des jungen Kindes an den Entwicklungsstand angemessenen Aktivitäten oder Routinen ein. 4. Schränken die Teilnahme der Familie an alltäglichen Aktivitäten und Routinen ein. 5. Schränken die Fähigkeit des jungen Kindes ein, neue Fertigkeiten zu lernen und zu entwickeln, oder beeinträchtigen den Entwicklungsverlauf.
Alter: Das junge Kind ist älter als 24 Monate und jünger als 36 Monate. **Dauer:** Die Symptome müssen mindestens 6 Monate vorhanden sein.

Als Ursachen für anhaltendes überaktives Verhalten im Kleinkindalter – nicht aber speziell für die Überaktivitätsstörung des Kleinkindalters – werden verschiedene Faktoren benannt. Beispielsweise sind Frühgeburt, niedriges Geburtsgewicht und die pränatale Nikotinexposition mit einem zweifach erhöhten Risiko für anhaltende und extreme Überaktivität assoziiert. Unter familiären Faktoren wurden die Ein-Eltern-Familie, jugendliche Mutterschaft, Nahrungsunsicherheit, mütterliche Depression und eine väterliche Vorgeschichte von antisozialem Verhalten als Prädiktoren für auffälliges hyperaktives Verhalten bei jungen Kindern identifiziert. Ebenso sind genetische Faktoren in Betracht zu ziehen. (Zero to Three, 2019)

Diagnose und Differenzialdiagnostik

Hinsichtlich der Diagnosestellung ist zunächst immer zu beachten, dass ein hohes Aktivitätsniveau im Alter von 2 bis 3 Jahren ein normales Phänomen darstellt. So mag es zwar für eine Bezugsperson unangenehm sein, wenn sich ihr zweieinhalbjähriges Kind im Supermarkt von der Hand losreißt, zum Regal läuft und sich einen Schokoriegel herausnimmt. Noch unangenehmer ist es möglicherweise, wenn sich dieses Kind schreiend auf den Boden wirft und lauthals protestiert, wenn ihm die Bezugsperson den Schokoriegel abnimmt und in das Regal zurücklegt. Aus entwicklungspsychologischer Perspektive ist dieses Verhalten altersangemessen. Als auffällig einzuschätzen ist es erst dann, wenn es über einen längeren Zeitraum regelmäßig auftritt – oder z. B. ab dem Schulalter. Ebenso muss berücksichtigt werden, dass unterschiedliche Kulturkreise sich unterschiedlich tolerant gegenüber überaktivem Verhalten zeigen.

Bezüglich des standardisierten Vorgehens für die Diagnose auch einer Überaktivitätsstörung des Kleinkindalters sei an dieser Stelle auf die umfassenden Ausführungen zur Diagnose einer ADHS in Kap. 5 verwiesen. Als diagnosestützende Merkmale einer Überaktivitätsstörung des Kleinkindalters werden in der DC:0-5 die häufige Unfallneigung der betroffenen Kinder, kurze Schlafdauer oder auch körperlich aggressives Verhalten erwähnt.

Differenzialdiagnostisch ist zunächst immer das vermeintliche Problemverhalten von der typischen Entwicklungsausprägung im Kleinkindalter abzugrenzen. Weiterhin werden in der DC:0-5 aufgelistet: Beziehungsstörungen, Affektive und Angstprobleme, Dysregulation als Folge von Stressoren, Entwicklungsverzögerungen, sensorische Überreaktivität, Schlafprobleme, Problemverhalten nach Bleiexposition sowie Überreaktionen nach Gabe von Antihistaminika oder Bronchospasmolytika.

Behandlung und Prävention

Spezifische Behandlungsmethoden oder Präventionsansätze bei einer Überaktivitätsstörung des Kleinkindalters liegen nicht vor. Es sei daher auf die diesbezüglichen Ausführungen in Kap. 5 zur ADHS verwiesen.

Verlauf und Prognose

Studien zu Verlauf und Prognose einer Überaktivitätsstörung des Kleinkindalters existieren bislang nicht Die Arbeitsgruppe der Zero to Three (2019) geht aber davon aus, dass dieses Störungsbild eine deutliche Kontinuität mit der ADHS-Diagnose im frühen Schulalter zeigen wird.

Forschungsdesiderate und Ausblick

Forschungsdesiderate bestehen zu sämtlichen, in diesem Kapitel skizzierten Aspekten einer Überaktivitätsstörung des Kleinkindalters. Das betrifft insbesondere die Frage, ob sich dieses neue Störungsbild als valide erweisen wird.

Literatur

Zero to Three. (2016). *DC:0-5. Diagnostic classification of mental health and developmental disorders of infancy and early childhood*. Washington, D.C.: Zero to Three Press.

Zero to Three. (2019). *DC:0-5. Diagnostische Klassifikation seelischer Gesundheit und Entwicklungsstörungen der frühen Kindheit*. Stuttgart: Kohlhammer.

7 Globale Entwicklungsverzögerung

Helmut Hollmann

Vorbemerkungen zum Begriff der Entwicklungsverzögerung. Im Vorwort zur deutschen Übersetzung der DC:0-5 (Zero to Three, 2019) wird ausgeführt, dass in diesem Klassifikationsmanual oft von Verzögerungen die Rede ist, obwohl Störungen gemeint sind. Der Begriff der Verzögerung impliziert einerseits, dass betroffene Kinder das Altersmittel des jeweiligen Entwicklungsbereiches nicht erreichen. Andererseits lässt der Begriff vermuten, dass der individuelle Rückstand aufholbar ist. Dies aber sei leider oftmals nicht der Fall, weshalb der Störungsbegriff für diese Fälle präziser sei (Zero to Three, 2019). Abschließend wird festgehalten, dass der korrekten Übersetzung entsprechend der Begriff der Entwicklungsverzögerung weiterverwendet wurde.

Im klinischen Alltag ist es essenziell, die Terminologie sehr bewusst zu beachten und in den Feinheiten zu differenzieren. *Verzögerung* und *Retardierung* signalisieren das grundsätzlich vorhandene Potenzial des späteren Ausgleichs im Entwicklungsverlauf. *Verlangsamung* meint eine mindestens qualitative Beeinträchtigung mit offenem Ergebnis hinsichtlich der Quantität. *Verspätung* und vor allem *Rückstand* hingegen zeigen schon deutlicher den Befund einer Störung im Sinne eines persistierenden Defizits an. Die Entwicklung von Motorik, Sprache und Kognition ist in dieser Reihenfolge der Marker für die Gesamtentwicklung bei jungen Kindern. Je jünger das zu untersuchende Kind, desto schwerer ist eine valide prognostische Einschätzung. Individuelle Entwicklungsheterogenität, differierendes Entwicklungstempo, familiäre Beziehungsaspekte und andere psychosoziale Umgebungseinflüsse sind in einem intensiven Wechselspiel verbunden, ohne dass die Potenz des einzelnen Wirkfaktors konkret und abschließend identifiziert werden könnte. Die drängenden Fragen der Bezugspersonen nach der fachlichen (Zukunfts-)Beurteilung sowie nach zielgerichteten, Erfolg verheißenden Interventionen müssen aufgegriffen und fachlich korrekt beantwortet werden. Dabei kommt der Wahl der Begriffe eine zentrale Bedeutung zu: Einerseits dürfen Eltern nicht verschreckt werden, andererseits muss die Ausprägung des Befundes zum Ausdruck kommen.

In den folgenden Ausführungen wird dieser Schwierigkeit angemessen Rechnung getragen. Besonders wesentlich und auch problematisch, wie einleitend dargestellt, ist dies im Kontext der *Globalen Entwicklungsverzögerung (GEV)*, um die es in diesem Kapitel geht. Dementsprechend wird hier der notwendige Zusammenhang zur kognitiven Entwicklung insgesamt mit ihren verschieden stark ausgeprägten Defiziten hergestellt.

Definition und Klassifikation

Eine Globale Entwicklungsverzögerung (GEV) ist gekennzeichnet durch die generelle Beeinträchtigung aller Entwicklungsbereiche – sowohl quantitativ wie qualitativ – mit deutlich verspätetem Erreichen von Entwicklungsstufen in der Zeitachse. Während bei Kindern etwa ab dem Einschulungsalter eine GEV in der Ausprägung als defizitäre Störung in unmittelbarem Zusammenhang mit einer ursächlichen kognitiven Minderleistung im Sinne der Intelligenzminderung (Geistige Behinderung) steht, ist bei

Kindern im Kleinkind- und Vorschulalter mit dieser Zuweisung noch Zurückhaltung geboten. In dieser jungen Altersgruppe sind gleichzeitige Überlagerungs- und Additionsphänomene mit individuellen und funktionsbezogenen Reifungsbeeinträchtigungen zu berücksichtigen, ebenso das mögliche Vorliegen einer tatsächlichen Entwicklungsverzögerung im eigentlichen Sinn einer rein zeitlichen Streckung bei danach aber normalem oder zumindest weitgehend normalem Ergebnis in der jeweiligen Funktion. Dies kann insbesondere die Bereiche Sprache und Motorik betreffen. Letztere sind bedeutsam auch abhängig von hemmenden oder fördernden Kontextfaktoren (Largo, 2017). Für die Klassifikation nach DC:0-5 müssen die jungen Kinder ein anhaltendes Muster der Verzögerung über verschiedene Entwicklungsbereiche nach Testung mit standardisierten Entwicklungsinventaren zeigen. Die Testergebnisse liegen 1,5 bis 2 oder mehr Standardabweichungen unter den normierten Altersmittelwerten. Die diagnostischen Kriterien können Tabelle 7-1 entnommen werden

Bei einer GEV zeigen sich alle Funktionsbereiche mit einer bedeutsamen Diskrepanz außerhalb der erwarteten Leistungsbreite. In der Beobachtung von Eltern sowie im Rahmen der pädiatrischen Früherkennungsuntersuchungen werden deshalb zeitlich die *Meilensteine* der Entwicklung überschritten (s. hierzu Anhang A.1: Entwicklungsmeilensteine und Kompetenzeinschätzungen der DC:0-5; Zero to Three, 2019, S. 213–232). Für die klinische Diagnostik günstiger ist die Berücksichtigung der Toleranzen kindlicher Entwicklung im Rahmen des *Grenzstein-Konzepts*. Es stellt die pragmatische Annäherung an die Entwicklungsbeurteilung im Säuglings- und Kleinkindalter dar (Michaelis et al., 2013). Die Orientierung erfolgt an der 90.–95. Perzentile der durch Longitudinalstudien erhobenen Daten, insbesondere der Zürcher Längsschnittstudie seit 1954 (Largo, 2017). Die Überschreitung der Grenzsteine signali-

Tabelle 7-1: Diagnostischer Algorithmus Globale Entwicklungsverzögerung nach DC:0-5 (Zero to Three, 2019, S. 59)

Alle der folgenden Kriterien müssen erfüllt sein.
A. Defizite der kognitiven Funktionen, der verbalen und nicht verbalen Problemlösefähigkeit, der Planung, des symbolischen Denkens, der motorischen Fertigkeiten, von sozialen Einschätzungen, des Lernens, einschließlich vorschulischer Fertigkeiten, die durch einen standardisierten, genormten Entwicklungs- oder Intelligenztest bestätigt wurden. Diese Defizite sind gekennzeichnet durch eine Verzögerung von zwei Standardabweichungen unter dem Mittelwert in einem Entwicklungs- oder Intelligenztest (oder innerhalb des Standardfehlers von zwei Standardabweichungen unter dem Mittelwert, z. B. ein Standardwert von weniger als 75).
B. Defizite des adaptiven Verhaltens. Damit ist die Kapazität der alterserwarteten kommunikativen, sozialen und täglichen Lebensfertigkeiten für unabhängige Alltagsfunktionen gemeint. Ohne Unterstützung begrenzen die adaptiven Defizite die Teilhabe und Teilnahme in einer oder mehreren altersentsprechenden Alltagsaktivitäten wie häusliche Routinen (z. B. der eigenen Körperpflege), Spielaktivitäten mit Familienmitgliedern und anderen jungen Kindern (z. B. in Kindergartengruppen) und Erfahrungen in der Nachbarschaft (z. B. auf dem Spielplatz). Diese Defizite werden durch ein Funktionsniveau festgestellt, das zwei Standardabweichungen unter dem Mittelwert in mindestens zwei Bereichen der adaptiven Funktionen liegt.
Alter: Das junge Kind muss mindestens 6 Monate alt sein.

siert, dass der weitere Verlauf bei einem Kind aufmerksam und auch kurzfristig zusätzlich beurteilt werden muss, wenn die entsprechenden Entwicklungsschritte bis zu diesem Alter noch nicht erreicht sind. Umgekehrt bedeutet die Überschreitung von Grenzsteinen bei einem somatisch und neurologisch unauffälligen Kind nicht automatisch, dass hier ein persistierender Störungsbefund droht. Das Grenzstein-Konzept wird der großen Variabilität in der frühkindlichen Entwicklung besser gerecht als die eher statischen Meilensteine. Es führt zu einer Einschätzung mit der notwendigen Toleranzbreite und trägt so dazu bei, verfrühte funktionell orientierte Therapiemaßnahmen zu vermeiden (Michaelis et al., 2013).

Neben den unmittelbar augenfälligen Markern der Funktionen Motorik und Sprache sind besonders aber auch alltagsbezogene Entwicklungsschritte von Bedeutung, wenn es um die Einschätzung der Entwicklungssituation insgesamt und damit den Ausschluss oder die Bestätigung der Verdachtsdiagnose einer GEV geht. Parameter wie die Selbstregulation im Säuglingsalter mit Rhythmusstabilisierung, frühe Aufnahme einer responsiven Interaktion, Interesse für Spielmaterialien und Umgebung sowie dann im zweiten Lebensjahr die beginnende Entwicklung des explorativen Spiels sind schwierig zu operationalisieren, stellen in der Beobachtung aber unverzichtbare Bausteine für die Einschätzung dar (Sarimski, 2005). Eine GEV kann sich im Einzelfall auch in den Bereichen des symbolischen Denkens, der sozialen Einschätzungen oder des Lernens allgemein im vorschulischen Bereich manifestieren, obwohl gleichzeitig eine in der Basisfunktion unauffällige statomotorische Entwicklung und eine nicht grundlegend abweichende Sprachentwicklung vorliegen. Ein derartiger Verlauf ist insbesondere dann zu beobachten, wenn die kognitive Beeinträchtigung zwar vorhanden, aber nicht übermäßig stark ausgeprägt ist. Häufig ist damit dann auch das Verhalten insgesamt altersjünger oder es zeigen sich begleitend abweichende oder gestörte Muster im Verhalten.

Mit Übergang in das Kindergartenalter verdeutlicht sich in der klinischen Beobachtung das Bild einer GEV. Aufgrund der altersentsprechend steigenden Differenzierung von Anforderungen und Leistungen wird die Diskrepanz des individuellen Entwicklungsverlaufes in der Abweichung zu Gleichaltrigen deutlicher. Auch die zu erwartende Toleranzbreite unter Berücksichtigung der in diesem Alter immer noch großen interindividuellen Variabilität wird überschritten. Mit entsprechend strukturierten Beobachtungssituationen des kindlichen Spiels und unter Einsatz entwicklungsdiagnostischer Testverfahren ist dann die standardisierte Entwicklungsdiagnostik und somit auch die Ausweisung der Diagnose hinreichend sicher möglich (Michaelis & Niemann, 2017).

Für die Diagnose einer GEV nach ICD-10 (Weltgesundheitsorganisation, 2011) besteht ein zweifaches Problem. Zum einen sieht die Weltgesundheitsorganisation für die Klassifikation einer GEV erst den Bereich einer kognitiven Einschränkung mit einem IQ über 70 vor. Der gesamte Bereich der unterdurchschnittlichen Intelligenz zwischen 70 und 84, der unter schulischen Gesichtspunkten der sogenannten *Lernbehinderung* entspricht und auch schon im Vorschulalter klinisch relevant ist, wird in der diagnostischen Ausweisung nach ICD-10 nicht erfasst. Zum anderen ist diese geforderte präzise Bestimmung des IQ im Rahmen von standardisierten Testverfahren mindestens im Alter unter 3 Jahren mit erheblichen Unwägbarkeiten und Risiken aufgrund der normalen Bandbreite und Variabilität der kindlichen Entwicklung sowie der gleichzeitig eingeschränkten Kooperation behaftet.

Unter pragmatischen Gesichtspunkten in der Alltagsversorgung müssen deshalb hilfsweise andere Kodierungen als die Klassifikation nach ICD-10 im Vorschulalter herangezogen werden. Insgesamt sind die Möglichkeiten der Klassifikation nach ICD-10 im Vorschulalter unbefriedigend, weil sie die tatsächliche Entwicklungssituation eines jungen Kindes unter Umständen nicht angemessen und fair abbilden. Es muss deshalb immer darauf geachtet werden, hier auch durch Kombination verschiedener diagnostischer Ausweisungen eine transparente und den Zugang zur angemessenen Hilfe nicht erschwerende Darstellung zu erzielen (Mendes & Hollmann, 2020). Dementsprechend ist die DC:0-5 komplementär zur ICD-10 eine sinnvolle Erweiterung und Bereicherung, weil sie in ihrer spezifischen multiaxialen Ausweisung genau die notwendigen Optionen bietet, um die komplexen Zusammenhänge und Bedingungsgefüge abzubilden, die bei der Entwicklungsdiagnostik junger Kinder generell und gerade bei der Ausweisung einer GEV zu beachten sind.

Epidemiologie

Die biopsychosozialen Zusammenhänge und Wechselwirkungen in der frühkindlichen Entwicklung führen trotz der einschränkenden Vorbemerkungen zu einer Berechtigung für die Diagnosestellung einer GEV. Zu diesem Konzept nach DC:0-5 liegen derzeit noch keine epidemiologischen Studien vor. Der Bezug zur kognitiven Entwicklung und damit zum Intelligenzniveau wird bewusst vage belassen, da die GEV auch aufgrund von psychosozialen und anderen Umweltfaktoren eintreten kann und nicht isoliert organbiologisch oder genetisch bedingt zu betrachten ist. Somit sind Veränderungen über die Zeitspanne der frühkindlichen Entwicklung nicht ausgeschlossen; bei entsprechend günstiger Gestaltung bzw. positiver Veränderung von Strukturen und Rahmenbedingungen ist in diesen Fällen das Erreichen des unteren Altersnormalbereichs, etwa im Schulalter, nicht ausgeschlossen.

In der aktuellen AWMF-Leitlinie zur *Intelligenzminderung* (s. dazu das Internet-Portal der Arbeitsgemeinschaft der Wissenschaftlichen Medizinischen Fachgesellschaften: AWMF online) wird zur Epidemiologie ausgeführt, dass diese in Abhängigkeit von den Erfassungs- und Definitionskriterien in Deutschland bei ca. 1 % liegt, in der internationalen Literatur aber zwischen 0,6 und 1,83 % schwankt. Prävalenzraten sind altersabhängigen Schwankungen unterworfen (Kindesalter 1,0 %; Jugendalter 0,4 %). Im Geschlechtervergleich schneiden Jungen (0,9 %) etwas schlechter als Mädchen (0,7 %) ab. Dies liegt teilweise daran, dass Jungen von X-chromosomalen Gendefekten, die mit Intelligenzminderung einhergehen, häufiger als Mädchen betroffen sind.

Nach einer Statistik zum bundesdeutschen Schwerbehinderten-Recht (Deutsches Statistisches Bundesamt, 2022) sind bis zum Einschulungszeitpunkt nur etwa 1,1 % der Kinder unter 6 Jahren mit einem Schwerbehindertenausweis ausgestattet. Daraus ist abzuleiten, dass gravierende intelligenzbezogene diagnostische Ausweisungen erst sehr spät getroffen werden. Die Gründe dafür liegen einerseits in der eingeschränkten Präzision und Zuverlässigkeit der Diagnostik bezogen auf den Langzeit-Outcome. Andererseits gibt es sowohl aufseiten der Fachleute als auch bei Eltern Aversionen, bei sehr jungen Kindern eine Intelligenzminderung im Kontext der Geistigen Behinderung aktenkundig zu machen. Damit würde attestiert, dass das betroffene Kind zeitlebens in mehr oder weniger großem Umfang auf Unterstützung und besondere Hilfe angewiesen sein wird. Diesem Umstand wird mit dem Konzept der GEV nach DC:0-5 Rechnung getragen.

Belastbare Zahlen liegen hinsichtlich der GEV für die Gruppe der extrem unreifen Frühgeborenen mit einer Schwangerschaftsdauer < 28 Wochen vor. Diese Kinder tragen ein hohes Risiko für organische, funktionelle und kognitive Beeinträchtigungen sowie begleitende Verhaltensstörungen, häufig in Kombination mit ungünstigen Faktoren der sozialen und materiellen Entwicklungsumgebung. Diese Entwicklungsbereiche entsprechen weitestgehend den konzeptionellen Vorgaben der DC:0-5 zur GEV. In einer niedersächsischen Nachuntersuchung extrem unreifer Frühgeborener im Alter von 5 Jahren ergab sich das folgende bedrückende Bild: 14,1 % hatten eine Geistige, 17,4 % eine Körperliche Behinderung, 33,1 % zeigten Verhaltens- und 40,4 % sprachliche Auffälligkeiten (Voss et al., 2016).

Symptomentwicklung und Komorbidität

Die nachfolgende Beschreibung der symptomatischen Manifestation über die Kleinkindzeit hinweg stützt sich auf empirisch-klinische Beobachtungen.

Erste Anzeichen einer GEV treten im Verlauf des ersten Lebensjahres allmählich auf. Zu ihnen zählen eine zögerliche motorische Entwicklung ohne spezifische neuromotorische Zeichen, das verspätete Erreichen des sozialen Lächelns als eindeutigem Ausdruck der Gesichtserkennung sowie eine verzögerte Sprachentwicklung trotz eines gesicherten Hörvermögens. Im zweiten Lebensjahr setzen sich diese Auffälligkeiten fort und werden in der Diskrepanz zu Gleichaltrigen deutlicher, insbesondere in Bezug auf die Sprache. Der Grenzstein im Alter von 24 Monaten mit einem Wortschatz von mindestens 20 Begriffen und ersten Zwei-Wort-Verbindungen wird verfehlt. Gleichzeitig zeigen sich im Explorations- und Spielverhalten Tendenzen zu Monotonie und eingeschränkten Interessen. Auf der Verhaltensebene sind manche Kinder wenig ansprechbar und gleichgültig, andere irritabel, unausgeglichen und unruhig. Im dritten und vierten Lebensjahr prägt sich die Symptomatik weiter aus. Es kann aber auch zu einer scheinbaren Annäherung an die Altersentwicklung kommen, wenn die Motorik relativ unauffällig ist, die Sprache situativ zur Kommunikation ausreicht und keine grundlegenden Abweichungen auf der Verhaltensebene vorliegen. Spätestens im fünften und sechsten Lebensjahr mit anstehender Einschulung sind dann die Zeichen einer GEV im Ausprägungsgrad der Intelligenzminderung in aller Regel nicht mehr zu übersehen. Die Kinder sind mit altersüblichen Anforderungen in Bezug auf Planung, konstruktives Vorgehen und logisch-schlussfolgerndes Denken überfordert, zeigen eine deutlich eingeschränkte Malentwicklung mit Problemen in der Übertragung und Reproduktion von Zeichen und Figuren und sind nicht imstande, grundlegende Vorstellungen von Mengen und Zahlen zu erwerben. Auch in diesem Alter gilt, dass die große Variabilität auch intraindividuell und die gleichzeitige interindividuelle Bandbreite der kindlichen Entwicklung es erschweren, ausschließlich aus der Beobachtung heraus eine Zuordnung zu treffen. Insbesondere Kinder mit einer zwar deutlich unterdurchschnittlichen intellektuellen Ausstattung, aber nicht in der Ausprägung einer Intelligenzminderung, können deshalb durch das Screening-Raster der pädiatrischen Früherkennungsuntersuchungen ebenso wie der sorgfältigen Entwicklungsdokumentation im Kindergarten fallen.

Zentrale *Komorbidität* einer GEV sind die Abweichungen in Psyche und Verhalten (Schlack, 2013). Gerade sehr junge Kinder fallen häufig erstmals hierdurch für die Eltern auf und werden deshalb zur weiteren Diagnostik vorgestellt. Dabei kann sich die gesamte Palette sowohl von introversiven Abweichungen als auch expansiven Verhaltensstörungen zeigen, je nach individueller Ausprägung auch in Form von autistischen Zügen mit Irritabilität einerseits, Monotonie und Beharren auf vertrauten Abläufen sowie selektiven Präferenzen andererseits.

Es ist ein unverzichtbarer Grundsatz bei der Diagnostik von Entwicklungsverzögerungen wie von Verhaltensstörungen des frühen Kindesalters, ausnahmslos die Frage nach der Kognition zu stellen und soweit wie möglich auch zu beantworten, um die zutreffende Ursache-Wirkungs-Beziehung bei beobachteten Abweichungen herzustellen. Stets muss diese Betrachtung eingebettet sein in die mehrdimensionale Gesamteinschätzung auch der familiären, sozialen und sonstigen Kontextfaktoren.

Ätiologie und Pathogenese

Globale Entwicklungsverzögerungen im Schweregrad der Intelligenzminderung haben in der Regel eine *organische Ursache*. Diese ist in einer genetisch bedingten primären Anlagestörung sekundär erworben oder durch eine Hirnschädigung in Verbindung mit einer neurometabolischen Erkrankung und Störung des Stoffwechsels zu suchen. Wie stets werden Ausprägung des klinischen Erscheinungsbildes und des

Entwicklungsverlaufes auch hierbei unter Umständen grundlegend durch Kontextfaktoren beeinflusst.

Das Konzept der DC:0-5 betrachtet die GEV als mögliche Folge sowohl *neurobiologischer Störungen* als auch bedingt durch *Umwelteinflüsse*. Das biopsychosoziale Modell wird konsequent beachtet und das Resultat des kontinuierlichen Entwicklungsprozesses als koaktionales System verstanden, in dem Anlage- und Umweltfaktoren nicht rein additiv wirken, sondern untrennbar miteinander verflochten sind. Demnach ist die kindliche Entwicklung als ein sich selbst organisierender nicht linearer und dynamischer Prozess zu betrachten (Petermann et al., 2004).

Psychosoziale Kontextfaktoren mit Deprivation führen nachweislich zu einer ausgeprägten Minderung der Aktivierung und damit eingeschränkten Potenzialrealisierung in sämtlichen Bereichen der kindlichen Entwicklung. Sie können aber keine Intelligenzminderung im eigentlichen Sinne induzieren. Diese tritt nur bei vollständiger Missachtung von üblichen und angemessenen Maßnahmen der Kinderbetreuung ein, wie historisch als „Kaspar-Hauser-Syndrom" beschrieben. Bei der überwiegenden Mehrheit jener Familien, die Institutionen wie die Frühförderung oder Sozialpädiatrische Zentren (SPZ) aufsuchen, liegen familiäre und psychosoziale Risikofaktoren vor, die sich negativ auf die Kinder dieser Familien auswirken. Besonders deutlich werden diese im ersten Schuljahr durch die damit einhergehenden Lernproblematiken (Geiling & Theunissen, 2009).

Diagnose und Differenzialdiagnostik

Je jünger ein Kind ist, bei dem der Verdacht auf das Vorliegen einer GEV geäußert wird, umso bedeutsamer ist die Anamnese. Insbesondere die Eltern geben mit ihren Beobachtungen entscheidende Hinweise auf die Fähigkeiten und das Verhalten in der Alltagssituation. Dies wird nach Möglichkeit ergänzt durch Informationen anderer Bezugspersonen aus der Kita und Freizeitbereichen. Die zu berücksichtigenden Fragestellungen in der Schilderung durch Eltern und Bezugspersonen sind vielgestaltig. Sie sollten sich stets auf (1) Kontakt, Interaktion und soziales Lächeln, (2) Motorik, (3) Sprache, (4) Spielgestaltung, (5) Alltagsverhalten, Essen und Schlaf, (6) Interaktion mit gleichaltrigen Kindern sowie (6) auf die Einschätzung des Entwicklungsalters durch die Eltern beziehen.

Bei Kindern im Kita-Alter kann die Erhebung der Anamnese durch geeignete Fragebogenverfahren systematisiert werden. Geeignet ist z. B. der *Fragebogen zur Erfassung kognitiver Prozesse bei 4- bis 6-jährigen Kindern (KOPKI 4-6)* von Gleißner et al. (2011). In der *klinisch-entwicklungsdiagnostischen Untersuchung* ist sodann die Verhaltens- und Interaktionsbeobachtung hinweisgebend. Hierbei müssen Grundzüge der kindlichen Exploration und Kommunikation sowie Reagibilität auf soziale und dingliche Reize beobachtet und dokumentiert werden. Typischerweise gelingt dies am besten in der Herbeiführung einer zwanglosen, aber vorgeplanten Spielsituation gemeinsam mit dem Kind und einer vertrauten engen Bezugsperson (Sarimski, 2005). Unverzichtbar ist stets die vollständige *neurologische Untersuchung*, zu der die Erfassung der körperlichen Entwicklung mit Länge und Gewicht ebenso zählt wie die Messung des Kopfumfangs. Gleichzeitig wird bei der körperlichen Befunderhebung systematisch auf morphologische Abweichungen als mögliche Hinweise für eine genetisch determinierte Ursache geachtet. Die Untersuchung schließt weiterhin Anhaltspunkte für ein spezielles Syndrom oder eine Störung aus dem Spektrum der fetalen Alkohol-Schädigungen ein (Michaelis & Niemann, 2017).

Je nach Entwicklungsstand und Alter kommen standardisierte Verfahren zur *Entwicklungsdiagnostik* zum Einsatz, ab dem Kindergartenalter auch zur *Intelligenzmessung*. Als Entwicklungstests zu empfehlen sind derzeit vor allem die *Bayley Scales of Infant and Toddler Development (BAYLEY-III)* von Bayley (2015) sowie der Entwicklungstest für Kinder von 6 Monaten bis 6 Jahren (ET 6-6-R) von Petermann und Macha (2015). Für Intelligenztestungen ab dem Vorschulalter werden die *Wechsler Preschool and Primary Scale of Intelligence (WPPSI-IV)* von Wechsler (2018), die *Intelligence and Development Scales – Preschool (IDSP)* von Grob et al. (2013) sowie die *Kaufman-Assessment Battery for Children (KABC-II)* von Kaufman & Kaufman (2015) verwendet. Als sprachfreies Inventar kann der *Non-verbale Intelligenztest (SON-R 2-8)* eingesetzt werden (Tellegen et al., 2018).

Alle Verfahren haben Vor- und Nachteile. Sie sind so konzipiert, dass verschiedene Entwicklungsbereiche in unterschiedlicher Form und Intensität erfasst werden. Stets handelt es sich um ein selektives Bild. Deshalb kann es keinen abschließenden objektiven Messwert oder Befund geben. Stattdessen bedürfen die Daten im Kontext der mehrdimensionalen Erfassung der fachlichen Interpretation. Bei allen Testergebnissen gilt: Nur zusammen mit der Exploration sowie der Verhaltens- und Interaktionsbeobachtung lässt sich eine valide Beurteilung erstellen. Hier kommt den untersuchenden Fachpersonen eine hohe Verantwortung zu (Petermann & Macha, 2005). Der mehrdimensionale diagnostische Ansatz zur umfassenden Abklärung der Entwicklungssituation wird sinnvollerweise umgesetzt durch ein multiprofessionelles Team in interdisziplinärer Zusammenarbeit. In den Institutionen der Frühförderung sowie den SPZ erfolgt dies regelhaft (Hollmann, 2020).

Die *Differenzialdiagnostik* zur GEV umfasst die Beschreibung isolierter Entwicklungsverzögerungen, die häufig in Kombination vorliegen, bei dann allerdings definitionsgemäß normaler oder nur in einem geringeren Umfang beeinträchtigter Kognition. Besonders rezeptive Sprachentwicklungsstörungen können bei schwerer Ausprägung ein sehr ähnliches Bild wie eine GEV induzieren. Bei den psychischen Krankheiten sind es insbesondere die Autismus-Spektrum-Störung (ASS) (s. Kap. 3 und Kap. 4), die von einer GEV abgegrenzt werden müssen. Dies kann im Einzelfall bei komorbiden Verhaltensabweichungen mit deutlichen autistischen Zügen im Rahmen einer Intelligenzminderung ausgesprochen schwierig sein. Seltener werden Posttraumatische Belastungsstörungen (PTBS) oder der Selektive Mutismus zu Abgrenzungsproblemen führen. Dennoch müssen auch diese Störungsbilder differenzialdiagnostisch stets erwogen werden. Ebenso sind die Symptome einer Bindungsstörung (s. Kap. 17.4 und Kap. 17.5) und der Deprivation abzugrenzen.

Behandlung und Prävention

Die Ansätze zur Intervention bei GEV sind vielfältig, da sie die Heterogenität der möglichen Ursachen reflektieren müssen. Sie umfassen zum einen symptomatische funktionell-übende Therapiemaßnahmen und zum anderen psychosoziale (psychotherapeutische) Verfahren mit Psychoedukation und Beeinflussung von Umweltfaktoren bis hin zur spezialisierten institutionellen Betreuung. Ist eine GEV mit einer genetisch-somatischen Ätiologie verknüpft, die eine originäre neurobiologische Fehlfunktion zur Folge hat, kann das daraus resultierende kognitive Defizit nicht geheilt, wohl aber in den Effekten und damit im individuellen Phänotyp gelindert werden. Dies ist bei der Dimension der Intelligenzminderung mit nicht kompensierbarer grundlegender Entwicklungsabweichung gegeben. Sofern hingegen eine Deprivation ursächlich mitbeteiligt ist, besteht hier die Chance der Auflösung durch Veränderung der Betreuungssituation (Schlack, 2011). Zu den symptomatischen funktionellen Interventionen bei Sprache und Motorik wird auf die Kap. 8 und Kap. 9 verwiesen.

Die *medikamentöse Behandlung* bietet keine Option einer zielgerichteten Therapie bei Globalen Entwicklungsstörungen. Auftretende Komorbiditäten auf der Verhaltensebene müssen entsprechend den jeweils gültigen Leitlinien therapeutisch angegangen werden, bei bestehender Indikation auch mittels psychopharmakologischer Behandlung. Die GEV an sich ist jedoch nicht medikamentös zu beeinflussen. Supportive Maßnahmen mit Vitaminen, Nahrungsergänzungsmitteln oder Wirkstoffen zur

Steigerung der geistigen Leistungsfähigkeit (Neuro-Enhancement) haben keinerlei evidenzgesicherten Wirksamkeitsnachweis.

In aktuellen Studien zur Evidenz von Interventionen bei einer GEV ist weltweit übereinstimmend belegt, dass ein familien- und umweltzentrierter Ansatz das Vorgehen der Wahl darstellt (Spittle et al., 2015). Zu den therapeutischen Maßnahmen zählen beispielsweise die dosierte Stimulation der Exploration und Eigenaktivität des Kindes nach dem Konzept des *Enriched Environment* (Ball et al., 2019), verbunden mit *Psychoedukation* für die Bezugspersonen. Außerdem sind systematische, optimal manualisierte Therapiemaßnahmen bei behandlungsbedürftigen Verhaltensauffälligkeiten indiziert. Die Verbindung verschiedener, aber synergistisch wirkender Interventionen ist die Domäne einer auf aktuellem Stand des Wissens operierenden Frühförderung, optimal als mobil-aufsuchende Maßnahme im unmittelbaren Lebensumfeld des Kindes und seiner Familie umgesetzt (Krause, 2009).

Die Veränderung und Verbesserung der Eltern-Kind-Interaktion ist nicht nur notwendig, um die Qualität der Beziehung und Bindung zu optimieren. Sie schafft auch die Voraussetzung dafür, das Kind zu befähigen, seine Anlagen über eigene Aktivität und Motivation bestmöglich zu entwickeln. Die psychosozialen Maßnahmen sind nach Stand der Evaluationsstudien nicht nur wirksamer als Übungsbehandlungen, sondern sie bauen die Grundlage dafür auf, dass ein Kind die Angebote einer Übungsbehandlung überhaupt effektiv durch Transfer in den Alltag umsetzen kann (Schlack, 2011). In diesem Kontext rückt aktuell das Coaching für Familien mit Kindern, die spezielle Erfordernisse haben, in den Vordergrund. Der Ansatz wird nach Akhbari Ziegler und Hadders-Algra (2020) als *Beziehungsorientierte und familienzentrierte Intervention (Relation-directed, family-centered intervention; RD-FCI)* bezeichnet.

Insgesamt führt der Erkenntnisgewinn der letzten Jahre trotz bisher fehlender Einzel-Evidenz dazu, dass sich quer durch alle Systeme und über alle Interventionen hinweg die Grundsätze der Familienorientierung, Förderung von Eigenaktivität des Kindes und Akzeptanz für sein individuelles Entwicklungstempo und -potenzial breit durchgesetzt haben. Frühere Vorstellungen mit teilweise mystischem Charakter in Bezug auf Neuroplastizität und gesicherter Heilung durch einzelne Methoden sind überwunden und haben Platz geschaffen für eine fundierte neurowissenschaftliche und realistische Betrachtung (Niemann, 2017).

Eltern eines Kindes mit einer GEV sollten systematisch auf Möglichkeiten von *Selbsthilfegruppen* hingewiesen werden. Hierdurch wird nicht unmittelbar Einfluss genommen auf Fördermaßnahmen für das Kind. Sehr wohl sind aber relevante zusätzliche Informationen durch den Vergleich mit anderen Betroffenen erhältlich, die zu einer Verbesserung der Bewältigung des Lebensalltags einer Familie führen können (Kofahl et al., 2019). Selbsthilfegruppen geben je nach zugrundeliegendem Krankheitsbild außerdem wichtige Impulse für die Forschung, beispielsweise sehr erfolgreich bei den Mukopolysaccharidosen oder der Tuberösen Sklerose. Je nach individuellem Bedürfnis kann die Verbundenheit mit einer Selbsthilfegruppe Eltern und Familien wesentlich darin bestärken, die besonderen Herausforderungen in der Betreuung eines Kindes mit GEV anzunehmen und zu bewältigen.

Alle Maßnahmen der kindgerechten Angebote und frühen Hilfen sind präventiv wirksam, da sie die Gestaltung des individuellen Phänotyps günstig beeinflussen können. *Prävention* ist in Bezug auf die organischen Ursachen nur in Teilaspekten möglich. Dies ergibt sich aus den Entstehungsbedingungen in der neurobiologischen Ätiologie. So können bestimmte pränatale Infektionen durch Impfung in der Bevölkerung bzw. rechtzeitige Immunisierung der Schwangeren vermieden werden (z. B. Röteln). Ebenfalls wäre die schädigende Wirkung von Alkohol komplett vermeidbar bei Verzicht auf den Genuss während der Schwangerschaft (Hollmann, 2020).

Verlauf und Prognose

Der Entwicklungsverlauf einer GEV ist entscheidend durch das Niveau der Begabung determiniert bzw. limitiert durch das Intelligenzdefizit im Rahmen der Intelligenzminderung. Dies ergibt sich aus dem Konzept nach DC:0-5, in dem für die Diagnose der GEV eine große Bandbreite gefordert wird: „Das junge Kind zeigt ein anhaltendes Muster der Verzögerung über verschiedene Entwicklungsbereiche hinweg nach standardisierten Entwicklungsinstrumenten. Junge Kinder mit GEV haben Werte, die üblicherweise 1,5 bis 2 oder mehr Standardabweichungen unter den Mittelwerten ihrer Alters- und kulturellen Gruppe liegen" (Zero to Three, 2019, S. 58). Je stärker das kognitive Defizit ist, umso mehr wird sich im Verlauf die Schere der Entwicklung im Vergleich zu Gleichaltrigen öffnen. Alle Maßnahmen der therapeutischen Intervention und Förderung verfolgen dabei das Ziel der optimalen Ausschöpfung des individuellen Entwicklungskorridors sowie der Stabilisierung von emotionaler Entwicklung und Sozialverhalten. Eine Annäherung an den Normalbereich der Entwicklung ist aber nicht zu erreichen und sollte deshalb bei Vorliegen einer Intelligenzminderung auch nicht als Zielpunkt vorformuliert werden. Ganz anders stellt sich dies bei einer GEV im sehr frühen Kindesalter ohne nachgewiesene neurobiologische Ursache und bei Überwiegen der Einflüsse von Umweltfaktoren dar. Hier kommt der Kompensation durch Behandlungsmaßnahmen eine potenziell große Einwirkungsmöglichkeit zu, sodass auch grundlegend positive Veränderungen im Verlauf durchaus nicht auszuschließen sind.

Eine frühe prognostische Einschätzung ist in aller Regel zu vermeiden. Sie ist nur in solchen Fällen valide möglich, bei denen die Ursachen medizinisch gesichert bekannt sind und eine ausreichend große Vergleichsgruppe existiert. So ist bei einem Kind mit Down-Syndrom pauschal die Intelligenzminderung in der Ausprägung einer Geistigen Behinderung gesichert, sobald die humangenetische Diagnostik abgeschlossen und das Vorliegen einer Freien Trisomie 21 bestätigt ist. Völlig anders verhält es sich bei einem Kind mit identischem klinischem Erscheinungsbild, bei dem dieser Phänotyp aber im Rahmen einer Mosaik-Trisomie 21 eintritt. Hier ist die Äußerung einer Prognose nicht statthaft, denn je nach Verteilung der betroffenen Körperzellen kann das Intelligenzniveau zwischen normal und stark gemindert liegen. Auch bei der Freien Trisomie 21 lässt sich das individuelle Profil von Fähigkeiten und möglichen Defiziten im Niveau der Intelligenzminderung wiederum in keiner Weise antizipieren. Ähnliches gilt für Folgewirkungen einer organisch bedingten Hirnsubstanzschädigung in Verbindung mit einer (Früh-)Geburt oder einem Unfall. Auch hier ist die frühzeitige Äußerung einer konkreten prognostischen Erwartung strikt zu vermeiden, sowohl was die Vorhersage von Defiziten als auch die Annahme der Problemüberwindung bis hin zur Normalisierung betrifft. Stattdessen soll die jeweilige aktuelle ärztliche Situationseinschätzung mit positiven wie negativen Aspekten erfolgen. Die Eltern müssen unbedingt die Chance haben, sich an den Entwicklungsverlauf ihres Kindes zu adaptieren. Nur so ist die emotionale Belastung der Eltern möglichst gering zu halten, und gleichzeitig kann der Einstieg in die Behinderungsbearbeitung gelingen (Krause, 2009).

Wegen der enormen intra- und interindividuellen Variationsbreite der Entwicklungsverläufe muss der Fokus auf die Bezugspersonen gerichtet werden, um diese im weiteren Prozess langjährig eng zu begleiten, zu unterstützen und so die bestmögliche emotionale Grundlage für die Realisierung aller anderen therapeutischen und fördernden Maßnahmen aufzubauen. Dies ist ein Aufgabenschwerpunkt in Frühförderung und Sozialpädiatrie. Je älter das Kind im Vorschulalter wird, desto präziser sind dann diagnostische Einschätzungen und damit auch prognostische Vorhersagen valide möglich. Dieser diagnostisch-therapeutische Prozess unter Einbezug der Eltern erstreckt sich insgesamt bis zur Einschulung. Auch im weiteren Verlauf sind allerdings erhebliche Veränderungen des individuellen Phänotyps in Abhängigkeit von der Gestaltung hemmender oder unterstützender Umweltbedingungen möglich.

Forschungsdesiderate und Ausblick

In der Aufklärung der Ätiologie einer GEV sind im letzten Jahrzehnt extreme Fortschritte erzielt worden. Die molekulargenetische Zuordnung kann inzwischen häufig zur Klärung der Ursachen führen und hat damit vielfältige unzutreffende Schuldzuweisungen oder Schuldvermutungen bei Geburtshelfer*innen und Eltern verdrängt. Es bleibt zu hoffen, dass durch die Sammlung entsprechender patientenbezogener Verlaufsdaten und deren Auswertung weitere Sicherheit auch bei der prognostischen Einschätzung einzelner Störungsbilder erlangt werden kann. Gleiches gilt für das Verständnis der Zusammenhänge zwischen kindlicher Entwicklung und Umweltfaktoren. Die breite wissenschaftliche Akzeptanz des biopsychosozialen Modells und damit die Überwindung der simplifizierenden Anlage-Umwelt-Diskussion eröffnet den Weg zu neuen Ansätzen der Interpretation abzuleitender Maßnahmen. Die psychosozialen Maßnahmen sind nach Stand der Evaluationsstudien nicht nur wirksamer als Übungsbehandlungen, sie bauen auch die Grundlage dafür auf, dass ein Kind die Angebote einer Übungsbehandlung durch Transfer in den Alltag überhaupt effektiv umsetzen kann (Schlack, 2011).

Obwohl ein so ausgerichtetes Vorgehen insgesamt unstrittig ist und sich bewährt hat, muss kritisch angemerkt werden, dass erhebliche grundsätzliche Fragen zu den Wirkfaktoren und der Evaluation bestehen. Das aktuell letzte Cochrane-Review (Spittle et al., 2015) zeigt in den vorliegenden Daten durchaus eine gewisse Effektstärke in Bezug auf die kognitive Entwicklung, was aber bei den wenigen vorliegenden Daten zur längerfristigen Verlaufsuntersuchung dann im Schulalter nicht mehr nachweisbar ist und somit offensichtlich einen passageren Optimierungseffekt bei der Ausnutzung des individuellen Entwicklungskorridors darstellt. Der Begriff des Entwicklungskorridors beschreibt dabei das Potenzial eines Kindes als Talent oder Begabung in jedweder Funktion und Fertigkeit, das in Abhängigkeit von besonders oder eben nicht förderlichen Rahmenbedingungen mehr oder weniger gut entfaltet wird (Largo, 2017). Die Maßnahmen einer frühen Intervention zur Anreizbildung und Aktivierung sind somit durchaus imstande, positive Resultate zu generieren. Diese sind aber nach den spärlich vorliegenden Daten mittelfristig für die schulische Entwicklung nicht bedeutsam. Hinzu kommt, dass die Akzeptanz und Umsetzung solcher Anregungen im Sinne eines fördernden Milieus deutlich von der sozialen Stellung der Eltern abhängig ist. Besser gestellte Familien sind eher imstande, die Hinweise aufzunehmen, als dies in bildungsferneren Milieus möglich ist (Pretis, 2020).

Zukünftige Studien sollen dazu verhelfen, Risikopotenziale und Problemlösungsstrategien konkret zu analysieren, um eine verbesserte Abstimmung beim Einsatz der unterstützenden Ressourcen zu ermöglichen. Frühe Entwicklungsförderung findet heute in Deutschland zunehmend in den frühkindlichen außerfamiliären Betreuungsinstitutionen statt. Die aktuellen Daten (Kißgen et al., 2021; Klusemann et al., 2020) weisen immer noch erhebliche Defizite bei der personellen Ausstattung und Qualifikation nach. Aus den Erhebungen in den USA zu den Effekten der *Systems of Early Intervention* (Spittle et al., 2015) wiederum ist belegt, dass nur eine sehr gute Qualität in der institutionellen Betreuung die negativen Auswirkungen eines wenig fördernden familiären Milieus zu kompensieren vermag. In der Summe ergibt sich der eindeutige und wissenschaftlich zweifelsfrei begründete Arbeitsauftrag an die Politik, in erheblichem Umfang größere finanzielle Ressourcen für die personelle Qualifikation und Ausstattung zur Verfügung zu stellen, um so die fachgerechte und gut fördernde institutionelle Betreuung im Vorschulalter zu gewährleisten. Während durch qualitativ hochwertige Betreuung in Kitas ein unspezifischer Wirkfaktor für die positive Beeinflussung der kindlichen Entwicklung bei der GEV besteht, ist es notwendig, so weit wie möglich spezifische Wirkfaktoren in der individuellen Einzelförderung als effektiv zu identifizieren. Entsprechende Forschungsdaten fehlen bisher, auch wenn zunehmend mehr Ansätze in den letzten Jahren dazu entwickelt wurden.

Als Nebenaspekt, der im Alltag aber eine durchaus gewichtige Rolle spielt, sei angemerkt, dass in der großen Vielzahl von Unterstützungs- und Hilfsmöglichkeiten gleichzeitig eine verwirrende Landschaft in der Zuständigkeit der Kostenträger besteht. Dies wird je nach regionaler Zuständigkeit noch weiter verkompliziert durch länderspezifische Regelungen im Zuge des Föderalismus. Letztlich resultiert häufig ein enormer Organisations- und Arbeitsaufwand für die betroffenen Eltern, mitunter verbunden mit sehr frustrierenden Erfahrungen. Die Zusammenführung der Finanzierungsgrundlagen für ein Kind aus den Hilfesystemen Gesundheit, Jugend und Soziales als sogenannten Große Lösung bleibt eine politische Herausforderung für die Zukunft.

Literatur

Akhbari Ziegler, S. & Hadders-Algra, M. (2020). Coaching approaches in early intervention and paediatric rehabilitation. *Developmental Medicine & Child Neurology, 62*(5), 569–574. https://doi.org/10.1111/dmcn.14493

Ball, N.J., Mercado, E. & Orduña, I. (2019). Enriched environments as a potential treatment for developmental disorders: A critical assessment. *Frontiers in psychology, 10*, 466. https://doi.org/10.3389/fpsyg.2019.00466

Bayley, N. (2015). *Bayley Scales of Infant and Toddler Development* (3rd ed.). Frankfurt am Main: Pearson.

Deutsches Statistisches Bundesamt. (2022). *Schwerbehinderte Menschen in Deutschland nach Geschlecht und Altersgruppe.* Verfügbar unter https://www.destatis.de/DE/Themen/Gesellschaft-Umwelt/Gesundheit/Behinderte-Menschen/Tabellen/schwerbehinderte-alter-geschlecht-quote.html

Geiling, U. & Theunissen, G. (2009). Lernbehinderung, soziale Benachteiligung und Migrationshintergrund: Begriffsdiskussion, Erscheinungsform und Prävalenz. In G. Opp & G. Theunissen (Hrsg.), *Handbuch schulische Sonderpädagogik* (S. 339–343). Bad Heilbrunn: Klinkhardt.

Gleißner, U., Krause, M.P. & Reuner, G. (2011). *Fragebogen zur Erfassung kognitiver Prozesse bei 4-6-jährigen Kindern (KOPKI 4-6).* Manual. Frankfurt am Main: Pearson.

Grob, A., Reimann, G., Gut, J. & Frischknecht-Brunner, M.C. (2013). *Intelligenz- und Entwicklungsskalen für das Vorschulalter. Intelligence and developement scales – preschool (IDS-P).* Bern: Huber.

Hollmann, H. (2020). FASD. Eine Übersicht. *Frühförderung interdisziplinär, 39*(4), 184–196. https://doi.org/10.2378/fi2020.art20d

Kaufman, A.S. & Kaufman, N.L. (2015). *Kaufman assessment battery for children – second edition (KABC-II).* Frankfurt am Main: Pearson.

Kißgen, R., Wirts, C., Limburg, D., Wertfein, M., Franke, S., Wölfl, J. & Austermühle, J. (2021). Zur inklusiven Betreuung von Kindern mit (drohender) Behinderung in Kindertageseinrichtungen in Bayern und im Rheinland. Ein Studienvergleich. *Frühförderung interdisziplinär, 40*(2), 64–77. https://doi.org/10.2378/fi2021.art07d

Klusemann, S., Rosenkranz, L. & Schütz, J. (2020). *Professionelles Handeln im System. Perspektiven pädagogischer Akteur*innen auf die Personalsituation in Kindertageseinrichtungen (HiSkiTa).* Bertelsmann Stiftung. Verfügbar unter https://www.bertelsmann-stiftung.de/fileadmin/files/BSt/Publikationen/GrauePublikationen/HiSKiTa_2020_final_01.pdf

Kofahl, C., Haack, M., Nickel, S. & Dierks, M.L. (Hrsg.). (2019). *Medizinsoziologie. Wirkungen der gemeinschaftlichen Selbsthilfe* (Band 29). Münster: LIT Verlag.

Krause, M.P. (2009). *Elterngespräche Schritt für Schritt. Praxisbuch für Kindergarten und Frühförderung.* München: Reinhardt.

Largo, R.H. (2017). *Babyjahre: Entwicklung und Erziehung in den ersten vier Jahren.* München/Berlin: Piper.

Mendes, U. & Hollmann, H. (2020). *MBS – Mehrdimensionale Bereichsdiagnostik und Behandlung in der Sozialpädiatrie (MBS).* Verfügbar unter https://www.dgspj.de/wp-content/uploads/qualitaetssicherung-mbs-glossar-2020.pdf

Michaelis, R., Berger, R., Nennstiel-Ratzel, U. & Krägeloh-Mann, I. (2013). Validierte und teilvalidierte Grenzsteine der Entwicklung. Ein Entwicklungsscreening für die ersten 6 Lebensjahre. *Monatsschrift Kinderheilkunde, 161*(10), 898–910. https://doi.org/10.1007/s00112-012-2751-0

Michaelis, R & Niemann, G. (Hrsg.). (2017) *Entwicklungsneurologie und Neuropädiatrie: Grundlagen, diagnostische Strategien, Entwicklungstherapien und Entwicklungsförderungen.* (5., überarb. u. erw. Aufl.). Stuttgart, New York: Georg Thieme Verlag. https://doi.org/10.1055/b-004-139126

Niemann, G. (2017). *Neurowissenschaften für Therapie und Neurorehabilitation: Erkenntnisse für die Praxis.* Stuttgart: Kohlhammer Verlag.

Petermann, F. & Macha, T. (2005). *Psychologische Tests für Kinderärzte.* Göttingen: Hogrefe.

Petermann, F. & Macha, T. (2015). *Entwicklungstest für Kinder von 6 Monaten bis 6 Jahren – Revision.* (2. korrigierte Aufl.). Göttingen: Hogrefe.

Petermann, F., Niebank, K. & Scheithauer, H. (2004). *Entwicklungswissenschaft. Entwicklungspsychologie – Genetik – Neuropsychologie.* Berlin: Springer. https://doi.org/10.1007/978-3-642-18601-1

Pretis, M. (2020). *Frühförderung und Frühe Hilfen. Einführung in Theorie und Praxis.* München: Reinhardt.

Sarimski, K. (2005). Frühdiagnostik bei Intelligenzstörungen. In W. von Suchodeletz (Hrsg.), *Früherkennung von Entwicklungsstörungen* (S. 137–154). Göttingen: Hogrefe.

Schlack, H. G. (2011). Interventionsweisen der Frühförderung und ihre Wirksamkeit. *KiTa Fachtexte,* 2–14. Verfügbar unter https://www.kita-fachtexte.de/fileadmin/Redaktion/Publikationen/FT_schlackI_2011.pdf

Schlack, H. G. (2013). Frühe Hinweise auf Entwicklungsstörungen bei Säuglingen und Kleinkindern. *KiTa Fachtexte,* 2–13. Verfügbar unter https://www.kita-fachtexte.de/fileadmin/Redaktion/Publikationen/KiTaFT_SchlackIV_FrueHinw_2013.pdf

Spittle, A., Orton, J., Anderson, P. J., Boyd, R. & Doyle, L. W. (2015). Early developmental intervention programmes provided post hospital discharge to prevent motor and cognitive impairment in preterm infants. *Cochrane Database of Systematic Reviews (11).* https://doi.org/10.1002/14651858.CD005495.pub4

Tellegen, P., J., Laros, J. A. & Petermann F. (2018). *SON-R 2-8. Non-verbaler Intelligenztest* (1. Aufl.). Göttingen: Hogrefe.

Voss, W., Hobbiebrunken, E., Ungermann, U., Wagner, M. & Damm, G. (2016). Entwicklung extrem unreifer Frühgeborener. Ergebnisse des Niedersächsischen Frühgeborenen-Nachuntersuchungsprojekts. *Deutsches Ärzteblatt, 113,* 871–878.

Wechsler, D. (2018) *Wechsler Preschool and Primary Scale of Intelligence – Fourth Edition.* Frankfurt am Main: Pearson.

Weltgesundheitsorganisation. (2011). *Internationale Klassifikation psychischer Störungen. ICD-10 Kapitel V (F). Klinisch-diagnostische Leitlinien* (8. überarb. Aufl.). Bern: Huber.

Zero to Three. (2019). *DC: 0-5. Diagnostische Klassifikation seelischer Gesundheit und Entwicklungsstörungen der frühen Kindheit.* Stuttgart: Kohlhammer.

8 Störung der Sprachentwicklung

Helmut Hollmann

Definition und Klassifikation

Sprache kann über die Augen oder die Ohren verstanden und über die Hände oder den Mund artikuliert werden (Petermann et al., 2004). Sie ist die komplexeste Leistung des menschlichen Gehirns und ermöglicht die situationsunabhängige Verständigung, Mitteilung von abstrakten gedanklichen Inhalten und Einbettung des Individuums in die immaterielle soziale Kommunikation (von Suchodoletz, 2002). Neben der gesprochenen Lautsprache sind Gebärden- und Schriftsprache andere Möglichkeiten der Kommunikation, die aber im Folgenden nicht weiter berücksichtigt werden. Die Entwicklung von Sprache kann vielfältige Abweichungen aufweisen, wie die DC:0-5 (Zero to Three, 2019) ausführt. Sie ist gleichzeitig in sehr hohem Maße abhängig vom konkreten Modell der Kommunikation und Interaktion in der unmittelbaren Umgebung eines Kleinkindes. Dementsprechend ist die Bandbreite der Variabilität in der sprachlichen Entwicklung extrem groß: Im Alter von 24 Monaten produzieren die unteren 10 % der Kinder weniger als 57 Begriffe, die oberen 10 % hingegen 537 Wörter. Der Median für den Wortschatz liegt bei 311 Wörtern (Bates et al., 1994). Die Geschwindigkeit des Spracherwerbs ist in einem erheblichen Ausmaß individuell verschieden. So werden Zwei-Wort-Verbindungen von etwa 10 % der Kinder bereits mit 15 Monaten erreicht, während dies bei den sich am langsamsten, aber normal entwickelnden Kindern erst nach dem 25. Lebensmonat der Fall ist (Largo et al., 1986).

Menschliche Sprache in ihrer hohen Differenzierung ermöglicht einen grenzenlosen Variationsreichtum für die Übermittlung und den Austausch von Gedanken, Wünschen und Gefühlen. Als raschestes Kommunikationsmittel dient sie der unmittelbaren Informationsweitergabe, ebenso aber auch der generationsübergreifenden Speicherung von Wissen und den damit verbundenen Kenntnissen. Es besteht ein unmittelbarer Zusammenhang mit der Strukturgebung in Denkprozessen und somit zur Intelligenz im weitesten Sinne (Elman et al., 1996). Ebenso ist in der Menschheitsgeschichte die sprachliche Überlieferung von religiösen Werten, sozialen Regeln und Traditionen die Grundlage von Sozialsystemen. Es ist somit unstrittig, dass der Sprache für alle Funktions- und Interaktionsbereiche eine zentrale Bedeutung zukommt. Umgekehrt ist eine Störung der Sprachentwicklung mit einer erheblichen Beeinträchtigung von Kommunikation und komplexeren Denkabläufen verknüpft, die für das betroffene Individuum große und langfristige Nachteile mit sich bringt.

Der genaue Entwicklungsprozess der menschlichen Sprache ist nicht geklärt. Unstrittig ist das notwendige Zusammenwirken der drei folgenden Kernkomponenten: (1) ausreichendes Hörvermögen, (2) ausreichende Intelligenz und (3) ausreichendes Sprachmodell. Der Spracherwerb erfolgt im Wechselspiel der vorstehend benannten Kernkomponenten mit somatischen Grundvoraussetzungen, individueller genetischer Disposition und Umweltfaktoren. Es liegt eine intrinsische Bereitschaft der Nervenzellen vor, bei hinreichendem Vorhandensein der Kernkomponenten Sprache sukzessiv zu entwickeln, modifiziert von sozialen

Umwelteinflüssen und interaktional-kommunikativen Bezügen (Schöler, 2020).

In der Theorie zur Sprachentwicklung konkurrieren verschiedene Modelle. Schöler (2020) hat diese zusammengefasst, ausgehend von Piaget (1972) über Chomsky (1981) bis hin zu Tomasello (2009). Piaget begriff Sprache als *Epiphänomen der Kognition* und entwarf ein hierarchisches Modell des Spracherwerbs (Konstruktivistische Theorie). Damit hat er einander widersprechende Vorläufer-Theorien und deren Diskurs über ausschließlich angeborene oder ausschließlich durch die Umwelt erworbene Fähigkeiten als Gegensatz überwunden. Chomsky überführt später die zu beobachtende Variabilität in der Sprachentwicklung, die teilweise dem eher statischen Stufenmodell von Piaget widerspricht, in ein Kommunikationsmodell, welches allgemeine kognitive Fähigkeiten und soziale Umstände berücksichtigt. Darüber hinaus postuliert Chomsky aber eine domänenspezifische Anlage für den Spracherwerb als genetisch-biologische und gleichzeitig humanspezifische Voraussetzung (Nativistische Konzeption). In der Konsequenz führte dies zu gebrauchsbasierten Spracherwerbs-Lerntheorien, die davon ausgehen, dass Generalisierungen – insbesondere der korrekten grammatikalischen Strukturen – vor allem aus dem Sprachgebrauch resultieren, den Menschen in der unmittelbaren Umgebung des Kindes praktizieren. Tomasello (2009) sieht als Voraussetzung des Spracherwerbs angeborene Anlagen für kognitive und soziale Fähigkeiten, aber keine domänenspezifischen Erwerbsmechanismen. Er betont die Bedeutung der *Joint Attention* (Geteilte Aufmerksamkeit) als zentrale Bedingung für das Erlernen von Sprache in einem sozial-interaktionistischen Ansatz. Letztlich ist kein Modell zum Erwerb oder dem Erlernen der menschlichen Sprache abschließend stimmig und erwiesen. Unstrittig sind grundlegende Voraussetzungen bei Kind und Umgebung, die durch Interaktion und Kommunikation passend zueinander gebracht werden und dabei auf beiden Seiten intrinsisch angelegte Fähigkeiten nutzen: beim Kind primäre Neugier und Antrieb zur sozialen Integration als Basis einer intentionalen Kommunikation, bei den Bezugspersonen die genuine Empathie und Modellgebung mittels „kindgerechter Sprache" (Motherese) (Aktas, 2020).

Nach aktuellem Stand der neurowissenschaftlichen Kenntnisse ist die Sprachentwicklung eine eigene Modularität, die sich durch den Input einer vorgesprochenen und mit einer sozialen Intention verbundenen Modellsprache in der Plastizität der neuronalen Netzwerkbildung ausformt. Grundlage ist eine universelle Anlage für die Aufnahme und Verarbeitung grundlegender sprachbezogener Informationen, die nachfolgend den Aufbau von Grammatik und Wortkonstruktionen, die Erweiterung des Vokabulars sowie in weiteren Teilen auch die korrekte Phonologie ermöglichen. Dies entspricht der Idee des *konnektionistischen Modells* (Schade, 1999), nach dem die Informationen verschiedener neuronaler Schaltkreise miteinander verbunden und verrechnet werden. Im Ergebnis kann die Reaktion des Netzes als Ganzes sehr komplex sein, obwohl die Einzelkomponenten vergleichsweise einfache Antworten generiert haben. Mit diesem Ansatz lässt sich nachvollziehen, dass sämtliche gesprochenen Sprachen dieser Welt von allen Kindern primär und vollständig erlernt werden können. Ebenso vermittelt er, dass der Prozess des Spracherwerbs biologisch flexibel ist und es keine genetisch oder neurologisch bedingte Bevorzugung einer Sprachmodalität zu geben scheint. Dies ist am Beispiel der Gebärdensprache erkennbar: Sprache kann über die Augen oder die Ohren verstanden und über die Hände oder den Mund artikuliert werden (Petermann et al., 2004).

Aktuell werden die Theorien zum Spracherwerb durch die in jüngster Zeit möglichen technischen Verfahren der funktionellen Bildgebung des Gehirns (fMRT), der EEG-basierten (EEG: Elektroenzephalografie) Aufzeichnung von ereigniskorrelierten Potenzialen (EKP) sowie insbesondere den vielfältig vorhandenen differenzierten Aufzeichnungen von Lauten und Sprachproben sowie den Videodokumentationen der Kommunikation und Interaktion neu bewertet (Pauen, 2018). Des Weiteren gibt es einige EU-Großprojekte zur systematischen Erfassung von Spracherwerb, Sprachentwicklungsstörungen und auch Mehrsprachigkeit. So untersucht die European Cooperation in Science and Technology (COST) in einer neueren Studie die Effektivität und Effizienz von Interventionen zur Diagnostik und Behandlung bei Sprachentwicklungsstörungen, von denen in Europa ca. 5,8 Millionen Kinder und Jugendliche bis zum 18. Lebensjahr betroffen sind. Das Projekt will die Effektivität von Diensten für die betroffenen Kinder verbessern und ein nachhaltiges Forschungsnetzwerk implementieren, um die weiterhin bestehenden Schlüsselfragen in Bezug auf Sprachentwicklung und ihre Störungen zu beantworten (COST, 2021).

Nach DC:0-5 ist von einer Störung der Sprachentwicklung auszugehen, wenn das junge Kind bei normalem Hörvermögen und unauffälligem somatischen Befund in seiner expressiven und rezeptiven Kommunikation bedeutsame Verzögerungen zeigt. Das Spektrum sprachlicher Einschränkungen reicht von

Tabelle 8-1: Diagnostischer Algorithmus Störung der Sprachentwicklung nach DC:0-5 (Zero to Three, 2019, S. 60 f.)

Alle der folgenden Kriterien müssen erfüllt sein.
A. Anhaltende Schwierigkeiten oder Verzögerungen beim Erwerb und Gebrauch von Sprache und Kommunikation verglichen mit Altersnormen, die durch eine oder mehrere der folgenden Symptome gekennzeichnet sind: 1. Verzögerungen bei der Bildung von Gesten, Vokalisationen, Wörtern oder Sätzen, die signifikant unter den Entwicklungsnormen liegen. Bei jungen Kindern, die Wörter verwenden, kann dies Probleme bei grammatikalischen und morphologischen Sprachregeln umfassen, wie die Produktion von neuen Wortkombinationen, Vergangenheitsbildung und Verwendung von Pluralformen. 2. Verzögerungen beim Verständnis von Gesten, Vokalisationen, Wörtern, Phrasen oder Sätzen, die deutlich unterhalb der Entwicklungsnormen liegen. 3. Schwierigkeiten oder Verzögerung beim Sprachgebrauch, um eigene Bedürfnisse mitzuteilen, Erfahrungen zu berichten oder ein Gespräch zu führen (z. B. Einschränkungen beim gegenseitigen Austausch).
B. Die Sprachauffälligkeiten, die im Kriterium A beschrieben wurden, sind nicht folgenden Störungen zuordenbar: 1. Hör- oder andere sensorische Beeinträchtigungen, motorische Funktionsstorungen oder andere medizinische oder neurologische Erkrankungen. 2. Eine andere neurobiologische Entwicklungsstörung. 3. Ein schweres Trauma.
C. Defizite bei der Sprachbildung und beim Sprachverständnis beeinträchtigen die altersentsprechenden Kommunikationsfertigkeiten. Ohne Unterstützungen begrenzen diese Defizite die Teilhabe und Teilnahme des jungen Kindes bei einer oder mehr altersentsprechenden Aktivitäten. Diese Defizite werden durch ein Funktionsniveau festgestellt, das mindestens zwei Standardabweichungen unter dem Mittelwert standardisierter Tests liegt.
Alter: Das junge Kind muss mindestens 24 Monate alt sein. **Dauer:** Die Symptome müssen mindestens 3 Monate vorhanden sein.

Artikulationsproblemen über die Störung expressiver Leistungen bis zu erheblichen Problemen im Sprachverständnis. Unabhängig vom Schweregrad der sprachlichen Entwicklungsauffälligkeit ist eine umfassende diagnostische Abklärung so früh wie möglich anzustreben. Tabelle 8-1 enthält die Kriterien für die Klassifikation einer Störung der Sprachentwicklung nach DC:0-5.

Während bei der DC:0-5 die Diagnose der Sprachentwicklungsstörung bereits ab dem Alter von 24 Monaten gestellt werden kann, wird bei den Kinder-Früherkennungsuntersuchungen in Deutschland bis zum Alter von 36 Monaten (U7a) von einer Sprachentwicklungsverzögerung gesprochen. Der Begriff der Störung ist ab dem 37. Monat gebräuchlich, sofern die Diagnosekriterien erfüllt sind.

Epidemiologie

Weltweit wird die Prävalenz spezifischer Sprachentwicklungsstörungen mit 5–8 % angegeben. Hierbei sind alle Formen der krankheits- und umgebungsbedingten Spracherwerbsstörungen ausgeschlossen. Law et al. (2000) dokumentieren bei Kindern im Alter von 3 Jahren Sprachentwicklungsstörungen unter Beteiligung der Phonologie mit einem Anteil von 6,9 % sowie weitere 2,6 % mit einer Sprachentwicklungsstörung ohne phonologisches Defizit. Obwohl für Deutschland keine verallgemeinerbaren Zahlen für Sprachentwicklungsstörungen vorliegen, ist davon auszugehen, dass die Auftretenshäufigkeit den international bekannten Angaben ähnelt.

Die Beeinträchtigung der sprachlichen Kommunikation und alltagsrelevanten Verständigung ist aus vielen Gründen möglich. Daten aus den schulärztlichen Eingangsuntersuchungen 2013/14 in Bayern an mehr als 88.000 Kindern im Alter von 5 bis 6 Jahren verweisen darauf, dass eine ausreichende Kompetenz in der Umgangssprache Deutsch insgesamt bei jedem 7. Kind (14,6 %) nicht gegeben ist, wenn es weniger als 3 Jahre eine Kindertageseinrichtung (Kita) besucht hat. Erfasst wurden Wort- und Satzbildungsstörungen. Dieser Anteil reduziert sich auf 9,2 resp. 4,9 % bei 3 bzw. mehr als 3 Jahren Besuchsdauer einer Kita. Es besteht eine klare reziproke Abhängigkeit vom Migrationshintergrund einerseits sowie der Dauer des Kitabesuches andererseits. Mit jedem zusätzlichen Jahr reduziert sich der Anteil der sprachauffälligen Kinder um etwa ein Viertel. Diese Daten sind in der Ausprägung bei deutschstämmigen Kindern aus benachteiligenden Entwicklungsbedingungen insgesamt etwas weniger prägnant als beim Deutscherwerb als Zweitsprache für Kinder mit Migrationshintergrund. Während die Rolle des Sozialstatus nicht eindeutig geklärt werden konnte, halten die Autoren und Autorinnen abschließend fest, dass die bayerischen Vorschulkinder unabhängig von anderen soziodemografischen Faktoren besonders bei der sprachlichen Entwicklung von einer längeren Förderung in der Kindertageseinrichtung profitiert haben (Nairz et al., 2017). Andere Untersuchungen bei jungen Vorschulkindern fanden Sprachauffälligkeiten bei 9,7 % sowie Verdachtsmomente bei weiteren knapp 20 % der Stichprobe (Grimm et al., 2004).

Symptomentwicklung und Komorbidität

Erste Auffälligkeiten in Form von Unterschieden sind experimentell bereits im Schreiverhalten von Babys in den ersten Lebensmonaten erkennbar (Wermke at al., 2007). Diese im Forschungslabor durchgeführten Untersuchungen sind zwar imstande, Differenzen durch die technische Analyse aufzuzeigen, können aber noch nicht als Screening-Instrument zur Frühdiagnostik verwendet werden (Friederici, 2013). Schwerwiegender ist dann eine verspätet einsetzende Lallphase jenseits des 8. Lebensmonats und das verzögerte Auftreten von ersten zielgerichteten Wörtern jenseits des 15. Lebensmonats (Bates et al., 1994) zu bewerten. Die aktuelle Definition für *Late Talker* im Alter von 24 Monaten besagt, dass eine eindeutige Verzögerung der Sprachentwicklung in diesem Alter vorliegt, wenn der aktive Wortschatz weniger als 50 Begriffe umfasst und Zwei-Wort-Verbindungen fehlen (Buschmann & Sachse, 2017). Verglichen mit dem durchschnittlichen und erst recht sehr guten Sprachentwicklungsstand mit 2 Jahren ist dies ein extrem niedriges Niveau, trägt aber der Tatsache Rechnung, dass die Bandbreite der normalen Entwicklung in diesem Alter sehr groß ist. Klinisch auffällig sind ab dem dritten Lebensjahr neben verschiedenartig ausgeprägten Artikulationsstörungen insbesondere die Schwierigkeiten in der Wortfindung bei reduziertem Wortschatz, Fehler in der Grammatik bei Störung der Syntax, falsche Genus- und Kasusmarkierungen als Hinweis auf Abweichungen in der Morphologie sowie alltagsrelevante Schwierigkeiten in der Auffassung und Umsetzung von Informationen bei rezeptiven Sprachentwicklungsstörungen. Letztere werden häufig durch die Probleme auf den anderen sprachlichen Ebenen kaschiert und müssen deshalb im Rahmen der logopädischen oder entwicklungsdiagnostischen Untersuchung gezielt durch standardisierte und kombinierte Testverfahren identifiziert werden.

Den Störungen im Sprachverständnis (rezeptive Sprachentwicklungsstörung) kommt eine zentrale Bedeutung zu. Im Gegensatz zu allen anderen funktionellen Störungen sind sie auch von ausgewiesenen Fachleuten nur durch die klinische Beobachtung nicht zu identifizieren. Oftmals erfolgt daher die Diagnosestellung erst im Schulalter unter dem Verdacht einer kognitiven Störung oder verhaltensbezogener Abweichungen wie ADHS. Gleichzeitig sind umgekehrt rezeptive Sprachentwicklungsstörungen in besonderem Ausmaß von Verhaltensauffälligkeiten als Komorbidität begleitet (Yew & O'Kearney, 2013).

Generell stellen internalisierende und externalisierende Verhaltensabweichungen sowie Störungen der Aufmerksamkeit und/oder Aktivität die zentrale *Komorbidität* von Sprachentwicklungsstörungen dar. Dabei ist in der Befundlage unklar, ob sich die emotionale und soziale Problematik sekundär durch die Kommunikationsstörung entwickelt, ob umgekehrt eine verhaltensbezogene Prädisposition zu gestörtem Spracherwerb beiträgt oder ob beide Bereiche auf eine gemeinsame übergeordnete Ursache zurückzuführen sein könnten (Conti-Ramsden, 2013). Letzteres könnte in neurobiologischen und neuropsychologischen Faktoren einer verzögerten Reifung sowie Störungen im System der exekutiven Funktionen begründet sein. Dabei muss beachtet werden, dass sich die Zuordnung des erhöhten Risikos auf den Gruppenvergleich von Kindern mit einer Sprachentwicklungsstörung und sich sprachlich normal entwickelnden Kindern allgemein bezieht. Der individuelle Einzelverlauf ist auch in Bezug auf komorbide Verhaltensstörungen nicht vorhersagbar. Die Rate der Verhaltensabweichungen bei Kindern mit einer Störung der Sprachentwicklung insgesamt ist um 50 bis 100 % erhöht.

Eine Komorbidität mit hoher praktischer Bedeutung ist die Störung im auditiven Arbeitsgedächtnis. Diese eigenständige neuropsychologische Funktion ist für den Spracherwerb sowie für die spätere Fähigkeit, typische seriale Informationen bei Instruktionen zu speichern, hoch bedeutsam, da sie eine grundlegende Voraussetzung für Lernschritte darstellt. Kinder mit Störungen im auditiven Arbeitsgedächtnis wirken im Alltag häufig begriffsstutzig, langsam, vergesslich, unkonzentriert und unaufmerksam. Dies führt zu vielfältigen Fehler- und Schuldzuweisungen, was dann wiederum sekundäre Verhaltensauffälligkeiten im emotionalen Bereich bedingen kann (Weinert, 2020).

Störungen der Aufmerksamkeitslenkung und Impulskontrolle im Rahmen einer ADHS (Lautenschläger et al., 2020) sind ebenso als Komorbidität bekannt wie intellektuelle Probleme. So fand sich bei Messung der nonverbalen Intelligenz ein Trend zu geringeren Leistungen bei Kindern mit Sprachentwicklungsstörung. Sie erreichten in einer Metaanalyse im Vergleich zu sprachlich normal entwickelten Kindern im Schnitt ca. 10 IQ-Punkte weniger (Gallinat & Spaulding, 2014). Dabei sind Kinder mit gemischt expressiv und rezeptiven Störungen am deutlichsten betroffen, während isolierte Artikulationsstörungen nicht mit Differenzen in den kognitiven Leistungen verbunden waren.

Ätiologie und Pathogenese

Der Spracherwerb ist ein langjähriger und kontinuierlicher Prozess. Dementsprechend kann er bei jedem Differenzierungsgrad gestört sein. Sprachentwicklung beginnt im ersten Lebensjahr mit der Äußerung modulierter Laute als Phonem und geht dann über in die Lallphase mit Kombination von Einzelphonemen, die zu Morphemen werden (Bockmann et al., 2020). Dieser Entwicklungsabschnitt wird als präintentionale Kommunikation bezeichnet (früher: präverbale Kommunikation). Die vorlexikalische Produktion mit Lallen setzt typischerweise abrupt ein. Anschließend erfolgt der Übergang zu Silbenketten als Vorstadium des Wortschatzerwerbs, zeitlich meist um den Übergang zum zweiten Lebensjahr angesiedelt. Anschließend kommt es zu einer sukzessiven Erweiterung, bevor im Alter von 18 bis 20 Monaten nach Szagun (2013) der Wortschatzspurt eintritt. Parallel hierzu setzt im zweiten Lebensjahr der Grammatikerwerb ein. Dies zeigt sich zunächst in der Aneinanderreihung von Wörtern im Telegrammstil ohne korrekte syntaktische Verknüpfung, folgt aber durchaus bereits syntaktischen Grundregeln (Weissenborn & Grimm, 2000). Die vollständigen Regeln der Grammatik werden dann bei ungestörtem Entwicklungsverlauf gegen Ende des dritten Lebensjahres erworben. Dies umfasst insbesondere die korrekte Positionierung von Verben in der sogenannten Verbzweitstellung, was die vorherige Phase der Verbendstellung ablöst. Gleichzeitig kommt es zur zunehmenden Erweiterung der Wortkombinationen mit kurzen Sätzen und beginnenden Nebensatzkonstruktionen. Parallel zur Syntax wird auch die Morphologie entwickelt. Dem Plural folgt dann die Flexion der Verben, teilweise mit einer Phase der Übergeneralisierung, in der bestimmte Regeln generalisiert und damit falsch angewendet werden. Die Entwicklung der Präzision in der Artikulation ist sehr unterschiedlich, sollte aber wie die übrigen Sprachbereiche bis zum vierten Lebensjahr – abgesehen von Sigmatismus und Zischlautstörungen – abgeschlossen sein. Allerdings können insbesondere bei unregelmäßigen Verben durchaus noch einzelne Übergeneralisierungen bis in die Schulzeit hinein auftreten (Pinker, 2000). Abweichungen der normal verlaufenden Sprachentwicklung und deren zeitliche Verortung sind in Tabelle 8-2 zusammengefasst.

Die *Ätiologie* der Sprachentwicklungsstörungen insgesamt ist vielgestaltig. Sie reicht von

Tabelle 8-2: Leitsymptome von Sprachentwicklungsverzögerungen und -störungen (von Suchodoletz, 2007)

Zeitspanne	Auffälligkeit
Sprachentwicklungsverzögerung	
1. Lebensjahr	Verspätetes und vermindertes Lallen
2. Lebensjahr	Verminderter Wortschatz
3. Lebensjahr	Verminderte Äußerungslänge
Sprachentwicklungsstörung	
4.–6. Lebensjahr	Fehler bei Syntax und Morphologie
Schulalter	Kurze, einfache Sätze; Probleme beim Erzählen
Jugend- u. Erwachsenenalter	Probleme bei komplexen grammatischen Strukturen, idiomatischen Wendungen, Doppeldeutigkeiten und Ironie

eindeutig somatischen Ursachen wie angeborener Hörminderung über eine familiär-genetische Disposition bis zu den Folgen einer ausgeprägten psychosozialen Mangelversorgung oder dem verzögerten Erlernen der Umgangssprache im Zweitspracherwerb. Das Konzept der DC:0-5 betrachtet die Symptomatik aus Sicht des Kindes, unabhängig von der Ursache. Dies ist sinnvoll, um möglichst frühzeitig und umfassend jene jungen Kinder identifizieren zu können, die eine Entwicklungsunterstützung benötigen. Das Vorgehen auf der Interventionsebene hingegen ist durchaus verschieden und abhängig von den Ursachen. In der Forschungsliteratur hingegen wird zwischen *primären* (umschriebenen, spezifischen) und *sekundären* Sprachentwicklungsstörungen unterschieden und so eine Zuordnung versucht. Die wesentliche Ursache für die Spezifischen Sprachentwicklungsstörungen wird in einer individuellen und häufig familiär transgenerational verfolgbaren genetischen Disposition gesehen. Dabei sind verschiedene Genorte identifiziert, die im Rahmen einer multifaktoriellen Vererbung mit geschlechtsspezifischer Penetranz (sogenannte Knabenwendigkeit) das klinische Bild bedingen. Bekanntestes Beispiel ist die Identifikation des FOXP2-Gens, wobei selbst hierfür die genauen Wirkmechanismen im Bereich der Sprache noch nicht vollständig aufgeklärt sind (Max-Planck-Gesellschaft, 2011). Gleichzeitig sind Bereiche der frühen Interaktion und Kommunikation als Einflussfaktoren bekannt. Ungünstige und unzureichend fördernde Rahmenbedingungen erhöhen das Risiko der Manifestation für die genetische Disposition (von Suchodoletz, 2002). Derzeit wird eine intensive Diskussion darüber geführt, ob und wie Abgrenzungen zwischen primären, spezifischen und umschriebenen Sprachentwicklungsstörungen und solchen vorgenommen werden können, die im Kontext mit oder sekundär als Folge von anderen Krankheitsbildern und Faktoren auftreten. Ebenso ist momentan noch unklar, wie sinnvoll dies ist, um die angestrebte Zugangsgerechtigkeit zu Interventionen zu erreichen (Bishop, 2017). Die DC:0-5 ist damit inhaltlich näher am aktuellen Stand der Forschung als die ICD-10 (Weltgesundheitsorganisation, 2011), die für das medizinische Dokumentations- und Abrechnungssystem relevant ist und hier kategoriale Unterscheidungen vertritt, während die DC:0-5 eine dimensionale Betrachtung des kindbezogenen Resultats favorisiert.

Exkurs: Bilingualer Spracherwerb und Mehrsprachigkeit. In einer zunehmend internationalen Gesellschaft wird Monolingualität stetig seltener. Fragen der normalen Entwicklung der Mehrsprachigkeit und den auch dabei auftretenden spezifischen Sprachentwicklungsstörungen gewinnen somit an Bedeutung. Lüke et al. (2020) haben dazu eine komprimierte Übersicht erstellt. Hieraus sind die folgenden Eckpunkte zusammengefasst.

Der simultane Erwerb von zwei Sprachen erfolgt prinzipiell identisch wie bei der monolingualen Entwicklung. Tritt eine weitere Sprache zur Erstsprache nach dem zweiten Lebensjahr hinzu, ist dies bereits als sukzessiver Spracherwerb definiert. Dabei ist die Erwerbsfähigkeit auch im weiteren Verlauf zeitabhängig: Bis zum Alter von 4 Jahren verlaufen beide Sprachen auch beim sukzessiven Erwerb noch parallel, danach können Probleme in der Flexionsmorphologie hinzukommen, ab dem Alter von 7 Jahren zusätzlich Schwierigkeiten beim Aufbau syntaktischer Strukturen. Demgegenüber werden bei Deutsch als Zweitsprache die grundlegenden syntaktischen Strukturen innerhalb einer Kontaktzeit von ein bis zwei Jahren erworben. Zur validen Einschätzung einer Störung der Sprachentwicklung bei mehrsprachig aufwachsenden oder aufgewachsenen Kindern muss zwingend überprüft werden, ob die Auffälligkeiten und Abweichungen auch in der/den Muttersprache(n) auftreten. Andernfalls handelt es sich um Schwierigkeiten im Umgangsspracherwerb. Für die Diagnostik optimal sind muttersprachliche Therapeuten und Therapeutinnen, die aber nur selten zur Verfügung stehen. Zunehmend werden Elternfragebögen entwickelt, die zumindest auf dieser Basis der

Einschätzung eine praktische Orientierungshilfe bieten.

Diagnose und Differenzialdiagnostik

Ausgangspunkt der Diagnostik ist die Anamnese. Zu erfassen sind:

- Relevante Vorerkrankungen in der Familie, insbesondere bei Angehörigen mit Auffälligkeiten und Störungen in der Sprachentwicklung, der Kommunikation und bei schriftsprachlichen Leistungen sowie im Hinblick auf das Hörvermögen
- Relevante Vorerkrankungen und sonstige Entwicklungsabweichungen des betroffenen Kindes
- Hinweise auf Hörstörungen bzw. deren fachärztlicher Ausschluss
- Einschätzung des sprachfördernden Verhaltens und der Kommunikation in der Familie
- Familiensprache und Kompetenz in der Umgangssprache Deutsch

In der Untersuchung selbst wird auf anatomische Fehlbildungen im Bereich von Gesicht, Mund, Nase und Rachen geachtet. Hierzu zählen Verlegungen der Nase, submuköse Gaumenspalte oder ausgeprägte Zahn- und Kiefer-Anomalien, was – soweit zutreffend – jeweils andere medizinische Behandlungsmaßnahmen nach sich ziehen kann. Die Mund- und Zungenmotorik wird neben der Beobachtung des Spontanverhaltens durch Aufgaben zur Imitation überprüft. Salivation kann bis zum Alter von etwa 3 Jahren auftreten. Danach sollte die Kontrolle automatisiert sein. Fehlender Mundschluss kann auf eine behinderte Nasenatmung verweisen und die Artikulation im Zusammenwirken beider Faktoren beeinträchtigen, kann aber auch ein Hinweis auf eine allgemeine muskuläre Hypotonie sein. Im Zusammenhang mit solchen neurologischen Fragen ist auch der gesamte Prozess der Nahrungsaufnahme vom Abbeißen und Kauen bis zum korrekten Schlucken von Interesse (Heinen et al., 2009).

Bei der Untersuchung der eigentlichen Sprachentwicklung im frühen Kindesalter kommt der anamnestischen Beschreibung durch die Eltern und andere Bezugspersonen umso größere Bedeutung zu, je jünger das Kind ist. Vor dem Alter von 3 bis 4 Jahren sind mitunter in der ungewohnten Untersuchungssituation kaum sprachliche Äußerungen zu erhalten. Das Kommunikationsverhalten muss daher von den Eltern aus deren Alltagsbeobachtung heraus beschrieben werden. Problemsituationen aus dem Alltag sollten nach Möglichkeit exemplarisch als Videobeispiel zur Beurteilung zur Verfügung gestellt werden (von Suchodoletz, 2002). Als gut standardisiertes Screeninginventar für die frühe sprachliche Entwicklung kommen die *Elternfragebögen für die Früherkennung von Risikokindern (ELFRA)* in Betracht. Diese ermöglichen die Identifikation von Risikokindern für eine Sprachentwicklungsstörung im Alter von 12 und 24 Monaten (Grimm et al., 2019). Weiterhin eignen sich für die Früherkennung von Sprachentwicklungsstörungen durch die Eltern der *SBE-2-KT* für die U7 und der *SBE-3-KT* für die U7a (von Suchodoletz et al., 2012) sowie der *Fragebogen zur frühkindlichen Sprachentwicklung – FRAKIS* (Szagun et al., 2014). Auch allgemeine Entwicklungstests wie die *Bayley Scales of Infant and Toddler Development (BAYLEY-III)* von Bayley (2015) sowie der *Entwicklungstest für Kinder von 6 Monaten bis 6 Jahren (ET 6-6-R)* von Petermann und Macha (2015) erfassen die sprachlichen Leistungen. Dies ist in der Präzision aber reduziert, da jeweils nur wenige sprachbezogene Items pro Altersstufe zur Verfügung stehen. Gleichzeitig sind diese Verfahren jedoch gut geeignet, den Sprachentwicklungsstand in die Beurteilung der Entwicklung insgesamt zu integrieren. Dies gilt vor allem für den ET6-6-R, der in der entwicklungspädiatrischen Basisdiagnostik zur Ergänzung der Früherkennungsuntersuchungen als Screeninginventar für das Vorschulalter einsetzbar ist.

Ab dem Alter von 3 Jahren werden die verschiedenen sprachlichen Ebenen systematisch erfasst. Dies sind (1) Phonologie, (2) Semantik und Lexikon, (3) Morphologie und Syntax sowie (4) Sprachverständnis. Hinzu kommen zielgerichtete Überprüfungen der phonologischen Bewusstheit und des auditiven Arbeitsgedächtnisses. Zur Überprüfung der benannten Ebenen müssen unterschiedliche Inventare eingesetzt werden (Kiese-Himmel, 2020). Der *Sprachstandserhebungstest für Kinder im Alter zwischen 3 und 5 Jahren (SET 3-5)* ist relativ breit angelegt und reicht bis in das Vorschulalter (Petermann et al., 2016). Der *Test zur Überprüfung des Grammatikverständnisses (TROG-D)* ist spezifisch auf die Grammatik ausgerichtet und eignet sich eher für Kinder ab 4 Jahren (Fox-Boyer, 2020). Für kognitiv normalbegabte Kinder ist ab diesem Alter auch der *Potsdam-Illinois Test für Psycholinguistische Fähigkeiten (P-ITPA)* einsetzbar, der die phonologischen Bereiche als Vorläuferfertigkeiten für den Erwerb von Schriftsprache miterfasst (Esser & Wyschkon, 2010). Eine gezielte Artikulationsprüfung kann über die *Psycholinguistische Analyse kindlicher Aussprachestörungen (PLAKSS-II)* vorgenommen werden (Fox-Boyer, 2014). Unverzichtbar in der Diagnostik zur Erhebung des Sprachstands ist parallel zum standardisierten testdiagnostischen Vorgehen die systematische Beschreibung des spontanen Sprachverhaltens sowie der Ausgestaltung von Interaktion und Kommunikation. Hierbei ergeben sich gleichzeitig ergänzende Einschätzungen für die Alltagsrelevanz der testdiagnostisch erhobenen Befunde. Umgekehrt kommt den Beobachtungen eine hohe Bedeutung zu, um besonders Störungen im Sprachverständnis aus Alltagssituationen heraus zu evaluieren. Ebenso ist die Ausprägung der dialogischen Struktur in der Kommunikation zu beachten (Petermann et al., 2016).

Die Beobachtung der Fähigkeit zum Dialog ist zudem eine wesentliche Komponente in der *Differenzialdiagnostik*. Störungen im Kommunikationsverhalten können durch Sprachentwicklungsstörungen bedingt sein. Sie können aber ebenso gut Ausdruck einer übergeordneten psychischen und Verhaltensstörung sein. Hierbei sind insbesondere alle Varianten der Autismus-Spektrum-Störung (ASS) zu beachten. Die nicht altersentsprechend entwickelte Sprache im Rahmen einer Globalen Entwicklungsstörung (GEV) (s. Kap. 7) muss ausnahmslos differenzialdiagnostisch mit bedacht werden. Andere sehr seltene Ursachen sind organischer Natur z. B. in Form des Landau-Kleffner-Syndroms. Bei dieser epileptischen Enzephalopathie kommt es u. a. zum Verlust bereits erworbener Sprachfertigkeiten. Hier kann über die Epilepsiebehandlung mit Antikonvulsiva versucht werden, eine Linderung der Symptomatik zu erreichen. Der Verlauf ist aber variabel und nicht immer positiv (Neubauer & Hahn, 2014). Nicht selten wird bei jungen Kindern mit Sprachentwicklungsstörungen eine EEG-Ableitung vorgenommen. Problematisch ist, dass bis zu 10 % aller Kinder im Vorschulalter Abweichungen bis hin zu echten Pathologien in einem Routine-EEG aufweisen, was dann zwangsläufig zu Irritationen und Sorgen bei den Eltern führt. Eine medikamentöse Behandlung ist bei der Konstellation Sprachentwicklungsstörung plus pathologischer EEG-Befund ohne klinische Hinweise für eine Epilepsie in aller Regel nicht indiziert. Mitunter werden abweichende Einzelfallentscheidungen mit Einleitung einer probatorischen Medikation getroffen.

Behandlung und Prävention

Sprache hat den Zweck der Kommunikation und Verständigung bei gleichzeitiger Übermittlung von Vorstellungen, Ideen und Befindlichkeiten. Daneben ist das Sprachverständnis von zentraler Bedeutung für den Aufbau eines dialogischen Systems der Kommunikation mit Bezugspersonen und Umwelt. Ein Kleinkind ab dem Alter von 3 Jahren mit einer Störung der Sprachentwicklung hat grundlegende qualitative Defizite in all diesen Aspekten. Priorität hat deshalb für alle Interventionen die Anbahnung der bestmöglichen Verständigungsfindung.

Im frühen Kleinkindalter unter 36 Monaten ist eine unmittelbare therapeutische Intervention und Arbeit mit dem Kind noch nicht möglich. Hier haben sich systematische Vorgehensweisen in der Anleitung von Bezugspersonen zum sprachfördernden Verhalten bewährt. In

Deutschland ist das *Heidelberger Elterntraining (HET)* etabliert und in seiner Effektivität gut evaluiert (Buschmann, 2020). Im weiteren Verlauf kann je nach individueller Gesamtsituation des Kindes die logopädische Behandlung zum Einsatz kommen. Diese orientiert sich am physiologischen Entwicklungsverlauf der Sprache und versucht dementsprechend, die erreichte Entwicklungsstufe zu stärken, um so den nächsten Entwicklungsschritt anzubahnen. Dazu werden verschiedene Methoden und Konzepte eingesetzt. Die Integration der Bezugspersonen in die Therapiegestaltung ist unabdingbar. Ebenso ist zu berücksichtigen, dass Kinder insbesondere vormittags bis zum frühen Nachmittag in der Kita betreut werden. Gemeinsame Ansätze von Sprachtherapeuten und -therapeutinnen und pädagogischen Bezugspersonen in der Kita sind daher häufig das Vorgehen der Wahl. Dies berücksichtigend wurde in Analogie zum Elterntraining das *Heidelberger Interaktionstraining für pädagogisches Fachpersonal zur alltagsintegrierten Sprachbildung und Sprachförderung (HIT)* entwickelt (Buschmann, 2020). Dies bedeutet nicht, dass die Eltern als primäre Bezugspersonen außen vorgelassen werden dürften. Ihnen kommt weiterhin die Rolle des zentralen Kommunikators und Input-Gebers zu (Kies et al., 2006).

Jede Form der Sprachtherapie muss eingebettet sein in die reale Lebenssituation des Kindes. In den häufigen Fällen von Mehrsprachigkeit ist darauf zu achten, dass die Bezugspersonen in der jeweils von ihnen beherrschten Muttersprache mit dem Kind sprechen (Lüke et al., 2020). Es gilt, eine *doppelte Halbsprachigkeit* zu vermeiden. Herausragende Bedeutung für den deutschen Spracherwerb kommt in diesen Fällen der systematischen institutionellen Betreuung mit konsequenter Nutzung der Zweitsprache Deutsch zu. Es ist falsch, Eltern dazu zu animieren, ihre insuffizienten Deutschkenntnisse an das Kind weiterzugeben, weil hierdurch zusätzlich falsche Artikulations- und Grammatikstrukturen gebahnt werden. Zur Erreichung einer sozial- und sprachkompensierenden Funktion des Besuchs in der Kita ist eine entsprechende Zusatzqualifikation der dortigen pädagogischen Fachkräfte erforderlich. Nachdem sich allgemein oder basal orientierte Interventionen als nicht effektiv erwiesen haben, konzentriert sich das Interesse aktuell auf eine systematische Unterweisung in sprachentwicklungsunterstützender Gestaltung von Interaktion in einem weiteren Sinne. Erste Evaluationen zeigen positive Effekte (Jungmann, 2020).

Die Therapieforschung zeigt eine differierende Evidenz für sprachtherapeutische Maßnahmen. Während Artikulationsstörungen im Vorschulalter mit einer klassischen Übungs- und Trainingsbehandlung in aller Regel gut und erfolgreich angehbar sind und sich auch lexikalische Störungen mit Erweiterung des Wortschatzes angemessen bearbeiten lassen, liegt keine sichere Evidenz für die Interventionen bei einer rezeptiven Sprachentwicklungsstörung vor. Beeinträchtigungen der Syntax und Morphologie sind ebenfalls eher unsicher in ihrer Erreichbarkeit (Law et al., 2003, 2004). Besonders problematisch sind Störungen des auditiv-phonologischen Arbeitsgedächtnisses. Sie entsprechen einer individuellen genetischen Disposition und sind mit Techniken der Rekapitulation, Vertiefung und Memorierung nur in einem gewissen Umfang therapierbar (Case, 1985; Weinert, 2020).

Die ärztliche Verordnung sprachtherapeutischer Maßnahmen erfolgt im Rahmen der jeweils gültigen Heilmittel-Richtlinien. In ausgewählten Einzelfällen mit der besonderen Indikation kombinierter und komplexer Entwicklungs- und Verhaltensstörungen, häufig bei zusätzlichen psychosozialen Belastungsfaktoren, kann in Deutschland auch die stationäre Behandlung in einer sozialpädiatrischen Fachklinik in Betracht gezogen werden (Blank et al., 2017). Bei ausschließlicher Fokussierung auf die Sprachstörung stehen zu einer gezielten Intervention in Deutschland, Österreich und der Schweiz sprachtherapeutische Rehabilitationskliniken zur Verfügung.

Eine primäre *Prävention* von Sprachentwicklungsstörungen ist nicht möglich, was den Anteil der individuellen genetischen Disposition betrifft. Umso mehr Aufmerksamkeit muss in die Förderung der beeinflussbaren Variablen gelegt werden. Ein ausreichender Sprachstand bei Einschulung ist die grundlegende Voraussetzung für einen erfolgreichen Bildungsweg. Umgekehrt schlagen sich persistierende Störungen der Sprachentwicklung in niedrigeren Bildungsabschlüssen und nachfolgenden beruflichen Qualifikationen nieder (Conti-Ramsden et al., 2018). Sprachförderung ist deshalb die beste Prävention von Störungen. Sie kann bereits im Säuglingsalter mit kommunikativer Zuwendung zum Kind, Verstärkung der kindlichen Lautäußerungen durch prototypisches Imitieren im *Baby-Dialog* und gute konstante Responsivität insgesamt ansetzen (Papoušek et al., 1987). Dies wurde früher als *Motherese*, heute als *Parentese* bezeichnet, da das Konzept inzwischen auch auf die Väter ausgeweitet wurde. Während hier bereits die Anbahnung korrekter grammatikalischer Regelsysteme in die Wege geleitet wird, sind zuvor die *Ammensprache (Babytalk)* und die *Stützende Sprache (Scaffolding)* für den Input in den Spracherwerb von Bedeutung (Grimm, 2012). Allerdings zeigen transkulturelle Untersuchungen, dass keine grundlegende Überlegenheit einer intensiv-wortreichen frühen Kommunikation besteht. In Kulturen, in denen traditionell den sehr jungen Kindern geringe sprachliche Aufmerksamkeit gewidmet wird, ist der Sprachentwicklungsverlauf nicht prinzipiell langsamer oder qualitativ schwächer. Es kommt also offensichtlich vielmehr auf die Ebene der Metakommunikation durch sozialen Einbezug und hohe Verbundenheit an (Aktas, 2020).

Präventiv ist mit der Einführung des Neugeborenen-Hörscreenings ein wesentlicher Fortschritt zur Frühidentifikation angeborener Hörstörungen erzielt worden. Da sich Krankheitsbilder mit hochgradiger Schallempfindungsschwerhörigkeit durch fortschreitende Funktionsstörung des Innenohres auch später entwickeln können, ist die regelmäßige Überprüfung des Hörvermögens im Rahmen der Kinder-Früherkennungsuntersuchungen ein unverzichtbarer Präventionsaspekt. Im Zweifel muss die spezialisierte pädaudiologische vertiefende Diagnostik erfolgen, um die Klärung des Hörvermögens zu erzwingen.

Viele Kinder im Kleinkindalter erleben im Jahresverlauf eine Vielzahl von Infekten der oberen Luftwege. Diese gehen häufig mit einer Tubenbelüftungsstörung mit und ohne Ergussbildung in der Paukenhöhle einher. Es resultiert eine passagere Schallleitungsschwerhörigkeit in unterschiedlicher Ausprägung. Klinisch kann mitunter eindrucksvoll beobachtet werden, dass Kinder in diesem Zustand auch bei sonstiger klinischer Beschwerdefreiheit deutlich erschwert und verzögert beispielsweise auf Ansprache reagieren. Dieser pathologische Befund stellt somit in jedem Fall eine Erschwernis für die Kommunikation dar. Inwiefern hierdurch aber auch der Spracherwerb an sich beeinträchtigt wird, ist in den letzten Jahrzehnten immer wieder kontrovers diskutiert worden. Nach derzeitigem Konsens (von Suchodoletz, 2007) scheint dies eher nicht der Fall zu sein. Die Entscheidung zur operativen Sanierung mit Entfernung der Polypen (Adenotomie) und Trommelfellschnitt (Parazentese) ohne und mit Einlage von Paukenröhrchen zur dauerhaften Sekretableitung muss deshalb individuell getroffen werden. Ein großes Potenzial zur primären Prävention von Entwicklungsstörungen allgemein und damit auch von Abweichungen der Sprache liegt in der generellen Ausgestaltung der Rahmenbedingungen, unter denen Kinder aufwachsen. Positive Einstellungen zu Kindern, Elternschaft und angemessener frühkindlicher Betreuung können der zukünftigen Elterngeneration bereits ab deren Jugendalter vermittelt werden (Bergmann & Bergmann, 2003).

Verlauf und Prognose

Die Entwicklung von Kindern stellt insgesamt einen dynamischen Prozess dar, der aus dem Wechselspiel individueller Dispositionen auch hinsichtlich des Entwicklungstempos einerseits und fördernden oder hemmenden Einfluss- und Umgebungsfaktoren andererseits resultiert. In besonderem Maße gilt dies für die Sprache. Der normale Wortschatz umfasst mit Erreichen des Grundschulalters etwa 5.000 bis 6.000 Wörter expressiv sowie ca. 10.000 bis 14.000 Begriffe rezeptiv (Kannengieser, 2019). Der Wortschatz entwickelt sich zeitlebens weiter, auch im Kontext mit dem kontinuierlichen Wandel von Sprache allgemein. Bei Erwachsenen umfasst das Wortverständnis etwa 80.000 Wörter, von denen expressiv alltäglich nur eine Teilmenge genutzt wird. Prädiktoren für die Sprachentwicklung sind der sozioökonomische Status und insbesondere Parameter der sprachgebundenen Kommunikation. Dazu zählen die Größe des Wortschatzes der Mutter sowie die Länge der von der Mutter benutzten Sätze, die Qualität von Gesprächen im Familienverbund – speziell während der Mahlzeiten – sowie generell die Quantität des Vorlesens und der Unterhaltung über die Erlebnisse der Kinder (Toppelberg & Shapiro, 2000). Intraindividuell korrelieren die Sprachleistungen in den ersten Lebensjahren auch mit der späteren kognitiven und schulischen Entwicklung. Sie sind Prädiktoren für Ergebnisse in Intelligenztestverfahren sowie für Zensuren in den Hauptfächern bis in das frühe Jugendalter hinein (Snowling, 2001).

Eine besondere Betrachtung des Verlaufs verlangt die *Späte Sprachentwicklung (Late Talker)*, da sie im Konzept der Sprachentwicklungsstörungen nach DC:0-5 erfasst wird. Die Häufigkeit im Alter von 2 Jahren ist mit 10–20 % wesentlich höher als im weiteren Vorschulalter. Dabei überwiegen Jungen mit 75 % der betroffenen Kinder deutlich. Im Alter von 3 Jahren haben 37 % der Late Talker den Rückstand aufgeholt, 28 % zeigen noch eine sprachliche Schwäche und 35 %, also gut ein Drittel, erfüllen die Kriterien einer Sprachentwicklungsstörung (Buschmann & Ziegler, 2020).

In der multifaktoriellen Ätiologie der Sprachentwicklungsstörung liegt die Heterogenität des *Verlaufes* begründet. Risikofaktoren sind Hinweise in der Familienanamnese auf genetisch disponierte Entwicklungsstörungen sowohl in Bezug auf die Sprache als auch hinsichtlich des Schriftspracherwerbs (Legasthenie), ebenso sozioökonomische Faktoren mit speziell sprachlich anregungsarmem Milieu, aber auch individuelle Faktoren wie Frühgeburtlichkeit, niedriges Geburtsgewicht oder Zwillingsgeburt (McKean et al., 2017). Die Sprachkompetenz im Alter von 4 Jahren sagt dabei sprachliche Entwicklungsschwierigkeiten zu Beginn des Schulalters mit 7 Jahren besser voraus als die übrigen frühkindlichen und familienbezogenen Faktoren.

Die prognostische Langzeiteinschätzung für die weitere Sprachentwicklung von Kindern ist insgesamt aufgrund einer geringen Datendichte und methodischer Schwächen in den vorliegenden Untersuchungen nur eingeschränkt möglich. Die frühere Auffassung, wonach Late Talker generell lediglich eine individuelle Verzögerung im Ablauf des Spracherwerbs aufzeigen und sich danach weitestgehend normalisieren würden, hat so keine Gültigkeit mehr. Die wenigen vorliegenden Langzeituntersuchungen verweisen auf persistierende sprachliche Schwächen bis hin zu Störungsproblemen mindestens bis in das Schulalter hinein (Manhardt & Rescorla, 2002). Bei den Sprachentwicklungsstörungen ab dem Alter von 3 Jahren zeigt sich eine ähnliche Dichotomie im Vorschulalter: Wenn Kinder, die im Alter von 4 Jahren als sprachgestört diagnostiziert worden waren, bis zur Einschulung den Rückstand ausgeglichen hatten, verlief auch die weitere Entwicklung unauffällig. Umgekehrt bedeutet die Persistenz eines Störungsbefundes in das Schulalter hinein, dass sich auch in späteren Lebensjahren konstant nachweisbare sprachliche Defizite trotz Weiterentwicklung und somit höherer Differenzierung der Sprache zeigten. Längsschnittuntersuchungen wie die *Manchester Language Study* belegen die Tendenz zur Persistenz der Störungen bei mindestens 60 % der betroffenen Kinder aus dem Vorschulalter. Häufig imponiert dies dann klinisch im Erwachsenenalter als *Sprachschwäche-Typus*. Besonders negativ sind die anhaltenden Störungsbefunde bei rezeptiven Sprachentwicklungsstörungen mit einschränkenden Auswirkungen auf Ausbildungen und Berufsabschlüsse zu werten (Conti-Ramsden et al., 2018).

Spezifische Störungen der Sprache einschließlich der zugehörigen zentralen Prozesse in der auditiven Verarbeitung führen in einem erhöhten Anteil zu Schwierigkeiten und Störungen im Erwerb der Schriftsprache. Das Risiko für das Auftreten einer *Umschriebenen Lese- und Rechtschreibstörung* (Legasthenie) ist bei Kindern mit Sprachentwicklungsstörungen erhöht, ohne dass dies im Vorfeld des Schulbesuches individuell genau beziffert werden könnte. Im Ergebnis werden Störungen der Leseleistungen bis zu sechsmal häufiger gefunden als in der Kontrollgruppe (Catts et al., 2002) und auch die Rechtschreibleistungen sind signifikant schlechter (Joye et al., 2019). In ähnlicher Weise bedeutsam sind die Belege für assoziierte Störungen der emotionalen Entwicklung und des Verhaltens sowie Schwächen in den allgemeinen kognitiven Fähigkeiten. So verweist eine Längsschnittstudie aus Großbritannien darauf, dass der Nachweis einer rezeptiven Sprachentwicklungsstörung in der frühen Kindheit im Alter von 34 Jahren mit niedrigerem sozioökonomischem Status, mehr Verhaltensproblemen und vermehrt passageren Problemen in der Adoleszenz assoziiert ist. Sprachentwicklungsstörungen insgesamt führen im Erwachsenenalter zu einer niedrigen seelischen Gesundheit (Langbecker et al., 2020).

Die Entwicklungsprognose ist günstig durch systematische und zeitgerechte Maßnahmen der Intervention zu beeinflussen. Diese müssen primär auf eine Anreicherung und Verstärkung der pragmatisch-kommunikativen Fertigkeiten des Kindes abzielen, was am besten durch die Anleitung der Bezugspersonen zu erreichen ist. Hierzu sind zielgerichtet einzusetzende sprachtherapeutische Maßnahmen indiziert, wobei keine Evidenz für die Überlegenheit einzelner theoriegeleiteter und methodischer Ansätze vorliegt (Schöler, 2020). Umgekehrt sind unerwünschte Wirkungen einer forcierten Sprachförderung in Form einer Beeinträchtigung der Responsivität und Metakommunikation durchaus auch zu berücksichtigen (Ritterfeld, 2007).

Zusammenfassend ist festzuhalten, dass im langfristigen Verlauf in vielen Fällen und auf unterschiedlichen sprachlichen Ebenen der Anschluss an den unteren Normalbereich erreicht wird. Bei standardisierter testdiagnostischer Untersuchung fallen Kinder mit einer Sprachentwicklungsstörung im Vorschulalter aber dennoch auch im höheren Alter weiterhin signifikant auf. Die Implikationen einer persistierenden Sprachentwicklungsstörung auf die emotionale, soziale, kognitive und schulische Entwicklung sind erheblich, sodass die betroffenen Kinder und ihre Familien einer langfristigen Beobachtung, psychoedukativen Begleitung und je nach Ausprägungsgrad auch Einleitung entsprechender Interventionen und Unterstützungsmaßnahmen bedürfen.

Forschungsdesiderate und Ausblick

Störungen der Sprachentwicklung zählen zu den häufigsten Problemen kindlicher Entwicklung im Vorschulalter. Sie verlangen eine große diagnostische Aufmerksamkeit. Trotz einer Fülle von Daten in der Literatur sind insgesamt die Angaben widersprüchlich und in der perspektivischen Einschätzung wenig belastbar, sowohl was die Genese als auch die Effektivität von Maßnahmen der Therapie und Förderung betrifft. Die DC:0-5 kann einen wichtigen Beitrag dazu leisten, über die Fokussierung auf die frühzeitige Identifikation von Abweichungen in der Sprachentwicklung familienzentrierte Interventionen als Unterstützung besser als bisher zu induzieren. In der Konsequenz ist dann allerdings auch die gesellschaftspolitische Bereitschaft notwendig, jene Maßnahmen der Prävention erheblich stärker zu unterstützen, die sich an den Gelingensbedingungen für kindliche Entwicklung insgesamt orientieren. Eindeutig belegt sind erhebliche und persistierende Auswirkungen von Sprachentwicklungsstörungen auf die Gesamtentwicklung eines Kindes mit negativen Folgen insbesondere im Verhaltensbereich und für die Bildungsperspektive. In der Versorgungsforschung werden deshalb gruppenbezogene Daten benötigt, um die zum Einsatz gelangenden erheblichen personellen und finanziellen Ressourcen für die Unterstützung von sprachentwicklungsgestörten Kindern zielgenauer steuern zu können, als dies momentan der Fall ist. Dies betrifft in einer vielsprachigen Gesellschaft besonders die Qualifikation und Verfügbarkeit der Erzieher*innen und Frühpädagogen und -pädagoginnen im Vorschulalter, um den Erwerb von Deutsch als Umgangssprache bis zur Einschulung maximal zu unterstützen. Hier liegt die Chance, auch ohne aufwendige spezielle Programme signifikante Effekte erzielen zu können, wie die Daten der schulärztlichen Eingangsuntersuchung aus Bayern im Querschnitt eindrucksvoll belegen (Nairz et al., 2017).

Literatur

Aktas, M. (2020). Voraussetzungen und Bedingungen des Spracherwerbs. In S. Sachse, A.K. Bockmann & A. Buschmann (Hrsg.), *Sprachentwicklung. Entwicklung - Diagnostik - Förderung im Kleinkind- und Vorschulalter* (S. 45–64). Berlin: Springer.

Bates, E., Machrman, V., Thal, D., Fenson, L., Dale, P., Reznick, S.R., Reilly, J & Hartung, J. (1994). Developmental and stylistic variation in the composition of early vocabulary. *Journal of child language, 21*(2), 85–123. https://doi.org/10.1017/S0305000900008680

Bayley, N. (2015). *Bayley Scales of Infant and Toddler Development* (3rd edition.). Frankfurt am Main: Pearson.

Bergmann, K.E. & Bergmann, R.L. (2003). *Health promotion and disease prevention in the family: communication knowledge, competence, and health behavior*. Berlin: De Gruyter. https://doi.org/10.1515/9783110215106

Bishop, D.V. M. (2017). Why it is so hard to reach agreement on terminology? The case of developmental language disorder (DLD). *International journal of language & communication disorders, 58*(10), 671–680. https://doi.org/10.1111/1460-6984.12335

Blank, R., Boßerhoff, S., Broxtermann, W., Fricke, C., Hameister, K., Hasmann, R., Hertzberg, C., Hollmann, H., Mall, V., Peters, H. & Weise, S. (2017). Stationäre sozialpädiatrische Behandlung Grundsätze der Strukturqualität, Prozessqualität, Behandlungsindikation und Evaluation DGSPJ. *Deutsche Gesellschaft für Sozialpädiatrie und Jugendmedizin*, 1–16. Verfügbar unter https://www.dgspj.de/wp-content/uploads/service-stellungnahmen-stationaere-sozialpaediatrie-mai-2017.pdf

Bockmann, A.K., Sachse, S. & Buschmann, A. (2020). Sprachentwicklung im Überblick. In S. Sachse, A.K. Bockmann & A. Buschmann (Hrsg.), *Sprachentwicklung. Entwicklung - Diagnostik - Förderung im Kleinkind- und Vorschulalter* (S. 3–44). Berlin: Springer.

Buschmann, A. (2020). Einbezug der Eltern in die Sprachförderung. In S. Sachse, A.K. Bockmann & A. Buschmann (Hrsg.), *Sprachentwicklung. Entwicklung - Diagnostik - Förderung im Kleinkind- und Vorschulalter* (S. 283–308). Berlin: Springer.

Buschmann, A. & Sachse, S. (2017). Frühdiagnostik von Sprachentwicklungsstörungen – differenzialdiagnostisches Vorgehen und Methoden. *Frühförderung Interdisziplinär, 36*(2), 82–92. https://doi.org/10.2378/fi2017.art07d

Buschmann, A. & Ziegler, C. (2020). Prognose der sprachlichen Entwicklung von Late Talkers bis zum Alter von 3 Jahren. *Sprache - Stimme - Gehör 44*(2), 1–7. https://doi.org/10.1055/a-0867-7927

Case, R. (1985). *Intellectual development: birth to adulthood*. Orlando: Academic Press.

Catts, H.W., Fey, M.E., Tomblin, J.B. & Zhang, X. (2002). A longitudinal investigation of reading outcomes in children with language impairments. *Journal of speech, language, and hearing research, 45(6)*, 1142–1157. https://doi.org/10.1044/1092-4388(2002/093)

Chomsky, N. (1981). Knowledge of language: its elements and origins. *Royal Society, 295*, 223–234.

Conti-Ramsden, G. (2013). Commentary: increased risk of later emotional and behavioural problems in children with SLI – reflections on Yew and O'Kearney (2013). *Journal of child psychology and psychiatry, 54*(5), 525–526. https://doi.org/10.1111/jcpp.12027

Conti-Ramsden, G., Durkin, K., Toseeb, U., Botting, N. & Pickles, A. (2018). Education and employment outcomes of young adults with a history of developmental language disorder. *International journal of language & communication disorders, 53*(2), 237–255. https://doi.org/10.1111/1460-6984.12338

COST. (2021). *Enhancing children's oral language skills across Europe and beyond - a collaboration focusing on interventions for children with difficulties learning their first language*. Verfügbar unter https://www.cost.eu/actions/is1406/

Elman, J., Karmiloff-Smith, A., Bates, E., Johnson, M., Parisi, D. & Plunkett, K. (1996). *Rethinking innateness: a connectionist perspective on development*. Cambridge: MIT Press.

Esser, G. & Wyschkon, A. (2010). *Potsdam-Illinois Test für Psycholinguistische Fähigkeiten*. Göttingen: Hogrefe.

Fox-Boyer, A.V. (2014). *Psycholinguistische Analyse kindlicher Aussprachestörungen-II*. München: Pearson.

Fox-Boyer, A.V. (2020). *TROG-D: Test zur Überprüfung des Grammatikverständnisses*. Idstein: Schulz-Kirchner Verlag.

Friederici, A.D. (2013). *Neurobiologische Grundlagen der Sprachentwicklung*. In C. Kieferle, E. Reichert-Garschhammer & F. Becker-Stoll (Hrsg.), *Strategien, Konzepte und Erfahrungen – Sprachliche Bildung von Anfang an* (S. 74–82). Göttingen: Vandenhoeck & Ruprecht. https://doi.org/10.13109/9783666701450.74

Gallinat, E. & Spaulding, T.J. (2014). Differences in the performance of children with specific language impairment and their typically developing peers on nonverbal cognitive tests: a meta-analysis. *Journal of Speech, language, and hearing research, 57*(4), 1363–1382. https://doi.org/10.1044/2014_JSLHR-L-12-0363

Grimm, H. (2012). *Störungen der Sprachentwicklung. Grundlagen – Ursache – Diagnose – Intervention – Prävention* (3. Aufl.). Göttingen: Hogrefe.

Grimm, H., Aktas, M., Jungmann, T., Peglow, S., Stahn, D. & Wolter, F. (2004). Sprachscreening im Vorschulalter: Wie viele Kinder brauchen tatsächlich eine Sprachförderung? *Frühförderung interdisziplinär, 23*(3), 108–117.

Grimm, H., Doil, H., Aktas, M. & Frevert, S. (2019). *Elternfragebögen für die Früherkennung von Risikokindern (ELFRA)*. Göttingen: Hogrefe.

Heinen, F., Böhmer, J.J., Hufschmidt, A., Berweck, S., Christen, H.-J., Fietzek, U., Kieslich, M., Krieg, S., Mall, V. & Müller-Felber, W. (Hrsg.). (2009). *Pädiatrische Neurologie. Diagnose und Therapie*. Stuttgart: Kohlhammer.

Joye, N., Broc, L., Olive, T. & Dockrell, J. (2019). Spelling performance in children with developmental language disorder: a meta-analysis across european languages. *Scientific studies of reading, 23*(2), 129–160. https://doi.org/10.1080/10888438.2018.1491584

Jungmann, T. (2020). Sprachförderung in Kindertagesstätten. In S. Sachse, A.K. Bockmann & A. Buschmann (Hrsg.), *Sprachentwicklung. Entwicklung – Diagnostik – Förderung im Kleinkind- und Vorschulalter* (S. 309–329). Berlin: Springer.

Kannengieser, S. (2019). *Sprachentwicklungsstörungen – Grundlagen, Diagnostik und Therapie*. (4. Aufl.). München: Elsevier.

Kies, R., von Suchodoletz, W., Stränger, J. & Toschke, A.M. (2006). Fernseher im Kinderzimmer – ein möglicher Risikofaktor für expressive Sprachstörungen bei 5- und 6-jährigen Kindern? *Das Gesundheitswesen, 68*(10), 613–617. https://doi.org/10.1055/s-2006-927177

Kiese-Himmel, C. (2020). Sprachstandserfassung im Alter von 3 bis 6 Jahren. In S. Sachse, A.K. Bockmann & A. Buschmann (Hrsg.), *Sprachentwicklung. Entwicklung – Diagnostik – Förderung im Kleinkind- und Vorschulalter* (S. 177–203). Berlin: Springer.

Langbecker, D., Snoswell, C.L., Smith, A.C., Verboom, J. & Caffery, L.J. (2020). Long-term effects of childhood speech and language disorders: a scoping review. *South african journal of childhood education, 10*(1), a801. https://doi.org/10.4102/sajce.v10i1.801

Largo, R.H., Molinari, L., Comenale Pinto, L., Weber, M. & Duc, G. (1986). Language development of term and preterm children during the first five years of live. *Developmental medicine and child neurology, 28*(3), 333–350. https://doi.org/10.1111/j.1469-8749.1986.tb03882.x

Lautenschläger, T., Sachse, S., Buschmann, A. & Bockmann, A.K. (2020). Folgeprobleme und begleitende Auffälligkeiten bei Sprachentwicklungsstörungen. In S. Sachse, A.K. Bockmann & A. Buschmann (Hrsg.), *Sprachentwicklung. Entwicklung – Diagnostik – Förderung im Kleinkind- und Vorschulalter* (S. 253–280). Berlin: Springer. https://doi.org/10.1007/978-3-662-60498-4_12

Law, J., Boyle, J., Harris, F., Harkness, A. & Nye, C. (2000). Prevalence and natural history of primary speech and language delay: findings from a systematic review of the literature. *International journal of language & communication disorders, 35*(2), 165–188. https://doi.org/10.1080/136828200247133

Law., J., Garrett, Z. & Nye, C. (2003). Speech and language therapy interventions for children with primary speech and language delay or disorder. *Cochrane database of systematic reviews, 3*, 1–67.

Law, J., Garrett, Z. & Nye, C. (2004). The efficacy of treatment for children with developmental speech and language delay/disorder: a meta-analysis. *Journal of speech, language, and hearing research, 47*(4), 924–943. https://doi.org/10.1044/1092-4388(2004/069)

Lüke, C., Starke, A. & Ritterfeld, U. (2020). Sprachentwicklungsdiagnostik bei mehrsprachigen Kindern. In S. Sachse, A.K. Bockmann & A. Buschmann (Hrsg.), *Sprachentwicklung. Entwicklung – Diagnostik – Förderung im Kleinkind- und Vorschulalter* (S. 221–237). Berlin: Springer. https://doi.org/10.1007/978-3-662-60498-4_10

Manhardt, J. & Rescorla, L. (2002). Oral narrative skills of late talkers at ages 8 and 9. *Applied Psycholinguistics, 23*(1), 1–21. https://doi.org/10.1017/S0142716402000012

Max-Planck-Gesellschaft. (2011). *Was die Gene zur Sprache beitragen*. Göttingen: Max-Planck-Gesellschaft. Vefügbar unter https://www.mpg.de/4674165/Gene_Sprache

McKean, C., Wraith, D., Eadie, P., Cook, F., Mensah, F. & Reilly, S. (2017). Subgroups in language trajectories from 4 to 11 years: the nature and predictors of stable, improving and decreasing language trajectory groups. *Journal of child psychology & psychiatry, 58*(10), 1081–1091. https://doi.org/10.1111/jcpp.12790

Nairz, F., Heißenhuber, G., Hölscher, G., Morlock, C. & Nennstiefel-Ratzel, U. (2017, September). *Zusammenhang zwischen Besuchsdauer einer Kindertagesstätte und der sprachlichen und visuomotorischen Entwicklung im Vorschulalter. Eine Analyse mit Daten der bayrischen Schuleingangsuntersuchung zum Schuljahr 2013/2014*. Beitrag präsentiert auf der Jahrestagung für Kinder- und Jugendmedizin, Köln.

Neubauer, B.A. & Hahn, A. (2014). *Dooses Epilepsien im Kindes- und Jugendalter* (13. Aufl.). Berlin: Springer. https://doi.org/10.1007/978-3-642-41954-6

Papoušek, H., Papoušek, M. & Doniger, J.D. (1987). Intuitive parenting: a dialectic counterpart to the infant's integrative competence. In J.D. Osofsky (Ed.), *Handbook of infant development* (pp. 669–720). Chichester: John Wiley & Sons.

Pauen, S. (2018). *Vom Säugling zum Kleinkind – Beobachtung, Begleitung und Förderung in den ersten Jahren*. Berlin: Springer. https://doi.org/10.1007/978-3-662-54933-9

Petermann, F. & Macha, T. (2015). *Entwicklungstest für Kinder von 6 Monaten bis 6 Jahren – Revision* (2. Aufl.). Göttingen: Hogrefe.

Petermann, F., Melzer, J. & Rißling, J.-K. (2016). *Sprachdiagnostik im Kindesalter.* Bern: Hogrefe. https://doi.org/10.1026/02756-000

Petermann, F., Niebank, K. & Scheithauer, H. (2004). *Entwicklungswissenschaft. Entwicklungspsychologie – Genetik – Neuropsychologie*. Heidelberg: Springer. https://doi.org/10.1007/978-3-642-18601-1

Piaget, J. (1972). *Sprechen und Denken des Kindes*. Düsseldorf: Pädagogischer Verlag Schwann.

Pinker, S. (2000). Language acquisition. In L.R. Gleitman & M. Liberman (Eds.), *Language – an invitation to cognitive science* (Vol. 1, pp. 107–133). Cambridge: MIT Press.

Ritterfeld, U. (2007). Elternpartizipation. In H. Schöler & A. Welling (Hrsg.), *Förderschwerpunkt Sprache. Handbuch der Pädagogik und Psychologie bei Behinderungen* (Bd. 3, S. 922–949). Göttingen: Hogrefe.

Schade, U. (1999). *Konnektionistische Sprachproduktion. Psycholinguistische Studien*. Wiesbaden: Deutscher Universitätsverlag.

Schöler, H. (2020). Spracherwerbstheorien. In S. Sachse, A.K. Bockmann & A. Buschmann (Hrsg.), *Sprachentwicklung. Entwicklung – Diagnostik – Förderung im Kleinkind- und Vorschulalter* (S. 65–87). Berlin: Springer.

Snowling, M.J. (2001). From language to reading and dyslexia. *Dyslexia, 7*(1), 37–46. https://doi.org/10.1002/dys.185

Szagun, G. (2013). *Sprachentwicklung beim Kind. Ein Lehrbuch*. Weinheim: Beltz.

Szagun, G., Stumper, B. & Schramm, S.A. (2014). *Fragebogen zur frühkindlichen Sprachentwicklung – FRAKIS* (2. korr. Aufl.). Frankfurt am Main: Pearson.

Tomasello, M. (2009). *Die Ursprünge der menschlichen Kommunikation*. Frankfurt am Main: Suhrkamp.

Toppelberg, C.O. & Shapiro, T. (2000). Language disorders: A 10-year research update review. *Journal of the american academy of child and adolescent psychiatry, 39*(2), 143–152. https://doi.org/10.1097/00004583-200002000-00011

von Suchodoletz, W. (Hrsg.). (2002). *Therapie von Sprachentwicklungsstörungen – Anspruch und Realität*. Kohlhammer: Stuttgart.

von Suchodoletz, W. (2007). Prävention umschriebener Sprachentwicklungsstörungen. Prävention durch die Therapie einer chronischen Schallleitungsschwerhörigkeit. In W. von Suchodoletz (Hrsg.), *Prävention von Entwicklungsstörungen* (S. 45–82). Göttingen: Hogrefe.

von Suchodoletz, W., Sachse, S. Kademann, S. & Tippelt, S. (2012). *Früherkennung von Sprachentwick-*

lungsstörungen. Der SBE-2-KT und SBE-3-KT für zwei- bzw. dreijährige Kinder. Stuttgart: Kohlhammer.

Weinert, S. (2020). Sprachentwicklung im Kontext anderer Entwicklungsbereiche. In S. Sachse, A.K. Bockmann & A. Buschmann (Hrsg.), *Sprachentwicklung. Entwicklung – Diagnostik – Förderung im Klein-kind- und Vorschulalter* (S. 138–144). Berlin: Springer.

Weissenborn, J. & Grimm, H. (2000). Der Erwerb von Morphologie und Syntax. In H. Grimm (Hrsg.), *Sprachentwicklung* (S. 141–169). Göttingen: Hogrefe.

Weltgesundheitsorganisation. (2011). *Internationale Klassifikation psychischer Störungen. ICD-10 Kapitel V (F). Klinisch-diagnostische Leitlinien* (8. Aufl.). Bern: Huber.

Wermke, K., Leising, D. & Stellzig-Eisenhauer, A. (2007). Relation of melody complexity in infants' cries to language outcome in the second year of life: A longitudinal study. *Clinical linguistics & phonetics, 21*(11), 961–973. https://doi.org/10.1080/02699200701659243

Yew, S. G. K. & O'Kearny, R. (2013). Emotional and behavioural outcomes later in childhood and adolescence for children with specific language impairments: meta-analyses of controlled prospective studies. *Journal of child psychology and psychiatry, 54*(5), 516–524. https://doi.org/10.1111/jcpp.12009

Zero to Three. (2019). *DC: 0-5. Diagnostische Klassifikation seelischer Gesundheit und Entwicklungsstörungen der frühen Kindheit*. Stuttgart: Kohlhammer.

9 Entwicklungsbezogene Koordinationsstörung

Helmut Hollmann

Definition und Klassifikation

Wenn Kinder in den ersten Lebensjahren anhaltend nicht in der Lage sind, eine altersentsprechende Koordination grob- und feinmotorischer Bewegungen durchzuführen, wird nach DC:0-5 (Zero to Three, 2019) eine Entwicklungsbezogene Koordinationsstörung (EKS) diagnostiziert. Als Bedingung ist zu beachten, dass die koordinatorischen Probleme nicht als Folge einer sensorischen Beeinträchtigung oder neurologischen Erkrankung auftreten. Ebenso dürfen diese nicht Folge einer Globalen Entwicklungsverzögerung (GEV) (s. Kap. 7) sein. Typische Merkmale der EKS sind beispielsweise Unsicherheiten, die Treppe hinauf- oder hinabzugehen, Unsicherheiten bei Fang-, Hüpf- oder Laufspielen, Probleme beim An- und Ausziehen, Ungeschicklichkeit bei der adäquaten Verwendung von Schreibwerkzeugen und Scheren sowie Ungeschicklichkeit und Verlangsamung bei motorischen Aufgaben, die koordinatorisches Geschick erfordern. Der Beginn der Störung tritt nicht plötzlich ein, sondern verläuft schleichend. Jungen sind häufiger betroffen als Mädchen. Als Risikofaktoren werden die pränatale Alkoholexposition und Frühgeburt benannt. Tabelle 9-1 enthält die diagnostischen Kriterien einer EKS nach DC:0-5.

Die EKS wird in den Systemen zur diagnostischen Klassifikation etwas unterschiedlich bezeichnet. Die ICD-10 (Weltgesundheitsorganisation, 2011) verwendet den Begriff *Umschriebene Entwicklungsstörung motorischer Funktionen*. Das DSM-5 (American Psychiatric Association, 2015) benennt dies wie auch die DC:0-5 als Entwicklungsbezogene Koordinationsstörung. Bereits in der Definition einer EKS wird auf die Notwendigkeit der differenzialdiagnostischen Abgrenzung verwiesen und die individuelle motorische Leistung in Relation zum Lebensalter, zu soziofamiliären Kontextfaktoren, zur Alltagsbewältigung sowie sozialen Teilhabe gesetzt. Die Breite des klinischen Erscheinungsbildes und die Vielfalt der Auswirkungen eröffnen erhebliche Interpretationsspielräume.

Epidemiologie

Entwicklungsbezogene Koordinationsstörungen der Motorik nach DC:0-5 sind bisher nicht eigenständig untersucht. Umschriebene Entwicklungsstörungen der Motorik nach der ICD-10 werden überwiegend mit einer Prävalenz von etwa 6 % angegeben (Blank et al., 2012). In Übereinstimmung mit den sonstigen Daten zu Umschriebenen Entwicklungsstörungen ist diese Prävalenzrate auch für die EKS anzunehmen. Aufgrund unscharfer Definitionskriterien in der Zuordnung und Schwierigkeiten bei der standardisierten testdiagnostischen Leistungserfassung sowie mehrerer Ebenen der motorischen Qualitäten differieren die Prozentangaben teilweise erheblich. Hinzu kommt eine Veränderung über die Zeit: Es gibt Hinweise darauf, dass die motorische Geschicklichkeit bei Kindern insgesamt rückläufig ist, zumindest im Rahmen von Screening-Untersuchungen (Seelaender et al., 2013). So zeigte sich bei den Einschulungsuntersuchungen in Nordrhein-Westfalen im Zeitfenster von 1990 bis 2007, dass die Anzahl der motorisch auffälligen Kinder um mehr als das Dreifache angestiegen war. Dieser Befund

Tabelle 9-1: Diagnostischer Algorithmus Entwicklungsbezogene Koordinationsstörung (EKS) nach DC:0-5 (Zero to Three, 2019, S. 62 f.)

Alle der folgenden Kriterien müssen erfüllt sein.
A. Koordination der motorischen Fertigkeiten liegt erheblich unter den Erwartungen bezogen auf das mentale Alter des Kindes und seine Erfahrungen mit der Aneignung dieser Fertigkeiten. Das junge Kind zeigt mindestens zwei der folgenden Symptome: 1. Ein Muster von grob- und feinmotorischer Ungeschicklichkeit. 2. Eindeutig nachgewiesene Schwierigkeiten mit zielgerichteter motorischer Koordination über verschiedene Kontexte hinweg (z. B. durch das Zimmer laufen, um ein Spielzeug zu holen, auf einen Stuhl klettern). 3. Koordinationsprobleme, die sowohl Geschwindigkeit als auch Genauigkeit bei Aktivitäten beeinträchtigen, die sequenzielle motorische Fertigkeiten erfordern (z. B. einen Ball nachverfolgen und fangen, ein Dreirad fahren, Treppen hochgehen, Wachsmalstifte verwenden).
B. Die Defizite der motorischen Fertigkeiten werden nicht besser erklärt durch eine globale Entwicklungsverzögerung, sensorische Beeinträchtigungen (z. B. visuelle Behinderung) oder eine neurologische Erkrankung, die die motorische Koordination betrifft (z. B. Zerebralparese oder Schädel-Hirn-Trauma).
C. Die Symptome der Störung oder Reaktionen der Bezugspersonen haben erheblichen Einfluss auf die Funktionsfähigkeit des Kindes und der Familie auf eine oder mehrere der folgenden Arten: 1. Verursachen Stress und Leid beim Kind. 2. Beeinträchtigen die Beziehungen des Kindes. 3. Schränken die Teilnahme des Kindes an entwicklungsbedingt erwarteten Aktivitäten und Routinen ein. 4. Schränken die Teilnahme der Familie an Alltagsaktivitäten und Routinen ein. 5. Schränken die Fähigkeit des Kindes ein, neue Fertigkeiten zu lernen und zu entwickeln, oder beeinträchtigen den Entwicklungsprozess.
Alter: Die Diagnose sollte nicht bei jungen Kindern unter einem Alter von 24 Monaten gestellt werden. **Spezifiziere:** 1. Mit oder ohne sozialem Rückzug/Isolation 2. Mit oder ohne gedämpftem Affekt

wird in Zusammenhang mit verschiedenen möglichen Einflussfaktoren wie Übergewicht, Änderung von Spiel- und Freizeitverhalten sowie insgesamt rückläufigen Anforderungen und Möglichkeiten zur Mobilität diskutiert. Umgekehrt verweisen aktuelle Untersuchungsbefunde auf eine mögliche Zunahme des Teilbereichs der feinmotorischen Geschicklichkeit in Verbindung mit der Nutzung von Tablets und Smartphones (Souto et al., 2020). Zu beiden Befunden ist nicht abschließend geklärt, ob diese den diagnostischen Ausweisungen einer Krankheitsdimension nach den zuvor benannten Klassifikationssystemen Stand halten. Für Störungen der motorischen Entwicklung im Kindesalter besteht insgesamt eine deutliche Knabenwendigkeit im Verhältnis von etwa 3 : 1 im Vergleich mit Mädchen (Lingam et al., 2009). Diese Daten wurden an 7 Jahre alten Kindern in Großbritannien erhoben. Da eine Kontinuität im Verlauf insgesamt besteht, ist davon auszugehen, dass sowohl die Prävalenz als auch der Geschlechterproporz bei der EKS sehr ähnlich sind.

Symptomentwicklung und Komorbidität

Entwicklungsbezogene Koordinationsstörungen können bereits in den ersten Lebensmonaten auffallen. Für die Eltern wird ein Kind im ersten Lebensjahr in aller Regel dadurch auffällig, dass motorische Entwicklungsstufen verzögert erreicht werden oder aber Asymmetrien auffällig sind, was auf die mögliche Differenzialdiagnose einer Zerebralparese schließen lässt. Für eine fundierte Einschätzung der motorischen Entwicklung sind spezielle entwicklungsneurologische Untersuchungen wie die *General Movements (GM)* von Hadders-Algra (2002) oder die Erhebung des *Infant Motor Profile (IMP)* von Tveten et al. (2020) erforderlich. Ein praxistaugliches Screeningverfahren ist das *Standardized Infant Neuro Developmental Assessment (SINDA)* von Hadders-Algra et al. (2021). Zwischen den qualitativen bzw. quantitativen Einschränkungen in diesen Untersuchungsverfahren und der späteren neuromotorischen Entwicklung besteht ein nachweisbarer Zusammenhang. Während in entwicklungsdiagnostischen Testverfahren der Motorik mit steigendem Alter der Kinder mehr oder weniger deutlich unterdurchschnittliche Werte für die jeweils geprüften motorischen Qualitäten resultieren, zeigt sich in der klinisch-empirischen Beschreibung der in der DC:0-5 formulierte schleichende Verlauf.

Im zweiten und dritten Lebensjahr wird in der Beobachtung durch die Eltern nicht selten eine Ungeschicklichkeit bis hin zu erhöhter Sturzneigung beschrieben. Ansonsten dominiert die qualitative Einschränkung motorisch koordinativer Leistungen, kombiniert mit insgesamt zögerlichen Fortschritten. Die altersentsprechende Nutzung von Fahrzeugen wie Dreirad oder Laufrad kann Schwierigkeiten bereiten und auch der Gebrauch von Besteck ist häufig schwierig. Im vierten Lebensjahr können sich die motorisch-koordinativen Diskrepanzen im Vergleich zum Altersdurchschnitt verstärken. Diese fallen dann auch in der Kitagruppe auf. Zusätzlich ist oftmals die Entwicklung beim gegenständlichen Zeichnen in Verbindung mit eingeschränkter Stifthaltung und ungelenker Graphomotorik unterdurchschnittlich. Im fünften und sechsten Lebensjahr schließlich zeigen sich Probleme in der Gleichgewichtskontrolle, der seriellen Koordination, in der Ballgeschicklichkeit oder beim Erlernen von Radfahren oder Schwimmen. Die Feinmotorik insgesamt kann auffällig sein, sowohl in der Graphomotorik als auch beim sonstigen Werkzeuggebrauch von Besteck und Schere. Alltagspraktische Fertigkeiten wie die Bewältigung von Verschlüssen an der Kleidung sind nicht gut umsetzbar oder gar nicht möglich. Dementsprechend können insgesamt in Folge der EKS die Alltagskompetenzen in der Selbstständigkeit umfassend beeinträchtigt sein.

Gesondert ist eine Störung der Mundmotorik zu betrachten. Diese geht häufig mit Störungen der Grobmotorik bzw. der Fein- und Graphomotorik einher, kann aber auch isoliert relativ stark im Vordergrund stehen. Bei sorgfältiger Untersuchung werden sich in aller Regel weniger deutlich ausgeprägte Abweichungen in den übrigen Ebenen der motorischen Entwicklung nachweisen lassen. Eine Störung der Mundmotorik kann relevant sein für die Beeinträchtigung der Artikulation. Ebenso führt sie zu offenstehendem Mund mit unterschiedlich stark ausgeprägter Tendenz der Salivation. Es können auch Schwierigkeiten beim Abbeißen und Kauen daraus resultieren, sodass die Nahrungsaufnahme insgesamt beeinträchtigt wird. Während die vorstehende Symptomatik in den ersten beiden Lebensjahren noch innerhalb der Toleranzbreite normaler Entwicklung liegen mag, ist ab dem dritten Lebensjahr eine unauffällige Regulation der Mundmotorik als Normalfall zu erwarten. Artikulationsstörungen als isolierte Problematik der korrekten Lautbildung sind bis zum vollendeten vierten Lebensjahr zulässig.

Oftmals treten EKS gemeinsam mit anderen funktionellen Abweichungen auf. Bei der Feinmotorik können beispielsweise die räumlich-konstruktiven Fähigkeiten und damit sowohl Teilfunktionen der visuellen Wahrnehmung und Verarbeitung als auch die zeichnerische Gestaltung und Geometrie betroffen sein. Auch ist festzustellen, dass Kinder mit einer EKS im Vorschulalter häufig insgesamt in ihrer Entwicklung etwas schwerfällig, zögerlich und weniger differenziert erscheinen. Eine nicht operationalisierte Zustandsbeschreibung charakterisiert ein solches Kind als *clumsy child*, ein Begriff, der insbesondere die Irritation und Sorge der Eltern um die Entwicklung ihres Kindes sehr plastisch beschreibt. Eine weitere funktionelle Komorbidität ist die beeinträchtigte Sprachentwicklung. Nach den vorliegenden Daten ist etwa ein Drittel der Kinder mit einer Sprachentwicklungsstörung ebenfalls von einer EKS betroffen (Flapper & Schoemaker, 2013).

Im Kontext klassischer kinder- und jugendpsychiatrischer Störungsbilder ist die ADHS die häufigste Begleiterkrankung der EKS. Sie wird bei etwa 50 % der Kinder diagnostisch beschrieben. Bei Auftreten dieser Komorbidität verschlechtert sich die Prognose nach längsschnittlichen Datenerhebungen deutlich (Rasmussen & Gillberg, 2000). Weitere Zusammenhänge werden mit schulischen Lern- und Leistungsstörungen im Erwerbsprozess des Lesens und der Rechtschreibung sowie auch im mathematischen Denken beschrieben. Ebenso finden sich Daten zu einem insgesamt geringeren kognitiven Niveau der Kinder mit einer EKS (Kastner & Petermann, 2010). Diese Studien sind aber nicht unwidersprochen geblieben und insgesamt ist die Befundlage hier unübersichtlich. Vieles verweist darauf, dass die EKS als Teil einer übergeordneten *Neurodevelopmental Disorder* zu sehen ist, dabei aber durchaus einen eigenständigen Stellenwert hat (Blank & Vinçon, 2020).

In lockerer Assoziation bedingt eine GEV als Folge einer Intelligenzminderung ebenfalls eine Limitierung koordinativer motorischer Leistungen auf höherem Anforderungsniveau und häufig ist die Grob- und Feinmotorik wenig ausdifferenziert. Bei diesen *ideomotorischen Umsetzungsproblemen* (Vojta, 2004) besteht aber keine lineare Abhängigkeit zum kognitiven Leistungsniveau: Im Einzelfall können umschriebene motorische Leistungen sogar eine individuelle Stärke des Kindes mit einer Intelligenzminderung darstellen. Eingeschränkte Fähigkeiten in der koordinativen Entwicklung können ebenso zu einer verminderten Bewegungsfreude insgesamt führen, was sekundär insbesondere die Entwicklung einer Adipositas fördert (Cairney & Veldhuizen, 2013). Schließlich kann eine EKS in sozialen Bezügen zu Ausgrenzungen des Kindes in der Gruppe der Gleichaltrigen führen. In der Konsequenz resultieren mögliche Beeinträchtigungen des Selbstwertgefühls, der sozialen Entwicklung und der emotionalen Befindlichkeit.

Ätiologie und Pathogenese

Nach Definition der EKS stellt eine klare neurologische Pathologie ein Ausschlusskriterium bezogen auf die Ursache dar. Umgekehrt ist die Funktionsfähigkeit des neuromotorischen Steuerungssystems mit allen assoziierten Ebenen der sensomotorischen und visuellen Informationsverarbeitung die entscheidende Stellgröße, die in der Entwicklung der Motorik den Erwerb adäquater und insbesondere komplexer Fertigkeiten reguliert. Die Wechselwirkung dieser Systeme ist Gegenstand intensiver Forschungen, die besonders in den letzten Jahren durch die zunehmenden Möglichkeiten der funktionellen zerebralen Bildgebung mit verschiedenen MRT-Techniken zu vielfältigen neuen Erkenntnissen geführt haben. Es sind dies aber bisher Mosaiksteine in einem komplexen Puzzle, das in seinem Gesamtbild noch nicht erfasst ist. Die Schwierigkeit liegt darin, dass eine Vielzahl von Einzelsymptomen und spezifischen Abweichungen klassifiziert werden können, deren Zusammenwirken aber individuell unterschiedlich ist und dementsprechend auch zu diversen klinischen Zustandsbildern in der Grauzone zwischen noch normaler und beeinträchtigter Entwicklung führen. Das Gehirn betroffener Kinder ist normal angelegt, findet aber aufgrund der Ausprägung einzelner Details in verschiedenen funktionellen Bereichen nicht zu einer optimalen Funktionsfähigkeit (Darrah et al., 1998). Gut zu zeigen ist dies am Beispiel der *Umschriebenen Entwicklungsstörung der Fein- und Graphomotorik* nach der ICD-10 (Van Hoorn et al., 2013): Während unterdurchschnittliche Leistungen der spezifischen Fertigkeit der Handschrift mit der Schwere von Zeichen der *Minimalen Neurologischen Dysfunktion (MND)* und der Störung von komplexen supraspinalen Regelkreisen im Zusammenhang stehen, ist die breiter zu fassende Beeinträchtigung der visuomotorischen Integration mit dem Vorhandensein von Symptomen der MND assoziiert.

Für die Gruppe der Frühgeborenen mit einem Geburtsgewicht unter 1.000 Gramm *(Extremely low Birth Weight, ELBW)* ist zu vermuten, dass aus leichteren erworbenen Hirnschädigungen periventrikulär und im Bereich der Stammganglien klinische Symptombilder resultieren können, die nicht die Kriterien einer Zerebralparese erfüllen, aber zur funktionellen Beeinträchtigung der Motorik führen (Peters et al., 2013). In der klinisch-neurologischen Untersuchung zeigt sich dies durch eine deutlich erhöhte Rate von neurologischen Auffälligkeiten, die als *Minor Neurological Dysfunction - MND* (Hadders-Algra, 2002) bezeichnet werden. Die Heterogenität in der Ätiologie der EKS setzt sich fort im Bereich der Genetik. Empirisch bestehen zweifelsohne familiäre Dispositionen, die anamnestisch häufig über mehrere Generationen hinweg recht genau im Sinne eines spezifischen motorischen Begabungsmangels erfasst werden können (Bode, 2004). Eine eindeutige molekulargenetische Zuordnung ist aber bislang nicht möglich. Ausgenommen hiervon sind Störungen der motorischen Entwicklung im Rahmen übergeordneter syndromaler Entitäten wie beispielsweise dem Down-Syndrom.

Schließlich spielen soziale und umweltbezogene Faktoren eine wesentliche Rolle in der Ausprägung von EKS. Während die Basisfunktion bis zum Erreichen des Freien Gehens intrinsisch determiniert ist und Abweichungen hierbei überwiegend endogene Faktoren wie die Funktionsfähigkeit des Nervensystems oder Genetik repräsentieren, ist jede weiterreichende Entwicklung unmittelbar mit den Kontextfaktoren verknüpft. So wird ein Kind, das in einem ebenerdigen Wohnumfeld groß wird, deutlich später eine sichere Bewältigung von Treppenstufen erreichen als ein Kind, bei dem diese Aufgabe zum alltäglichen Bewegungsumfang dazugehört. Parallel hierzu ist die stetig steigende Anforderung der Komplexität zu erlernender Bewegungsabläufe zu beachten. Gleichzeitig spielen auf der Verhaltensebene individuelle Merkmale des kindlichen Temperaments eine modulierende Rolle, was ebenso auf eine unterstützende, fordernde oder ängstlich-überbehütende Haltung der Eltern zutrifft.

Das momentan favorisierte Modell zur *Pathogenese* einer EKS geht von einem multifaktoriellen Zusammenspiel der zuvor aufgeführten multiplen ätiologischen Faktoren aus. Es entsteht ein mehrdimensionales Bedingungsgefüge zwischen neuronalen und kognitiven Faktoren, genetischer Disposition, Verhaltenskomponenten und Umwelt. Dementsprechend differiert das motorische Lernen der Kinder deutlich. Gleichzeitig variiert der Grad der Bewältigung von Aufgaben auch in Abhängigkeit vom Typ der Anforderung und dem damit verbundenen Schwierigkeitsgrad.

Die Befunde in der zerebralen bildgebenden Diagnostik verweisen auf verschiedene Orte einer Modifikation in der neuroanatomischen Grundlage und auf eine resultierende Störung in der neuronalen Netzwerkbildung (Brown-Lum et al., 2020). Gleichzeitig werden neuropsychologische Fehlfunktionen im Bereich der Aufmerksamkeitssteuerung, Handlungsplanung und Automatisierung von Bewegungsabläufen als Co-Faktoren benannt. Möglicherweise ist auch das System der Spiegelneuronen beteiligt, wobei die dazu vorliegenden Befunde noch widersprüchlich sind (Reynolds et al., 2019). Insgesamt lässt sich nach Bode (2004) festhalten, dass die Langzeitprognose von Kindern mit EKS hinsichtlich der weiteren qualitativen Entwicklung in der Motorik nicht optimal ist, während sich ihre soziale Teilhabe akzeptabel gestalten lässt.

Diagnose und Differenzialdiagnostik

Aufgrund der großen physiologischen Variabilität der motorischen Entwicklung im Kleinkindalter sollte zu den Umschriebenen Entwicklungsstörungen motorischer Funktionen eine Diagnosestellung nicht vor dem Alter von 5 Jahren erfolgen (Blank & Vinçon, 2020). Dieser Zeitpunkt wird in der Definition der DC:0-5 deutlich früher gesetzt, nämlich nicht vor dem Alter von 24 Monaten. Die Diskrepanz ist für die Diagnostizierenden nicht einfach zu handhaben, reflektiert sie doch unterschiedliche Sichtweisen in Bezug auf die neurophysiologische Entwicklung einerseits und möglichst frühzeitig einsetzende Unterstützung andererseits. Hinzu kommt, dass häufig auch intraindividuell Reifungsvorgänge und Adaptationen mit unterschiedlichem Ablauf und Tempo auftreten, sodass keine Stabilität der motorischen Entwicklungssituation insgesamt besteht (Darrah et al., 2003). Gerade im frühen Kindesalter können sich EKS auch relativ unspezifisch in Form von Langsamkeit und/oder Ungenauigkeit in der Bewältigung motorischer Aufgaben äußern. Dies erschwert zusätzlich die Einschätzung und diagnostische Absicherung. Besonders problematisch wird die Beurteilung beim gleichzeitigen Vorliegen einer GEV als Folge einer Intelligenzminderung. Dies gilt auch für die in dieser Altersgruppe sehr ausgeprägten Beeinflussungen durch soziale oder kulturkreisspezifische Rahmenbedingungen.

Unabdingbarer Ausgangspunkt der Diagnostik ist die umfassende klinisch-neurologische Untersuchung. Hierbei müsse alle Formen neuromotorischer und neuromuskulärer Erkrankungen wie Zerebralparese oder Muskeldystrophie ausgeschlossen werden, ebenso orthopädische Krankheiten mit Störung der Mobilität durch eingeschränkte Gelenkbeweglichkeit oder gravierende Fußfehlstellungen. Stets soll der zuverlässige Ausschluss einer Sehbeeinträchtigung auch mit wiederholten Untersuchungen vorgenommen werden. Originäre Störungen des Gleichgewichts stellen in dieser Altersgruppe eine Rarität dar.

Gleichzeitig muss eine diagnostizierte EKS in den Gesamtkomplex übergeordneter Krankheitsbilder und genetischer Syndrome eingeordnet werden. Auch eine Autismus-Spektrum-Störung (ASS) oder eine ADHS kann mit motorischer Ungeschicklichkeit und reduzierten motorischen Fertigkeiten einhergehen. Somit ist es empfehlenswert, die Diagnostik interdisziplinär in einem multiprofessionellen Team zu gestalten, da gerade bei Kindern im Vorschulalter als Zugang für eine sichere Diagnosestellung das Begabungsprofil im Rahmen der standardisierten testpsychologischen Untersuchung erhoben werden muss. Wenn eine Intelligenzminderung und/oder eine GEV vorliegt, kann zusätzlich eine EKS diagnostiziert werden, wenn die motorischen Leistungen deutlich unter dem Niveau liegen, welches aufgrund des kognitiven Defizits zu erwarten gewesen wäre.

Die standardisierte Testdiagnostik der Motorik ist entsprechend den Diagnosekriterien vorzunehmen. Zu den bewährten Inventaren zählen die *M-ABC-2* von Henderson et al. (2015) und der *Bruininks-Oseretsky Test der motorischen Fähigkeiten (BOT-2)* von Bruininks und Bruininks (2014). Ergänzend können motorikspezifische Fragebögen eingesetzt werden, um auch die Teilhabe und Gestaltung von Aktivitäten des täglichen Lebens differenziert darzustellen. Ausgangspunkt hierfür ist die Anamnese mit den Eltern, möglichst ergänzt um Berichte aus der Kita.

Behandlung und Prävention

Motorische und koordinatorische Fertigkeiten entwickeln sich durch die Möglichkeit, Bewegungsfreude auszuleben. Interesse an der Umgebung, Wahrnehmung und Aufnahme sensorischer Stimuli sowie der Versuch der zielgerichteten motorischen Aktion in Eigenaktivität führen zur Exploration und je nach Zielerreichungsgrad zur Selektion bei weiteren motorischen Reaktionen. In Abwesenheit grundlegender neurologischer, psychischer oder verhaltensbezogener Störungen erreichen so alle Kinder bis zur Einschulung ein vergleichbares Maß an Grundfertigkeiten. Diese umfassen das freie Gehen, Treppensteigen, rasches Laufen und Hüpfen sowie statische und dynamische Balance. Das jeweilige Leistungsniveau ist intra- und interindividuell verschieden. Weitere komplexe koordinative Fähigkeiten sind deutlich neigungs- und angebotsabhängig. Hierzu zählen Ballfertigkeiten, Radfahren und Schwimmen sowie die Nutzung von Turngeräten und Sportmöglichkeiten. Die feinmotorische Koordination zeigt sich frühzeitig im Einsatz von Besteck bei der Nahrungsaufnahme, dann auch in der Fingerfertigkeit beim Anziehen und der Bedienung von Verschlüssen sowie im Gebrauch der Schere. Eine hinreichend sichere Graphomotorik im Umgang mit dem Stift ist wesentliche Voraussetzung für das Erlernen der Handschrift in der Schule.

Die benannten grob- und feinmotorischen Fertigkeiten werden in ihrer Entwicklung am besten dadurch gefördert und unterstützt, dass die entsprechenden Betätigungsmöglichkeiten für das Kind im jeweiligen Alter bereitgestellt werden. Zeigen sich dann Schwierigkeiten und nachfolgend Rückstände, können gezielte Maßnahmen zur motorischen Entwicklungsförderung in Betracht gezogen werden. Dabei ist allerdings unbedingt darauf zu achten, dass der Gefahr einer Überforderung von Anfang an kein Raum gelassen wird. Dies gilt auch für ein förderndes Training und andere therapeutische Maßnahmen. Gerade bei jungen Kindern besteht noch keinerlei unmittelbare Leistungsbereitschaft, sodass hier ein zu hohes Anforderungsniveau rasch zur sekundären Induktion von Störungsbewusstsein und daraus folgendem Vermeidungsverhalten führen kann (Largo, 2018). Eine Metaanalyse der europäischen Arbeitsgruppe zu Umschriebenen Entwicklungsstörungen der Motorik bestätigt insgesamt positive Auswirkungen von Behandlungsmaßnahmen im Vergleich zu keinen Interventionen (Smits-Engelsman et al., 2013). Dabei ist ein aufgabenorientiertes Vorgehen in der Therapie theoriegeleiteten Ansätzen überlegen. Als Maßnahmen werden Physio- und Ergotherapie sowie andere Arten der motorisch ausgerichteten Intervention empfohlen.

Im Säuglings- und Kleinkindalter ist die beratende Elternanleitung zur Gestaltung motorisch fördernder Rahmenbedingungen das Vorgehen der Wahl. Dies gilt auch bei Einleitung von Physiotherapie als Unterstützung. Aus der gemeinsamen Beobachtung und feinfühligen Erprobung von motorischen Betätigungsvarianten kann die Therapeutin unmittelbar analoge Handlungsempfehlungen für den häuslichen Bereich ableiten. Aktuelle Untersuchungen zeigen, dass ein solches Vorgehen unter Einbezug der Eltern vergleichbare Fortschritte induziert wie klassische übende Physiotherapie, dabei aber unerwünschte aversive Reaktionen des Kindes vermeidet (Hamer et al., 2017). Insgesamt besteht keine sichere Evidenz für die ausgleichenden Effekte von motorisch-funktionell ausgerichteten Interventionen im Vorschulalter (Blank & Vinçon, 2020). Deshalb sind auch in den Lebensjahren jenseits des Säuglingsalters die Möglichkeiten der Einzeltherapie in Form von Physiotherapie oder Ergotherapie sorgfältig dahingehend abzuwägen, wie sich für das einzelne Kind und seine Familie die Analyse von Nutzen, Aufwand und möglichen unerwünschten Wirkungen darstellt. Es kann extrem hilfreich sein, eine Eltern-Kind-Interaktion durch professionelle Beobachtung, Anleitung und Unterstützung für einen gewissen Zeitraum zu entlasten. Dieselbe Maßnahme kann in einer anderen Konstellation zu einer Belastung für alle Beteiligten werden. Es liegt daher in der Verantwortung der verordnenden Ärztin, hier gemeinsam mit den Eltern den passgenauen Weg im Sinne einer Handlungsplanung zu finden (Dernick, 2005). Sehr kindgerecht ist auch die Umsetzung einer Entwicklungsunterstützung und motorischen Förderung in der

Gruppe der Gleichaltrigen. Dies kann beispielsweise in Psychomotorik-Gruppen erfolgen (Kiphard, 1996).

Die wichtigste *präventive* Maßnahme ist die Ermöglichung von freier Bewegung im grobmotorischen Bereich in Form von Außenaktivitäten in der freien Natur, auf dem Spielplatz oder im Garten. Feinmotorische Geschicklichkeiten entfalten sich durch frühen Einbezug in Haushaltsaktivitäten sowie den freien, altersentsprechend kontrollierten Zugang zu Mal- und Bastelutensilien einschließlich Schere und Klebstoff. Während letzteres in aller Regel durch den Kitabesuch breit unterstützt wird, sind gerade in der institutionellen Betreuung die freien grobmotorischen Bewegungen nur eingeschränkt für das Kind zu erproben, da häufig die räumlichen Möglichkeiten des Außengeländes begrenzt sind. Diese Tendenz wird durch die städtische Wohnsituation für viele Kinder im Vorschulalter noch zusätzlich verstärkt, sodass ein Bewegungs- und Übungsmangel resultiert. Dem kann durch bewusst gestaltete Familienaktivitäten in der gemeinsam zur Verfügung stehenden Zeit gegengesteuert werden.

Da EKS auch bei Vorhandensein feinneurologischer Auffälligkeiten definitionsgemäß nicht den Charakter einer Zerebralparese haben, sind Hilfsmittel zur Kompensation bei grobmotorischen Störungen nicht in Betracht zu ziehen. Im Einzelfall mag zu erwägen sein, ob bei älteren sehr ungeschickten Kindern der Einsatz eines modernen Dreirades gerechtfertigt ist, wie dies im Alltag auch zunehmend mit Lastenrädern der Fall ist. Dabei muss aber beachtet werden, ob das Kind hierdurch diskriminiert wird. Die Anschaffung fällt in die private Zuständigkeit und nicht in die Leistungspflicht der gesetzlichen Krankenkassen. Anders stellt sich dies bei gravierenden Störungen in der Feinmotorik dar, die zu signifikanten Problemen in der Graphomotorik beim Schreiben mit der Hand führen. Hier ist der Einsatz von Tastatur oder Tablet notwendig und unbedingt empfehlenswert, damit das Kind nicht durch ein motorisches Defizit an der Inanspruchnahme von Bildungsangeboten in Schule und Freizeit gehindert wird. Im Einzelfall kann es auch möglich sein, bei sehr schwerer Ausprägung der feinmotorischen Problematik den Einsatz der technischen Unterstützungsmaterialien in Analogie zu Hilfsmitteln in der ärztlichen Verordnung zu begründen. Problematisch sind eher die Hürden im pädagogischen Bereich, wo diesem Vorgehen immer noch sehr häufig Skepsis entgegengebracht wird und moderne Digitalisierungsangebote die Seltenheit sind.

Verlauf und Prognose

In den ersten beiden Lebensjahren bedeuten Fortschritte in der motorisch-koordinativen Entwicklung gleichzeitig die Erweiterung für die Beschäftigungs- und damit Erfahrungsmöglichkeiten des Kindes. Eine Einschränkung hat deshalb relevante Konsequenzen für die Gesamtentwicklung. Gleichzeitig ist aber festzuhalten, dass nach klinisch-empirischer Erfahrung die betroffenen Kinder mühelos lernen, mit dieser Situation umzugehen. Da definitionsgemäß ursächlich keine grundlegende neuromotorische Störung vorliegt, werden verzögerte Abläufe im Erfahrungslernen nachfolgend rasch kompensiert.

Im weiteren Verlauf des Vorschulalters ist charakteristisch, dass die motorischen Entwicklungsfortschritte zwar kontinuierlich eintreten, aber mit Verzögerung, verschieden stark ausgeprägten qualitativen Einschränkungen und insgesamt geringerem Leistungsniveau. Dabei sind die Grenzen zwischen nur verlangsamten Abläufen einerseits und Störungsauswirkungen andererseits fließend. Dementsprechend unterscheiden sich sowohl der Krankheitswert für das Kind als auch der Leidensdruck für die Eltern. Die Zeit unmittelbar vor der Einschulung führt zu einer Zäsur. Entsprechend den altersbezogen wachsenden Leistungsmöglichkeiten und den zugleich steigenden Anforderungen verdeutlicht sich die Diskrepanz zwischen einem normalen Entwicklungsverlauf und den unterdurchschnittlichen Fertigkeiten im Rahmen einer EKS. Es kommt jetzt entscheidend darauf an, mit welcher Erwartungshaltung die Bezugspersonen dem Kind begegnen und inwiefern alltagsrelevante Abläufe im Bereich der Selbstständigkeit durch das motorische Handicap beeinträchtigt sind. In der Feinmotorik betrifft dies den Werkzeuggebrauch im erweiterten Sinn und unter schulischen Gesichtspunkten kommt einer Störung der Graphomotorik zentrale Bedeutung zu. Hierbei kann eine aufgabenzentrierte Ergotherapie zum Training der Graphomotorik zum Einsatz kommen, die die oben genannten anderen Maßnahmen im familiären wie institutionellen Umfeld zielorientiert und zeitlich befristet ergänzt. Um eine sekundäre Benachteiligung zu vermeiden, ist bei unzureichender Stabilisierung der Graphomotorik der frühzeitige Einsatz von Hilfsmitteln wie Tastatur oder Tablet erforderlich. Dies kann nicht nur das unmittelbare Defizit kompensieren, sondern stellt möglicherweise auch einen unspezifischen Trainingseffekt für die feinmotorische Geschicklichkeit insgesamt dar (Van Hoorn et al., 2010).

Perspektivisch ist für Kinder, die von einer EKS betroffen sind, der Erhalt von Freude an der Bewegung und körperlichen Betätigung von herausragender Bedeutung. Dies gilt besonders unter allgemeinen präventiven Gesichtspunkten der Gesundheitsförderung. Wandern, aber auch Radfahren und Schwimmen sowie Joggen sind grundsätzlich in jeder Entwicklung erreichbar und stellen auf das Leben betrachtet die Grundlage für moderate Ausdauerbeanspruchungen dar, die kardiopulmonal präventiv und gesundheitserhaltend hoch wirksam sind (Hollmann & Strüder, 2009). Die mögliche emotionale Beeinträchtigung der Betroffenen muss durch anderweitige Betätigung in den persönlichen Neigungsbereichen kompensiert werden.

Forschungsdesiderate und Ausblick

In der Erforschung der Ursachen von EKS konnten in den letzten Jahren relevante neue Erkenntnisse gewonnen werden. Die Bedeutung und Interpretation der vorliegenden Befunde sind aber in der Zusammenschau noch unklar. Weitere Daten werden benötigt, um die Übersicht im Grundverständnis auch für die Vielfalt der Ausprägung auf Symptomebene zu vertiefen. Wie in vielen anderen Bereichen auch ist ein multifaktorielles und polyätiologisches Erklärungsmodell momentan führend, in dem genetische, neurophysiologische und verhaltensbezogene Parameter zueinander in Beziehung mit individuell stark differierenden Wechselwirkungen gesetzt werden.

Gleiches gilt für die Würdigung von therapeutischen Ansätzen. Auch hier sind die vorliegenden Daten sehr divergent und reichen von der fehlenden Evidenz für Interventionen im Vorschulalter bis hin zur gut belegten Wirksamkeit in der systematischen Erarbeitung spezifischer Einzelabläufe. Ob und welche Interventionen für ein Kind im Vorschulalter indiziert sind, das Laufen und eine Treppe steigen kann und das Radfahren erlernt hat, dennoch in seiner Ungeschicklichkeit mit Sturzneigung und häufigeren Verletzungen sowie in der standardisierten Motorik-Testdiagnostik eindeutig auffällig ist, ist noch nicht gesichert zu beantworten. Ist es erforderlich, dieses Kind mit einer wöchentlichen Therapiemaßnahme über mindestens 3–6 Monate zu begleiten oder kann ebenso gut auf die zuverlässig zu erwartende Adaptation in den weiteren Lebensjahren gewartet werden und das Kind gewinnt Zeit für altersentsprechende Spielmöglichkeiten und Sozialkontakte? Zur Beantwortung sind umfassende und längerfristige Studien notwendig, die ein großes Zahlenkollektiv benötigen, um die Variabilität sowohl in der Leistungsfähigkeit als auch hinsichtlich der individuellen Entwicklungsverläufe berücksichtigen zu können.

Andere neurobiologische Entwicklungsstörungen der frühen Kindheit

Kindliche Entwicklung in den Bereichen Kognition, Sprache und Motorik sowie in Bezug auf Verhaltensregulation und soziale Kompetenz ist hoch variabel und facettenreich. Dementsprechend ist bei der diagnostischen Beurteilung regelmäßig damit zu rechnen, dass sich Symptome und Auffälligkeiten finden, die eindeutig nicht mehr in den Normalbereich fallen und ebenso nicht den bisher vorgestellten entwicklungsbezogenen Störungsbildern (s. Kap. 7 bis Kap. 9) zuzuordnen sind. Für diese Situation eignet sich möglicherweise die Klassifikation einer *Anderen neurobiologischen Entwicklungsstörung der frühen Kindheit* nach DC:0-5 (Zero to Three, 2019).

Da zu dieser Klassifikation noch keine epidemiologischen Daten zur Symptomentwicklung und Komorbidität, zu Ätiologie und Pathogenese, zu Diagnose und Differentialdiagnostik, zu Behandlung und Prävention sowie zu Verlauf und Prognose noch keine Studien vorliegen, wird nachfolgend lediglich der Diagnostische Algorithmus zu diesem Störungsbild in Tabelle 9-2 vorgestellt. Die Zukunft wird zeigen, ob sich diese Klassifikation eignet und in jenen Klinischen Institutionen Verwendung findet, die sich mit der abweichenden frühkindlichen Entwicklung auseinandersetzen.

Literatur

American Psychiatric Association. (2015). *Diagnostisches und Statistisches Manual Psychischer Störungen DSM-5*. Göttingen: Hogrefe.

Blank, R. & Vinçon, S. (2020). *Deutsch-österreichisch-schweizerische (DACH) Versorgungsleitlinie zu Definition, Diagnostik, Behandlung und psychosozialen*

Tabelle 9-2: Diagnostischer Algorithmus Andere neurobiologische Entwicklungsstörungen der frühen Kindheit nach DC:0-5 (Zero to Three, 2019, S. 63 f.)

Alle der folgenden Kriterien müssen erfüllt sein.
A. Das junge Kind hat eins oder mehr anhaltende Symptome einer neurobiologischen Entwicklungsstörung, aber erfüllt nicht die vollen Kriterien für irgendeine der Störungen in diesem Abschnitt.
B. Die Symptome sind noch nicht von einer anderen Störung erfasst, für die das Kind die vollen Kriterien erfüllt.
C. Die Symptome der Störung oder Reaktionen der Bezugspersonen haben erheblichen Einfluss auf die Funktionsfähigkeit des Kindes und der Familie auf eine oder mehrere der folgenden Arten: 1. Verursachen Stress und Leid beim Kind. 2. Beeinträchtigen die Beziehungen des Kindes. 3. Schränken die Teilnahme des Kindes an entwicklungsbedingt erwarteten Aktivitäten und Routinen ein. 4. Schränken die Teilnahme der Familie an Alltagsaktivitäten und Routinen ein. 5. Schränken die Fähigkeit des Kindes ein, neue Fertigkeiten zu lernen und zu entwickeln, oder beeinträchtigen den Entwicklungsprozess.
Spezifiziere: 1. Die Störung, die am besten die Symptome des jungen Kindes erklärt. 2. Warum das junge Kind nicht die vollen Kriterien zu erfüllen scheint.

Aspekten bei Umschriebenen Entwicklungsstörungen motorischer Funktionen (UEMF). Verfügbar unter https://www.awmf.org/uploads/tx_szleitlinien/022-017eltern_S3_Umschriebene-Entwicklungsstoerungen-motorischer-Funktionen-UEMF_2020-08_01.pdf

Blank, R., Smith-Engelsman, B., Polatajko, H. & Wilson P. (2012). European academy for childhood disability (EACD): recommendations on the definition, diagnosis and intervention of developmental coordination disorder (long version). *Developmental Medicine & Child Neurology, 54*(1), 54–93. https://doi.org/10.1111/j.1469-8749.2011.04171.x

Bode, H. (2004). Wie entwickeln sich Kinder mit motorischen Störungen? In W. von Suchodoletz (Hrsg.), *Welche Chancen haben Kinder mit Entwicklungsstörungen?* (S. 63–82). Göttingen: Hogrefe.

Brown-Lum, M., Izadi-Najafabadi, S., Oberlander T.F., Rauscher A. & Zwicker, J.G. (2020). Differences in white matter microstructure among children with developmental coordination disorder. *JAMA Network Open, 3*(3), e201184. https://doi.org/10.1001/jamanetworkopen.2020.1184

Bruininks, R.H. & Bruininks, B.D. (2014). *BOT-2. Bruininks-Oseretsky Test der motorischen Fähigkeiten – Zweite Ausgabe*. München: Pearson.

Cairney, J. & Veldhuizen, S. (2013). Is developmental coordination disorder a fundamental cause of inactivity and poor health-related fitness in children? *Developmental Medicine & Child Neurology, 55*(4); 55–58. https://doi.org/10.1111/dmcn.12308

Darrah, J., Redfern. L., Maguire, T.O., Beaulne, A.P. & Watt, J. (1998). Intra-individual stability of rate of gross motor development in full-term in infants. *Early Human Development, 52*(2), 169–179. https://doi.org/10.1016/S0378-3782(98)00028-0

Darrah, J., Hodge, M., Magill-Evans, J. & Kembhavi, G. (2003). Stability of serial assessments of motor and communication abilities in typically developing infants - implications for screening. *Early Human Development, 72*(2), 97–110. https://doi.org/10.1016/S0378-3782(03)00027-6

Dernick, R. (2005). *Ressourcen-orientierte pädiatrische Entwicklungsdiagnostik und Therapie (RopE)*. Verfügbar unter https://www.familienergo.de/shop/rope-manual

Flapper, B.C.T. & Schoemaker, M.M. (2013). Developmental coordination disorder in children with specific language impairment: co-morbidity and impact on quality of life. *Research in Developmental Disabilities, 34*(2), 756–763. https://doi.org/10.1016/j.ridd.2012.10.014

Hadders-Algra, M. (2002). Two distinct forms of minor neuro-logical dysfunction: perspectives emerging from a review of data of the Groningen perinatal project. *Developmental Medicine & Child Neurology, 44*(8), 561–571. https://doi.org/10.1111/j.1469-8749.2002.tb00330.x

Hadders-Algra, M., Tacke, U., Pietz, J. & Philippi, H. (2021). *SINDA. Standardized Infant NeuroDevelopmental Assessment. Untersuchung zur Früherkennung von neurologischen Erkrankungen und Entwicklungsstörungen im ersten Lebensjahr*. Stuttgart: Kohlhammer.

Hamer, E.G., Hielkema, T., Bos, A.F., Dirks, T., Hooijsma, S.J., Reinders-Messelink, H.A., Toonen, R.F. & Hadders-Algra, M. (2017). Effect of early intervention on functional outcome at school age: follow-up and process evaluation of a randomised controlled trial in infants at risk. *Early Human Development, 106–107*, 67–74. https://doi.org/10.1016/j.earlhumdev.2017.02.002

Henderson, S.E., Sugden, D.A. & Barnett, A.L. (2015). *Movement Assessment Battery for Children – Second Edition (M-ABC-2)* (4. überarb. u. erw. Aufl.). München: Pearson.

Hollmann, W. & Strüder, H.K. (2009). *Sportmedizin: Grundlagen für körperliche Aktivität, Training und Präventivmedizin* (5. neu bearb. u. erw. Aufl.). Stuttgart: Schattauer.

Kastner, J. & Petermann, F. (2010). Development coordination disorder: relations between deficits in movement and cognition. *Klinische Pädiatrie, 222*(1), 26–34. https://doi.org/10.1055/s-0029-1225656

Kiphard, E.J. (1996). *Unser Kind ist ungeschickt. Hilfen für das bewegungsauffällige Kind* (4. aktual. Aufl.). München: Reinhardt.

Largo, R.H. (2018). *Kinderjahre. Die Individualität des Kindes als erzieherische Herausforderung* (32. überarb. Aufl.). München: Piper.

Lingam, R., Hunt, L., Golding, J., Jongmans, M. & Emond, A. (2009). Prevalence of developmental coordination disorder using the DSM-IV at 7 years of age: a UK population-based study. *Pediatrics, 123*(4), 693–700. https://doi.org/10.1542/peds.2008-1770

Peters, L.H.J., Maathuis, C.G.B. & Hadders-Algra, M. (2013). Neural correlates of developmental coordination disorder. *Developmental Medicine & Child Neurology, 55*(s4), 59–64. https://doi.org/10.1111/dmcn.12309

Rasmussen, P. & Gillberg, C. (2000). Natural outcome of ADHD with developmental coordination disorder at age 22 years: a controlled, longitudinal, community-based study. *Journal of the American Academy of Child and Adolescent Psychiatry, 39*(11), 1424–1431. https://doi.org/10.1097/00004583-200011000-00017

Reynolds, J. E., Billington, J., Kerrigan, S., Williams, J., Elliot, J., Winsor, A. M., Codd, L., Bynevelt M. & Licari, M. K. (2019). Mirror neuron system activation in children with developmental coordination disorder: a replication functional MRI study. *Research in Developmental Disabilities, 84*, 16–27. https://doi.org/10.1016/j.ridd.2017.11.012

Seelaender, J., Fidler, V. & Hadders-Algra, M. (2013). Increase in impaired motor coordination in six-year-old German children between 1990 and 2007. *Acta Paediatrica, 102*(1), 44–48. https://doi.org/10.1111/apa.12057

Smits-Engelsman, B. C., Blank, R., van der Kaay, A.-C., Mosterd-van der Meijs, R., Vlugt-van den Brand, E., Polatajko, H. J. & Wilson, P. H. (2013). Efficacy of interventions to improve motor performance in children with developmental coordination disorder: a combined systematic review and meta-analysis. *Developmental Medicine & Child Neurology, 55*(3), 229–237. https://doi.org/10.1111/dmcn.12008

Souto, P. H. S., Santos, J. N., Leite, H. R., Hadders-Algra, M., Guedes, S. C., Nobre J. N. P., Santos L. R. & de Souza Morais, R. L. (2020). Tablet use in young children is associated with advanced fine motor skills. *Journal of Motor Behavior, 52*(2), 196–203. https://doi.org/10.1080/00222895.2019.1602505

Tveten, K. M., Hadders-Algra, M., Strand, L. I., Van Iersel, P. A. M., Rieber, J. & Dragesund, T. (2020). Intra- and inter-rater reliability of the infant motor profile in infants in primary health care. *Physical & Occupational Therapy in Pediatrics, 40*(5), 1–11. https://doi.org/10.1080/01942638.2020.1720331

Van Hoorn, J. F., Maathuis, C. G. B. & Hadders-Algra, M. (2013). Neural correlates of paediatric dysgraphia. *Developmental Medicine & Child Neurology, 55*(s4), 65–68. https://doi.org/10.1111/dmcn.12310

Van Hoorn, J. F., Maathuis, C. G. B., Peters, L. H. J. & Hadders-Algra, M. (2010). Handwriting, visuomotor integration, and neurological condition at school age. *Developmental Medicine & Child Neurology, 52*(10), 941–947. https://doi.org/10.1111/j.1469-8749.2010.03715.x

Vojta, V. (2004). *Die zerebralen Bewegungsstörungen im Säuglingsalter. Frühdiagnose und Frühtherapie* (7. korr. Aufl.). Stuttgart, New York: Georg Thieme.

Weltgesundheitsorganisation. (2011). *Internationale Klassifikation psychischer Störungen. ICD-10 Kapitel V (F). Klinisch-diagnostische Leitlinien* (8. überarb. Aufl.). Bern: Huber.

Zero to Three. (2019). DC:0-5. *Diagnostische Klassifikation seelischer Gesundheit und Entwicklungsstörungen der frühen Kindheit*. Stuttgart: Kohlhammer.

10 Sensorische Verarbeitungsstörungen

Volker Mall

Im Folgenden wird auf die *Sensorische Überaktivitätsstörung*, die *Sensorische Unteraktivitätsstörung* sowie auf *Andere sensorische Verarbeitungsstörungen* unter der Gesamtüberschrift Sensorische Verarbeitungsstörung gemäß DC:0-5 (Zero to Three, 2019) eingegangen. Abweichungen bezüglich der Gliederung dieses Kapitels im Vergleich zu anderen Buchkapiteln resultieren vor allem aus der noch insgesamt geringen Anzahl wissenschaftlicher Publikationen zu diesen Diagnosen.

Definition und Klassifikation

Auch wenn das Konzept der Sensorischen Verarbeitungsstörung einem starken Wandel unterliegt, nicht in die ICD-10 (Weltgesundheitsorganisation, 2011) aufgenommen wurde, in einem Statement der American Academy of Pediatrics von der Verwendung der Diagnose abgeraten wurde (Zimmer, 2012) und diese auch noch nicht widerrufen wurde, gibt es ausreichend Evidenz dafür, dass manche jungen Kinder klinisch ausgeprägte und beeinträchtigende Reaktionen auf sensorische Reize erleben, die unabhängig von anderen psychopathologischen oder neurobiologischen Entwicklungsstörungen auftreten. Im Gegensatz zu Regulationsstörungen liegt der Fokus nun isoliert auf der Über- und Unterreaktivität.

Die Hauptmerkmale der *Sensorischen Überreaktivitätsstörung* sind nach der deutschen Übersetzung der DC:0-5 übertriebene, intensive oder verlängerte Antworten auf sensorische Stimuli, verglichen mit Kindern mit vergleichbarem Alter und Entwicklungsstand. Die Reaktionen können dabei schwerer, häufiger und andauernder auftreten und von einer langsameren Habituation oder Erholung nach einem sensorischen Reiz gekennzeichnet sein. Dabei muss die Störung in mehr als einem Kontext (häusliches Umfeld, Kindergarten, Schule, Hort, Nachbarschaft) auftreten und kann einen oder mehrere sensorische Bereiche (z. B. taktile, visuelle, auditive, vestibuläre, olfaktorische, geschmackliche, propriozeptive und enterozeptive Reize) umfassen. Da Reaktionen auf sensorische Reize erheblichen intra- und interindividuellen Schwankungen unterliegen und alters- und entwicklungsspezifische Normen nur schwer zu definieren sind, kann eine Sensorische Überreaktivitätsstörung nur diagnostiziert werden, wenn dadurch erhebliches Leid oder Beeinträchtigungen für das junge Kind oder seine Familie verursacht wird. Darüber hinaus kann die Diagnose nur vergeben werden, wenn die Symptome der sensorischen Überreaktivität nicht durch andere psychische Störungen wie eine Autismus-Spektrum-Störung (ASS), eine Generalisierte Angststörung (GAD) oder die ADHS besser erklärt werden können. Zu beachten ist, dass Komorbiditäten mit diesen Erkrankungen vorliegen können.

Die Hauptmerkmale der *Sensorischen Unterreaktivitätsstörung* sind nach der deutschen Übersetzung der DC:0-5 minimale, neutrale oder extrem kurze Antworten auf sensorische Reize, die nicht dem Entwicklungsalter entsprechen. Wie bei der Überreaktivitätsstörung können ein oder mehrere sensorische Bereiche erfasst sein, die Störung muss in mehreren Kontexten auftreten und ist nicht besser durch andere psychische Störungen zu erklären, auch wenn Komorbiditäten auftreten können.

Die Gruppe der *Anderen Verarbeitungsstörungen* ist durch atypische sensorische Reaktionen (z. B. Wände oder Türklinken lecken) charakterisiert, welche die Kriterien der Sensorischen Über- oder Unterreaktivität nicht erfüllen.

In Tabelle 10-1 werden die Diagnostischen Algorithmen der Sensorischen Überreaktivitätsstörung, der Sensorischen Unterreaktivitätsstörung und der Anderen sensorischen Verarbeitungsstörungen nach DC:0-5 zur besseren Vergleichsmöglichkeit gegenübergestellt.

Epidemiologie

Die Häufigkeit der Sensorischen Verarbeitungsstörungen ist unklar, für die Überreaktivitätsstörung werden Prävalenzen von 5 bis 15 % angenommen (Zero to Three, 2019), für die Unterreaktivitätsstörung deutlich weniger.

Symptomentwicklung und Komorbidität

Gemäß DC:0-5 liegen bei den meisten Kindern mit Sensorischer Überreaktivitätsstörung keine weiteren komorbiden psychischen Störungen vor, bei der Unterreaktivitätsstörung sind hierzu keine Daten bekannt. Säuglinge mit einer Überreaktivitätsstörung können schwere Fütter- und Schlafstörungen haben. Vorschulkinder weisen ein erhöhtes Risiko für emotionale und Verhaltensprobleme auf und Schulkinder für Lernschwierigkeiten. Auch wird ein erhöhtes Risiko für Angststörungen beschrieben, ebenso eine Assoziation mit Zwangsstörungen (Zero to Three, 2019).

Ätiologie und Pathogenese

Genetische Veranlagung. Bei der generellen Neigung zu Über- oder Unterreaktionen handelt es sich sehr wahrscheinlich um ein genetisch bedingtes Persönlichkeitsmerkmal, das sich auf das gesamte Verhalten des Kindes bis zum Erwachsenenalter auswirken kann. Auch für die Sensorische Über- und Unterreaktivitätsstörung ist zumindest eine genetische Veranlagung im Sinne einer familiär-genetischen Vulnerabilität wahrscheinlich (Karch & Freitag, 2017). Für die genetische Komponente bei der Überreaktivitätsstörung spricht auch, dass die Symptome bei Überreaktivitätsstörungen bei eineiigen Zwillingen ähnlicher sind als bei zweieiigen Zwillingen.

Neurophysiologische Überlegungen zur Wahrnehmung und Wahrnehmungsstörung. Die klassische Vorstellung einer funktionell-strukturellen Unterteilung in eigenständige Module für Wahrnehmung, Kognition und Steuerung des Verhaltens muss heutzutage als überholt angesehen werden. Vielmehr wird die Theorie des parallelen, sich gegenseitig beeinflussenden und regulierenden Informationsaustausches favorisiert. Es wird davon ausgegangen, dass hier zentrale Regelkreise *(cortico-cerebellar-basal ganglia circuits)* (Koziol et al., 2011) eine bedeutsame Rolle spielen. Die Basalganglien wiederum, insbesondere der Thalamus – auch als *Tor zum Bewusstsein* bezeichnet – fungieren als Umschaltstation zum Hirnstamm und den peripheren Bahnsystemen. Das Kleinhirn fungiert im Zusammenhang mit seinen zahlreichen Verbindungen zu neokortikalen, paralimbischen, retikulären und hypothalamischen Arealen als Modulator motorischer und nichtmotorischer Funktionen. Hierbei werden zeitliche und sensorische Informationen integriert, sodass eine Abstimmung auf die aktuelle Gesamtsituation erfolgen und die Konsequenz des Handelns antizipiert werden kann. Bezüglich der sensomotorischen Verarbeitung resultiert daraus eine Parallelität von *Bottom-up-* und *Top-down-Prozessen* sowie ein *Forward-Model*, welches sich durch Wiederholungen präzisiert, anpasst und automatisiert (James et al., 2011; Miller et al., 2007; Roth et al., 2013).

Störungen der sensorischen Verarbeitung werden folgerichtig mit diesen Strukturen in Verbindung gebracht. Für die Überreaktivität wird eine beeinträchtigte Inhibition des Thalamus und der assoziierten frontostriatalen Regelkreise verantwortlich gemacht. Hervorzuheben ist, dass diese Regelkreise auch mit anderen Störungsbildern wie beispielsweise ADHS in

Tabelle 10-1: Diagnostische Algorithmen der Sensorischen Verarbeitungsstörungen nach DC:0-5 (Zero to Three, 2019, S. 66–74)

Sensorische Überreaktivitätsstörung	Sensorische Unterreaktivitätsstörung	Andere sensorische Verarbeitungsstörungen
Kriterium A[1] (1) Durchgängiges Muster sensorischer Überempfindlichkeit: Negative, intensive Reaktion auf sensorische Reize einer oder mehrerer sensorischer Bereiche[2]; mehr als ein Kontext[3]; unterschiedliche Bezugspersonen (falls vorhanden). (2) Intensive emotionale oder verhaltensbezogene Reaktion, deren Intensität und Dauer in keinem Verhältnis zur Intensität des sensorischen Reizes steht oder/und Vermeidung alltäglicher, sensorischer Reize, auf die aversiv reagiert wird.	**Kriterium A**[1] (1) Durchgängiges Muster sensorischer Unterempfindlichkeit: Gedämpfte oder neutrale Reaktion auf intensive sensorische Reize einer oder mehrerer sensorischer Bereiche[2]; mehr als ein Kontext[3]; unterschiedliche Bezugspersonen (falls vorhanden). (2) Die minimale Intensität der Reaktivität, die lange Latenzzeit sowie die kurze Reaktionsdauer stehen in keinem Verhältnis zur Intensität des Reizes, der eine starke oder zumindest moderate Antwort erwarten lässt oder/und es liegt eine vorhersehbare Unempfänglichkeit für alltägliche sensorische Stimuli vor, die eine starke positive oder aversive Antwort erwarten lässt (selbst wenn das Fehlen einer Reaktion zu einer Verletzung führen kann).	**Kriterium A**[1] Durchgängiges Muster einer atypischen Reaktion auf sensorische Reize, welche die Kriterien einer sensorischen Unter- oder Überreaktivitätsstörung nicht erfüllt.
Kriterium B[1] (1) Die Kriterien einer Autismus-Spektrum-Störung sind nicht erfüllt. (2) Die Symptome entsprechen nicht eher einer Aufmerksamkeits-/Hyperaktivitätsstörung.	**Kriterium B**[4]	**Kriterium B**[1] (1) Die Symptome des Kindes sind speziell mit einer sensorischen Stimulation verknüpft. (2) Die Kriterien einer Autismus-Spektrum-Störung sind nicht erfüllt und die Symptome entsprechen nicht einer Aufmerksamkeits-/Hyperaktivitätsstörung.

Kriterium C

Die Symptome der Störung oder die Reaktionen der Bezugspersonen haben erheblichen Einfluss auf die Funktionsfähigkeit des Kindes und der Familie:

1. Verursachen Stress und Leid beim Kind.
2. Beeinträchtigen die Beziehungen des Kindes.
3. Schränken die Teilnahme des Kindes an entwicklungsbedingt erwarteten Aktivitäten und Routinen ein.
4. Schränken die Teilnahme der Familie an Alltagsaktivitäten und Routinen ein.
5. Schränken die Fähigkeiten des Kindes ein, neue Fähigkeiten zu lernen und zu entwickeln, oder beeinträchtigen den Entwicklungsprozess.

Alter: mindestens 6 Monate
Dauer: mindestens 3 Monate

Es müssen immer die Kriterien A, B und C (sofern vorhanden) erfüllt werden.

1: Es müssen alle Unterpunkte erfüllt sein; 2: Sensorische Bereiche: taktile, visuelle, auditive, vestibuläre, olfaktorische, geschmackliche, propriozeptive und enterozeptive Reize; 3: Kontext: z. B. häusliches Umfeld., Kindergarten, Schule, Hort, Nachbarschaft; 4: Die DC:0-5 lässt dies für die Unterreaktivitätsstörung aus (es gibt nur die Kriterien A und C), gleichzeitig wird in der Differentialdiagnose aber auf die Ausschlussdiagnose Autismus-Spektrum-Störung und die vorrangig zu vergebende ADHS-Diagnose verwiesen.

Verbindung gebracht werden. Diskutiert wird, dass Bildgebungsstudien die These stützen, dass Sensorischen Verarbeitungsstörungen eine spezifische Pathologie zu Grunde liegt. So fanden sich Veränderungen der weißen Substanz des Gehirns im *Diffusions-Tensor-Imaging* welche bei Kontrollkollektiven (Kinder ohne Störungen, Kinder mit ASS und mit ADHS) nicht gefunden werden konnten (Chang et al., 2014; Owen et al., 2013). Bei diesem Verfahren werden mithilfe der Magnetresonanztomografie die Diffusionsbewegung von Wassermolekülen im Körpergewebe gemessen und bildlich dargestellt. Dieses Ergebnis überrascht, da eine hohe Komorbidität von Sensorischen Verarbeitungsstörungen mit diesen Erkrankungen vorliegt. Zu erwarten wären Überschneidungen bezüglich der Pathophysiologie, eine Überlegung, die in Einklang mit dem *Liability-Model* stehen würde, welches von einer familiär-genetischen Vulnerabilität für wenige psychopathologische Grundmuster ausgeht (Buckholtz & Meyer-Lindenberg, 2012).

Zusammenfassend lassen sich Symptome der Sensorischen Verarbeitungsstörungen neuroanatomisch und neurophysiologisch-funktionell definierten Strukturen und Regelkreisen zuordnen. Zum jetzigen Zeitpunkt lässt sich jedoch die Validität der Diagnose im Sinne einer Abgrenzung zu anderen psychischen Störungen nur eingeschränkt daraus ableiten.

Diagnose und Differenzialdiagnostik

Gemäß den Diagnosekriterien der DC:0-5 sind bei den Sensorischen Verarbeitungsstörungen neben der sensorischen Über- und Unterreaktivität bzw. den atypischen Reaktionen auf sensorische Reize die Kriterien der Beeinträchtigung (erhebliches Leid oder Beeinträchtigungen für das junge Kind oder seine Familie), das Auftreten in mehr als einer Modalität und keine Erklärbarkeit durch eine andere psychische Störung gegeben (s. Tabelle 10-1). Differenzialdiagnostisch sind Sensorische Verarbeitungsstörungen grundsätzlich von der ASS (Ausschlussdiagnose) und der ADHS abzugrenzen.

Behandlung und Prävention

Die Evidenz für therapeutische Maßnahmen bei Sensorischen Verarbeitungsstörungen muss grundsätzlich als eingeschränkt bezeichnet werden, nicht zuletzt auch deswegen, weil die meisten Studien zur Therapie der Sensorischen Verarbeitungsstörungen bei Kindern mit ASS durchgeführt wurden und damit nicht mit Kindern, die die DC:0-5-Kriterien erfüllen. Die American Academy of Pediatrics äußert sich in einem Statement bezüglich der Verwendung der Diagnose wie auch einer Therapieempfehlung grundsätzlich sehr zurückhaltend. Im Gegensatz dazu weist die gemeinsame Therapiekommission der Deutschen Gesellschaft für Sozialpädiatrie und der Gesellschaft für Neuropädiatrie in ihrer Stellungnahme zwar ebenfalls auf die Evidenzlücken hin, hält jedoch eine Therapieempfehlung aufgrund der vorliegenden Studien für gerechtfertigt. Dieser Einschätzung folgt auch eine Metaanalyse (Reynolds et al., 2017) die einen Behandlungspfad in drei Schritte gliedert: (a) die Adaptation der Umgebung, (b) die Bezugspersonen fokussierte und (c) die Patienten fokussierte Intervention. Mit dieser Gliederung und Priorisierung wird der *Internationalen Klassifikation der Funktionsfähigkeit, Behinderung und Gesundheit bei Kindern und Jugendlichen (ICF-CY)* der Weltgesundheitsorganisation Rechnung getragen, welche Gesundheit in den Kontext des sozialen Umfeldes stellt (Weltgesundheitsorganisation, 2013). Darüber hinaus vermeidet die prioritäre Fokussierung auf das Umfeld und die Bezugspersonen auch eine Übertherapie des betroffenen Kindes, was besonders bei noch im Fluss befindlicher Diagnose-Validierung und eingeschränkter Evidenzlage als ethisch geboten angesehen werden muss.

Bezüglich der Adaptation der Umgebung (häusliche und schulische Umgebung, Kindergarten, Hort) steht ein partizipativer Ansatz im Vordergrund. Als erfolgsversprechende Beispiele seien eine veränderte Sitzhaltung, Sitzmöbel (Sitzball, Luftkissen, Schaukelstuhl) und die Veränderung der Reizumgebung (Reduktion oder Intensivierung von Geräuschpegel oder Lichtverhältnissen) genannt. Bei der auf die Bezugspersonen fokussierten Intervention sollen das Kind unterstützende Kompetenzen der Eltern und Erzieher*innen entwickelt werden (z. B. Einsatz von Lernhilfen, Schutz vor überbordenden sensorischen Reizen). Der Ansatz, Interventionen über Bezugspersonen zu vermitteln und Coaching zur Verminderung von elterlichem Stress, zur Verbesserung der familiären Beziehungen und Steiegrung der elterlichen Selbstwirksamkeit einzusetzen, findet zunehmend auch bei anderen Störungsbildern wie z. B. der ASS Anwendung (Naveed et al., 2019). Eine der häufigsten eingesetzten patientenfokussierten Interventionen stellt die Sensorische Integrationstherapie nach Ayres dar (Karch & Freitag, 2017). Auch wenn eine Reihe kontrollierter Studien einschließlich Metaanalysen zur Wirksamkeit vorliegen (Schaaf et al., 2018), besteht aufgrund von Mängeln im Studiendesign sowie durch die Patientengruppe (vorwiegend ASS) nur eine sehr eingeschränkte Evidenzlage zur Behandlung der Sensorischen Verarbeitungsstörungen. Vor diesem Hintergrund führt die gemeinsame Therapiekommission der Deutschen Gesellschaft für Sozialpädiatrie und der Gesellschaft für Neuropädiatrie aus, dass es nicht sinnvoll erscheint, das Behandlungskonzept lange zu verfolgen, wenn keine ausreichende Compliance mit Kind, Eltern und Umfeld hergestellt werden kann oder die erwarteten Erfolge vermutlich nicht erreicht werden (Karch & Freitag, 2017).

Die CO-OP-Therapie *(Cognitive Orientation to Daily Occupational Performance Therapy)* kann als eines der am besten evaluierten Ergotherapieverfahren bezeichnet werden. Die Attraktivität des Verfahrens muss in der strikten Aufgabenorientierung gesehen werden, welche lerntheoretisch der Prozessorientierung und den an der Beeinträchtigung und dem Defizit orientierten Ansätzen überlegen ist. Auch wenn der Einsatz bei Sensorischen Verarbeitungsstörungen grundsätzlich diskutiert wird (Anderson et al., 2017; Pfeiffer et al., 2018), liegt für diese Störungsbilder nur eine eingeschränkte Evidenz vor.

Verlauf und Prognose

Verlauf und Prognose der Sensorischen Verarbeitungsstörungen sind noch nicht bekannt.

Forschungsdesiderate und Ausblick

Mit der Beschreibung der Sensorischen Verarbeitungsstörungen und deren Differenzierung in Über- und Unterreaktivität sowie Andere sensorische Verarbeitungsstörungen in der DC:0-5 wird der Versuch unternommen, phänomenologisch exakter zu werden und die diagnostische Reproduzierbarkeit zu erhöhen. Begrifflichkeiten wie Sensorische Modulationsstörung, Sensomotorische Störung oder Sensorische Diskriminationsstörung einschließlich der zahlreichen Untergruppen finden vor diesem Hintergrund keine Verwendung mehr (Miller et al., 2007). Die Etablierung des neuen Konzeptes der Sensorischen Verarbeitungsstörungen trägt auch zur Symptomorientierung der ehemals als Regulationsstörungen bezeichneten Krankheitsgruppe der Schrei-, Schlaf- und Fütterstörungen (s. Kap. 14–16) bei, welcher durch die getrennte Klassifikation der Über- und Unterreaktivität präzisere Diagnosekriterien zugeordnet werden können.

Auch wenn der Paradigmenwechsel hin zur Symptomorientierung nach Ansicht des Autors dieses Kapitels und der Herausgeber dieses Buches alternativlos ist, bleibt die Frage, inwiefern die Einführung der isolierten Diagnose einer Sensorischen Verarbeitungsstörung zu einer erhöhten Validität der Diagnose und im zweiten Schritt dann auch zu einer Therapieoptimierung führt. Zum gegenwärtigen Zeitpunkt liegt zur Beantwortung dieser Frage keine ausreichende Evidenz vor. Zukünftige Studien müssen zunächst systematisch die Validität der Diagnosekriterien überprüfen. In einem zweiten Schritt können dann erst Therapiestudien durchgeführt werden, idealerweise in Kombination mit z. B. bildgebenden Verfahren zur Untersuchung der Pathophysiologie.

Literatur

Anderson, L., Wilson, J. & Williams, G. (2017). Cognitive Orientation to daily Occupational Performance (CO-OP) as group therapy for children living with motor coordination difficulties: An integrated literature review. *Australian Occupational Therapy Journal*, 64(2), 170–184. https://doi.org/10.1111/1440-1630.12333

Buckholtz, J.W. & Meyer-Lindenberg, A. (2012). Psychopathology and the human connectome: toward a transdiagnostic model of risk for mental illness. *Neuron, 74*(6), 990–1004. https://doi.org/10.1016/j.neuron.2012.06.002

Chang, Y.S., Owen, J.P., Desai, S.S., Hill, S.S., Arnett, A.B., Harris, J., Marco E.J. & Mukherjee, P. (2014). Autism and sensory processing disorders: Shared white matter disruption in sensory pathways but divergent connectivity in social-emotional pathways. *PLoS One, 9*(7), e103038. https://doi.org/10.1371/journal.pone.0103038

James, K., Miller, I.J., Schaaf, R., Nielsen, D.M. & Schoen, S.A. (2011). Phenotypes within sensory modulation dysfunction. *Comprehensive Psychiatry, 52*(6), 715–724. https://doi.org/10.1016/j.comppsych.2010.11.010

Karch, D. & Freitag, H. (2017). *Sensorische Integrationsstörung und sensorische Integrationstherapie nach Jean Ayres (2017). Stellungnahme der Deutschen Gesellschaft für Sozialpädiatrie und Jugendmedizin* (Überarbeitete Stellungnahme der Gesellschaft für Neuropädiatrie 2002). Verfügbar unter https://dgspj.de/wp-content/uploads/service-stellungnahme-si-2017.pdf

Koziol, L.F., Budding, D.E. & Chidekel, D. (2011). Sensory integration, sensory processing, and sensory modulation disorders: Putative functional neuroanatomic underpinnings. *Cerebellum, 10*, 770–792. https://doi.org/10.1007/s12311-011-0288-8

Miller, I.J., Anzalone, M.E., Lane, S.J., Cermak, S.A. & Osten, E. (2007). Concept evolution in sensory integration: A proposed nosology for diagnosis. *American Journal of Occupational Therapy, 61*(2), 135–140. https://doi.org/10.5014/ajot.61.2.135

Naveed, S., Waqas, A., Amray, A.N., Memon, R.I., Javed, N., Tahir, M.A., Ghozy, S., Jahan, N., Khan, A.S. & Rahman, A. (2019). Implementation and effectiveness of non-specialist mediated interventions for children with Autism Spectrum Disorder: A systematic review and meta-analysis. *PLoS One, 14*(11), e0224362. https://doi.org/10.2139/ssrn.3296670

Owen, J.P., Marco, E.J., Desai, S., Fourie, E., Harris S.S., Hill, S.S., Arnett A.B. & Mukherjee, P. (2013). Abnormal white matter microstructure in children with sensory processing disorders. *Neuroimage: Clinical, 2*, 844–853. https://doi.org/10.1016/j.nicl.2013.06.009

Pfeiffer, B., Clark, G.F. & Arbesman, M. (2018). Effectiveness of cognitive and occupation-based interventions for children with challenges in sensory processing and integration: A systematic review. *American Journal of Occupational Therapy, 72*(1), 7201190020p1–7201190020p9. https://doi.org/10.5014/ajot.2018.028233

Reynolds, S., Glennon, T.J., Ausderau, K., Bendixen, R.M., Kuhaneck, H.M., Pfeiffer, B., Watling, R., Wilkinson, K. & Bodison, S.C. (2017). *Using a multifaceted approach to working with children who have differences in sensory processing and integration. American Journal of Occupational Therapy, 71*(2), 7102360010p1–7102360010p10. https://doi.org/10.5014/ajot.2017.019281

Roth, M.J., Synofzik, M. & Lindner, A. (2013). The cerebellum optimizes predictions about external events. *Current Biology, 23*(10), 930–935. https://doi.org/10.1016/j.cub.2013.04.027

Schaaf, R.C., Dumont, R.L., Arbesman, M. & May-Benson, T.A. (2018). Efficacy of occupational therapy using Ayres Sensory Integration®: A systematic review. *American Journal of Occupational Therapy, 72*(1), 7201190010p1–7201190010p10. https://doi.org/10.5014/ajot.2018.028431

Weltgesundheitsorganisation. (2011). *Internationale Klassifikation psychischer Störungen. ICD-10 Kapitel V (F). Klinisch-diagnostische Leitlinien* (8. überarb. Aufl.). Bern: Huber.

Weltgesundheitsorganisation. (2013). *ICF-CY. Internationale Klassifikation der Funktionsfähigkeit, Behinderung und Gesundheit bei Kindern und Jugendlichen.* Bern: Huber.

Zero to Three. (2019). *DC:0-5. Diagnostische Klassifikation seelischer Gesundheit und Entwicklungsstörungen der frühen Kindheit.* Stuttgart: Kohlhammer.

Zimmer, M.H. (2012). Not ready for prime time policy cautions against using sensory processing disorder as a diagnosis. *AAP News, 33*(6), 30.

11 Angststörungen

Christina Taferner, Elisabeth Bonatti und Kathrin Sevecke

Ängste gehören zur normgerechten Entwicklung und sind reifungsabhängige Phänomene, die mit dem Erreichen bestimmter Entwicklungsstufen vorübergehend in den Vordergrund treten (Blanz & Schneider, 2007). Unter Angst wird ein subjektives unangenehmes Gefühl von umfassender Furcht, Besorgnis und Bedrohung verstanden. Angst zählt neben Freude und Ärger zu den ersten Emotionen, die Kinder im Verlauf des ersten Lebensjahres entwickeln (Sroufe, 1996). Das Fremdeln ab dem 7. Lebensmonat kann als erste Angstreaktion interpretiert werden. Die Ängste im Kindesalter sind typischerweise mild in der Intensität, altersspezifisch und vorübergehend. Dabei ändern sich diese mit dem Alter und der kognitiven Entwicklung des Kindes.

Die Identifikation von klinisch signifikanten Angstsymptomen und spezifischen Angststörungen stellt insbesondere bei jungen Kindern eine Herausforderung dar, nicht zuletzt wegen der alterstypisch noch geringen Fähigkeiten in der Beschreibung eigener Emotionen. Ab ca. 3 Jahren beginnen Kinder, Emotionen (inkl. Ängste) zu verbalisieren sowie im Spiel auszudrücken. Zur Abklärung von Angsterkrankungen in der frühen Kindheit werden daher zum einen die beobachtbaren Verhaltensweisen und Belastungen des Kindes und zum anderen die Fremdbeurteilungen (Berichte und Beobachtungen von Eltern, Pädagogen und Pädagoginnen, wichtigen Bezugspersonen) bedeutsam (Zero to Three, 2019).

Von einer Angststörung wird dann gesprochen, wenn die Symptome die normgerechte Entwicklung des Kindes behindern. Diese verursachen Stress und Leid beim Kind, hemmen altersangemessene Aktivitäten und beeinflussen Kontakte zu Gleichaltrigen. Die Teilnahme der Familie an Alltagsaktivitäten und Routinen ist einschränkt. Die Funktionsfähigkeit des jungen Kindes und seiner Familie ist somit beeinträchtigt. Das Kleinkindalter stellt aufgrund der größeren Verhaltens-, neuronalen und menta-

Tabelle 11-1: Überblick des alterstypischen Verlaufs von Ängsten (Schneider, 2004, S. 10)

Alter	Psychologische bzw. soziale Kompetenz	Quelle entwicklungstypischer Ängste
0–6 Monate	Dominanz sensorischer Fähigkeiten	Intensive sensorische Reize, Verlust von Zuwendung, laute Geräusche
6–12 Monate	Sensomotorische Schemata, Ursache und Wirkung, Objektkonstanz	Fremde Menschen, Trennung
2–4 Jahre	Präoperationales Denken, Fähigkeit zu imaginieren, Unfähigkeit, Fantasie von Realität zu trennen	Fantasiegestalten, potenzielle Einbrecher, Dunkelheit
5–7 Jahre	Konkret-operationales Denken, Fähigkeit, konkret-logisch zu denken	Naturkatastrophen, Verletzungen, Tiere, medienbasierte Ängste

len Plastizität die ideale Zeitspanne dar, um frühkindliche Pathologie zu identifizieren und infolgedessen frühzeitig zu intervenieren (Belsky & de Haan, 2011).

Eine klinisch bedeutsame Angstsymptomatik ist nach DC:0-5 (Zero to Three, 2019) wie folgt charakterisiert:

- Die Angst ist intensiv (exzessives Leiden).
- Die Angst ist unkontrollierbar (keine Abnahme durch Rückversicherung oder Wiederholung).
- Die Angst ist rezidivierend, entwicklungsunangemessen und anhaltend (über einen Monat).

Ängste gehen häufig mit Vermeidung angstprovozierender Situationen oder Auslöser einher. Dies kann altersadäquate Entwicklungsfortschritte negativ beeinflussen. Darüber hinaus finden sich bei jungen Kindern mit Angststörungen eine erhöhte Sensibilität gegenüber sensorischen Reizen (Geräusche, Gerüche, Geschmack) sowie häufig ein selektives Essverhalten (Zero to Three, 2019). Weiter sind körperliche Reaktionen (z.B. Schwitzen, Muskelanspannung, Bauch- und Kopfschmerzen) sowie Wutanfälle und andere Formen der Verhaltensdysregulation häufig mit Ängsten verbunden.

Das wesentliche Klassifikationssystem für Angststörungen in der frühen Kindheit bildet die DC: 0-5. Sie unterscheidet zwischen sechs Angststörungen der Frühen Kindheit, konkret den klassischen Angststörungen wie der *Störung mit Trennungsangst*, der *Sozialen Angststörung* und der *Generalisierten Angststörung* sowie *Anderen Angststörungen der frühen Kindheit*. Darüber hinaus wurden als neue Störungen der *Selektive Mutismus* und die *Störung mit Inhibition gegenüber Neuem* aufgenommen.

Im DSM-5 (American Psychiatric Association, 2015) gelten die Definitionen für alle Altersstufen und es enthält spezifische Zusätze für Kinder, wobei diese wenig charakteristisch für das Vorschulalter sind. In diesem Diagnosemanual wird im Kapitel Angststörungen zwischen der Störung mit Trennungsangst, dem Selektiven Mutismus, der Spezifischen Phobie, der Panikstörung, der Agoraphobie, der Generalisierten Angststörung und der Substanz-/Medikamenteninduzierten Angststörung unterschieden. Nach ICD-10 (Weltgesundheitsorganisation, 2011) werden Angststörungen unter den emotionalen, d.h. introversiven Störungen klassifiziert. Die vier Grundtypen der Angststörungen in der ICD-10 (Remschmidt et al., 2017) bilden die *Emotionale Störung mit Trennungsangst des Kindesalters* (F93.0), die *Phobische Störung des Kindesalters* (F93.1), die *Störung mit sozialer Ängstlichkeit des Kindesalters* (F93.2) und die *Generalisierte Angststörung des Kindesalters* (F93.80). Die ICD-10 kodiert ebenso Angststörungen über die gesamte Lebensspanne unter F40.0 bis F41.9. Es ist anzumerken, dass zwei der dort angegebenen Angststörungen im Vorschulalter nicht klassifiziert werden können: die Agoraphobie (F40.0) und die Panikstörung (F41.0).

In den folgenden Kapiteln werden die Angststörungen der frühen Kindheit jeweils ausführlich in Anlehnung an die DC:0-5 erläutert.

Literatur

American Psychiatric Association. (2015). *Diagnostisches und Statistisches Manual Psychischer Störungen DSM-5*. Göttingen: Hogrefe.

Belsky, J. & de Haan, M. (2011). Annual research review: Parenting and children's brain development: The end of the beginning. *Journal of Child Psychology and Psychiatry, 52*(4), 409–428. https://doi.org/10.1111/j.1469-7610.2010.02281.x

Blanz, B. & Schneider, S. (2007). Angststörungen. In B. Herpertz-Dahlmann, F. Resch, M. Schulte-Markwort & A. Warnke (Hrsg.), *Entwicklungspsychiatrie – Biopsychologische Grundlagen und die Entwicklung psychischer Störungen* (S. 744–770). Stuttgart: Schattauer.

Remschmidt, H., Schmidt, S. & Poustka, F. (2017). *Multiaxiales Klassifikationsschema für psychische Störungen des Kindes- und Jugendalters nach ICD-10 der WHO* (7. Aufl.). Bern: Hans Huber. https://doi.org/10.1024/85759-000

Schneider, S. (2004). Entwicklungspsychologische Grundlagen. In S. Schneider (Hrsg.), *Angststörungen bei Kindern und Jugendlichen: Grundlagen und Behandlung* (S. 10). Berlin: Springer.

Sroufe, L.A. (1996). *The organization of emotional life in the early years.* New York: Cambridge University Press. https://doi.org/10.1017/CBO9780511527661

Weltgesundheitsorganisation. (2011). *Internationale Klassifikation psychischer Störungen. ICD-10 Kapitel V (F). Klinisch-diagnostische Leitlinien* (8. überarb. Aufl.). Bern: Huber.

Zero to Three. (2019). DC: 0-5. *Diagnostische Klassifikation seelischer Gesundheit und Entwicklungsstörungen der frühen Kindheit.* Stuttgart: Kohlhammer.

11.1 Störung mit Trennungsangst

Christina Taferner, Elisabeth Bonatti
und Kathrin Sevecke

Definition und Klassifikation

Bei der Störung mit Trennungsangst des Kindesalters zeigt sich eine entwicklungsmäßig unangemessene und übermäßige Angst, Furcht oder ein Vermeidungsverhalten vor der Trennung von bedeutsamen Bezugs- bzw. Bindungspersonen oder von zu Hause. Nur gelegentlich gelingt es dem Kind, sich auch durch die Rückversicherung bei anderen Personen selbst zu regulieren. Die Symptomatik erweist sich nach DC:0-5 (Zero to Three, 2019) als persistierend und dauert für mindestens 4 Wochen an.

Als dysfunktionale Strategie der Angstminderung werden angstauslösende Situationen von Kindern vermieden. Eltern können dieses Vermeidungsverhalten begünstigen, indem sie Alltagsroutinen entwickeln, die die Vermeidung von Trennung erlauben. Beispielsweise besucht das Kind nicht mehr den Kindergarten, schläft im Elternbett und bleibt nie bei anderen Bezugspersonen. Dieses Störungsbild wird in der ICD-10 (Remschmidt et al., 2017) als *Emotionale Störung mit Trennungsangst des Kindesalters* (F93.0) und im DSM-5 (American Psychiatric Association, 2015) als *Störungen mit Trennungsangst* kodiert.

Epidemiologie

Die meisten Forschungsergebnisse fassen epidemiologische Merkmale von Angststörungen (wie der Störung mit Trennungsangst, der Sozialen Angststörung und der Generalisierten Angststörung) der frühen Kindheit zusammen, und so wird auf eine allgemeine Prävalenz von 9 % bis 20 % verwiesen (s. Kap. 11.2 und Kap. 11.3). Nach DC:0-5 reicht die Prävalenz für jede einzelne Angststörung von ca. 2 % bis 10 %, und spiegelt die hohe, aber auch divergierende Prävalenz der Angststörungen in dieser Altersgruppe wider. Beispielsweise liegt in einer Studie von Wichstrøm et al. (2012) die Prävalenzrate bei 4,4 % für 4-jährige Kinder mit diesem Störungsbild. Die Prävalenz der Störung mit Trennungsangst bei Vorschulkindern zwischen 4 und 7 Jahren liegt bei 7 % (Paulus et al., 2015). Nach Egger und Angold (2006) liegt die Prävalenzrate für die Störung mit Trennungsangst bei 2- bis 5-jährigen Kindern bei 8,6 % (ohne Einschränkungen oder Stress zu verursachen) bzw. bei 2,4 % (mit erheblichen Einschränkungen oder Stress). Laut DC:0-5 wird bei manchen Studien auch auf geschlechtsbezogene Unterschiede bei diesem Störungsbild verwiesen. Mädchen zeigen dabei höhere Raten einer Störung mit Trennungsangst. Es bestehen keine kulturellen Unterschiede. Die Gewohnheit von jungen Kindern, im Elternbett zu schlafen, sollte nicht automatisch als Zeichen einer Trennungsangst gedeutet werden, da das gemeinsame Schlafen in vielen Kulturen üblich ist.

Symptomentwicklung und Komorbidität

Ängste vor fremden Menschen und vor Trennung stellen ein entwicklungstypisches Phänomen dar. So wird in der Bindungsforschung rund um Ainsworth (Ainsworth et al., 1978) davon ausgegangen, dass sich die physiologische Trennungsangst beim Menschen ohne nennenswerte geschlechtsspezifische Unterschiede typischerweise zwischen dem sechsten und zwölften Lebensmonat manifestiert und bis zum Alter von etwa 3 Jahren deutlich beobachtbar bleibt, um danach stetig abzunehmen. So entspricht es im Alter von 8 bis 24 Monaten einem typischen Entwicklungsstadium, auf eine Trennung von einer primären Bezugsperson mit Stress zu reagieren. Die Trennungsangst ist daher als Bindungssignal des Kindes zu verstehen. Erst mit zunehmenden kognitiven Fähigkeiten entwickelt das Kind ein Verständnis, dass Bezugspersonen weiterhin existieren, auch wenn sie nicht real anwesend sind. Die Diagnose soll nicht vor dem 18. Lebensmonat gestellt werden, jedoch kann eine qualitative Einschätzung hinsichtlich der Intensität

Tabelle 11-2: Diagnostischer Algorithmus Störung mit Trennungsangst nach DC:0-5 (Zero to Three, 2019, S. 76 f.)

Alle folgenden Kriterien müssen zutreffen.
A. Das Kind reagiert mit Angst, die für den Entwicklungsstand unangemessen und übermäßig stark ist, bezüglich einer Trennung von zu Hause oder von Bezugspersonen, an die das Kind gebunden ist. Zumindest zeitweise kann das Kind diese Angst selbst durch Rückversicherung anderer regulieren. Die Angst zeigt sich in mindestens drei der sieben folgenden Symptome: 1. Wiederkehrender, deutlicher Stress und Leid, wenn eine Trennung von zu Hause oder von wichtigen Bezugspersonen eintritt oder erwartet wird. 2. Wiederkehrende, deutliche Sorgen, dass ein Ereignis eintritt, das zu einer Trennung von einer wichtigen Bezugsperson führen kann (z. B. Verlorengehen, Entführtwerden). Kinder, die noch nicht sprechen können, haben eingeschränkte Möglichkeiten, diese Sorgen auszudrücken. 3. Anhaltender Widerwillen oder Verweigerung, aus Angst vor einer Trennung in den Kindergarten, die Schule oder andere Orte außerhalb von zu Hause zu gehen. Dies kann auftreten als: a) Furcht oder Angst in Zusammenhang mit dem Verlassen des Zuhauses für Schule oder Kindergarten; b) Antizipatorische Furcht oder Angst in Zusammenhang mit Schule oder Kindergarten; c) Widerwille oder Verweigerung von Schule oder Kindergarten aufgrund der Furcht oder Angst; d) Weinen, Klammern, Verstecken, Wutanfälle oder andere Versuche, die Trennung zu vermeiden. Kinder können ihre Angst/Furcht mit untröstbarem Weinen und Klammern ausdrücken. 4. Anhaltende deutliche Furcht oder Widerwille, allein ohne Hauptbezugspersonen zu Hause oder ohne wichtige Bezugspersonen in anderen Kontexten zu sein. 5. Anhaltender Widerwille oder Verweigerung, ohne Anwesenheit der Bezugsperson schlafen zu gehen, über einen Zeitraum von mindestens einem Monat. 6. Wiederholte Albträume, die Trennungsthemen beinhalten. Kinder, die noch nicht oder nur wenig sprechen, haben Angstträume ohne erkennbaren Inhalt. 7. Körperliche oder physiologische Symptome, wenn eine Trennung von einer wichtigen Bezugsperson eintritt oder erwartet wird.
B. Die Symptome der Störung oder Reaktionen der Bezugspersonen haben erheblichen Einfluss auf die Funktionsfähigkeit des Kindes und der Familie auf eine oder mehrere der folgenden Arten: 1. Verursachen Stress und Leid beim Kind. 2. Beeinträchtigen die Beziehungen des Kindes. 3. Schränken die Teilnahme des Kindes an entwicklungsbedingt erwarteten Aktivitäten und Routinen ein. 4. Schränken die Teilnahme der Familie an Alltagsaktivitäten und Routinen ein. 5. Schränken die Fähigkeit des Kindes ein, neue Fertigkeiten zu lernen und zu entwickeln, oder beeinträchtigen den Entwicklungsprozess.
Dauer: Furcht, Angst oder Vermeidung persistiert und hält typischerweise mindestens einen Monat an.

und Persistenz der Trennungsangst getroffen werden.

Nach Egger und Angold (2006) liegt bei Kindern im Alter von 2 bis 5 Jahren mit diagnostizierter Trennungsangst eine *Komorbiditätsrate* von 79 % bezüglich Depression, Sozialer Phobie und Posttraumatischer Belastungsstörung (PTBS) vor. Der Zusammenhang zwischen Angststörungen und höheren Depressionsraten (Bufferd et al., 2011; Wichstrøm et al., 2012) deutet darauf hin, dass das bei Erwachsenen beobachtete Komorbiditätsmuster zwischen Angst und Depression bereits in den Vorschuljahren festgestellt werden können (Barrios et al., 2019). Jede Angststörung im Vorschulalter ist mit einer erhöhten Wahrscheinlichkeit für eine komorbide ADHS verbunden. Diese Komorbidität wurde auch spezifisch für Trennungsangst und ADHS dokumentiert (Barrios et al., 2019; Ezpeleta et al., 2014). Eine externalisierende Störung findet sich komorbid äußerst selten. Eine weitere Komorbidität stellt nach DC:0-5 die Generalisierte Angststörung (GAS) dar. Insgesamt findet sich bei Angststörungen im Vorschulalter eine signifikante Komorbidität mit anderen Angst-, Stimmungs- und Verhaltensstörungen. Etwa 23 % der Kinder mit einer Angststörung erfüllen auch die Kriterien einer weiteren Angststörung (GAS, Soziale Angststörung, Störung mit Trennungsangst) und 7 % erfüllen die Kriterien für alle drei Störungen (Franz et al., 2013). In mehreren Studien wurde gezeigt, dass Angststörungen im Vergleich zu anderen psychiatrischen Störungen während der Vorschulzeit die geringste Komorbidität aufweisen (Barrios et al., 2019; Egger & Angold, 2006; Wichstrøm et al., 2012), andere Studien wiederum verweisen auf vergleichbare Komorbiditätsraten.

Ätiologie und Pathogenese

Bei der Entstehung von Angststörungen spielen neurologische und genetische Dispositionsfaktoren eine zentrale Rolle. Derzeit wird davon ausgegangen, dass es kein einzelnes Gen gibt, das für Angststörungen verantwortlich ist. Es handelt sich dabei vielmehr um eine dynamische Wechselwirkung zwischen Genen und Umweltfaktoren (Mian & Gray, 2019). Als weitere Risikofaktoren gelten Temperamentsfaktoren (Behaviorale Inhibition und Ängstlichkeit), psychophysiologische Faktoren (Puls, Herzrate und Hautwiderstand), körperliche Erkrankungen, Entwicklungsstörungen und psychosoziale Belastungen (psychische Erkrankung eines Elternteils, Disharmonie in der Familie, sozioökonomischer Status, belastende Lebensereignisse, elterliches Verhalten). Auf Elternebene sind die Überinvolvierung und die Unterstützung von vermeidendem oder kontrollierendem Verhalten zu berücksichtigen (Egger & Angold, 2006). Mian und Gray (2019) diskutieren auch die Informationsverarbeitung als einen zentralen Aspekt der Angstätiologie, da theoretische Modelle insbesondere auf das Erreichen eines Kontrollgefühls in der frühen Umgebung hinweisen, welches für die weitere Entwicklung von großer Bedeutung ist. Ollendick und Benoit (2012) vermuten, dass Änderungen in der Informationsverarbeitung teilweise den Zusammenhang zwischen Erziehungspraktiken und Angstsymptomen bei Kindern erklären können. Ergebnisse der Resilienzforschung zeigen, dass Erziehungspraktiken oder -programme Verbesserungen der Bewältigungsreaktionen von Kindern bewirken können, deren Problemlösungskompetenz, Emotionsregulation und Belastungstoleranz in Situationen, die Angst hervorrufen, nur wenig ausgeprägt ist (Mian & Gray, 2019; Pahl & Barrett, 2007).

Diagnose und Differenzialdiagnostik

Die Inhalte für die *Störung mit Trennungsangst*, die *Soziale Angststörung* und die *GAS* werden hinsichtlich Diagnose und Differenzialdiagnostik nachfolgend gemeinsam ausgeführt, wobei die spezifischen Charakteristika für das jeweilige Störungsbild herausgearbeitet werden.

Für die Diagnose einer Angststörung empfiehlt sich eine ausführliche Anamnese zur Entwicklungs- und Familiengeschichte sowie eine klinische Beobachtung der Interaktion zwischen Kind und Eltern bzw. Untersucher*in. Bei den Kindern ist auf eine Exploration im Spiel zu achten, die dem kognitiven, sprachlichen und emotionalen Entwicklungsstand entspricht. Für die Entwicklung einer Angststörung in der frühen Kindheit spielt die elterliche Angst eine entscheidende Rolle. Die Exploration der Eltern hinsichtlich eigener Ängste, deren Umgang mit diesen sowie mit den Ängsten des Kindes ist daher bedeutsam. Die Beurteilung des elterlichen Erziehungsstils erfolgt im Vorschulalter primär über die Beobachtung der Eltern-Kind-Interaktion (Adornetto & Schneider, 2009). Die entwicklungsbezogenen sozialen und emotionalen Funktionen und Verhaltensweisen werden im psychopathologischen Befund mittels *Infant-Toddler Mental Status Exam (ITMSE)* nach Benham (2000) erfasst. Dabei werden das Auftreten, das äußere Erscheinungsbild, die Reaktion und Adaption auf neue Situationen, die Selbstregulation, die Stimmung und der Affekt, die Entwicklungsbereiche Kognition, Sprache und Motorik, das Spielverhalten, die Beziehungsqualität zu den Eltern bzw. den Untersuchenden und das Denken, Ängste, Träume und dissoziative Zustände erfasst. Im Folgenden wird eine Auswahl altersspezifischer diagnostischer Verfahren vorgestellt, in denen die Erfassung von Symptomen mit Bezug zu Angststörungen im Vordergrund steht oder die zur Differenzialdiagnostik eingesetzt werden.

Strukturierte diagnostische Interviews

- *SIVA: 0-6 – Strukturiertes Interview des Vorschulalters* (Bolten et al., 2018)
  Wurde nach den Kriterien der DC: 0-5 im deutschsprachigen Raum entwickelt.
- *Angst-Interview* (Becker et al., 2002)
  Zu den einzelnen, für dieses Alter typischen Angstbereichen werden kurze Geschichten erzählt und ein Bild gezeigt. Die Angstintensität wird von den Kindern im Alter von 5 bis 7 Jahren auf einer fünfstufigen Skala angegeben.
- *DIPA – The Diagnostic Infant and Preschool Assessment* (Scheeringa & Haslett, 2010)
  Englischsprachiges, strukturiertes Elterninterview für Kinder von 1 bis 6 Jahren. Kürzlich revidiert hinsichtlich der DSM-5 Kriterien, erfasst das Inventar 16 Störungsbilder inklusive Störung mit Trennungsangst, Sozialer Angststörung, GAS und Spezifischen Phobien.

Standardisierte Fragebögen mit Fokus auf den Kindern

- *CBCL 1½-5 – Child Behavior Checklist* (Achenbach & Rescorla, 2000)
  Elternfragebogen über das Verhalten von Klein- und Vorschulkindern im Alter von 1,5 bis 5 Jahren. Erfasst werden sieben Problemskalen (Emotionale Reaktivität; Ängstlich/depressiv; Körperliche Beschwerden; Sozialer Rückzug; Schlafprobleme; Aufmerksamkeitsprobleme und Aggressives Verhalten) sowie drei übergeordnete Skalen, die Externalisierende Auffälligkeiten, Internalisierende Auffälligkeiten und die Gesamtauffälligkeit abbilden.
- *ITSEA – Infant-Toddler Social Emotional Assessment* (Carter & Briggs-Gowan, 2006)
  Fremdbeurteilung zur Erfassung der sozioemotionalen, Verhaltens- und Regulationsprobleme und Kompetenzen von Kindern im Alter von 1 bis 3 Jahren. Erfasst werden 17 Subskalen, die externalisierendes Verhalten, internalisierendes Verhalten, Dysregulation und Kompetenz erfassen.
- *SDQ – Strength and Difficulties Questionnaire/Fragebogen zu Stärken und Schwächen* (Bourdon et al., 2005)
  Fremdbeurteilung durch Eltern und pädagogische Fachkräfte zur Erhebung der Verhaltensauffälligkeiten und Stärken von Kindern ab dem Alter von 4 Jahren. Erfasst werden die Gesamtproblematik, Emotionale und Verhaltensprobleme mit Gleichaltrigen, Hyperaktivität und Prosoziales Verhalten (s. Kap. 5).
- *VBV 3-6* – Verhaltensbeurteilungsbogen für Vorschulkinder (Döpfner et al., 1993)
  Fremdbeurteilung durch Eltern und pädagogische Fachkräfte zur Erfassung von Verhaltensauffälligkeiten und Kompetenzen für

Kinder im Alter von 3 bis 6 Jahren. Erfasst werden sozial-emotionale Kompetenzen, oppositionell-aggressives Verhalten, Unaufmerksamkeit und Hyperaktivität versus Spielausdauer sowie emotionale Auffälligkeiten.
- *IKT – Inventar zur Erfassung des Integrativen Kind-Temperaments* (Zentner, 2010)
  Fremdbeurteilung durch Eltern zur Erfassung der fünf Eigenschaften des Kind-Temperaments für Kinder zwischen 2 und 8 Jahren: Frustrationsanfälligkeit, Gehemmtheit, Aktivität, Ausdauer/Aufmerksamkeit und Sensorische Empfindlichkeit.
- *SP 2 – Sensory Profile-2* (Dunn, 2017)
  Fremdbeurteilung durch Eltern sowie pädagogische Fachkräfte zur Erfassung der sensorischen Verarbeitung von Säuglingen, Kleinkindern und Kindern (von Geburt bis 14;11 Jahre).
- *DISYPS-III FBB/DCL ANG - Diagnostik-System für psychische Störungen nach ICD-10 und DSM-5 für Kinder und Jugendliche – III: Fremdbeurteilungsbogen/Diagnosecheckliste für Angststörungen* (Döpfner & Görtz-Dorten, 2017)
  Fremdbeurteilung durch Eltern und Bezugspersonen für Kinder ab 4 Jahren. Erfasst werden die Skalen GAS, Soziale Phobie, Spezifische Phobie, Gesamtsymptomatik Angst, Funktionsbeeinträchtigung und Leidensdruck sowie Kompetenzen.
- *BAV 3-11 – Bochumer Angstverfahren für Kinder im Vorschul- und Grundschulalter* (Mackowiak & Lengning, 2010)
  Fremd- und Selbstauskünfte zur Erfassung der Ängste, typischen körperlichen Angstreaktionen sowie der bevorzugten Angstregulationsstrategien von Kindern im Vor- und Grundschulalter.

Standardisierte Fragebögen mit Fokus auf den Eltern
- *SCL-90-S – Symptomcheckliste-90-Standard* (Franke, 2014)
  Selbstbeurteilungsverfahren zur Erfassung der psychischen Belastung.
- *BAI – Beck Angstinventar* (Margraf & Ehlers, 2007)
  Selbstbeurteilungsverfahren zur Erfassung der Schwere der Angstsymptomatik.
- *EBI – Eltern-Belastungs-Inventar* (Tröster, 2010)
  Erfassung der Belastung von Eltern mit Kindern im Kleinkind- und Vorschulalter auf verschiedenen Skalen für die Eltern- (z. B. elterliche Bindung, soziale Isolation) und Kindebene (z. B. Stimmung, Anpassungsfähigkeit).

Entwicklungs- und Intelligenztests
- *Bayley III – Bayley Scales of Infant and Toddler Development* (Reuner & Rosenkranz, 2014)
  Untersuchung des Entwicklungsniveaus von Kindern im Alter von 1 bis 42 Monaten.
- *KABC-II – Kaufman Assessment Battery for Children* (Kaufman & Kaufman, 2015)
  Erfassung intellektueller Fähigkeiten von Kindern ab 3 Jahren.
- *SON-R 2-8 – Non-verbaler Intelligenztest* (Tellegen et al., 2018)
  Sprachfreier Intelligenztest für Kinder im Alter von 2 bis 8 Jahren.

Die Entwicklungs- und Intelligenzdiagnostik empfiehlt sich zum Ausschluss von umschriebenen Entwicklungsstörungen.

Projektive Verfahren
- *Sceno – Scenotest* (Ermert, 1997)
- *FIT – Familie in Tieren* (Brem-Gräser, 2006)

Projektive Verfahren eignen sich zur Erfassung von Verhaltensweisen und innerpsychischen Prozessen.

Interaktions- und Beziehungsdiagnostik
- *EAS – Emotional Availability Scales* (Biringen, 2000)
  Systematische Erfassung elterlicher und kindlicher Aspekte der Interaktion zur Beurteilung der emotionalen Verfügbarkeit von Bezugsperson und Kind.

- *FIT-KIT – Familien- und Kindergarten-Interaktionstest* (Sturzbecher & Freytag, 2000)
  Spielbasiertes Beobachtungsinstrument für Kinder zwischen 4 und 8 Jahren.
- *Videogestützte Interaktionsaufnahme* (Papoušek et al., 2004)
  Zur Beobachtung der Interaktion zwischen Kind und Eltern kann in teilstrukturierten Kontexten ein Video aufgenommen werden. Die Eltern werden gebeten, so mit ihrem Kind zu spielen, wie sie es zu Hause tun. Beziehungsspezifisch interessant ist die Aufzeichnung eines gemeinsamen freien Spiels oder des Alleinspiels bei elterlicher Abgrenzung (Themen: Grenzen setzen, Kooperation, Aufräumen, Trennung und Wiedervereinigung, Anleiten, Hilfesuche bei schwierigen Aufgaben etc.).

Behandlung und Prävention

Die Inhalte für die *Störung mit Trennungsangst*, die *Soziale Angststörung* und die *GAS* hinsichtlich der Behandlung und Prävention werden gemeinsam ausgeführt, spezifische Charakteristika für das jeweilige Störungsbild werden dargestellt. In der Behandlung von Angststörungen ist ein multimodales Vorgehen zentral. Dies umfasst Psychoedukation, Beratung, Psychotherapie im Kindergartenalter, Familientherapie, eltern- und kindzentrierte Interventionen sowie gegebenenfalls Psychopharmakologie. Allerdings fehlen derzeit randomisierte psychopharmakologische Studien bei jungen Kindern.

Psychoedukation von Eltern und Kind. Eltern und Kind werden über entwicklungstypische bzw. über typische Symptome der Angststörung, die Ätiologie und Aufrechterhaltung informiert. Für die Altersgruppe der frühen Kindheit ist es hilfreich, Bilderbücher einzusetzen, die altersadäquate Geschichten oder Ereignisse mit Angstthematiken aufgreifen, diese aus einer kindlichen Perspektive erzählen, Lösungsvorschläge aufzeigen und zu einem guten Ende führen. Eltern können ferner angeleitet werden, dem Kind Entspannungsgeschichten und Fantasiereisen vorzulesen, um Kindern Strategien zur Selbstberuhigung und Entspannung zu vermitteln.

Da Eltern selbst oft Angststörungen haben, ist eine Beratung und intensive Einbeziehung in die Therapie wichtig. Oft haben die Eltern Schwierigkeiten, ihre Kinder im Umgang mit ihren Ängsten zu unterstützen und tragen zur Aufrechterhaltung der Symptomatik bei. Die Kinder übernehmen im Sinne des Lernens am Modell dysfunktionale Copingstrategien ihrer Eltern. Eltern mit eigenen Ängsten zeigen ein überprotektives Erziehungsverhalten, haben Schwierigkeiten, Grenzen zu setzen, beeinflussen die Autonomieentwicklung des Kindes negativ und unterstützen das Vermeidungsverhalten (Hirshfeld-Becker, Micco et al., 2008).

Exkurs: Die Kapitän-Nemo-Geschichten (Geschichten gegen Angst und Stress; Petermann, 2019)

Hierbei handelt es sich um Entspannungsgeschichten für Kinder im Alter von etwa 5 bis 12 Jahren, welche Kinder dabei unterstützen können, sich zu entspannen und Angst- und Unruhezustände abzubauen. Die Leitfigur, Kapitän Nemo, lädt Kinder zu abwechslungsreichen Reisen durch die Weltmeere ein. Die 10 bis 15-minütigen (Hör-)Geschichten zielen darauf ab, Strategien zur Selbstberuhigung und Entspannung zu vermitteln.

Eltern-Kind-Therapie. Als Schlüsselempfehlungen der AWMF-Leitlinien (s. dazu das Internet-Portal der Arbeitsgemeinschaft der Wissenschaftlichen Medizinischen Fachgesellschaften: AWMF online) gelten bei Kindern unter 3 Jahren mit Angststörungen die Eltern-Kind-Therapien als Mittel erster Wahl. Therapiestudien zur *Parent-Child-Interaction-Therapy (PCIT)* konnten positive Effekte nicht nur bei externalisierenden, sondern auch bei internalisierenden Störungen zeigen (Choate et al., 2005; Elkins et al., 2017). Diese manualisierte Therapieform für 2- bis 6-jährige Kinder basiert auf der Bindungstheorie und der sozialen Lerntheorie und fokussiert mit spieltherapeutischen und verhaltenstherapeutischen Ansätzen auf die Interaktion zwischen dem Kind und seinen Eltern (Briegel, 2016). Es finden sich auch Anpassungen des Therapiemanuals für junge Kinder mit Angststörungen (Puliafico et al., 2012). Mittels manualisierter Eltern-Kind-Programme wie dem *Trennungsangstprogramm für Familien (TAFF)* (In-Albon & Schneider, 2007), dem *Being Brave Program* (Hirshfeld-Becker, Masek et al., 2008) sowie dem *Coaching Approach Behavior and Leading by Modelling (CALM)* (Comer et al., 2012) konnten positive Effekte auf die Reduktion der Angstsymptomatik nachgewiesen werden. Das Konzept der kommunikationszentrierten Eltern-Säuglings-/Kleinkind-Beratung und Psychotherapie legt den Fokus auf die videogestützte Kommunikationsanleitung zur Stärkung der Eltern-Kind-Beziehung. Als Inhalte dieses Ansatzes bei Trennungsangst führen Papoušek et al. (2004, S. 228) folgende Punkte auf:

- Vermitteln von Sicherheit in Trennungssituationen
- Üben vorübergehender, schrittweise längerer Trennungssituationen mit klarer Ankündigung und Zuwendung bei Rückkehr
- Ansprechen der in der Trennungssituation und beim anschließenden Trösten evozierten Gefühle und inneren Bilder der Eltern
- Unterstützung der Eltern in der Vermittlung von Sicherheit, Schutz und Nähe im Sinne korrigierender Bindungserfahrungen
- Bearbeitung von elterlichen Ängsten im Zusammenhang mit möglichen Trennungs- und Verlusterfahrungen, von Ängsten um Gedeihen und Überleben, von elterlichen Nähebedürfnissen

Einzelpsychotherapie des Kindes. Laut AWMF-Leitlinien (s. dazu das Internet-Portal der Arbeitsgemeinschaft der Wissenschaftlichen Medizinischen Fachgesellschaften: AWMF online) stehen psychodynamische und kognitiv-verhaltenstherapeutische Interventionen bei Kindern im Alter zwischen 3 und 5;11 Jahren im Vordergrund. Es geht primär darum, das Kind in seinem Selbstwirksamkeitsgefühl zu stärken und eigene Bewältigungsmöglichkeiten zu stützen (In-Albon, 2019).

Verlauf und Prognose

Allgemein wird nach der DC:0-5 bei Angststörungen von einem vergleichbaren Verlauf und einer Persistenz in der frühen Kindheit gegenüber dem späteren Alter ausgegangen. Es kann von einem erhöhten Risiko des jungen Kindes für Angststörungen, Depressionen und externalisierende Störungen im Schulkind- und Jugendalter ausgegangen werden. Die Angstsymptomatik kann sich im Verlauf negativ auf das soziale Kontaktverhalten auswirken. Bei der *Störung mit Trennungsangst* zeigt sich eine Persistenz (Bufferd et al., 2012) und es lässt sich belegen, dass diese Form der Angststörung ein wesentlicher Risikofaktor für die spätere psychische Gesundheit darstellt. So entwickelt sich besonders häufig eine Panikstörung (Kossowsky et al., 2013) oder eine depressive Störung (Lewinsohn et al., 2008).

Forschungsdesiderate und Ausblick

Aktuelle Forschungsergebnisse verweisen auf die evolutionären, biologischen und kulturellen Elemente im Verständnis der *Störung mit Trennungsangst*. Sie stellt einen relevanten Prädiktor für zukünftige psychische und physische Gesundheitsprobleme dar. So kann eine frühzeitige Identifizierung und Nachsorge von Kindern mit ungewöhnlich hohen und anhaltenden Trennungsangst-Profilen während der Vorschuljahre eine wertvolle Präventionsstrategie darstellen (Battaglia, 2015). Eapen und Kolleg*innen (2014) verweisen auf den Zusammenhang zwischen einem niedrigeren Oxytocinspiegel in der Zeit nach der Geburt und Symptomen von Trennungsangst sowie Depression während der Schwangerschaft, negativen zwischenmenschlichen Repräsentationen der Mutter, Erziehungsattributen und einem ängstlichen Bindungsstil. Die aktuelle Studienlage differenziert hinsichtlich Diagnostik, Erklärung und Behandlung nur selten zwischen den hier skizzierten Formen der Angststörungen. Insgesamt bedarf es einer breiteren Forschungsgrundlage zur Erfassung und Diagnostik von Angststörungen, insbesondere da sich eine Überlappung zwischen den unterschiedlichen Angststörungen und Symptomen zeigt (Barrios et al., 2019). Weiterhin besteht dringender Forschungsbedarf in der altersspezifischen Psychotherapieforschung.

Literatur

Achenbach, T. M. & Rescorla, L. A. (2000). *Manual for the ASEBA preschool forms and profiles*. Burlington: ASEBA.

Adornetto, C. & Schneider, S. (2009). Diagnostik bei Angststörungen. In S. Schneider (Hrsg.), *Diagnostik in der Klinischen Kinderpsychologie* (S. 261–267). Göttingen: Hogrefe.

Ainsworth, M. D. S., Blehar, M. C., Waters, E. & Wall, S. (1978). *Patterns of attachment: A psychological study of the strange situation*. Lawrence Erlbaum.

American Psychiatric Association. (2015). *Diagnostisches und Statistisches Manual Psychischer Störungen DSM-5*. Göttingen: Hogrefe.

Barrios, C.S., Leppert, K.A. & Dougherty, L.R. (2019). Epidemiology and nosology of preschool anxiety disorders. In B. Fisak & P. Barrett (Eds.), *Anxiety in preschool children: Assessment, treatment, and prevention* (pp. 1–28). New York: Routledge.

Battaglia, M. (2015). Separation anxiety: at the neurobiological crossroads of adaptation and illness. *Dialogues Clinical Neuroscience, 17*, 277–285. https://doi.org/10.31887/DCNS.2015.17.3/mbattaglia

Becker, B., Lohaus, A., Frebel, C. & Kiefert, U. (2002). Zur Erhebung von Ängsten bei fünf- bis sechsjährigen Vorschulkindern. *Diagnostica, 48*(2), 90–99. https://doi.org/10.1026//0012-1924.48.2.90

Benham, A. L. (2000). The observation and assessment of young children including use of the Infant-Toddler Mental Status Exam. In C.H. Zeanah, Jr. (Eds.), *Handbook of infant mental health* (2nd ed., pp. 249–265). New York: Guilford Press.

Biringen, Z. (2000). Emotional availability: conceptualization and research findings. *American Journal of Orthopsychiatry, 70*, 104–114. https://doi.org/10.1037/h0087711

Bolten, M., Equit, M., In-Albon, T. & von Gontard, A. (2018). *Strukturiertes Interview für das Vorschulalter (SIVA: 0–6)*. Göttingen: Hogrefe.

Bourdon, K.H., Goodman, R., Rae, D.S., Simpson, G. & Koretz, D.S. (2005). The Strengths and Difficulties Questionnaire: U.S. normative data and psychometric properties. *Journal of the American Academy of Child and Adolescent Psychiatry, 44*(6), 557–564. https://doi.org/10.1097/01.chi.0000159157.57075.c8

Brem-Gräser, L. (2006). *Familie in Tieren – die Familiensituation im Spiegel der Kinderzeichnung* (9. Aufl.). München: Reinhardt-Verlag.

Briegel, W. (2016). Parent-Child Interaction Therapy. *Zeitschrift für Kinder- und Jugendpsychiatrie und Psychotherapie, 44*(6), 455–465. https://doi.org/10.1024/1422-4917/a000453

Bufferd, S. J., Dougherty, L. R., Carlson, G. A. & Klein, D. N. (2011). Parent-reported mental health in preschoolers: findings using a diagnostic interview. *Comprehensive Psychiatry, 52*(4), 359–369. https://doi.org/10.1016/j.comppsych.2010.08.006

Bufferd, S. J., Dougherty, L. R., Carlson, G. A., Rose, S. & Klein, D. N. (2012). Psychiatric disorders in preschoolers: continuity from ages 3 to 6. *American Journal of Psychiatry, 169*(11), 1157–1164. https://doi.org/10.1176/appi.ajp.2012.12020268

Carter, A.S. & Briggs-Gowan, M.J. (2006). *Infant-Toddler Social and Emotional Assessment Examiners Manual*. PsychCorp: Harcourt Assessment, San Antonio, TX.

Choate, M.L., Pincus, D.B., Eyberg, S.M. & Barlow, D.H. (2005). Parent-child interaction therapy for treatment of separation anxiety disorder in young children: a pilot study. *Cognitive and Behavioral Practice; 12*(1); 126–135. https://doi.org/10.1016/S1077-7229(05)80047-1

Comer, J.S., Puliafico, A.C. Aschenbrand, S.G., McKnight, K. Robin, J.A., Goldfine, M.E. & Albano, A.M. (2012). A pilot feasibility evaluation of the Calm program for anxiety disorders in early childhood. *Journal of Anxiety Disorders, 26*(1), 40–49. https://doi.org/10.1016/j.janxdis.2011.08.011

Döpfner, M., Berber, W., Fleischmann, T. & Schmidt, M.H. (1993). *Verhaltensbeurteilungsbogen für Vorschulkinder (VBV)*. Weinheim: Beltz Test.

Döpfner, M. & Görtz- Dorten, A. (2017). *DISYPS-III. Diagnostik-System für psychische Störungen nach ICD-10 und DSM-V für Kinder und Jugendliche*. Göttingen: Hogrefe.

Dunn, W. (2017). *Sensory Profile* 2. Deutsche Fassung. London: Pearson.

Eapen, V., Dadds, M., Barnett, B., Kohlhoff, J., Khan, F., Radom, N. & Silove, D.M. (2014). Separation anxiety, attachment and inter-personal representations: Disentangling the role of oxytocin in the perinatal period. *PLoS ONE, 9*(9), 1–7. https://doi.org/10.1371/journal.pone.0107745

Egger, H.L. & Angold, A. (2006). Anxiety Disorders. In J.L. Luby (Ed.), *Handbook of preschool mental health: Development, disorders, and treatment* (pp. 137–164). New York: The Guilford Press.

Elkins, R.M., Mian, N., Comer, J. & Pincus, D.B. (2017). Parent-Child Interaction Therapy and its adaptations. In Luby, J.L. (Ed.), *Handbook of preschool mental health - development, disorders, and treatment* (pp. 271–291). New York: Guilford Press.

Ermert, C. (1997). *Scenotest Handbuch*. Bern: Huber.

Ezpeleta, L., de la Osa, N. & Doménech, J.M. (2014). Prevalence of DSM-IV disorders, comorbidity and impairment in 3-year-old Spanish preschoolers. *Social psychiatry and psychiatric epidemiology, 49*(1), 145–155. https://doi.org/10.1007/s00127-013-0683-1

Franke, G.H. (2014). *Symptom-Checklist-90-Standard (SCL-90-S)*. Göttingen: Hogrefe.

Franz, L., Angold, A., Copeland, W., Costello, E.J., Towe-Goodman, N. & Egger, H. (2013). Preschool anxiety disorders in pediatric primary care: Prevalence and comorbidity. *Journal of the American Academy of Child & Adolescent Psychiatry, 52*(12), 1294–1303. https://doi.org/10.1016/j.jaac.2013.09.008

Hirshfeld-Becker, D.R., Masek, B., Henin, A., Blakely, L.R., Rettew, D.C., Dufton, L., Segool, N. & Biederman, J. (2008). Cognitive-behavioral intervention with young anxious children. *Harward Reviews in Psychiatry, 16*(2), 113–125. https://doi.org/10.1080/10673220802073956

Hirshfeld-Becker, D.R., Micco, J., Henin, A., Bloomfield, A., Biederman, J. & Rosenbaum, J.F. (2008). Behavioral inhibition. *Depression and Anxiety, 25*(4), 357–367. https://doi.org/10.1002/da.20490

In-Albon, T. (2019). Generalisierte Angststörung. In S. Schneider & J. Margraf (Hrsg.), *Lehrbuch der Verhaltenstherapie* (S. 587–606). Heidelberg: Springer.

In-Albon, T. & Schneider, S. (2007). Psychotherapy of childhood anxiety disorders: A meta-analysis. *Psychotherapy and Psychosomatics, 76*(1), 15–24. https://doi.org/10.1159/000096361

Kaufman, A.S. & Kaufman, N.L. (2015). *KABC-II. Kaufman Assessment Battery for Children – II.* Deutschsprachige Fassung von P. Melchers und M. Melchers. Frankfurt: Pearson.

Kossowsky, J., Pfaltz, M.C., Schneider, S., Taeymans, J., Locher, C. & Gaab, J. (2013). The separation anxiety hypothesis of panic disorder revisited: a meta-analysis. *American Journal of Psychiatry, 170*(7), 768–781. https://doi.org/10.1176/appi.ajp.2012.12070893

Lewinsohn, P.M., Holm-Denoma, J.M., Small, J.W., Seeley, J.R. & Joiner, T.E. Jr (2008). Separation anxiety disorder in childhood as a risk factor for future mental illness. *Journal of the American Academy of Child and Adolescent Psychiatry, 47*(5), 548–555. https://doi.org/10.1097/CHI.0b013e31816765e7

Mackowiak, K. & Lengning, A. (2010). *Das Bochumer Angstverfahren für Kinder im Vorschul- und Grundschulalter*. Bern: Huber.

Margraf, J. & Ehlers, A. (2007). *Das Beck Angstinventar (BAI)*. Frankfurt/M.: Harcourt Test Services.

Mian, N.D. & Gray, S.A.O. (2019). Preschool anxiety: Risk and protective factors. In B. Fisak & P. Barrett (Eds.), *Anxiety in preschool children: Assessment, treatment, and prevention* (pp. 29–51). New York: Routledge.

Ollendick, T.H. & Benoit, K.E. (2012). A parent-child interactional model of social anxiety disorder in youth. *Clinical Child and Family Psychology Review, 15*(1), 81–91. https://doi.org/10.1007/s10567-011-0108-1

Pahl, K.M. & Barrett, P.M. (2007). The Development of Social-Emotional Competence in Preschool-Aged Children: An Introduction to the Fun FRIENDS Program. *Australian Journal of Guidance and Counselling, 17*(1), 81–90. https://doi.org/10.1375/ajgc.17.1.81

Papoušek, M., Schieche, M. & Wurmser, H. (2004). *Regulationsstörungen der frühen Kindheit*. Bern: Huber.

Paulus, F.W., Backes A., Sander, C.S., Weber, M. & von Gontard A. (2015). Anxiety disorders and behavioral inhibition in preschool children: a population-based study. *Child Psychiatry and Human Development, 46*(1), 150–157. https://doi.org/10.1007/s10578-014-0460-8

Petermann, U. (2019). *Die Kapitän-Nemo-Geschichten. Geschichten gegen Angst und Stress*. Göttingen: Hogrefe. https://doi.org/10.1026/02969-000

Puliafico, A.C., Comer, J.S. & Pincus, D.B. (2012). Adapting parent-child interaction therapy to treat anxiety disorders in young children. *Child and Adolescent Psychiatric Clinics of North America, 21*(3), 607–619. https://doi.org/10.1016/j.chc.2012.05.005

Remschmidt, H., Schmidt, S. & Poustka, F. (2017). *Multiaxiales Klassifikationsschema für psychische Störungen des Kindes- und Jugendalters nach ICD-10 der WHO* (7. Aufl.). Bern: Hans Huber. https://doi.org/10.1024/85759-000

Reuner, G. & Rosenkranz, J. (2014). *Bayley Scales of Infant and Toddler Development* (3rd edition.). Deutsche Fassung. London: Pearson.

Scheeringa, M.S. & Haslett, N. (2010). The reliability and criterion validity of the Diagnostic Infant and Preschool Assessment: a new diagnostic instrument for young children. *Child Psychiatry and Human Development, 41*(3), 299–312. https://doi.org/10.1007/s10578-009-0169-2

Sturzbecher, D. & Freytag, R. (2000). *Familien- und Kindergarten-Interaktionstest. Handanweisung.* Göttingen: Hogrefe.

Tellegen, P., Laros, J.A. & Petermann, F. (2018). *SON-R 2-8 Nonverbaler Intelligenztest*. Göttingen: Hogrefe.

Tröster, H. (2010). *Eltern-Belastungs-Inventar.* Göttingen: Hogrefe.

Wichstrøm, L., Berg-Nielsen, T.S., Angold, A., Egger, H.L., Solheim, E. & Sveen, T.H. (2012). Prevalence of psychiatric disorders in preschoolers. *Journal of Child Psychology and Psychiatry, 53*(6), 695–705. https://doi.org/10.1111/j.1469-7610.2011.02514.x

Zentner, M. (2010). *Inventar zur Integrativen Erfassung des Kind-Temperaments*. Bern: Huber.

Zero to Three. (2019). DC: 0-5. *Diagnostische Klassifikation seelischer Gesundheit und Entwicklungsstörungen der frühen Kindheit.* Stuttgart: Kohlhammer.

11.2 Soziale Angststörung (Soziale Phobie)

Christina Taferner, Elisabeth Bonatti und Kathrin Sevecke

Definition und Klassifikation

Bei der Sozialen Angststörung nach DC:0-5 (Zero to Three, 2019) zeigen Kinder persistierende und ausgeprägte Ängste vor einer oder mehreren fremden sozialen Situationen mit Gleichaltrigen und Erwachsenen für mindestens 2 Monate. Unbekannte Personen oder soziale Situationen (z. B. Geburtstags- und Familienfeiern, Spielgruppen) werden als bedrohlich wahrgenommen. Als Ausdrucksformen der Angst zeigen sich Weinen, Panik, Wutanfälle, Erstarrung oder Rückzug. Häufig fürchten sozial ängstliche Kinder, sich zu blamieren, dass andere schlecht über sie denken oder sie dumm dastehen könnten. Dabei kommt es häufig zu starken Einschränkungen im sozialen Kontaktverhalten oder zu Vermeidungsverhalten (Fuhrmann et al., 2008). Im Kleinkindalter kann die persistierende Verweigerung des Kindergartenbesuchs sowie der Teilnahme an Gruppenspielen ein Hinweis auf eine soziale Angststörung sein. Das Symptommuster scheint vergleichbar mit älteren Kindern und Erwachsenen. Die inneren Angstzustände des Kindes sind teilweise schwer zu identifizieren und die Gründe der Angst sind dabei selten benennbar, nicht zuletzt aufgrund der sich erst entwickelnden Verbalisationsfähigkeiten von Gedanken und Emotionen des jungen Kindes. Zudem fehlt ihnen häufig eine Einsicht bezüglich der Unangemessenheit der Angst (Adornetto & Schneider, 2009). Der diagnostische Algorithmus nach DC:0-5 ist der Tabelle 11-3 zu entnehmen.

Die Soziale Angststörung wird in der ICD-10 (Remschmidt et al., 2017) als *Emotionale Störung mit sozialer Ängstlichkeit des Kindesalters* (F93.2) und im DSM-5 (American Psychiatric Association, 2015) als *Soziale Angststörung (Soziale Phobie)* kodiert. Die Diagnose einer Sozialen Angststörung soll nicht vor dem Alter von 24 Monaten gestellt werden.

Epidemiologie

Die meisten Forschungsergebnisse fassen epidemiologische Merkmale von Angststörungen der frühen Kindheit zusammen und so wird auch nach der DC:0-5 (Zero to Three, 2019) auf eine allgemeine Prävalenz von 9 % bis 20 % verwiesen (s. Kap. 11.1 und Kap. 11.3). Die Prävalenz für jede einzelne Angststörung reicht von ca. 2 % bis 10 %, und spiegelt die hohe, aber auch divergierende Prävalenz der Angststörungen in dieser Altersgruppe wider. Die spezifische Prävalenzrate für die Soziale Angststörung liegt bei 2- bis 5-jährigen Kindern nach Egger und Angold (2006) bei von 2,1 %. Die Prävalenz bei Vorschulkindern zwischen 4 bis 7 Jahren liegt bei 10,7 % (Paulus et al., 2015). In einer bevölkerungsbezogenen Studie von Wichstrøm et al. (2012) liegt die Rate für 4-jährige Kinder bei 4,4 %, bei Vorschulkindern bei 11,4 %. In der Übersichtsarbeit von Egger und Angold (2006) finden sich keine Geschlechtsunterschiede bei den allgemeinen bzw. spezifischen Angststörungen.

Symptomentwicklung und Komorbidität

Es besteht eine Überlappung zwischen den Symptomen der Sozialen Angststörung und der *Behavioralen Inhibition (BI)*. Letztere wird als ausgeprägte Zurückhaltung oder Ängstlichkeit gegenüber bekannten Personen oder Situationen oder Ereignissen definiert (Hirshfeld-Becker et al., 2008), betrifft 10–15 % aller Kinder und zeigt eine mäßige Stabilität vom Vorschul- zum Jugendalter, zum Teil bis ins Erwachsenenalter. Die BI beschreibt die Tendenz des Kindes, auf neuartige oder scheinbar furchtauslösende Reize mit Rückzugsverhalten und Angst zu reagieren, und kann ab einem Alter von ca. 20 Monaten bereits valide erfasst werden. Für die Diagnose einer Sozialen Angststörung bedarf es des Abgleiches der Diagnosekriterien hinsichtlich Schweregrades und Dauer mit alterstypischer

Tabelle 11-3: Diagnostischer Algorithmus Soziale Angststörung (Soziale Phobie) nach DC:0-5 (Zero to Three, 2019, S. 77 f.)

Alle folgenden Kriterien müssen erfüllt sein.
Die Kriterien können zutreffen, wenn das Kind das Verhalten in der Vergangenheit gezeigt hat, aber derzeit eine Konfrontation vermieden oder von den Bezugspersonen nicht hergestellt wird.
A. Das Kind zeigt deutliche und anhaltende Furcht in einer oder mehreren sozialen oder Leistungssituationen, die eine Konfrontation mit einer unbekannten Person oder einer üblichen Überprüfung durch Gleichaltrige oder Erwachsene umfassen. Die Furcht oder Angst ist übermäßig stark im Vergleich zu der aktuellen Bedrohung durch die soziale Situation.
B. Die Exposition mit einer gefürchteten Situation ruft fast unweigerlich Angst bei dem Kind hervor, die sich in Panikgefühlen, Weinen, Wutanfällen, Erstarren, Klammern, Zurückweichen oder einer Unfähigkeit zu sprechen in sozialen Situationen mit fremden Personen ausdrücken kann.
C. Das Kind vermeidet angstauslösende soziale oder Leistungssituationen oder hält diese mit intensiver Angst, Stress und Leid durch.
D. Die Angst ist nicht besser durch andere Störungen wie Autismus-Spektrum-Störungen, Trennungsangst, Soziale Phobie oder andere Angststörungen zu erklären.
E. Die Symptome der Störung oder Reaktionen der Bezugspersonen haben erheblichen Einfluss auf die Funktionsfähigkeit des Kindes und der Familie auf eine oder mehrere der folgenden Arten: 1. Verursachen Stress und Leid beim Kind. 2. Beeinträchtigen die Beziehungen des Kindes. 3. Schränken die Teilnahme des Kindes an entwicklungsbedingt erwarteten Aktivitäten und Routinen ein. 4. Schränken die Teilnahme der Familie an Alltagsaktivitäten und Routinen ein. 5. Schränken die Fähigkeit des Kindes ein, neue Fertigkeiten zu lernen und zu entwickeln, oder beeinträchtigen den Entwicklungsprozess.
Alter: Das Kind ist mindestens 24 Monate alt. **Dauer:** Die Symptome sind für mindestens 2 Monate vorhanden.

Symptomatik sowie des Vorhandenseins einer Beeinträchtigung.

In der Gruppe der 2- bis 5-jährigen Kinder findet sich nach Egger und Angold (2006) bei 45 % eine isolierte Soziale Angststörung. Die Komorbiditätsrate liegt bei 55 %, wobei die Soziale Angststörung besonders häufig gemeinsam mit der Störung mit Trennungsangst und der Spezifischen Phobie auftritt. Die Soziale Angststörung ist laut der DC: 0-5 mit der Generalisierten Angststörung (GAS) und mit der ADHS assoziiert. Darüber hinaus liegen die Raten bei Kindern mit medizinischen oder genetischen Erkrankungen sowie Kindern im Autismus-Spektrum und einer einhergehenden Angststörung bei 40 %.

Ätiologie und Pathogenese

Bei der Entstehung der Sozialen Angststörung kann von einem biopsychosozialen Ursachenmodell ausgegangen werden. Hinsichtlich der biologischen Faktoren spielt das Temperamentsmerkmal *Verhaltenshemmung* aus der BI eine zentrale Rolle. Mittels einer Metaanalyse konnten Clauss und Blackford (2012) aufzeigen, dass Kinder und Jugendliche mit Verhaltenshemmung ein siebenfach erhöhtes Risiko haben, eine Soziale Phobie zu entwickeln. Somit stellt die BI im zweiten Lebensjahr einen bedeutenden Prädiktor für die Entstehung einer Sozialen Angststörung im Verlauf der weiteren Lebensspanne dar (Biederman et al., 2001).

Bolten und Schneider (2010) untersuchten bei Kleinkindern im ersten Lebensjahr die soziale Rückversicherung in ambivalenten Situationen. Dabei wurde die mütterliche Befindlichkeit experimentell manipuliert (Videoausschnitte mit neutralem und ängstlichem Gesichtsausdruck der Kindsmutter). Die Ergebnisse zeigen, dass die Verhaltenssteuerung des Kleinkindes vom Temperament und der mütterlichen Stimmungslage abhängt. Eine belastete Mutter-Kind-Interaktion, welche durch soziale Zurückweisung im Vorschulalter geprägt ist, scheint das Risiko für soziale Ängste zu erhöhen (Büch et al., 2015; Gazelle & Spangler, 2007). Darüber hinaus steht das Erziehungsverhalten der Eltern (z.B. ein überfürsorglicher Erziehungsstil) im Zusammenhang mit der Störungsätiologie des Kindes (Büch et al., 2015).

Diagnose und Differenzialdiagnostik

Zur Erhebung der relevanten Angstsymptomatik empfiehlt sich ein differenziertes Vorgehen in Anlehnung an das Unterkapitel in Kap. 11.1 zur Störung mit Trennungsangst. Störungsspezifisch relevant ist die Erhebung der angstauslösenden sozialen Situationen. Diese können einzeln abgefragt werden. Dabei gilt es zu beachten, inwiefern das Kind in der spezifischen Situation Angst hat oder diese vermeidet. Junge Kinder haben oft noch Schwierigkeiten, diese angstauslösenden Situationen zu benennen.

Spezifische Diagnostikinventare

- *BSU – Beobachtungsbogen für sozial unsicheres Verhalten* (Petermann & Petermann, 2015)
  Systematische Verhaltensbeobachtung mittels Beobachtungsbogen für sozial unsicheres Verhalten durch Therapeutinnen und Therapeuten oder Eltern für Kinder ab 5 Jahren.
- *VBV 3-6 – Verhaltensbeurteilungsbogen für Vorschulkinder* (Döpfner et al., 1993)
  Fremdbeurteilung durch Eltern und pädagogische Fachkräfte zur Erfassung von Verhaltensauffälligkeiten und Kompetenzen für Kinder im Alter von 3 bis 6 Jahren. Erfasst werden sozial-emotionale Kompetenzen, oppositionell-aggressives Verhalten, Unaufmerksamkeit und Hyperaktivität versus Spielausdauer sowie emotionale Auffälligkeiten. Die Skala „Emotionale Auffälligkeiten" erfasst das Ausmaß, in dem das Kind als sozial ängstlich und unsicher erlebt wird.
- *FESKA – Fragebogen zur Erfassung störungsaufrechterhaltender Komponenten sozialer Angst bei Kindern und Jugendlichen* (Görtz-Dorten et al., 2018)
  Fremdbeurteilung durch Eltern und pädagogische Fachkräfte zur Erfassung von aufrechterhaltenden Komponenten sozial ängstlichen Verhaltens bei Kindern und Jugendlichen im Alter von 4;0 bis 14;11 Jahren.

Behandlung und Prävention

Wie bereits im Unterkapitel in Kap. 11.1 zur Störung mit Trennungsangst detailliert ausgeführt wurde, ist auch für dieses Störungsbild eine multimodale Behandlung indiziert. Störungsspezifisch kann auf das verhaltenstherapeutische Gruppentraining für sozial unsichere Kinder von Ahrens-Eipper et al. (2010) verwiesen werden. Dieses hat zum Ziel, das Selbstbewusstsein der Kinder zu steigern, Vermeidungsverhalten zu reduzieren sowie soziale Kompetenzen aufzubauen. Ein weiteres kognitiv-behaviorales Programm zur Behandlung von sozialen Ängsten ist das Training mit sozial unsicheren Kindern im Alter von 4 bis 6 Jahren (Petermann & Petermann, 2015). Es beinhaltet Einzeltherapie sowie Elternberatung und konkrete Verhaltensübungen mit der gesamten Familie. Das Kind soll dadurch sozial kompetentes Verhalten erlernen und Gefühlsausdrücke erkennen.

Verlauf und Prognose

Es zeigt sich sowohl eine homotypische Persistenz der Sozialen Angststörung von der frühen Kindheit bis in das Schulalter als auch eine heterotypische Kontinuität. Beispielsweise sagt die Soziale Angststörung im Alter von 3 Jahren eine spezifische Phobie im Alter von 6 Jahren voraus (Bufferd et al., 2012). Das Vermeidungsverhalten von sozialen Situationen hindert Kinder, ihre sozialen Fertigkeiten auszubauen oder zu üben. Spence et al. (1999) vermuten, dass eine mangelnde soziale Kompetenz einen Baustein des Teufelskreises zur Entstehung und Aufrechterhaltung der sozialen Angst bei Kindern und Jugendlichen bildet. Mit zunehmendem Entwicklungsalter spielt die kognitive Informationsverarbeitung eine wichtige Rolle. Dabei gilt es zu beachten, dass dysfunktionale Kognitionen eine Folgeerscheinung der Sozialen Phobie und keinen Entstehungsfaktor darstellen (Alfano et al., 2006). So führen Büch et al. (2015) aus, dass defizitäre soziale Kompetenzen zu negativen sozialen Erfahrungen führen, die wiederum misserfolgsorientierte Erfahrungen bedingen und daraus dysfunktionale Kognitionen in sozialen Situationen entstehen. Im Schulalter zeigen betroffene Kinder Leistungen, die deutlich unterhalb ihrer Fähigkeiten liegen. In weiterer Folge entwickelt sich ein geringes Selbstwertgefühl (Büch et al., 2015). Aus einer schwedischen Studie geht hervor, dass Jugendliche mit sozialen Angststörungen vermehrt Erfahrungen von Viktimisierung machen (Gren-Landell et al., 2011). Ab dem Jugendalter tritt bei über 40 % komorbid eine depressive Erkrankung auf (Väänänen et al., 2011).

Forschungsdesiderate und Ausblick

Insbesondere die Studienlage für Angststörungen im Kindes- und Jugendalter verweist auf die temperamentsbedingte Gehemmtheit als spezifischen Risikofaktor für eine Soziale Angststörung im Kindesalter. Die BI stellt einen starken, über die Zeit relativ stabilen und zugleich gut identifizierbaren Entwicklungsmarker dar. BI im Alter von 2 Jahren sagt soziale Resistenz mit 4 Jahren (Rubin et al., 2002) und BI mit 4 Jahren sagt BI und Angst mit 6 Jahren voraus (Hudson et al., 2011). Präventionsbemühungen können sowohl die Prävalenz von Angststörungen als auch das Risiko für die Entwicklung komorbider Erkrankungen wie Depressionen und Substanzabhängigkeit verringern (Clauss & Blackford, 2012).

Literatur

Adornetto, C. & Schneider, S. (2009). Diagnostik bei Angststörungen. In S. Schneider (Hrsg.), *Diagnostik in der Klinischen Kinderpsychologie* (S. 261–267). Göttingen: Hogrefe.

Ahrens-Eipper, S., Leplow, B. & Nelius, K. (2010). *Mutig werden mit Til Tiger. Ein Trainingsprogramm für sozial unsichere Kinder* (2., erweiterte Aufl.). Göttingen: Hogrefe.

Alfano, C.A., Beidel, D.C. & Turner, S.M. (2006). Cognitive correlates of social phobia among children and adolescents. *Journal of Abnormal Child Psychology, 34*(2), 189–201. https://doi.org/10.1007/s10802-005-9012-9

American Psychiatric Association. (2015). *Diagnostisches und Statistisches Manual Psychischer Störungen DSM-5*. Göttingen: Hogrefe.

Biederman, J., Hirshfeld-Becker, D.R., Rosenbaum, J.F., Herot, C., Friedman, D., Snidman, N., Kagan, J. & Faraone, S. V. (2001). Further evidence of association between behavioral inhibition and social anxiety in children. *American Journal of Psychiatry, 158*(10), 1673–1679. https://doi.org/10.1176/appi.ajp.158.10.1673

Bolten, M. & Schneider, S. (2010). Wie Babys vom Gesichtsausdruck der Mutter lernen – eine experimentelle Untersuchung zur familialen Transmission von Ängsten. *Kindheit und Entwicklung, 19*(1), 4–11. https://doi.org/10.1026/0942-5403/a000002

Büch, H., Döpfner, M. & Petermann, U. (2015). *Ratgeber Soziale Angste und Leistungsängste. Information für Betroffene, Eltern, Lehrer und Erzieher.* Göttingen: Hogrefe. https://doi.org/10.1026/02537-000

Bufferd, S.J., Dougherty, L.R., Carlson, G.A., Rose, S. & Klein, D.N. (2012). Psychiatric disorders in preschoolers: continuity from ages 3 to 6. *American Journal of Psychiatry, 169*(11), 1157–1164. https://doi.org/10.1176/appi.ajp.2012.12020268

Clauss, J.A. & Blackford, J.U. (2012). Behavioral inhibition and risk for developing social anxiety disorder: a meta-analytic study. *Journal of the American Academy of Child and Adolescent Psychiatry, 51*(10), 1066–1075.e1. https://doi.org/10.1016/j.jaac.2012.08.002

Döpfner, M., Berber, W., Fleischmann, T. & Schmidt, M.H. (1993). *Verhaltensbeurteilungsbogen für Vorschulkinder (VBV)*. Weinheim: Beltz Test.

Egger, H.L. & Angold, A. (2006). Anxiety Disorders. In J.L. Luby (Ed.), *Handbook of preschool mental health: Development, disorders, and treatment* (pp. 137–164). New York: The Guilford Press.

Fuhrmann, P., von Gontard, A., Möhler, E. & Resch, F. (2008). Psychische Störungen des Säuglings-Kleinkindalters. In B. Herpertz-Dahlmann, F. Resch, M. Schulte-Markwort & A. Warnke (Hrsg.). *Entwicklungspsychiatrie*. (2. Aufl., S. 627–644). Stuttgart: Schattauer.

Gazelle, H. & Spangler, T. (2007). Early childhood anxious solitude and subsequent peer relationships. Maternal and cognitive moderators. *Journal of Applied Development Psychology, 28*(5–6), 515–535.

Görtz-Dorten, A., Perri, D. & Döpfner, M. (2018). *Fragebogen zur Erfassung störungsaufrechterhaltender Komponenten sozialer Angst bei Kindern und Jugendlichen*. Göttingen: Hogrefe.

Gren-Landell, M., Aho, N., Andersson, G. & Svedin, C.G. (2011). Social anxiety disorder and victimization in a community sample of adolescents. *Journal of Adolescence, 34*(3), 569–577. https://doi.org/10.1016/j.adolescence.2010.03.007

Hirshfeld-Becker, D.R., Micco, J., Henin, A., Bloomfield, A., Biederman, J. & Rosenbaum, J.F. (2008). Behavioral inhibition. *Depression and Anxiety, 25*(4), 357–367. https://doi.org/10.1002/da.20490

Hudson, J.L., Dodd, H.F., Lyneham, H.J. & Bovopoulous, N. (2011). Temperament and family environment in the development of anxiety disorder: two-year follow-up. *Journal of the American Academy of Child and Adolescent Psychiatry, 50*(12), 1255. https://doi.org/10.1016/j.jaac.2011.09.009

Paulus, F.W., Backes A., Sander, C.S., Weber, M. & von Gontard A. (2015). Anxiety disorders and behavioral inhibition in preschool children: a population-based study. *Child Psychiatry and Human Development, 46*(1), 150–157. https://doi.org/10.1007/s10578-014-0460-8

Petermann, U. & Petermann, F. (2015). *Training mit sozial unsicheren Kindern. Behandlung sozialer Angst, Trennungsangst und generalisierter Angst* (11., vollst. überarbeitete Aufl.) Weinheim: Beltz.

Remschmidt, H., Schmidt, S. & Poustka, F. (2017). *Multiaxiales Klassifikationsschema für psychische Störungen des Kindes- und Jugendalters nach ICD-10 der WHO* (7. Aufl.). Bern: Hans Huber. https://doi.org/10.1024/85759-000

Rubin, K.H., Burgess, K.B. & Hastings, P.D. (2002). Stability and social-behavioral consequences of toddlers' inhibited temperament and parenting behaviors. *Child Development, 73*(2), 483–495. https://doi.org/10.1111/1467-8624.00419

Spence, S.H., Donovan, C. & Brechman-Toussaint, M. (1999). Social skills, social outcomes, and cognitive features of childhood social phobia. *Journal of Abnormal Psychology, 108*(2), 211–221. https://doi.org/10.1037/0021-843X.108.2.211

Väänänen, J.M., Fröjd, S., Ranta, K., Marttunen, M.H. & Kaltiala-Heino, R. (2011). Relationship between social phobia and depression differs between boys and girls in mid-adolescence. *Journal of Affective Disorders, 133*(1–2), 97–104. https://doi.org/10.1016/j.jad.2011.03.036

Wichstrøm, L., Berg-Nielsen, T.S., Angold, A., Egger, H.L., Solheim, E. & Sveen, T.H. (2012). Prevalence of psychiatric disorders in preschoolers. *Journal of Child Psychology and Psychiatry, 53*(6), 695–705. https://doi.org/10.1111/j.1469-7610.2011.02514.x

Zero to Three. (2019). DC: 0-5. *Diagnostische Klassifikation seelischer Gesundheit und Entwicklungsstörungen der frühen Kindheit*. Stuttgart: Kohlhammer.

11.3 Generalisierte Angststörung

Christina Taferner, Elisabeth Bonatti
und Kathrin Sevecke

Definition und Klassifikation

Bei der *Generalisierten Angststörung (GAS)* zeigen Kinder nach DC:0-5 (Zero to Three, 2019) „exzessive, nicht kontrollierbare Ängste und Sorgen während verschiedener Aktivitäten oder Kontexte oder Beziehungen für mindestens 2 Monate an mehr als der Hälfte der Tage. Es handelt sich eher um Sorgen über die Vergangenheit und unmittelbare antizipierte Zukunftsängste und nicht um eine unmittelbar wahrgenommene Bedrohung. Es zeigen sich somit generalisierte Ängste und Sorgen und nicht spezifische Sorgen wie bei Zwängen oder nach Traumata. Als Ausdrucksformen der Angst zeigen sich Unruhe, leichte Ermüdbarkeit, Konzentrationsstörungen, Wutanfälle, Gereiztheit, Anspannung, Schlafstörungen sowie somatische Beschwerden. Physiologische Effekte von Medikamenten müssen ausgeschlossen werden (Asthmamedikation oder Steroide). Das Kind verfügt nicht über ausreichende Selbstregulationsfähigkeiten und benötigt häufig die Rückversicherung des Gegenübers. Da junge Kinder die verbalen Ausdrucksmöglichkeiten von Emotionen und Gedanken gerade entwickeln, ist die Identifikation des inneren Angstzustandes begrenzt möglich. Die Diagnose einer GAS sollte daher vor dem Alter von 36 Monaten nur mit Vorsicht vergeben werden. Dieses Störungsbild wird in der ICD-10 unter F41.1 oder F93.80 (Remschmidt et al., 2017) und im DSM-5 (American Psychiatric Association, 2015) als *Generalisierte Angststörung* kodiert. Der diagnostische Algorithmus nach DC:0-5 ist in Tabelle 11-4 enthalten.

Epidemiologie

Nach Aussage der DC:0-5 fassen die meisten Forschungsergebnisse epidemiologische Merkmale von Angststörungen wie der Störung mit Trennungsangst, der Sozialen Angststörung und der GAS der frühen Kindheit zusammen und so wird auf eine allgemeine Prävalenz von 9% bis 20% verwiesen (s. Kap. 11.1 und Kap. 11.2). Die Prävalenz für jede einzelne Angststörung reicht von ca. 2% bis 10% und spiegelt die hohe, aber auch divergierende Prävalenz der Angststörungen in dieser Altersgruppe wieder. Die Prävalenz der GAS bei jungen Kindern beträgt nach Egger und Angold (2006) 0,2% bis 6,5%. Beruhend auf Fragebogenangaben wird auf eine Prävalenz der GAS bei 4-Jährigen von 0,6% verwiesen (Lavigne et al., 2009). Die Prävalenz bei Vorschulkindern zwischen 4 und 7 Jahren mit diesem Störungsbild liegt bei 3,4% (Paulus et al., 2015). In einer Studie von Wichstrøm et al. (2012) liegt die Rate für 4-jährige Kinder mit einer GAS bei 3,9%. Vergleichbare Prävalenzen für die Diagnose einer GAS finden sich auch in der späteren Kindheit sowie im Erwachsenenalter. Es konnten keine kulturellen Unterschiede im Auftreten der GAS festgestellt werden.

Symptomentwicklung und Komorbidität

Das Vorliegen einer Angststörung bei Eltern stellt einen Risikofaktor zur Entwicklung von Angststörungen bei Kindern dar. In-Albon (2019) verweist auf Schwierigkeiten in der Festlegung des Alters zu Beginn der Störung, da es sich um einen schleichenden Prozess handelt. Da die Grundlagenforschung zu Angststörungen die spezifischen Störungstypen zumeist zusammenfassend untersucht, finden sich keine störungsspezifischen Risikofaktoren der GAS.

Otto et al. (2016) konnten bei Kindern und Jugendlichen mit GAS nachweisen, dass mit einem verbesserten Selbstwertgefühl eine Reduktion der Angstsymptomatik einhergeht. Depressive Störungen sowie andere Angststörungen gelten als häufige komorbide Störungen der GAS bei Kindern (Copeland et al., 2014). Franz et al. (2013) konnten nachweisen, dass unter den Angststörungen die GAS die höchste Komorbidität mit Nicht-Angststörungen (z. B. ADHS, Depression, Störung des Sozialverhal-

Tabelle 11-4: Diagnostischer Algorithmus Generalisierte Angststörung nach DC:0-5 (Zero to Three, 2019, S. 78 f.)

Alle folgenden Kriterien müssen erfüllt sein.
A. Das Kind erlebt deutliche und anhaltende Angst oder Sorgen an mehr als der Hälfte der Tage. Die Sorgen umfassen Angst bezüglich zukünftiger Ereignisse, die Angemessenheit vergangenen Verhaltens und die Sorge um eigene Kompetenzen in einem oder mehreren Bereichen.
B. Das Kind ist nicht in der Lage, die Ängste und Sorgen zu regulieren (z. B. bittet das Kind Bezugspersonen häufig um Rückversicherung).
C. Die Angst und Sorgen treten während zwei oder mehr Aktivitäten oder Kontexten oder in zwei oder mehr Beziehungen auf.
D. Die Angst oder Sorgen sind assoziiert mit einem oder mehreren der folgenden Symptome: 1. Erregung 2 Ermüdbarkeit 3. Intermittierende Unaufmerksamkeit 4. Irritabilität (z. B. leicht frustriert) 5. Muskelanspannung, Schwierigkeiten, sich zu entspannen 6. Schlafstörungen (Ein- und Durchschlafschwierigkeiten, unruhiger und nicht erholsamer Schlaf, Erwachen durch Albträume)
E. Die Ängste und Sorgen sind generalisiert und nicht begrenzt auf Sorgen wie bei Zwängen (z. B. Furcht vor Ansteckung), Posttraumatische Belastungsstörung (z. B. Furcht vor Menschen oder Orten nach Trauma), Trennungsangst (z. B. Angst vor Trennung von Bezugsperson) oder Sozialer Phobie (z. B. Sorgen um soziale Interaktionen).
F. Die Störung ist nicht auf den physiologischen Effekt einer Substanz zurückzuführen (z. B. Asthmamedikation oder Steroide).
G. Die Symptome der Störung oder Reaktionen der Bezugspersonen haben erheblichen Einfluss auf die Funktionsfähigkeit des Kindes und der Familie auf eine oder mehrere der folgenden Arten: 1. Verursachen Stress und Leid beim Kind. 2. Beeinträchtigen die Beziehungen des Kindes. 3. Schränken die Teilnahme des Kindes an entwicklungsbedingt erwarteten Aktivitäten und Routinen ein. 4. Schränken die Teilnahme der Familie an Alltagsaktivitäten und Routinen ein. 5. Schränken die Fähigkeit des Kindes ein, neue Fertigkeiten zu lernen und zu entwickeln, oder beeinträchtigen den Entwicklungsprozess.
Alter: Die Diagnose sollte bei Kindern unter 36 Monaten nur mit Vorsicht vergeben werden.

tens) aufweist. Eine populationsbezogene Studie zeigte, dass die GAS signifikant mit der Störung mit Trennungsangst, der Sozialen Angststörung, Depression und externalisierenden Störungen assoziiert war (Zero to Three, 2019). Nach Egger und Angold (2006) findet sich bei 2- bis 5-jährigen Kindern eine Komorbiditätsrate von 53 % mit ADHS, Störung mit Trennungsangst und Posttraumatischer Belastungsstörung (PTBS).

Ätiologie und Pathogenese

Da die meisten Forschungsergebnisse die GAS, Soziale Angststörung und Störung mit Trennungsangst zusammenfassen, darf bezüglich der Ätiologie und Pathogenese auf die vorhergehenden Kapitel zu dieser Thematik (s. Kap. 11.1 und Kap. 11.2) verwiesen werden. Darüber hinaus konnten Bögels und Zigterman (2000) nachweisen, dass Kinder mit GAS häufiger dysfunktionale Kognitionen bezüglich mehrdeutiger Situationen, die Reize generalisierter Angst enthielten, berichten.

Diagnose und Differenzialdiagnostik

Zur Erhebung der relevanten Angstsymptomatik empfiehlt sich ein differenziertes Vorgehen in Anlehnung an das entsprechende Unterkapitel in Kap. 11.1 zur Störung mit Trennungsangst. Symptome, die auf das Vorliegen einer GAS oder auch Depression hindeuten können (z. B. erhöhte Reizbarkeit) sollten differenzialdiagnostisch sorgfältig abgeklärt werden. Weiter sollten nach DC:0-5 assoziierte Aspekte wie z. B. Wutausbrüche berücksichtigt werden.

Behandlung und Prävention

Wie bei der Störung mit Trennungsangst ist auch für GAS nach DC:0-5 eine multimodale Behandlung indiziert (s. Kap. 11.1).

Verlauf und Prognose

Insgesamt wird in der DC:0-5 von einem vergleichbaren Verlauf und vergleichbarer Persistenz bei den Angststörungen in der frühen Kindheit gegenüber dem späteren Alter ausgegangen (s. Kap. 11.1 und Kap. 11.2).

Forschungsdesiderate und Ausblick

Barrios et al. (2019) verweisen auf Schwächen bei den Diagnostikverfahren und deren Gütekriterien bei selteneren Angststörungen wie der GAS in der frühen Kindheit. Für die Entwicklung entsprechender Präventions- und Interventionsmaßnahmen werden daher Studienergebnisse zu störungsspezifischen Risiko- und Schutzfaktoren benötigt. Insbesondere im frühen Alter erscheint die GAS jedoch vergleichsweise wenig erforscht, aber auch für das Kindesalter scheinen störungsspezifische Ätiologiemodelle und Therapieprogramme zu fehlen (In-Albon, 2019).

Literatur

American Psychiatric Association. (2015). *Diagnostisches und Statistisches Manual Psychischer Störungen DSM-5*. Göttingen: Hogrefe.

Barrios, C.S., Leppert, K.A. & Dougherty, L.R. (2019). Epidemiology and nosology of preschool anxiety disorders. In B. Fisak & P. Barrett (Eds.), *Anxiety in preschool children: Assessment, treatment, and prevention* (pp. 1–28). New York: Routledge.

Bögels, S.M. & Zigterman, D. (2000). Dysfunctional Cognitions in Children with Social Phobia, Separation Anxiety Disorder, and Generalized Anxiety Disorder. *Journal of Abnormal Child Psychology, 28*(2), 205–211. https://doi.org/10.1023/A:1005179032470

Copeland, W.E., Angold, A., Shanahan, L. & Costello, E.J. (2014). Longitudinal patterns of anxiety from childhood to adulthood: the Great Smoky Mountains Study. *Journal of the American Academy of Child and Adolescent Psychiatry, 53*(1), 21–33. https://doi.org/10.1016/j.jaac.2013.09.017

Egger, H.L. & Angold, A. (2006). Anxiety Disorders. In J.L. Luby (Ed.), *Handbook of preschool mental health: Development, disorders, and treatment* (pp. 137–164). New York: The Guilford Press.

Franz, L., Angold, A., Copeland, W., Costello, E.J., Towe-Goodman, N. & Egger, H. (2013). Preschool anxiety disorders in pediatric primary care: Prevalence and comorbidity. *Journal of the American Academy of Child & Adolescent Psychiatry, 52*(12), 1294–1303. https://doi.org/10.1016/j.jaac.2013.09.008

In-Albon, T. (2019). Generalisierte Angststörung. In S. Schneider & J. Margraf (Hrsg.), *Lehrbuch der Verhaltenstherapie* (S. 587–606). Heidelberg: Springer.

Lavigne, J.V., LeBailly, S.A., Hopkins, J., Gouze, K.R. & Binns, H.J. (2009). The prevalence of ADHD, ODD, depression, and anxiety in a community sample of 4-year-olds. *Journal of Clinical Child and Adolescent Psychiatry, 38*(3), 315–328. https://doi.org/10.1080/15374410902851382

Otto, C., Petermann, F., Barkamann, C., Schipper, M., Kriston, L., Hölling, H., Ravens-Sieberer, U. & Klasen, F. (2016). Risiko- und Schutzfaktoren generalisierter Ängstlichkeit im Kindes- und Jugendalter. *Kindheit und Entwicklung, 25*(1), 21–30. https://doi.org/10.1026/0942-5403/a000185

Paulus, F.W., Backes A., Sander, C.S., Weber, M. & von Gontard A. (2015). Anxiety disorders and behavioral inhibition in preschool children: a population-based study. *Child Psychiatry and Human Development, 46*(1), 150–157. https://doi.org/10.1007/s10578-014-0460-8

Remschmidt, H., Schmidt, S. & Poustka, F. (2017). *Multiaxiales Klassifikationsschema für psychische Störungen des Kindes- und Jugendalters nach ICD-10 der WHO* (7. Aufl.). Bern: Hans Huber. https://doi.org/10.1024/85759-000

Wichstrøm, L., Berg-Nielsen, T.S., Angold, A., Egger, H.L., Solheim, E. & Sveen, T.H. (2012). Prevalence of psychiatric disorders in preschoolers. *Journal of Child Psychology and Psychiatry, 53*(6), 695–705. https://doi.org/10.1111/j.1469-7610.2011.02514.x

Zero to Three. (2019). *DC: 0-5. Diagnostische Klassifikation seelischer Gesundheit und Entwicklungsstörungen der frühen Kindheit.* Stuttgart: Kohlhammer.

11.4 Selektiver Mutismus

Christina Taferner, Elisabeth Bonatti und Kathrin Sevecke

Definition und Klassifikation

Der *Selektive Mutismus* wird definiert als ein Unvermögen, bei welchem das Kind trotz seiner Fähigkeit zu sprechen in spezifischen sozialen Situationen nicht spricht. Die Sprachverweigerung ist dabei nicht hinreichend durch eine expressive Sprachstörung erklärbar. Einerseits kann das Kind in einem spezifischen Kontext beharrlich schweigen (z.B. Kindergarten), andererseits in anderen Situationen (z.B. zu Hause, in vertrautem Umfeld) sich gesprächig zeigen. Dieses Störungsbild tritt in der frühen Kindheit auf, ist überdauernd und hochgradig einschränkend. Der selektive Mutismus stellt somit eine schwere Angststörung dar, welche zu einer erheblichen Einschränkung in der sozialen und emotionalen Entwicklung des Kindes führt. Neben der Angstsymptomatik zeigen betroffene Kinder häufig auch eine eingeschränkte Mimik mit reduziertem sozialem Lächeln, wenig Blickkontakt, starker Schüchternheit, Regulationsschwierigkeiten (Schlaf, Emotionen) und Somatisierung. Darüber hinaus finden sich Schwierigkeiten im Umgang mit Veränderungen sowie sensorische Überempfindlichkeit. Nach DC:0-5 (Zero to Three, 2019) sollen für die Diagnosestellung die Symptome mindestens für einen Monat andauern. Dieses Störungsbild wird in der ICD-10 (Remschmidt et al., 2017) als *Elektiver Mutismus* (F94.0) und im DSM-5 (American Psychiatric Association, 2015) als *Selektiver Mutismus* kodiert. Der Diagnostische Algorithmus nach DC:0-5 findet sich in Tabelle 11-5.

Epidemiologie

Die Prävalenzraten für den Selektiven Mutismus liegen unter 1%. Nach DC: 0-5 liegen die Raten zwischen 0,03% bis 0,08%. Bei Egger und Angold (2006) liegt die Häufigkeit bei 0,6%. Eine Reihe von Studien verweist auf geschlechtsbezogene Unterschiede, dabei sind nach Kopp und Gilbert (1997) sowie nach Steinhausen und Juzi (1996) Mädchen im Vergleich zu Jungen häufiger betroffen (1,6–2,6 Mädchen gegenüber einem Jungen). Es konnten keine

Tabelle 11-5: Diagnostischer Algorithmus Selektiver Mutismus nach DC:0-5 (Zero to Three, 2019, S. 84f.)

Alle folgenden Kriterien müssen erfüllt sein.
A. Beständige Unfähigkeit, in spezifischen sozialen Situationen zu sprechen, in denen Sprechen erwartet wird. In anderen Situationen hingegen ist das Kind in der Lage dazu.
B. Der Widerwille zu sprechen ist nicht durch Unvertrautheit mit der gesprochenen Sprache oder mit einer expressiven Sprachstörung erklärbar.
C. Die Symptome der Störung oder Reaktionen der Bezugspersonen haben erheblichen Einfluss auf die Funktionsfähigkeit des Kindes und der Familie auf eine oder mehrere der folgenden Arten: 1. Verursachen Stress und Leid beim Kind. 2. Beeinträchtigen die Beziehungen des Kindes. 3. Schränken die Teilnahme des Kindes an entwicklungsbedingt erwarteten Aktivitäten und Routinen ein. 4. Schränken die Teilnahme der Familie an Alltagsaktivitäten und Routinen ein. 5. Schränken die Fähigkeit des Kindes ein, neue Fertigkeiten zu lernen und zu entwickeln, oder beeinträchtigen den Entwicklungsprozess.
Dauer: Die Symptome dauern mindestens einen Monat an.

kulturellen Unterschiede beim Selektiven Mutismus festgestellt werden.

Symptomentwicklung und Komorbidität

Der Temperamentsfaktor der Behavioralen Inhibition (BI) ist bei betroffenen Kindern im Vergleich zu Kindern mit anderen emotionalen Störungen ausgeprägter und zentral in der Entwicklung des Selektiven Mutismus (Zero to Three, 2019). Die Ausprägung dieser Temperamentseigenschaft (BI) korreliert negativ mit der Anzahl an gesprochenen Worten. Als häufigstes komorbides Störungsbild ist die Soziale Angststörung mit einer Häufigkeit von 90 bis 100 % zu nennen. Neben anderen Angststörungen treten auch Depression und Zwangsstörungen komorbid auf. Externalisierende Störungen werden komorbid selten berichtet. Nach Angaben der DC:0-5 finden sich bei ca. 40 % der Kinder mit Selektivem Mutismus Probleme des Sprechens und der Sprache (Stottern, Artikulation, Lippenkiefergaumenspalte, Lispeln) und bei 70 % Probleme der Entwicklung (Zero to Three, 2019).

Ätiologie und Pathogenese

Erschwerungen im Spracherwerb und der Sprachentwicklung stellen einen Risikofaktor für den Selektiven Mutismus dar. In den Familien mutistischer Kinder findet sich eine erhöhte Wahrscheinlichkeit für Schüchternheit, Selektiven Mutismus und Soziale Angststörung. Weitere assoziierte Risikofaktoren stellen Bilingualität, Migration und Modelllernen sowie in Form eines gehemmten Temperaments die BI dar (Zero to Three, 2019). Demnach neigen mutistische Kinder dazu, früher, schneller und intensiver auf sprechbezogene und kommunikative Stressoren zu reagieren.

Diagnose und Differenzialdiagnostik

Das allgemeine diagnostische Prozedere (Psychopathologischer Befund, Elternexploration, Außenanamnese, diagnostische Verfahren etc.) bei Angststörungen ist dem entsprechenden Unterkapitel in Kap. 11.1 zu entnehmen. Im Folgenden werden die diagnostischen Besonderheiten nach Melfsen et al. (2019) bei diesem Störungsbild aufgelistet:

- Medizinische Untersuchung: HNO-fachärztliche Untersuchung zum Ausschluss einer Hörstörung
- Ergänzende Exploration zur Sprachentwicklung des Kindes (Erhebung der kommunikativen Hilfsmittel bzw. der Kommunikationsstrategien des Kindes zur Kompensation der aktiven Sprachproblematik)
- Erfassung von mutistischen Verhaltensweisen sowie Sprech- und Sprachstörungen der Bezugspersonen
- Durchführung sprachfreier Intelligenztests (z. B. SON-R 2-8)
- Ausführliche Sprachdiagnostik zur Artikulation, zur rezeptiven und expressiven Sprache
- Erst- und Zweitspracherwerb

Diagnostische Fremdbeurteilungsbögen zur Erfassung des mutistischen Verhaltens

- *ESKM – Evaluationsbogen für das sozial interaktive Kommunikationsverhalten bei Mutismus* (Hartmann & Lange, 2016)
- *FSSM – Frankfurter Skala zur Erfassung des Selektiven Mutismus* (Gensthaler et al., 2016) Für Kindergartenkinder im Alter von 3 bis 7 Jahren mit den Skalen „Allgemeines Sprechverhalten“, „Sprachverhalten im Kindergarten“ und „Sprachverhalten zu Hause“.

Behandlung und Prävention

Kognitiv-verhaltenstherapeutische Interventionen unter Einbezug der Bezugspersonen stehen in der Behandlung von Kindern mit Selektiven Mutismus im Vordergrund.

Die *PCIT-SM (Parent Child Interaction Therapy für Kinder mit Selektiven Mutismus)* ist eine Intervention, die PCIT und Verhaltensinterventionen für Kinder mit Selektivem Mutismus kombiniert (Carpenter et al., 2014; Cotter et al., 2018), indem den Eltern Fähigkeiten vermittelt werden, die die Möglichkeiten des Kindes zur eigenständigen Verbalisierung maximieren und gleichzeitig Verhaltensweisen der Eltern minimieren, die ein Vermeidungsverhalten des Kindes unterstützen. Die Komponenten des PCIT-SM umfassen angeleitete Fragen, um die Wahrscheinlichkeit des Sprechens zu erhöhen, Belohnungen für das Sprechen und In-vivo-Expositionen in hierarchisch geordneten Situationen (Catchpole et al., 2019). Darüber hinaus gestaltet sich das psychotherapeutische Vorgehen in der kognitiv-behavioralen Mutismustherapie in Anlehnung an Melfsen et al. (2019) folgendermaßen:

- Formulierung von Therapiezielen (z.B. das Kind zum Kommunizieren zu bringen, auch außerhalb der therapeutischen Situation)
- Beziehungsaufbau zum Patienten (z.B. dem Kind einen Weg aus dem Schweigen aufzeigen)
- Motivation (Leidensdruck der Familie aufgrund des Störungsbildes reduzieren)
- Zulassung nicht lautsprachlicher Kommunikation (Aufrechterhaltung der Kommunikation ist zentral)
- Abbau mimisch-gestischer Kommunikationsstrategien (non-verbale Kommunikationsstrategien mit zunehmender Lautäußerung abbauen)
- Lob (richtige Dosierung des Lobes, da sich mutistische Kinder mehr als andere Kinder vor Aufmerksamkeit fürchten.)
- Supportive Beziehung zu den Eltern: Abbau der aufrechterhaltenden Faktoren, z.B. die Eltern als Sprachrohr, gleiche Verteilung von Rechten und Pflichten, keine Sonderstellungen gewähren
- Soziale Kontakte fördern
- Interdisziplinäre Zusammenarbeit mit Fachleuten praktizieren (pädagogische Fachkräfte, Fachkräfte aus Logopädie und Physiotherapie)
- Stationäre Behandlung bei chronifiziertem Verlauf

Bei erfolgloser Psychotherapie kann bei älteren Kindern eine Pharmakotherapie mit SSRI-Antidepressiva eingeleitet werden (von Gontard, 2019), teilweise auch als Off-Label-Gebrauch.

Verlauf und Prognose

Frühsymptome können Formen der kommunikativen Unsicherheit, eine ausgeprägte Kontaktscheu oder eine zeitlich begrenzte Sprechverweigerung sein (Melfsen et al., 2019). Der Selektive Mutismus tritt üblicherweise im Kindergartenalter mit 3–4 Jahren auf, auch wenn die Erstdiagnose meist im Schulalter gestellt wird. Die durchschnittliche Störungsdauer beträgt zwischen 5 (Dummit et al., 1996) und 8 Jahren (Zero to Three, 2019). Im Verlauf zeigen die Kinder auch bei positiver Entwicklung eine soziale Überempfindlichkeit, soziale Ängste sowie Probleme in der Kommunikation im Jugend- und Erwachsenenalter. Weiterhin zeigt sich nach DC:0-5 im Verlauf eine höhere Auftretenswahrscheinlichkeit von psychischen Erkrankungen und Einschränkungen im schulischen und sozialen Funktionsniveau.

Forschungsdesiderate und Ausblick

Zukünftige Studien erscheinen zur Frage notwendig, inwiefern der Temperamentsfaktor BI Kinder hemmt, in neuen sozialen Situationen zu sprechen oder ob die soziale Ängstlichkeit in der Psychopathologie des Selektiven Mutismus im Vordergrund steht (Muris et al., 2016).

Literatur

American Psychiatric Association. (2015). *Diagnostisches und Statistisches Manual Psychischer Störungen DSM-5*. Göttingen: Hogrefe.

Carpenter, A. L, Puliafico, A. C, Kurtz, S. M., Pincus, D.B. & Comer, J.S. (2014). Extending Parent-Child Interaction Therapy for Early Childhood Internalizing Problems: New Advances for an Overlooked Population. *Clinical Child and Family Psychology Review, 17*(4), 340–356. https://doi.org/10.1007/s10567-014-0172-4

Catchpole, R., Young, A., Baer, S. & Salih, T. (2019). Examining a novel, parent child interaction therapy-informed, behavioral treatment of selective mutism. *Journal of Anxiety Disorders, 66*, 102112. https://doi.org/10.1016/j.janxdis.2019.102112

Cotter, A., Todd, M. & Brestan-Knight, E. (2018). Parent-Child Interaction Therapy for Children with

Selective Mutism (PCIT-SM). In: L. Niec (Eds.) *Handbook of Parent-Child Interaction Therapy* (pp. 113–128). Cham: Springer.

Dummit, E.S., Klein, R.G., Tancer, N.K., Asche, B. & Martin, J. (1996). Fluoxetine treatment of children with selective mutism. An open trial. *Journal of the American Academy of Child and Adolescent Psychiatry, 35*(5), 615–621.

Egger, H.L. & Angold, A. (2006). Anxiety Disorders. In J.L. Luby (Ed.), *Handbook of preschool mental health: Development, disorders, and treatment* (pp. 137–164). New York: The Guilford Press.

Gensthaler, A., Khalaf, S., Ligges, M., Kaess, M., Freitag, C.M. & Schwenck, C. (2016). Selective mutism and temperament: The silence and behavioral inhibition to the unfamiliar. *European Child & Adolescent Psychiatry, 25*(10), 1113–1120. https://doi.org/10.1007/s00787-016-0835-4

Hartmann, B.& Lange, M. (2016). *E-S-K-M Evaluationsbogen für das sozial interaktive Kommunikationsverhalten bei Mutismus.* Verfügbar unter https://www.boris-hartmann.de

Kopp, S. & Gilbert, C. (1997). Selective Mutism. A population based study. A research note. *Journal of Child Psychology and Psychiatry, 38*, 257–262. https://doi.org/10.1111/j.1469-7610.1997.tb01859.x

Melfsen S., Warnke A. & Walitza S. (2019) Selektiver Mutismus. In S. Schneider & J. Margraf (Hrsg.), *Lehrbuch der Verhaltenstherapie* (S. 607–622). Berlin: Springer. https://doi.org/10.1007/978-3-662-57369-3_34

Muris, P., Hendriks, E. & Bot, S. (2016). Children of few words: relations among selective mutism, Behavioral Inhibition, and (social) anxiety symptoms in 3- to 6-Year-Olds. *Child Psychiatry and Human Development, 47*(1), 94–101. https://doi.org/10.1007/s10578-015-0547-x

Remschmidt, H., Schmidt, S. & Poustka, F. (2017). *Multiaxiales Klassifikationsschema für psychische Störungen des Kindes- und Jugendalters nach ICD-10 der WHO* (7. Aufl.). Bern: Hans Huber. https://doi.org/10.1024/85759-000

Steinhausen, H. & Juzi, C. (1996). Elective mutism: An Analysis of 100 cases. *Journal of the American of Child and Adolescent Psychiatry, 35*(5), 606–614. https://doi.org/10.1097/00004583-199605000-00015

von Gontard, A. (2019). *Psychische Störungen bei Säuglingen, Klein- und Vorschulkindern.* Stuttgart: Kohlhammer.

Zero to Three. (2019). *DC: 0-5. Diagnostische Klassifikation seelischer Gesundheit und Entwicklungsstörungen der frühen Kindheit.* Stuttgart: Kohlhammer.

11.5 Störung mit Inhibition gegenüber Neuem

Christina Taferner, Elisabeth Bonatti
und Kathrin Sevecke

Definition und Klassifikation

Bei der Störung mit Inhibition gegenüber Neuem zeigen junge Kinder nach DC: 0-5 (Zero to Three, 2019) Angstsymptome, die in der Konfrontation mit neuen bzw. unbekannten Stimuli, Personen und Situationen ausgelöst werden (s. Tabelle 11-6).

Hervorzuheben ist, dass dieses Störungsbild das Explorationsverhalten des Kindes sowie seine Lernfähigkeit durch negative Erfahrungen negativ beeinflusst. Darüber hinaus findet sich häufig ein eingeschränktes Explorationsverhalten. Die Diagnose einer Störung mit Inhibition gegenüber Neuem muss vor dem 24. Lebensmonat gestellt werden. Die Symptome müssen für mindestens einen Monat andauern. Dieses Störungsbild wird in der ICD-10 unter F41.8 als *Andere näher bezeichnete Angststörung* (Remschmidt et al., 2017) und im DSM-5 (American Psychiatric Association, 2015) als *Andere näher bezeichnete Angststörung* kodiert.

Epidemiologie

Für dieses Störungsbild liegen derzeit keine robusten Daten zur Prävalenz vor. Bei ca. 15 % der jungen Kinder findet sich die Behaviorale Inhibitation (BI) (Hirshfeld-Becker et al., 2008), wobei davon auszugehen ist, dass ein kleiner Prozentanteil der Kinder mit dieser Temperamentseigenschaft die Störung mit Inhibition gegenüber Neuem erfüllt. Es finden sich keine

Tabelle 11-6: Diagnostischer Algorithmus Störung mit Inhibition gegenüber Neuem nach DC:0-5 (Zero to Three, 2019, S. 88)

Alle folgenden Kriterien müssen erfüllt sein.

A. Das Kind zeigt Angstsymptome in der Konfrontation mit neuen/unbekannten Objekten (z. B. Spielzeug), Personen und Situationen. Das Kind zeigt nahezu immer Folgendes:

1. Das Kind erstarrt oder zieht sich zurück (z. B. stellt das Sprechen ein, vermeidet Blickkontakt) und versucht, sich von dem neuen Objekt, der Person oder der Situation zu distanzieren, indem es sich versteckt oder die Bezugsperson sucht.
2. Das Kind zeigt deutlichen, anhaltenden und situationsübergreifenden negativen Affekt.

B. Das gehemmte Verhalten ist nicht besser durch ein trauma- oder stressbezogenes Symptom wie bei einer Posttraumatischen Belastungsstörung oder Anpassungsstörung zu erklären und ist nicht lediglich eine phobische Reaktion auf einen spezifischen Stimulus.

C. Die Symptome der Störung oder Reaktionen der Bezugspersonen haben erheblichen Einfluss auf die Funktionsfähigkeit des Kindes und der Familie auf eine oder mehrere der folgenden Arten:

1. Verursachen Stress und Leid beim Kind.
2. Beeinträchtigen die Beziehungen des Kindes.
3. Schränken die Teilnahme des Kindes an entwicklungsbedingt erwarteten Aktivitäten und Routinen ein.
4. Schränken die Teilnahme der Familie an Alltagsaktivitäten und Routinen ein.
5. Schränken die Fähigkeit des Kindes ein, neue Fertigkeiten zu lernen und zu entwickeln, oder beeinträchtigen den Entwicklungsprozess.

Alter: Das Kind muss jünger als 24 Monate alt sein.
Dauer: Die Symptome dauern mindestens einen Monat an.

Hinweise auf Geschlechts- oder kulturelle Unterschiede (Zero to Three, 2019).

Symptomentwicklung und Komorbidität

Bereits gegen Ende des ersten Lebensjahres zeigt sich eine relativ hohe Stabilität von Temperamentsmerkmalen (von Gontard, 2019). Temperamentsfaktoren wie mangelnde Anpassungsfähigkeit, niedrige Reizschwelle oder Rückzug gegenüber Neuem spielen bei der allgemeinen Ängstlichkeit gegenüber Unbekanntem eine zentrale Rolle (Papoušek et al., 2004). Erste Prädiktoren für eine spätere BI konnten bereits im frühen Säuglingsalter nachgewiesen werden (Möhler et al., 2008). Nach Biederman et al. (2001) werden bei 2- bis 6-jährigen Kindern mit BI im Vergleich zu jenen ohne BI signifikant erhöhte Raten für eine Soziale Phobie gefunden. Weiterhin konnte nachgewiesen werden, dass Kinder mit BI ein erhöhtes Risiko haben, Trennungsängste, generalisierte Ängste oder Phobien zu entwickeln (Paulus et al., 2015). Gleichzeitig scheint BI als protektiver Faktor gegenüber externalisierenden Störungen zu wirken (Biederman et al., 2001). Nach der DC:0-5 sind über das gemeinsame Auftreten von Angststörungen hinaus, keine weiteren Komorbiditäten bekannt. Bei persistierenden Auffälligkeiten über den 24. Lebensmonat hinaus, wird dieses Störungsbild nicht diagnostiziert, da ab diesem Alter von einer anderen Angststörung ausgegangen werden kann.

Ätiologie und Pathogenese

Zur Ätiologie und Pathogenese der Störung mit Inhibition gegenüber Neuem liegen derzeit noch keine Studien vor. Allerdings weist eine Zwillingsstudie bei 4-Jährigen auf die genetische Ätiologie der BI hin. In dieser konnte die genetische Disposition der BI besonders für Zwangssymptome, Schüchternheit und Inhibition nachgewiesen werden (Eley et al., 2003). Studienergebnisse von Kagan et al. (1988) lieferten Befunde zur temperamentsbedingen Gehemmtheit als Risikofaktor für Angststörungen.

Diagnose und Differenzialdiagnostik

Das allgemeine diagnostische Prozedere (Psychopathologischer Befund, Elternexploration, Außenanamnese, diagnostische Verfahren etc.) bei Angststörungen ist dem entsprechenden Unterkapitel in Kap. 11.1 zu entnehmen. Um die Diagnose der Störung mit Inhibition gegenüber Neuem zu stellen, muss die Angst vor Neuem eine erhebliche Beeinträchtigung der Funktionsfähigkeit des jungen Kindes bewirken. Es kann somit von einer Extremausprägung der Temperamentseigenschaft der BI ausgegangen werden. Betroffene Kinder können jedoch extrem schüchtern sein und negative Emotionen zeigen. Zur Erfassung der allgemeinen sensorischen Verarbeitung von Säuglingen, Kleinkindern und Kinder kann das *Sensory Profile SP 2* (Dunn, 2017) eingesetzt werden. Zur Erfassung der BI eignet sich der *Behavioral Inhibition Questionnaire – Short Form (BIQ-SF)* (Vreeke et al., 2012).

Differenzialdiagnostisch müssen die Phobische Störung, die Posttraumatische Belastungsstörung (PTBS) sowie die Anpassungsstörung berücksichtigt werden. Dabei ist die Störung mit Inhibition gegenüber Neuem im Vergleich zur Phobischen Störung durch die Persistenz der angstauslösenden Situation gekennzeichnet. Bei der Anpassungsstörung und der PTBS wird ursächlich von einem erheblichen, potenziell traumatischen Stressor ausgegangen (Zero to Three, 2019).

Behandlung und Prävention

Wie bereits im entsprechenden Unterkapitel von Kap. 11.1 zur Störung mit Trennungsangst ausgeführt wurde, ist auch für dieses Störungsbild eine multimodale Behandlung indiziert. Insbesondere für Eltern mit einer Angststörung konnte durch das Elterntraining von Kennedy et al. (2009) eine signifikante Reduktion der BI des Kindes nach 6 Monaten nachgewiesen werden. Da dieses Störungsbild einen Vorläufer für Angststörungen im frühen Kindesalter darstellt, ist eine frühe Intervention indiziert.

Verlauf und Prognose

Die Temperamentseigenschaft BI zeigt eine mäßige Stabilität vom Vorschul- bis zum Erwachsenenalter (Hirshfeld-Becker et al., 2008). Junge Kinder mit temperamentsbedingter Gehemmtheit zeigen auch im Verlauf eine soziale Zurückhaltung. Dies wird deutlich bei Schwierigkeiten, sich durchzusetzen und mehrdeutige soziale Stimuli zu interpretieren, sowie einer geringeren sozialen Einbindung. Studien konnten zeigen, dass dieses Störungsbild das Risiko für andere Angststörungen im späteren Alter erhöht. Darüber hinaus finden sich Hinweise, dass das elterliche Beschützen vor neuen Erfahrungen auch die Entwicklung von Angstsymptomen in der späteren Kindheit fördert (Zero to Three, 2019). Vorschulkinder mit ausgeprägter BI, deren Eltern Angststörungen haben, weisen ein erhöhtes Risiko für soziale Angststörungen sowie andere internalisierende Störungen auf (Hirshfeld-Becker et al., 2008).

Forschungsdesiderate und Ausblick

Die Störung mit Inhibition gegenüber Neuem stellt in der DC:0-5 erstmals eine eigene Angststörung in der frühen Kindheit dar. Weitere Studien zu diesem Forschungsbild sind indiziert.

Literatur

American Psychiatric Association. (2015). *Diagnostisches und Statistisches Manual Psychischer Störungen DSM-5*. Göttingen: Hogrefe.

Biederman, J., Hirshfeld-Becker, D.R., Rosenbaum, J.F., Herot, C., Friedman, D., Snidman, N., Kagan, J. & Faraone, S. V. (2001). Further evidence of association between behavioral inhibition and social anxiety in children. *American Journal of Psychiatry, 158*(10), 1673–1679. https://doi.org/10.1176/appi.ajp.158.10.1673

Dunn, W. (2017). *Sensory Profile 2*. Deutsche Fassung. London: Pearson.

Eley, T.C., Bolton, D., O'Connor, T.G., Perrin, S., Smith, P. & Plomin, R. (2003). A twin study of anxiety-related behaviours in pre-school children. *Journal of Child Psychology and Psychiatry, 44*(7), 945–960. https://doi.org/10.1111/1469-7610.00179

Hirshfeld-Becker, D.R., Micco, J., Henin, A., Bloomfield, A., Biederman, J. & Rosenbaum, J.F. (2008). Behavioral inhibition. *Depression and Anxiety, 25*(4), 357–367. https://doi.org/10.1002/da.20490

Kagan, J., Reznick, J. & Snidman, N. (1988). Biological bases of childhood shyness. *Science, 240*(4849), 167–171.

Kennedy, S.J., Rapee, R.M. & Edwards, S.L. (2009). A selective intervention program for inhibited preschool-aged children of parents with an anxiety disorder: effects on current anxiety disorders and temperament. *Journal of the American Academy of Child and Adolescent Psychiatry, 48*(6), 602–609. https://doi.org/10.1097/CHI.0b013e31819f6fa9

Möhler, E., Kagan, J., Oelkers-Ax, R., Brunner, R., Poustka, L., Haffner, J. & Resch, F. (2008). Infant predictors of behavioral inhibition. *British Journal of Developmental Psychology, 26*(1), 145–150. https://doi.org/10.1348/026151007X206767

Papoušek, M., Schieche, M. & Wurmser, H. (2004). *Regulationsstörungen der frühen Kindheit*. Bern: Huber.

Paulus, F.W., Backes, A., Sander, C.S., Weber, M. & von Gontard, A. (2015). Anxiety disorders and behavioral inhibition in preschool children: a population-based study. *Child Psychiatry and Human Development, 46*(1), 150–157. https://doi.org/10.1007/s10578-014-0460-8

Remschmidt, H., Schmidt, S. & Poustka, F. (2017). *Multiaxiales Klassifikationsschema für psychische Störungen des Kindes- und Jugendalters nach ICD-10 der WHO* (7. Aufl.). Bern: Hans Huber. https://doi.org/10.1024/85759-000

von Gontard, A. (2019). *Psychische Störungen bei Säuglingen, Klein- und Vorschulkindern*. Stuttgart: Kohlhammer.

Vreeke, L.J., Muris, P., Mayer, B., Huijding, J., Bos, A.E.R., van der Veen, M., Raat, H. & Verheij, F. (2012). The assessment of an inhibited, anxiety-prone temperament in a Dutch multi-ethnic population of preschool children. *European Child and Adolescent Psychiatry, 21*(11), 623–633. https://doi.org/10.1007/s00787-012-0299-0

Zero to Three. (2019). DC: 0-5. *Diagnostische Klassifikation seelischer Gesundheit und Entwicklungsstörungen der frühen Kindheit*. Stuttgart: Kohlhammer.

11.6 Andere Angststörungen der frühen Kindheit

Christina Taferner, Elisabeth Bonatti
und Kathrin Sevecke

Definition und Klassifikation

Bei *Anderen Angststörungen der frühen Kindheit* zeigt das Kind nach DC:0-5 (Zero to Three, 2019) ein oder mehrere überdauernde Symptome einer Angststörung, erfüllt aber nicht alle Kriterien für eine spezifische Angststörung. Dieses Störungsbild wird in der ICD-10 (Remschmidt et al., 2017) als *Sonstige spezifische Angststörung* (F41.8) und im DSM-5 (American Psychiatric Association, 2015) als *Andere näher bezeichnete Angststörung* kodiert. Der folgende diagnostische Algorithmus (s. Tabelle 11-7) ist nach DC:0-5 zu beachten.

Zum jetzigen Zeitpunkt lassen sich noch keine Aussagen zur Epidemiologie, zur Symptomentwicklung und Komorbidität, zur Ätiologie und Pathogenese, zur Diagnose und Differenzialdiagnostik, zur Behandlung und Prävention, zum Verlauf und zur Prognose sowie zu Forschungsdesideraten machen.

Literatur

American Psychiatric Association. (2015). *Diagnostisches und Statistisches Manual Psychischer Störungen DSM-5*. Göttingen: Hogrefe.

Remschmidt, H., Schmidt, S. & Poustka, F. (2017). *Multiaxiales Klassifikationsschema für psychische Störungen des Kindes- und Jugendalters nach ICD-10 der WHO* (7. Aufl.). Bern: Hans Huber. https://doi.org/10.1024/85759-000

Zero to Three. (2019). *DC: 0-5. Diagnostische Klassifikation seelischer Gesundheit und Entwicklungsstörungen der frühen Kindheit*. Stuttgart: Kohlhammer.

Tabelle 11-7: Diagnostischer Algorithmus Andere Angststörungen der frühen Kindheit nach DC:0-5 (Zero to Three, 2019, S. 91)

Alle folgenden Kriterien müssen erfüllt sein.
A. Das Kind hat ein oder mehrere persistierende Symptome einer Angststörung, erfüllt aber nicht die vollen Kriterien einer anderen Angststörung.
B. Die Symptome werden nicht schon durch eine andere Störung erfasst, deren Kriterien das Kind erfüllt.
C. Die Symptome der Störung oder Reaktionen der Bezugspersonen haben erheblichen Einfluss auf die Funktionsfähigkeit des Kindes und der Familie auf eine oder mehrere der folgenden Arten: 1. Verursachen Stress und Leid beim Kind. 2. Beeinträchtigen die Beziehungen des Kindes. 3. Schränken die Teilnahme des Kindes an entwicklungsbedingt erwarteten Aktivitäten und Routinen ein. 4. Schränken die Teilnahme der Familie an Alltagsaktivitäten und Routinen ein. 5. Schränken die Fähigkeit des Kindes ein, neue Fertigkeiten zu lernen und zu entwickeln, oder beeinträchtigen den Entwicklungsprozess.
Spezifiziere: 1. Die Störung, die die Symptome des jungen Kindes am besten erklärt. 2. Warum das junge Kind nicht alle Kriterien erfüllt.

12 Affektive Störungen

Franziska Schlensog-Schuster, Kai von Klitzing und Lars Otto White

Die Regulation von Emotionen, Affekten, Verhalten und Motorik ist eine zentrale Entwicklungsaufgabe in den ersten Lebensjahren (von Klitzing et al., 2015). Das sich entwickelnde Ich benötigt verlässliche, sensitive, konstante und dem Kind positiv zugewandte Betreuungspersonen, die ihm mit ihren koregulatorischen Fähigkeiten helfen, seine Affekte wahrzunehmen, zu verbalisieren, zu konzeptionalisieren und zu integrieren. Dieser fein oszillierte interpersonelle Prozess basiert auf der Grundannahme des Bionschen *Container-contained-Modell* (Bion, 2013). In diesem Modell werden die unerträglichen seelischen Inhalte des Kindes (sogenannte *Betaelemente* wie z.B. Wut, Ärger, Traurigkeit) durch die Bezugsperson wahrgenommen, träumerisch von ihr aufgenommen *(Reverie)* und in verdaubare integrierbare Affekte *(Alphaelemente)* umgewandelt, die das sich entwickelnde Ich – entlang seiner Integrationsfähigkeit – wieder aufnehmen kann. In diesem Prozess können dysregulierte, unbalancierte kindliche Zustände auftreten, die u.a. durch eine Störung der elterlichen Containmentfunktion, einen schwierigen kindlichen Affekt oder Temperamentsmerkmale des Kindes verursacht werden und woraus im späteren Verlauf Entwicklungs- und Funktionseinschränkungen des Kindes resultieren können (von Klitzing et al., 2015).

Literatur

Bion, W.R. (2013). *Lernen durch Erfahrung* (6. Aufl.). Frankfurt am Main: Suhrkamp.

von Klitzing, K., Döhnert, M., Kroll, M. & Grube, M. (2015). Mental Disorders in Early Childhood. *Deutsches Ärzteblatt International, 112*(21–22), 375–386. https://doi.org/10.3238/arztebl.2015.0375

12.1 Depressive Störung der frühen Kindheit

Lars Otto White und Kai von Klitzing

Kasuistik

In einer konsiliarischen Sitzung einer Kinderklinik trifft die Untersucherin auf einen 3-jährigen Patienten, der seit mehr als 4 Wochen reizbar ist, eine gedrückte Stimmung hat und im Affekt sehr flach ist. Der Kindesvater berichtet darüber, dass der Junge sehr schlecht esse, keinen Appetit mehr habe und nicht mehr ausreichend an Gewicht und Länge zunehmen würde. Die Kinderärzte seien darüber sehr besorgt und hätten deshalb ambulant und später auch stationär eine intensive Diagnostik durchgeführt, die eine Nahrungsmittelunverträglichkeit gezeigt habe. Im Rahmen der letzten Monate habe der Junge sehr an Appetit verloren, was nicht nur durch diese Grunderkrankung erklärbar gewesen sei. Außerdem würde er nicht mehr spielen, sitze viel auf dem Schoß des Vaters oder der Mutter herum, wäre überhaupt nicht mehr belastbar und stark ermüdbar. Er hätte keinerlei Interessen oder Begeisterungsfähigkeit mehr. Er wäre sonst ein aktiver Junge gewesen, der sich sehr interessiert der Umwelt zuwenden würde. Die Zwillingsschwester hingegen entwickle sich völlig unkompliziert und spiele gut, spreche Vier-Wort-Sätze und gehe gern zur Tagesmutter. Im ersten Kontakt mit dem Patienten zeigt sich im Spielverhalten eine ausgeprägte Spielhemmung mit Interessenlosigkeit, während er völlig mimiklos auf dem Schoß des Vaters sitzt, weint, sobald die Untersucherin sich nähert und sich ängstlich zum Vater wendet und von diesem umarmt werden möchte. In der Gegenübertragung ist eine tiefe Traurigkeit zu spüren. Gleichzeitig berichtet der Kindesvater darüber, dass ein Einschlafen im eigenen Bett 2 bis 3 Stunden dauere und dann der Junge gegen 23 Uhr aufwache, anfange zu schreien und sich steif zu machen und nicht mehr im eigenen Bett beruhigbar wäre. Somit müsse er dann zu den Eltern genommen werden und könne dort gut schlafen. Insgesamt habe er über die letzten Wochen zusätzlich zu dem eh schon niedrigen Gewicht 1,5 Kilogramm abgenommen und habe kaum noch Kraft zu laufen. In der Entwicklung sei er aktuell rückläufig und Entwicklungsfortschritte, die er bereits gemeistert habe, bewältige er nicht mehr, sodass er jetzt sogar wieder mit dem Löffel wie ein kleines Baby gefüttert werden möchte.

Seligman (1975) bezeichnete die Depression einst als den gewöhnlichen Schnupfen *(common cold)* der Psychiatrie, um die hohe Prävalenz der Störung im Erwachsenenalter zu verbildlichen. Angesichts der Annahme, dass Depression eine gewisse individuelle Reife des Individuums erfordert – welches u. a. durch das bekannte Entwicklungsprofil des plötzlichen Prävalenzanstiegs in der Adoleszenz (Thapar et al., 2012) als gesichert galt –, schien es lange vollkommen selbstverständlich, Forschungsbemühungen fast ausschließlich auf das Jugendalter (mit gelegentlichen Ausflügen in das mittlere Kindesalter) zu konzentrieren, um möglichst früh an der vermeintlichen Wurzel der Depression anzusetzen. Nicht zuletzt jedoch aufgrund zahlreicher ernüchternder Resultate aus Wirksamkeitsstudien, die kürzlich in dem metaanalytisch abgesicherten Ergebnis mündeten, dass Psychotherapie bei Depression im mittleren Kindes- und Jugendalter im Vergleich zu anderen Störungen bislang nur enttäuschend geringe Effekte erzielt (Weisz et al., 2017), findet inzwischen ein Umdenken statt. Im Einklang mit dem Prinzip „Je früher, desto effektiver" der Kinderpsychotherapie (Luby, 2010) besteht ein zentraler Aspekt des aktuellen Strategiewechsels darin, auf die Depression in den ersten Lebensjahren zu fokussieren. Nachdem Spitz (1945) bereits Mitte des letzten Jahrhunderts die anaklitische Depression im Säuglingsalter infolge von schwerwiegenden Deprivationserfahrungen beschrieb, gewann die Forschung zur Depression im frühen Kindesalter trotz einiger Pionierarbeiten in den 1980er- und 90er-Jahren (z.B. Kashani & Carlson, 1985) erst kürzlich insbesondere durch zahlreiche hochrangige Arbeiten von Luby und Kollegen (s. Übersichtsarbeit von Donohue et al., 2019) zunehmend an Anerkennung und erreicht inzwischen auch eine breitere Öffentlichkeit.

Definition und Klassifikation

Säuglinge sowie Klein- und Vorschulkinder erfüllen nur selten die Kriterien einer vollwertigen Depression nach DSM-5 (American Psychiatric Association, 2015) bzw. ICD-10 (Weltgesundheitsorganisation, 2011). Luby, Mrakotsky und Kollegen (2003) schlugen deshalb angepasste Kriterien vor (s. Tabelle 12-2), die zwar grundsätzlich die Kernsymptome der Depression (1. Depressive Verstimmung, 2. Anhedonie und 3. Antriebsmangel) aufwiesen, aber nur eines der beiden ersten Kernsymptome verpflichtend machten und insgesamt nur vier Symptome (im Interschied zu fünf Symptomen im DSM-5) einforderten, sofern die ersten beiden Kernsymptome erfüllt sind. Darüber hinaus wurde die für junge Kinder typische Reizbarkeit als Aspekt der depressiven Verstimmung hervorgehoben und das übliche zweiwöchige Zeitkriterium auf eine Weise gelockert, die Diagnostikern sehr viele Freiheiten lässt. Die DC:0-5 (Zero to Three, 2019) orientiert sich zum Teil an diesen Anpassungen, wobei die ersten beiden Kernsymptome analog zum DSM-5 nach wie vor verpflichtend blieben und bei der Lockerung des Zeitkriteriums Diagnostikern etwas weniger Freiheiten eingeräumt wurde (s. Tabelle 12-1). Darüber hinaus verlangt die DC:0-5 eine erhebliche Einschränkung der Funktionsfähigkeit des Kindes bzw. der Familie in mindestens einem Bereich (subjektives Leiden, Beziehungen, Teilnahme an entwicklungstypischen Aktivitäten, familiäre Alltagsaktivitäten, Erlernen von Fertigkeiten) und rät zur Vorsicht im Falle der Diagnosestellung bei Kindern unter 2 Jahren.

Tabelle 12-2 enthält in Ergänzung zu den Kriterien einer Depressiven Störung der frühen Kindheit nach DC:0-5 (s. Tabelle 12-1) die Kriterien zur Majoren Depression nach DSM-5, die von der Arbeitsgruppe von Luby und Kollegen (2003) für das Vorschulalter angepasst wurden. Diese Kriterien sind in der Tabelle fett gesetzt.

Epidemiologie

Mehrere große bevölkerungsbasierte Studien aus den USA und Norwegen weisen im Alter von 2 bis 5 Jahren unter Verwendung der DSM-IV-TR-Kriterien (Diagnostisches und Statistisches Manual Psychischer Störungen – Textrevision; American Psychiatric Association, 2003) der Depression (Majore Depression, Dysthymie, Depression-NOS) mithilfe des *Preschool Age Psychiatric Assessment Interviews (PAPA)* (Egger et al., 2004) recht einheitlich auf eine Punktprävalenz von 1,7 bis 2,1% hin (Bufferd et al., 2011; Egger et al., 2006; Finsaas et al., 2018; Wichstrøm et al., 2012). Eine US-amerikanische Studie ergab dagegen unter Verwendung eines anderen Respondent-basierten Interviews (im Unterschied zum PAPA entschied bei diesem Interview das Elternteil selbst über Vorliegen eines Symptoms) eine deutlich geringere Prävalenzrate (Lavigne et al., 2009). Für den darunterliegenden Altersabschnitt gibt es nur sehr wenige zuverlässige Daten. Eine repräsentative dänische Studie an 1,5-jährigen Kindern belegt für mittels Interviews, Beobachtungen und Fragebogen festgestellte Affektstörungen nach DC: 0-3 (Depressive Stimmung, Angst oder Wut über mindestens 2 Wochen) eine Prävalenz von 2,8% (Skovgaard et al., 2007). Zusätzlich existieren weitere klinikbasierte Studien unter Verwendung der DC:0-3 aus Frankreich, Israel und Portugal, die auf Prävalenzen von 0,5 bis 3% im klinischen Setting hinweisen (Keren & Tyano, 2007). Trotz der zahlreichen Studienergebnisse von Luby und Kollegen (s.u.) mangelt es derzeit an Prävalenzdaten zum von ihr vorgeschlagenen diagnostischen Algorithmus, was insbesondere im Falle des Zeitkriteriums kein

Tabelle 12-1: Diagnostischer Algorithmus Depressive Störung der frühen Kindheit nach DC:0-5 (Zero to Three, 2019, S. 93 f.)

Alle folgenden Kriterien müssen erfüllt sein.
A. Gedrückte Stimmung und Reizbarkeit bei verschiedenen Aktivitäten, an den meisten Tagen seit mindestens 2 Wochen, ausgedrückt durch direkte Äußerungen des Kindes (z. B. "Ich bin traurig") oder durch Beobachtungen anderer (z. B. das junge Kind erscheint traurig oder weinerlich, der Affekt ist flach oder das Kind hat häufige Wutanfälle).
B. Anhedonie, ausgedrückt durch deutlich reduzierte Freude oder Interesse bei allen oder fast allen Aktivitäten wie das Beginnen von Spielen oder von Interaktion mit Bezugspersonen. Diese tritt über verschiedene Aktivitäten hinweg auf, an den meisten Tagen seit mindestens 2 Wochen, und wird entweder von dem Kind direkt ausgedrückt oder durch andere beobachtet. Bei jungen Kindern kann sich Anhedonie als verminderte Aktivität, Ansprechbarkeit und Wechselseitigkeit zeigen.
C. Zwei oder mehr der folgenden Kriterien müssen vorhanden sein: 1. Deutliche Veränderung des Appetits oder vermindertes Wachstum in Bezug auf die erwartete Wachstumskurve. 2. Insomnie (Ein- und Durchschlafstörungen) oder Hypersomnie, an den meisten Tagen seit mindestens 2 Wochen. 3. Psychomotorische Agitation oder Trägheit bei verschiedenen Aktivitäten, die durch andere beobachtet werden können, an den meisten Tagen seit mindestens 2 Wochen. 4. Ermüdbarkeit oder Antriebsverlust, die sich als verminderte Begeisterung bei verschiedenen Aktivitäten zeigen können, an den meisten Tagen seit mindestens 2 Wochen. 5. Gefühle von Wertlosigkeit, übertriebener Schuld oder Selbstvorwürfe im Spiel oder im sprachlichen Ausdruck bei verschiedenen Aktivitäten, an den meisten Tagen seit mindestens 2 Wochen. 6. Verminderte Fähigkeit, sich zu konzentrieren, zu beharren und Entscheidungen bei verschiedenen Aktivitäten zu treffen, an den meisten Tagen seit mindestens 2 Wochen. 7. Beschäftigung mit Tod, Suizid und Versuche der Selbstverletzung, in Sprache, Spiel und Verhalten ausgedrückt.
D. Die Symptome der Störung oder Reaktionen der Bezugspersonen haben erheblichen Einfluss auf die Funktionsfähigkeit des Kindes und der Familie auf eine oder mehrere der folgenden Arten: 1. Verursachen Stress und Leid beim Kind. 2. Beeinträchtigen die Beziehungen des Kindes. 3. Schränken die Teilnahme des Kindes an entwicklungsbedingt erwarteten Aktivitäten und Routinen ein. 4. Schränken die Teilnahme der Familie an Alltagsaktivitäten und Routinen ein. 5. Schränken die Fähigkeit des Kindes ein, neue Fertigkeiten zu lernen und zu entwickeln, oder beeinträchtigen den Entwicklungsprozess.
Alter: Die Diagnose sollte bei Kindern unter dem Alter von 24 Monaten mit Vorsicht gestellt werden. **Dauer:** Die Symptome müssen an den meisten Tagen seit mindestens 2 Wochen vorhanden sein.

Tabelle 12-2: Majore Depression im Vorschulalter nach Luby et al. (2002)

Kriterien
Fünf oder mehr Symptome, darunter zwingend das 1. oder 2. Symptom. Wenn das 1. und 2. Symptom vorliegen, reichen für die Diagnose 4 Symptome aus.
1. Depressive Stimmung/Reizbarkeit an mehreren Tagen für jeweils einen Teil des Tages (Eigen-/Fremdurteil) 2. Interessen- oder Freudeverlust (Anhedonie) in Aktivitäten oder im Spiel 3. Deutliche Abnahme/Zunahme von Gewicht/Appetit (Kinder: normative Zunahme bleibt aus) 4. Schlafstörung (Insomnie/Hypersomnie) 5. Psychomotorische Unruhe/Verlangsamung 6. Müdigkeit, Energielosigkeit 7. Exzessive Gefühle von Wertlosigkeit/Schuld, z.B. sichtbar im Spiel 8. Reduzierte Denk-/Konzentrationsleistung/Unentschlossenheit 9. Wiederholte Gedanken an den Tod, Suizidalität, Suizidversuche wiederholt sichtbar im Spiel
Dauer: Nicht zwingend persistierend über 2 Wochen.

unerhebliches Problem darstellt, da bei dessen Verwendung die Prävalenz weitaus höher liegen könnte.

Symptomentwicklung und Komorbidität

Längsschnittstudien aus den USA und Norwegen weisen infolge von Depression im Vorschulalter sowohl auf *homotypische* (frühe Depression sagt spätere Depression vorher) als auch auf heterotypische Verläufe (z.B. frühe Depression sagt Angst vorher und umgekehrt) vom frühen bis ins mittlere Kindes- und Jugendalter hin (Bufferd et al., 2012; Finsaas et al., 2018; Gaffrey, Tillman et al., 2018; Luby et al., 2014; Luby, Si et al., 2009; Wichstrøm et al., 2017). Angesichts dieser Heterotypie wurde bereits häufiger die Frage aufgeworfen, ob im frühen Kindesalter nicht breiter von emotionalen Störungen die Rede sein sollte, die sich erst im Laufe der Entwicklung ausdifferenzieren.

Mittels einer Tagebuchstudie an Schülerinnen und Schülern im Vorschulalter untersuchten Bufferd et al. (2017) kürzlich die Frequenz, mit der Bezugspersonen 12 verschiedene Depressionssymptome über einen Zeitraum von 2 Wochen als schwerwiegend (über das 95. Perzentil) einstuften. Während Traurigkeit, Reizbarkeit, Wutanfälle und Weinerlichkeit recht oft von Eltern berichtet wurden und daher normativ zu sein schienen, traten Anhedonie, geringer Selbstwert, Thematisierung von Tod bzw. Suizid, Appetits- und Gewichtsveränderungen sowie Konzentrationsschwierigkeiten deutlich seltener auf, sodass bereits geringe Häufigkeiten auf eine klinische Relevanz hinweisen könnten. Depression im Vorschulalter ist durch hohe Komorbidität mit anderen Störungsbildern (40–60 %; Luby, 2009), allen voran Angststörungen, Störungen mit oppositionellem Trotzverhalten sowie Aufmerksamkeitsdefizit/Hyperaktivitätsstörung (Bufferd et al., 2011; Wichstrøm et al., 2012) gekennzeichnet. Dies weist ebenfalls auf die besondere Schwere und Behandlungswürdigkeit der Erkrankung hin. Es drängt sich aber zugleich die Frage auf, inwiefern Forschungsergebnisse zur Depression tatsächlich als spezifisch für dieses Störungsbild zu werten sind, insbesondere bei Anwendung von Lubys angepassten weicheren Kriterien (s. Tabelle 12-2).

Ätiologie und Pathogenese

Im Falle der früh einsetzenden Depression wird bereits seit längerem kontrovers diskutiert, inwiefern Depressionen im Kindesalter nicht nur reaktiv (z.B. in Reaktion auf äußere traumati-

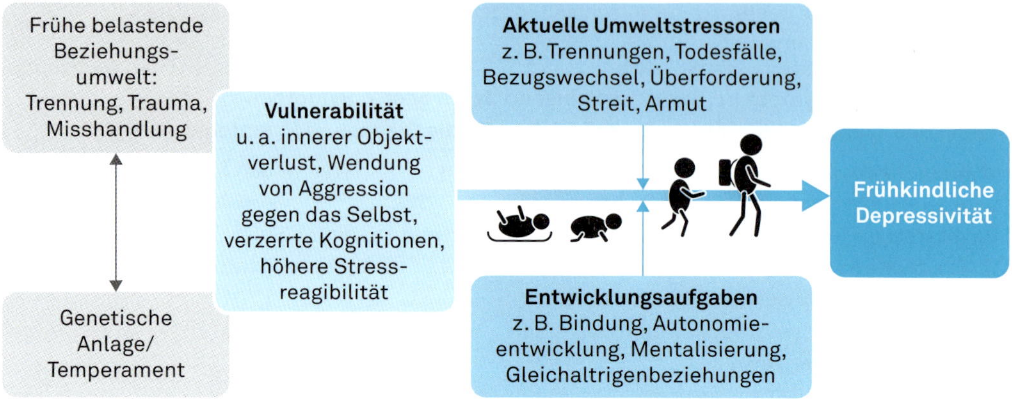

Abbildung 12-1: Ätiologisches Modell zur Entstehung frühkindlicher Depressivität

sche Ereignisse), sondern auch primären bzw. endogenen Ursprungs sein können (Donohue et al., 2019; Keren & Tyano, 2007; von Klitzing, 2007). Für Letzteres sprechen mehreren Studien zu Temperamentsunterschieden bei Kindern mit Vorschuldepression (z.B. erhöhte negative Emotionalität, verringerte inhibitorische Kontrolle; Bufferd et al., 2014; Hopkins et al.,2013) sowie die vielfach beobachtete familiäre Häufung der Störung. Analog zum mehrfach erhöhten Depressionsrisiko bei Kindern und Jugendlichen von Müttern mit Postnataler Depression (Murray et al., 2011) zeigen Kinder von Eltern mit einer eigenen Vorgeschichte der Depression eine höhere Wahrscheinlichkeit, selbst eine Depression im Vorschulalter zu erleiden (Luby et al., 2020). Da dieser Zusammenhang jedoch teilweise durch das Erleben stressvoller Lebensereignisse vermittelt wird (Luby et al., 2006) schließt sich unweigerlich die Frage an, inwiefern diese und ähnliche Ergebnisse auf erbliche Faktoren und/oder stressvolle Umwelterfahrungen, die z.B. durch das Aufwachsen mit einem depressiv erkrankten Elternteil entstehen können, zurückführbar sind. Darüber werden letztendlich nur verhaltensgenetische Designs (Zwillings- und Adoptionsstudien) endgültig Aufschluss geben können, an denen es zurzeit leider noch mangelt. Jedoch spricht vieles, einschließlich erster molekulargenetischer Befunde (Scheuer et al., 2016), für ein Zusammenspiel aus Genen und Umwelt, vergleichbar zum Diathese-Stress-Model der Depression in späteren Lebensphasen (s. Abbildung 12-1).

Unter den relevanten Umweltfaktoren, die nachweislich das Risiko für Depression im Vorschulalter erheblich erhöhen, rangieren signifikante Verlust- und Trennungserfahrungen (Klein et al., 2019), frühe und vor allem emotionale Misshandlung (Klein et al., 2019; Schlensog-Schuster et al., 2022) sowie geringe emotionale Unterstützung (Belden & Luby, 2006) und elterliche Wärme (Hopkins et al., 2013) weit vorn. Eine wichtige Studie zum internalen Arbeitsmodell bei Vorschuldepression (Belden et al., 2007) weist anhand eines Geschichtenergänzungsverfahrens darüber hinaus darauf hin, dass Kinder mit höherem Depressionsschweregrad mehr negative und disziplinierende Mutterrepräsentationen in ihrem Spiel aufweisen. Letztere waren wiederum mit beobachteten negativen Affektdarstellungen und nicht supportivem Verhalten der Mutter assoziiert. Längsschnittergebnisse deuten im weiteren Entwicklungsverlauf auf eine mögliche Geschlechtsspezifität hin, wonach negative Elternrepräsentationen im Vorschulalter depressive Symptome im frühen Schulalter vorhersagen (Andreas et al., 2017). Insgesamt befinden sich diese Studienergebnisse im Einklang mit der zentralen Bedeutung, die Spitz (1945) Trennungserfahrungen für die Entstehung der Depression beigemessen hat. Unter anderem ausgehend davon hat Bowlby (1961) sein bekanntes Modell der drei Trauerphasen aufgebaut (1. Protest, 2. Verzweiflung, 3. Ablösung), dessen zweite *depressive Phase* durch Desorganisation, Apathie, Enttäuschung und Inaktivität gekennzeichnet ist und dazu dient, Reorientierung des Verhaltens auf neue Ziele und Bezugspersonen vorzubereiten. Psychodynamische Theorien postulieren infolge eines (subjektiven) Objektverlusts ferner die Internalisierung des ambivalent besetzten Objekts, das fortan im Ich attackiert wird, wodurch die depressogene Selbstentwertung und Wendung von Aggression gegen das Selbst erklärt wird (Sodrê, 2005). Für die bei Vorschuldepression beobachte Tendenz zu erhöhten Schuldgefühlen, auf die keine Reparationsversuche erfolgen (Donohue et al., 2020; Luby, Belden et al., 2009) könnte ebenfalls ein ambivalent besetztes inneres Objekt als Begründung angeführt werden.

Mittlerweile belegen zahlreiche Studien, dass die früh einsetzende Depression mit verschiedenen neurobiologischen Korrelaten sowohl im Vorschulalter selbst als auch im weiteren Entwicklungsverlauf assoziiert ist. Dabei wurden im frühen Jugendalter sowohl Unterschiede in der Hirnstruktur (z. B. verringerte kortikale Dicke in stressverarbeitungsrelevanten Regionen wie dem Hippocampus oder dem ventromedialen Präfrontalkortex; Marrus et al., 2015) als auch in der Hirnfunktion (z. B. Hyperreaktivität der Amygdala auf negative emotionale Gesichter) beobachtet (Gaffrey et al., 2013). Einen wichtigen Hinweis auf die besondere Schwere und Behandlungsbedürftigkeit von Vorschuldepressionen liefert eine aktuelle Studie zur Adoleszenz, durch die gezeigt werden konnte, dass Hyporeaktivität bei Belohnungserwartung im Falle der (konkurrenten) adoleszenten Depression fokal auf das ventrale Striatum beschränkt ist, im Falle der (zurückliegenden) Vorschuldepression dagegen global das gesamte kortikostriatale Netzwerk betrifft (Rappaport et al., 2020).

Von besonderer klinischer Relevanz sind neurobiologische Studien, die Hinweise auf Subtypen der Depression liefern, die womöglich auch unterschiedlich auf Interventionen ansprechen. So stellten Luby und Kollegen (2003) bereits zu Beginn ihres Forschungsprogramms fest, dass Kinder mit einem melancholischen Depressionsprofil eine besonders erhöhte Stresshormonantwort auf Frustration und Trennung zeigten, wohingegen die Stresshormonantwort bei nichtmelancholischer Depression geringer ausfiel. Kürzlich konnte die Gruppe nachweisen, dass die depressionsabhängig erhöhte Stresshormonantwort im Vorschulalter durch eine verringerte salienzabhängige Amygdalareaktivität vermittelt wird (Gaffrey, Barch et al., 2018). Parallel dazu weisen die Ergebnisse von Klein und Kollegen (2019) bei zunehmenden emotionalen Symptomen auf einen Hyperkortisolismus, dagegen bei chronischen emotionalen Symptomen (die zugleich mit einer besonders hohen Rate der Vorschuldepression, Trennungserfahrungen und früher Misshandlung einhergingen) auf einen Hypokortisolismus hin. Letzteres Profil, das auch in späteren Lebensphasen infolge von chronischem oder unausweichlichem Stress zu beobachten ist (Steudte-Schmiedgen et al., 2016; White et al., 2017), könnte analog zum Erwachsenenalter auf einen belastungsassoziierten Subtyp der *atypischen* Depression hinweisen, der sich als besonders schwer behandelbar erweisen könnte. Dies wäre gut mit Metaanalysen im Erwachsenenalter vereinbar, wonach depressive Individuen mit Misshandlungshintergrund schwerere Störungsverläufe (höhere Persistenz, Rückfallraten und Behandlungsresistenz) im Vergleich zu depressiven Individuen ohne diesen Hintergrund zeigen (Nanni et al., 2012). Die Herunterregulation der Stresshormonausschüttung könnte u. a. als Anpassungsreaktion auf eine früh unzureichende und koregulierende Beziehungsumwelt erfolgen, die im Stile einer dauerhaften Abwendung von der Bezugsperson (parallel zum dritten Trauerstadium) besonders schweren Störungsverläufen zugrunde liegen könnte.

Diagnose und Differenzialdiagnostik

Wie an den Ergebnissen der Tagebuchstudie von Bufferd und Kollegen (2017) gut zu erkennen ist, stellen depressive Symptome wie Traurigkeit und Reizbarkeit häufig auftretende Phänomene im Kindesalter dar. Vor diesem Hintergrund ist es im klinischen Setting von besonderer Bedeutung, dass die Kriterien bezüglich Schweregrad, Dauer und Beeinträchtigung erfüllt werden. Dennoch stellt im Falle einer vorliegenden *Angststörung* eine subklinische depressive Komorbidität (d.h. mindestens ein Depressionssymptom in Tabelle 12-1 wird für mindestens 6 Wochen erfüllt) einen nützlichen Prognosefaktor für einen besonders ungünstigen Störungsverlauf dar (Klein et al., 2019; von Klitzing et al., 2014), sodass von ihrer Erfassung ein großer klinischer Nutzen ausgehen kann. Falls die depressive Symptomatik ferner nicht vollständig die Kriterien einer depressiven Episode erfüllt, aber unmittelbar infolge eines schwerwiegenden Lebensereignisses auftritt, kann eine *Anpassungsstörung mit depressiver Symptomatik* erwogen werden. Steht Reizbarkeit als vordringliches affektives Symptom im Vordergrund, sollte die *Dysregulierte Ärger und Aggressionsstörung der frühen Kindheit* (s. Kap. 12.2) in Betracht gezogen und zwecks Abgrenzung Schlafprobleme, Schuldgefühle, Abgeschlagenheit, Gewichtsveränderungen und Anhedonie sowie verminderte kognitive Funktionen als Bewertungskriterien verwendet werden. Die kontextübergreifende Manifestation der Symptomatik dient als wichtiges differenzialdiagnostisches Kriterium. Tritt die Symptomatik dagegen nur kontextabhängig (z.B. im Beisein von Bezugspersonen) auf, kann eine *Spezifische Beziehungsstörung der frühen Kindheit* (s. Kap. 18) oder *Reaktive Bindungsstörung* (s. Kap. 17.4), die durch eine Abwesenheit von Bindungsverhalten bei Kindern, die ungenügende Fürsorge und Vernachlässigung erfahren haben, gekennzeichnet ist (von Klitzing & White, 2020), erwogen werden. Eine Verursachung der Symptomatik durch organische Erkrankungen (z.B. Stoffwechsel- oder Tumorerkrankungen) ist auszuschließen.

Behandlung und Prävention

Bislang steckt die Wirksamkeitsforschung zur Depressiven Störung der frühen Kindheit noch in den Kinderschuhen. Zwar erwies sich die *Parent-Child Interaction Therapy-Emotion Development (PCIT-ED)* kürzlich gegenüber einer Wartelistekontrollbedingung hinsichtlich der Remissionsrate depressiver Störungen und Symptome im Vorschulalter als überlegen (Luby et al., 2018). Dieser Studie steht jedoch ein negatives Studienergebnis gegenüber, worin sich PCIT-ED von einer psychoedukativen Kontrollbedingung in der Wirksamkeit im primären Outcome der depressiven Symptomatik nicht signifikant unterschieden hat (Luby et al., 2012). Luby und Kollegen (2020) veröffentlichten jüngst mehrere zusätzliche Ergebnisse der 2018er-Studie, wonach die PCIT-ED Wirksamkeit vor allem von der, von ihnen neu hinzugefügten zusätzlichen *Emotion Development-Komponente (ED-Komponente)* ausgeht. So wird bei ED u.a. auf Fraibergs Konzept der Geister im Kinderzimmer (Fraiberg et al., 1975) zurückgegriffen und Eltern sollen anhand der Thematisierung eigener biografischer Beziehungserfahrungen besser in die Lage versetzt werden, die emotionalen Bedürfnisse des Kindes zu erkennen. Trotz dieser z.T. vielversprechenden Ergebnisse sollte nicht außer Acht gelassen werden, dass PCIT-ED bislang nur innerhalb von aus der Bevölkerung rekrutierten Stichproben überprüft wurde und somit die klinische Relevanz der behandelten Störungen und die Generalisierbarkeit auf Inanspruchnahme-Populationen unklar bleibt.

Im klinischen Setting mit einer Inanspruchnahme-Stichprobe lieferte bislang nur die quasi-randomisierte Leipziger Studie zur Psychoanalytischen Kurzzeittherapie (PaKT) vielversprechende Ergebnisse (Göttken et al., 2014). Im Rahmen von PaKT wiesen von N = 30 Kindern im Alter von 4 bis 10 Jahren mit diagnostizierten Angststörungen 10 Patienten eine komorbide Depression auf, wovon 8 nach PaKT mit dem PAPA (s.o.) als remittiert bewertet wurden. Angesichts der bereits erwähnten Bedeutung subklinischer Depression (von Klitzing et al., 2014) wurde eine weiterführende Auswertung der Ergebnisse unter Berücksichtigung aller Kinder mit (subklinischer) Depression durchgeführt (n = 19), die eine ähnlich hohe Remissionsrate nachweisen konnte (Klein et al., 2021). Die Abnahme depressiver Symptome von Prä zu Post PaKT ging darüber hinaus mit einer Abnahme von Vermeidung im Geschichtenergänzungsverfahren (Gloger-Tippelt & König, 2016) sowie einer Zunahme der Kortisolreaktivität einher, was im Sinne einer verbesserten Affekttoleranz interpretiert werden kann.

Verlauf und Prognose

Unbehandelt weisen Depressionen im Vorschulalter eine eher ungünstige Prognose auf, wie durch die bereits erwähnten Studien zur homo- und heterotypischen Kontinuität nahegelegt wird. So konnten Luby, Si und Kollegen (2009) beispielsweise nachweisen, dass 50 % der Vorschulkinder mit Depression 18–24 Monate nach der ersten Diagnosestellung nochmals oder weiterhin die Diagnosekriterien erfüllten.

Forschungsdesiderate und Ausblick

Die Forschung zur Depressiven Störung der frühen Kindheit hat in den letzten Jahren deutlich Fahrt aufgenommen, sodass mittlerweile viel über die Diagnostik, Ätiologie und Folgen von Depression im Vorschulalter bekannt ist. Trotz dieser grundsätzlich positiven Entwicklung existieren weiterhin viele Forschungslücken insbesondere zur Depression vor dem dritten Lebensjahr sowie zur der Wirksamkeitsprüfung vielversprechender Therapien im klinischen Setting mithilfe von Inanspruchnahme-Stichproben. Insgesamt ist eine beunruhigende Tendenz zur Heterogenität in der Nomenklatur der Depression zu beobachten, wonach manche Gruppen strengere Kriterien verwenden als andere. Dieser Umstand könnte zur Folge haben, dass sich die bislang gefundenen Ergebnisse z.T. nicht an anderen Standorten replizieren lassen und/oder als weniger spezifisch für Depression erweisen als es bisher den Anschein hat. In unserer Arbeit in Leipzig hat sich eine Berücksichtigung subklinischer Depression als äußerst nützlich erwiesen (Klein et al., 2019; von Klitzing et al., 2014), wobei wir es für wichtig erachten, bei diesem Phänomen nicht von einer vollwertigen Depression zu sprechen, nicht zuletzt um die entwicklungsabhängigen Unterschiede im Störungsbild der Depression aufrechtzuerhalten.

Literatur

American Psychiatric Association. (2003). *Diagnostisches und Statistisches Manual Psychischer Störungen – Textrevision DSM-IV-TR*. Göttingen: Hogrefe.

American Psychiatric Association. (2015). *Diagnostisches und Statistisches Manual Psychischer Störungen DSM-5*. Göttingen: Hogrefe.

Andreas, A., Otto, Y., Stadelmann, S., Schlesier-Michel, A., von Klitzing, K. & Klein, A.M. (2017). Gender specificity of children's narrative representations in predicting depressive symptoms at early school age. *Journal of Child and Family Studies, 26,* 148–160. https://doi.org/10.1007/s10826-016-0533-3

Belden, A.C. & Luby, J.L. (2006). Preschoolers' Depression Severity and Behaviors During Dyadic Interactions: The Mediating Role of Parental Support. *Journal of the American Academy of Child & Adolescent Psychiatry, 45*(2), 213–222. https://doi.org/10.1097/01.chi.0000189133.59318.5e

Belden, A.C., Sullivan, J.P. & Luby, J.L. (2007). Depressed and healthy preschoolers' internal representations of their mothers' caregiving: Associations with observed caregiving behaviors one year later. *Attachment & Human Development, 9,* 239–254.https://doi.org/10.1080/14616730701455395

Bowlby, J. (1961). Processes of mourning. *International Journal of Psychoanalysis, 42,* 317–340.

Bufferd, S.J., Dougherty, L.R., Carlson, G.A. & Klein, D.N. (2011). Parent-reported mental health in preschoolers: findings using a diagnostic interview. *Comprehensive psychiatry, 52*(4), 359–369. https://doi.org/10.1016/j.comppsych.2010.08.006

Bufferd, S.J., Dougherty, L.R., Carlson, G.A., Rose, S. & Klein, D.N. (2012). Psychiatric Disorders in Preschoolers: Continuity From Ages 3 to 6. *American Journal of Psychiatry, 169*(11), 1157–1164. https://doi.org/10.1176/appi.ajp.2012.12020268

Bufferd, S.J., Dougherty, L.R. & Olino, T.M. (2017). Mapping the Frequency and Severity of Depressive Behaviors in Preschool-Aged Children. *Child Psychiatry and Human Development, 48*(6), 934–943. https://doi.org/10.1007/s10578-017-0715-2

Bufferd, S.J., Dougherty, L.R., Olino, T.M., Dyson, M.W., Laptook, R.S., Carlson, G.A. & Klein, D.N. (2014). Predictors of the onset of depression in young children: a multi-method, multi-informant longitudinal study from ages 3 to 6. *Journal of Child Psychology and Psychiatry, 55*(11), 1279–1287. https://doi.org/10.1111/jcpp.12252

Donohue, M.R., Tillman, R., Perino, M.T., Whalen, D.J., Luby, J. & Barch, D.M. (2020). Prevalence and correlates of maladaptive guilt in middle childhood. *Journal of Affective Disorders, 263*, 64–71. https://doi.org/10.1016/j.jad.2019.11.075

Donohue, M.R., Whalen, D.J., Gilbert, K.E., Hennefield, L., Barch, D.M. & Luby, J. (2019). Preschool Depression: A Diagnostic Reality. *Current Psychiatry Reports, 21*(12), 128. https://doi.org/10.1007/s11920-019-1102-4

Egger, H.L., Ascher, B.H. & Angold, A. (2004). *The Preschool Age Psychiatric Assessment (PAPA)*. Durham, NC: Duke University Medical Center.

Egger, H.L., Erkanli, A., Keeler, G., Potts, E., Walter, B.K. & Angold, A. (2006). Test-retest reliability of the Preschool Age Psychiatric Assessment (PAPA). *Journal of the American Academy of Child and Adolescent Psychiatry, 45*(5), 538–549. https://doi.org/10.1097/01.chi.0000205705.71194.b8

Finsaas, M.C., Bufferd, S.J., Dougherty, L.R., Carlson, G.A. & Klein, D.N. (2018). Preschool psychiatric disorders: homotypic and heterotypic continuity through middle childhood and early adolescence. *Psychological Medicine, 48*(13), 2159–2168. https://doi.org/10.1017/S0033291717003646

Fraiberg, S., Adelson, E. & Shapiro, V. (1975). Ghosts in the nursery: A psychoanalytic approach to the problems of impaired infant-mother relationships. *Journal of the American Academy of Child Psychiatry, 14*, 387–421. https://doi.org/10.1016/S0002-7138(09)61442-4

Gaffrey, M.S., Barch, D.M., Bogdan, R., Farris, K., Petersen, S.E. & Luby, J.L. (2018). Amygdala Reward Reactivity Mediates the Association Between Preschool Stress Response and Depression Severity. *Biological Psychiatry, 83*(2), 128–136. https://doi.org/10.1016/j.biopsych.2017.08.020

Gaffrey, M.S., Barch, D.M., Singer, J., Shenoy, R. & Luby, J.L. (2013). Disrupted Amygdala Reactivity in Depressed 4- to 6-Year-Old Children. *Journal of the American Academy of Child & Adolescent Psychiatry, 52*(7), 737–746. https://doi.org/10.1016/j.jaac.2013.04.009

Gaffrey, M.S., Tillman, R., Barch, D.M. & Luby, J.L. (2018). Continuity and stability of preschool depression from childhood through adolescence and following the onset of puberty. *Comprehensive Psychiatry, 86*, 39–46. https://doi.org/10.1016/j.comppsych.2018.07.010

Gloger-Tippelt, G. & König, L. (2016). *Bindung in der mittleren Kindheit. Das Geschichtenergänzungsverfahren zur Bindung 5- bis 8-jähriger Kinder (GEV-B)* (2. Aufl.). Weinheim: Beltz

Göttken, T., White, L.O., Klein, A.M. & von Klitzing, K. (2014). Short-term psychoanalytic child therapy for anxious children: A pilot study. *Psychotherapy, 51*(1), 148–158. https://doi.org/10.1037/a0036026

Hopkins, J., Lavigne, J.V., Gouze, K.R., LeBailly, S.A. & Bryant, F.B. (2013). Multi-domain Models of Risk Factors for Depression and Anxiety Symptoms in Preschoolers: Evidence for Common and Specific Factors. *Journal of Abnormal Child Psychology, 41*(5), 705–722. https://doi.org/10.1007/s10802-013-9723-2

Kashani, J.H. & Carlson, G.A. (1985). Major depressive disorder in a preschooler. *Journal of the American Academy of Child Psychiatry, 24*(4), 490–494. https://doi.org/10.1016/S0002-7138(09)60570-7

Keren, M. & Tyano, S. (2007). Depression in der frühen Kindheit. *Kinderanalyse, 15*(4), 305–326.

Klein, A.M., Bergmann, S., Keitel-Korndörfer, A., Midgley, N., Müller-Göttken, T., von Klitzing, K. & White, L.O. (2021). Evaluation der Psychoanalytischen Kurzzeittherapie (PaKT) für junge Kinder mit depressiven Störungen: Ergebnisse der Pilotstudie. *Praxis der Kinderpsychologie und Kinderpsychiatrie, 70*(5), 445–464.

Klein, A.M., Schlesier-Michel, A., Otto, Y., White, L.O., Andreas, A., Sierau, S., Bergmann, S., Perren, S. & von Klitzing, K. (2019). Latent trajectories of internalizing symptoms from preschool to school age: A multi-informant study in a high-risk sample. *Development and Psychopathology, 31*(2), 657–681. https://doi.org/10.1017/S0954579418000214

Lavigne, J.V., LeBailly, S.A., Hopkins, J., Gouze, K.R. & Binns, H.J. (2009). The Prevalence of ADHD, ODD, Depression, and Anxiety in a Community Sample of 4-Year-Olds. *Journal of Clinical Child and Adolescent Psychology, 38*(3), 315–328. https://doi.org/10.1080/15374410902851382

Luby, J.L. (2009). Early childhood depression. *American Journal of Psychiatry, 166*(9), 974–979. https://doi.org/10.1176/appi.ajp.2009.08111709

Luby, J.L. (2010). Preschool Depression: The Importance of Identification of Depression Early in Development. *Current Directions in Psychological Science, 19*(2), 91–95. https://doi.org/10.1177/0963721410364493

Luby, J.L., Barch, D.M., Whalen, D., Tillman, R. & Freedland, K.E. (2018). A randomized controlled trial of Parent-Child Psychotherapy targeting emotion development for early childhood depression. *American Journal of Psychiatry, 175*, 1102–1110. https://doi.org/10.1176/appi.ajp.2018.18030321

Luby, J.L., Belden, A., Sullivan, J., Hayen, R., McCadney, A. & Spitznagel, E. (2009). Shame and guilt in preschool depression: evidence for elevations in self-conscious emotions in depression as early as age 3. *Journal of Child Psychology and Psychiatry, 50*(9), 1156–1166. https://doi.org/10.1111/j.1469-7610.2009.02077.x

Luby, J.L., Belden, A.C. & Spitznagel, E. (2006). Risk factors for preschool depression: the mediating role of early stressful life events. *Journal of Child Psychology and Psychiatry, 47*(12), 1292–1298. https://doi.org/10.1111/j.1469-7610.2006.01672.x

Luby, J.L., Gaffrey, M.S., Tillman, R., April, L.M. & Belden, A.C. (2014). Trajectories of preschool disorders to full DSM depression at school age and early adolescence: continuity of preschool depression. *American Journal of Psychiatry, 171*(7), 768–776. https://doi.org/10.1176/appi.ajp.2014.13091198

Luby, J.L., Gilbert, K., Whalen, D., Tillman, R. & Barch, D.M. (2020). The Differential Contribution of the Components of Parent-Child Interaction Therapy Emotion Development for Treatment of Preschool Depression. *Journal of the American Academy of Child & Adolescent Psychiatry, 59*(7), 868–879. https://doi.org/10.1016/j.jaac.2019.07.937

Luby, J.L., Heffelfinger, A., Mrakotsky, C., Brown, K., Hessler, M. & Spitznagel, E. (2003). Alterations in stress cortisol reactivity in depressed preschoolers relative to psychiatric and no-disorder comparison groups. *Archives of General Psychiatry, 60*(12), 1248–1255. https://doi.org/10.1001/archpsyc.60.12.1248

Luby, J.L., Heffelfinger, A.K., Mrakotsky, C., Hessler, M.J., Brown, K.M. & Hildebrand, T. (2002). Preschool Major Depressive Disorder: Preliminary Validation for Developmentally Modified DSM-IV Criteria. *Journal of the American Academy of Child & Adolescent Psychiatry, 41*(8), 928–937. https://doi.org/10.1097/00004583-200208000-00011

Luby, J.L., Lenze, S. & Tillman, R. (2012). A novel early intervention for preschool depression: findings from a pilot randomized controlled trial. *Journal of Child Psychology and Psychiatry, 53*(3), 313–322. https://doi.org/10.1111/j.1469-7610.2011.02483.x

Luby, J.L., Mrakotsky, C., Heffelfinger, A., Brown, K., Hessler, M. & Spitznagel, E. (2003). Modification of DSM-IV criteria for depressed preschool children. *American Journal of Psychiatry, 160*(6), 1169–1172. https://doi.org/10.1176/appi.ajp.160.6.1169

Luby, J.L., Si, X., Belden, A.C., Tandon, M. & Spitznagel, E. (2009). Preschool depression: homotypic continuity and course over 24 months. *Archives of General Psychiatry, 66*(8), 897–905. https://doi.org/10.1001/archgenpsychiatry.2009.97

Marrus, N., Belden, A., Nishino, T., Handler, T., Ratnanather, J.T., Miller, M., M., Barch, D., Luby, J. & Botteron, K. (2015). Ventromedial prefrontal cortex thinning in preschool-onset depression. *Journal of Affective Disorders, 180*, 79–86. https://doi.org/10.1016/j.jad.2015.03.033

Murray, L., Arteche, A., Fearon, P., Halligan, S., Goodyer, I. & Cooper, P. (2011). Maternal Postnatal Depression and the Development of Depression in Offspring Up to 16 Years of Age. *Journal of the American Academy of Child & Adolescent Psychiatry, 50*(5), 460–470. https://doi.org/10.1016/j.jaac.2011.02.001

Nanni, V., Uher, R. & Danese, A. (2012). Childhood maltreatment predicts unfavorable course of illness and treatment outcome in depression: a meta-analysis. *American Journal of Psychiatry, 169*(2), 141–151. https://doi.org/10.1176/appi.ajp.2011.11020335

Rappaport, B.I., Kandala, S., Luby, J.L. & Barch, D.M. (2020). Brain Reward System Dysfunction in Adolescence: Current, Cumulative, and Developmental Periods of Depression. *American Journal of Psychiatry, 177*(8), 754–763. https://doi.org/10.1176/appi.ajp.2019.19030281

Scheuer, S., Ising, M., Uhr, M., Otto, Y., von Klitzing, K. & Klein, A.M. (2016). FKBP5 polymorphisms moderate the influence of adverse life events on the risk of anxiety and depressive disorders in preschool children. *Journal of Psychiatric Research, 72*, 30–36. https://doi.org/10.1016/j.jpsychires.2015.10.009

Schlensog-Schuster, F., Keil, J., Von Klitzing, K., Gniewosz, G., Schulz, C.C., Schlesier-Michel, A., Mayer, S., Stadelmann, S., Döhnert, M., Klein, A.M., Sierau, S., Manly, J.T., Sheridan, M.A., & White, L.O. (2022). From Maltreatment to Psychiatric Disorders in Childhood and Adolescence: The Relevance of Emotional Maltreatment. *Child Maltreatment, OnlineFirst*, 1–13. https://doi.org/10.1177/10775595221134248

Seligman, M.E.P. (1975). Helplessness: *On depression, development, and death. A series of books in psychology*. New York: WH Freeman/Times Books/Henry Holt & Co.

Skovgaard, A.M., Houmann, T., Christiansen, E., Landorph, S., Jørgensen, T., CCC 2000 Study Team, Olsen, E.M., Heering, K., Kaas-Nielsen S., Samberg V. & Lichtenberg, A. (2007). The prevalence of mental health problems in children 1½ years of age – the Copenhagen Child Cohort 2000. *Journal of Child Psychology and Psychiatry, 48*(1), 62–70. https://doi.org/10.1111/j.1469-7610.2006.01659.x

Sodrê, I. (2005). The wound, the bow and the shadow of the object: Notes on Freud's „Mourning and Melancholia". In R.J. Pererlberg (Ed.), *Freud: A modern reader* (pp. 124–141). London: Whurr.

Spitz, R. (1945). Hospitalism. An inquiry in the genesis of psychiatric conditions in early childhood. *Psychoanalytic Study of the Child, 1*, 53–74. https://doi.org/10.1080/00797308.1945.11823126

Steudte-Schmiedgen, S., Kirschbaum, C., Alexander, N. & Stalder, T. (2016). An integrative model linking traumatization, cortisol dysregulation and posttraumatic stress disorder: Insight from recent hair cortisol findings. *Neuroscience and Biobehavioral Reviews, 69*, 124–135. https://doi.org/10.1016/j.neubiorev.2016.07.015

Thapar, A., Collishaw, S., Pine, D.S. & Thapar, A.K. (2012). Depression in adolescence. *Lancet, 379*(9820), 1056–1067.

von Klitzing, K. (2007). Affektive Störungen im Kindes- und Jugendalter. *Kinderanalyse, 15*(4), 287–304.

von Klitzing, K. & White, L.O. (2020). Reaktive Bindungsstörung. In H. Remschmidt & K. Becker (Hrsg.), *Kinder- und Jugendpsychiatrie und Psychotherapie* (7. vollst. überarb. u. erw. Aufl., S. 220–230). Stuttgart: Thieme.

von Klitzing, K., White, L.O., Otto, Y., Fuchs, S., Egger, H.L. & Klein, A.M. (2014). Depressive comorbidity in preschool anxiety disorder. *Journal of Child Psychology and Psychiatry, 55*(10), 1107–1116. https://doi.org/10.1111/jcpp.12222

Weltgesundheitsorganisation. (2011). *Internationale Klassifikation psychischer Störungen. ICD-10 Kapitel V (F). Klinisch-diagnostische Leitlinien* (8. überarb. Aufl.). Bern: Huber.

Weisz, J.R., Kuppens, S., Ng, M.Y., Eckshtain, D., Ugueto, A.M., Vaughn-Coaxum, R., Jensen-Doss, A., Hawley, K.M., Krumholz Marchette, L.S., Chu, B.C., Weersing, V.R. & Fordwood, S.R. (2017). What five decades of research tells us about the effects of youth psychological therapy: A multilevel meta-analysis and implications for science and practice. *American Psychologist, 72*(2), 79–117.

White, L.O., Ising, M., von Klitzing, K., Sierau, S., Michel, A., Klein, A.M., Andreas, A., Keil, J., Quintero, L., Müller-Myhsok, B., Uhr, M., Gausche, R., Manly, J.T., Crowley, M.J., Kirschbaum, C. & Stalder, T. (2017). Reduced hair cortisol after maltreatment mediates externalizing symptoms in middle childhood and adolescence. *Journal of Child Psychology and Psychiatry, 58*(9), 998–1007.

Wichstrøm, L., Belsky, J. & Steinsbekk, S. (2017). Homotypic and heterotypic continuity of symptoms of psychiatric disorders from age 4 to 10 years: a dynamic panel model. *Journal of Child Psychology and Psychiatry, 58*(11), 1239–1247. https://doi.org/10.1111/jcpp.12754

Wichstrøm, L., Berg-Nielsen, T.S., Angold, A., Egger, H.L., Solheim, E. & Sveen, T.H. (2012). Prevalence of psychiatric disorders in preschoolers. *Journal of Child Psychology and Psychiatry, 53*(6), 695–705. https://doi.org/10.1111/j.1469-7610.2011.02514.x

Zero to Three. (2019). *DC:0-5. Diagnostische Klassifikation seelischer Gesundheit und Entwicklungsstörungen der frühen Kindheit*. Stuttgart: Kohlhammer.

12.2 Dysregulierte Ärger- und Aggressionsstörung

Franziska Schlensog-Schuster

Kasuistik

Im Erstkontakt erscheint die Mutter mit ihrem 3-jährigen Sohn John, der während des Gespräches von einer Aktivität zur anderen springt. Als sich der Junge für Malen entscheidet, kommt er auf die Idee, mit dem Stift auch auf Tisch und Wände malen zu wollen. Die Mutter begrenzt das Kind verbal, woraufhin sich die Miene des Kindes deutlich verfinstert, es sieht grimmig seine Mutter an, malt trotz Verbot die Wand an. Als die Mutter droht, ihm den Stift abzunehmen, fliegt dieser durch den Raum, weitere Stifte folgen, begleitet von wütendem Schreien versucht John, die Stifte zu zerbrechen, lässt sich schwer beruhigen. Nach Beruhigung setzt er später wieder an, die Wand zu bemalen, dabei sieht er prüfend zur Mutter. Die Mutter schildert ähnliche Situationen: John würde andere absichtlich reizen und sich widersetzen, bekannte Regeln in Anwesenheit von Erwachsenen brechen und bei Begrenzung zu Wutausbrüchen mit körperlicher Aggression neigen. Auch wenn sie John mehrmals auffordere, sein Verhalten zu unterlassen, handele er nicht entsprechend. Außerdem könne er sich dann nur schwer beruhigen. Diese Verhaltensweisen würden zu einer deutlichen Belastung innerhalb des Familiensystems führen, die Beziehung zwischen Eltern und Kind sei angespannt, die Eltern würden schnell ungeduldig, hilflos und überfordert. Auch mit anderen Kindern sei der Kontakt erschwert, weil die Kinder nicht mit den Wutausbrüchen umgehen könnten.

Die Dysregulierte Ärger und Aggressionsstörung (DÄAS) der frühen Kindheit nach DC:0-5 (Zero to Three, 2019) zeichnet sich durch das gleichzeitige Auftreten von Emotions- und Verhaltenssymptomen aus und schlägt damit eine frühe entwicklungspsychologische Brücke zwischen den internalisierenden und externalisierenden Verhaltensauffälligkeiten. Ihr zentraler Fokus ist die Störung der Emotionsregulation mit disruptiven Verhaltensweisen, intensivem Ärger, Trotz und Zorn bei affektiver Beteiligung. Zum Verständnis dieser Entität ist es essenziell, sich die zentralen Entwicklungsaufgaben des zweiten Lebensjahres *(trouble two)* zu vergegenwärtigen. Das unreife – von Desintegration bedrohte – *Ich* des Kindes sieht sich vor folgenden Herausforderungen. Einerseits muss es die Triebwünsche des *Es* wahrnehmen, diese leben, aber auch begrenzen, um den Vorstellungen der primären Bezugspersonen und deren sozialen Anpassungswünschen von kindlichem Verhalten zu genügen. Damit kann das Kind den Erhalt dieser lebensnotwendigen Bindung gewährleisten. Andererseits sieht es sich mit partiellen Überwältigungssituationen der *Es-Wünsche* konfrontiert, die sich in ungezähmten Aggressionen zeigen, sodass das intrapsychische Mühen um die Auflösung dieses Konfliktes sehr anspruchsvoll erscheint. Folgende frühe und reifere Abwehrmechanismen können dem Kind helfen, eine kurzzeitige Entlastung von diesem Konflikt zu finden:

- Projektion,
- Externalisierung,
- Affektumkehr oder
- Wendung von Aggression gegen das eigene Selbst.

Aufgrund dieser spezifischen Kumulation der oben genannten Abwehrmechanismen sollte besonders im diagnostischen Prozess darauf geachtet werden, dass diesem Störungsspektrum ein hohes Risiko der subjektiven Fehlwahrnehmung (Mothander, 2016), Fehlinterpretation, negativen Zuschreibungen, Projektionen eigener negativer Affekte der Eltern auf das Kind, negativen Gegenübertragungsphänomene, Abwertung und Überbewertung innewohnt. Deshalb müssen dysfunktionale Interaktionsmuster, Täter-Opfer-Dialektik, elterliche Psychopathologie (Berger et al., 2006), Fähigkeit zur Mentalisierung und Koregulation der Eltern sowie die Aspekte des Kindeswohls im diagnostischen Prozess genau evaluiert werden.

Definition und Klassifikation

Unter dem Störungsbild der DÄAS der frühen Kindheit nach DC:0-5 werden Kinder beschrieben, die besonders früh Schwierigkeiten zeigen, ihre negativen Emotionen zu regulieren und ihr Verhalten an die sozialen Notwendigkeiten anzupassen. Sie sind häufig verärgert, gereizt und neigen zu intensiven Wutausbrüchen in unterschiedlichen Kontexten über mindestens 3 Monate. Die Störung muss in mehr als einer Beziehung und mehr als einem Kontext auftreten und über 3 Monate anhalten, sodass klinische, kontext- und beziehungsspezifische Symptome auszuschließen sind. Tabelle 12-3 enthält die nach der DC:0-5 vorgegebenen Klassifikationskriterien.

Epidemiologie

In der KiGGS-Studie (Studie zur Gesundheit von Kindern und Jugendlichen in Deutschland) von 2003 bis 2006 (Basiserhebung) gaben 12 % aller befragten Eltern psychische Auffälligkeiten ihrer Kinder an. In der Kohorte der 3- bis 5-Jährigen waren 32,2 % von psychischen Auffälligkeiten betroffen. Besonders emotionale, aber auch verhaltensbezogene Probleme traten gehäuft in dieser Altersgruppe auf. In den Folgeerhebungen waren die psychischen Auffälligkeiten besonders bei den Jungen am höchsten (Baumgarten et al., 2018). In der zweiten Erhebungswelle der KiGGS-Studie (Hölling et al., 2014) von 2009 bis 2012 stellte sich die Zahl der emotionalen Probleme von 3- bis 6- Jährigen vergleichsweise gering ausgeprägt dar, aber Eltern berichteten vermehrt über Verhaltensprobleme, wobei Hyperaktivitätsprobleme (Schlack et al., 2014) am häufigsten genannt wurden. Schon 5,7 % der 3-Jährigen erhielten die Diagnose ADHS (Schlack et al., 2014). Aktuell ist aus klinischer Sicht davon auszugehen, dass sich in dieser Stichprobe Kinder mit DÄAS befinden. Bislang kann darüber nur spekuliert werden, da es sich um eine neue Störung handelt und Langzeitstudien noch fehlen. Aus demselben Grund ist die Prävalenz der DÄAS nicht geklärt, es wird aber von Prävalenzraten unter 10 % ausgegangen (Zero to Three, 2019). Die Kriterien für Kinder mit Disruptiven Regulationsstörungen könnten als Grundlage betrachtet werden: 3–8 % der 3- bis 5-Jährigen erfüllen die Kriterien vollständig. In den Studien zu dem Konstrukt der Oppositionellen Verhaltensstörung *(Oppositional Defiant Disorder, ODD)* erfüllen 4–9 % der 2- bis 5-jährigen Kinder die diagnostischen Kriterien (Zero to Three, 2019). In der Annahme, dass DÄAS eine Vorläuferdiagnose der ODD darstellt, konnte in einer Studie mit spanischen Kindern im Alter von 3 bis 9 Jahren gezeigt werden, dass die ODD-Gruppe erhöhte Werte im Alter von 4 bis 5 Jahren aufwies (Ezpeleta et al., 2019). Nach ihren Berechnungen liegt das kumulative Risiko für neue Fälle von ODD bei 21,9 %. Laut Skovgaard et al. (2007) weisen 2,8 % aller Kinder (n = 211) in einer randomisierten Studie des Jahres 2000 im Alter von 1,5 Jahren eine Störung des Affektes auf. In den Geburtsjahrgängen 2003 und 2004 der norwegischen Stadt Trondheim (n = 2.475) hatten im Alter von 4 Jahren anlässlich der regulären kinderärztlichen Untersuchung 1,9 % der Kinder eine ADHS-Diagnose, 1,8 % eine ODD und 0,7 % eine Verhaltensstörung (Wichstrøm et al., 2012). Besonders die Faktoren Getrenntleben und niedriger sozioökonomischer Status verursachten mehr emotionale Störungsbilder und Verhaltensstörungen. Jungen waren häufiger von ADHS betroffen, Mädchen zeigten häufiger Symptome einer depressiven Erkrankung.

Symptomentwicklung und Komorbidität

Zusammenfassend muss gesagt werden, dass die DÄAS der frühen Kindheit als frühe Verhaltensstörung zu betrachten ist, deren Differenzierung in separate nomologische Netzwerke erst später stattfindet (Flom & Saudino, 2018; Waller et al., 2015). Dennoch ist davon auszu-

Tabelle 12-3: Diagnostischer Algorithmus Dysregulierte Ärger- und Aggressionsstörung der frühen Kindheit nach DC:0-5 (Zero to Three, 2019, S. 99 f.)

Alle folgenden Kriterien müssen erfüllt sein.
A. Das Kind zeigt ein übergreifendes und anhaltendes Muster von Stimmungs- und Verhaltensdysregulation, durch mindestens drei Symptome von einem der vier Muster belegt: 1. Erhebliche Dysregulation von Ärger und Wut, gezeigt durch: a. Hat Schwierigkeiten sich zu beruhigen, wenn es wütend ist, an den meisten Tagen. b. Ärgert sich leicht und ist reizbar an den meisten Tagen. c. Zeigt intensive oder extreme Wutausbrüche oder Reaktionen von Ärger an den meisten Tagen. d. Ist verbal oder körperlich aggressiv gegenüber sich selbst oder anderen in Reaktion auf Frustration oder Grenzsetzung. 2. Nichtbefolgung und Regeln brechendes Verhalten gezeigt durch: a. Mit Erwachsenen diskutieren an den meisten Tagen. b. Sich Erwachsenen gegenüber widersetzen an den meisten Tagen. c. Nichtbefolgen von Routineanweisungen, die das Kind in der Lage ist zu erfüllen, selbst bei wiederholten Aufforderungen, an den meisten Tagen. d. Mindestens tägliches Brechen von Regeln, wenn ein Erwachsener anwesend ist. e. Dinge von anderen Menschen oder aus Geschäften entwenden, obwohl es verboten ist. 3. Reaktive Aggression (d. h. erhebliche Aggression, wenn wütend, verärgert oder ängstlich/bedroht), gezeigt durch: a. Schlägt, beißt, tritt, wirft Gegenstände oder versucht, es zu tun, gegenüber Bezugspersonen, mehr als einmal die Woche. b. Schlägt, beißt, tritt, wirft Gegenstände oder versucht, es zu tun, gegenüber jungen Kindern (nicht Geschwister), mindestens einmal die Woche. (Hinweis: Bei jungen Kindern mit eingeschränkter Interaktion mit anderen jungen Kindern tritt es öfter auf, als dass es nicht vorhanden ist.) c. Absichtliches Zerstören von Gegenständen mindestens einmal die Woche. 4. Proaktive Aggression gezeigt durch: a. Dominiert und nötigt oft (mindestens einmal die Woche) beim Spiel mit Gleichaltrigen (z. B. schließt andere Kinder vom Spiel aus). b. Sagt oder tut oft Dinge (mindestens einmal die Woche), die die Gefühle der anderen verletzen. (Hinweis: Nur wenn das Kind sich der Bedeutung seines Verhaltens bewusst ist.) c. Verängstigt andere verbal oder körperlich. d. Beginnt körperliche Auseinandersetzungen. e. Benutzt oder droht mit einem Gegenstand, um anderen Schaden zuzufügen.
B. Die Symptome müssen in mehr als einem Kontext oder in mehr als einer Beziehung auftreten.
C. Die Symptome werden nicht besser durch eine andere Störung der Achse I erklärt.

D. Die Symptome der Störung oder Reaktionen der Bezugspersonen haben erheblichen Einfluss auf die Funktionsfähigkeit des Kindes und der Familie auf eine oder mehrere der folgenden Arten:
1. Verursachen Stress und Leid beim Kind.
2. Verursachen Stress und Leid in der Familie.
3. Beeinträchtigen die Beziehungen des Kindes.
4. Schränken die Teilnahme des Kindes an entwicklungsbedingt erwarteten Aktivitäten und Routinen ein.
5. Schränken die Teilnahme der Familie an Alltagsaktivitäten und Routinen ein.
6. Schränken die Fähigkeit des Kindes ein, neue Fertigkeiten zu lernen und zu entwickeln, oder beeinträchtigen den Entwicklungsprozess.

Alter: Das Kind ist mindestens 24 Monate alt.
Dauer: Die Symptome müssen für mindestens 3 Monate auftreten.

Spezifiziere:
1. Das Vorhandensein von eingeschränkten prosozialen Verhaltenssymptomen und Emotionen, die sich durch mindestens zwei der folgenden Aspekte zeigen:
   - Die Muster sind mindestens 3 Monate lang vorhanden
   - Fehlen von beobachtbarer Reue und Schuld
   - Fehlen von beobachtbarer Empathie für andere
   - Fehlen von beobachtbaren Sorgen um Leistung
2. Aggressionstypus: keine, vorwiegend reaktiv, vorwiegend proaktiv oder kombiniert proaktiv/reaktiv

gehen, dass die DÄAS sich als gemeinsame Verhaltensstörung in der frühen Kindheit bis zum dritten Lebensjahr präsentiert und folgende Störungsbilder integriert (Martel et al., 2017):
- *ODD*
- Verhaltensstörung *(Conduct Disorder – CD)*
- *Callous-Unemotional Traits (CU)*: Dies entspricht einem emotionalen Unbeteiligtsein als Extremform aggressiven, dissozialen Verhaltens mit folgenden Merkmalen: ausgeprägte Gewaltbereitschaft, mangelnde Empathie, Reue und oberflächlicher Affekt

Über den Zeitpunkt der Ausdifferenzierung kann aktuell nur spekuliert werden, da weitere Forschungsergebnisse fehlen. Natürlich können die meisten Störungen komorbid mit DÄAS auftreten, z. B. ADHS, PTBS, depressive Störungen oder Regulationsstörungen (Schlaf- oder Fütterstörung).

Ätiologie und Pathogenese

Die Konstrukte der Irritabilität, Eigensinnigkeit und Impulsivität als Kernstücke der DÄAS scheinen zentral für das Verständnis dieser Entität als Störung der Emotionsregulation zu sein. Bisherige psychiatrische Kategorisierungen unterscheiden zwischen externalisierenden Störungen (u. a. ODD, CD oder ADHS) und internalisierenden Störungen (u. a. Angst, Depression). Nachfolgend werden die Konstrukte der Irritabilität und Impulsivität als bedeutsame negative Einflussfaktoren der Emotionsregulation und starke Prädiktoren für diffizile kindliche Entwicklungspfade genauer betrachtet.

Irritabilität. Nach Rowe et al. (2010) zeichnet sich Irritabilität durch eine höhere Empfindlichkeit mit multiplen Episoden von Ärger und Zorn aus. Besonders die Problematik der Affektdysregulation scheint eine Verbindung zur ODD herzustellen (Burke, 2012). Es scheint, dass frühe Reizbarkeit die Entstehung von Psychopathologie und Persönlichkeitsproblemen markiert. Boylan et al. (2017) teilen ODD-Symptome in einer Gruppe von Mädchen von 5 bis 13 Jahren in drei Subdimensionen auf: (1) Ärgerlichkeit und Irritabilität, (2) Argumentieren und Trotz und (3) Antagonismus. Abgeleitet von diesen drei Subkategorien kann angenommen werden, dass Irritabilität ein stärkerer Prädiktor für internalisierende Probleme bei Mädchen mit disruptiven Verhaltensstörungen darstellt. Damit konnte die Verbindung zwischen Irritabilität und affektiven Störungsbildern wie der Depression ebenso aufgezeigt werden, wie das erhöhte Risiko für Entwicklungsstörungen in der frühen Adoleszenz und dem daraus resultierenden reduzierten mentalen Gesundheitsauskommen (Boylan et al., 2017).

Impulsivität. In Netzwerkanalysen konnten Martel et al. (2017) zeigen, dass verhaltensbezogene Impulsivitätssymptome (u. a. Beißen, Schlagen) in der frühen Kindheit diagnoseübergreifend vereint vorliegen. Erst im Vorschulalter deutet sich eine Trennung dieser impulsiven Verhaltensweisen in ODD und ADHS an, die erst in der späteren Kindheit und Adoleszenz abgeschlossen ist. Danach kann sicher zwischen Unaufmerksamkeitssymptomen und externalisierenden Symptomen differenziert werden. Aktuell kann daher davon ausgegangen werden, dass die DÄAS eine Möglichkeit bietet, diese diagnoseübergreifende Impulsivitätssymptome zu bündeln und in sich zu vereinen.

Neben den komplexen Einflüssen der versorgenden Umwelt mit prä-, peri- und postnatalen Einflüssen, Noxen und Stressoren, dem sozioökonomischen Status, den erlebten Misshandlungserfahrungen und der elterlichen Psychopathologie verweisen Waldman et al. (2018) auf die genetischen Einflüsse bei der Entstehung der Irritabilität. Multivariate Analysen konnten zeigen, dass Gene, die die Reizbarkeit in der frühen Kindheit beeinflussen, auch für Depressionen und Ängste im Jugend- und Erwachsenenalter prädisponieren (Waldman et al., 2018). Außerdem sind negativer kindlicher Affektausdruck, ein schwieriges Temperament und eine fehlende Anstrengungsbereitschaft des Kindes zusätzliche Risikofaktoren in der Entstehung der DÄAS. Elterliche Feinfühligkeit, prosoziales Verhalten und gute koregulatorische Fähigkeiten der Eltern sowie eine hohe elterliche Mentalisierungsfähigkeit mit sicherer Bindungsbeziehung können prognostisch als positiv bewertet werden. Aufgrund der fehlenden Langzeitstudien zu DÄAS kann zu geschlechts- und kulturspezifischen Aspekten keine Aussage getroffen werden.

Diagnose und Differenzialdiagnostik

Zur Diagnostik der DÄAS wird eine integrative pädiatrische, kinderpsychiatrische und psychotherapeutische Einschätzung benötigt, die folgende Bestandteile beinhaltet. Die markierten Fragestellungen sind besonders für die Diagnostik der DÄAS spezifisch und sollten dringend beachtet werden:

- Schilderung der Symptomatik durch das Kind und beide Eltern
- Ausführliche Eigen- und Sozialanamnese (inklusive Krankheitsgeschichte mit Medikamentenanamnese) mit dem Fokus auf Schwangerschaft (Noxen?) und Geburt
- Bericht der außerhäuslichen Betreuungsform (Kitabericht, Kontakt zu Großeltern?)
- Evaluation der Eltern-Kind-Beziehung (videogestützt)
- Psychodiagnostik mit Einschätzung der globalen kindlichen Entwicklung, der aktuellen **Sprachentwicklung** und der Symptomdiagnostik
- Familienanamnese (Aufwachsen der Eltern zur Einschätzung elterlicher Repräsentanzen und Projektionen)
- Reevaluation der Vorbefunde
- Gegebenenfalls Blutentnahme
- Pädiatrische Untersuchung mit Längen- und Gewichtsverlauf
- **HNO-Screening mit Audiometrie zum Ausschluss einer Hörstörung**
- **Medikamentenanamnese**, da besonders hochdosierte Steroidgaben oder inhalative

Sympathomimetika (z. B. Salbutamol) zur Emotionsdysregulation führen können
- Wahrnehmung der Gegenübertragungsphänomene.

Außerdem sollten Anzeichen von Kindesmisshandlung, suboptimalen Betreuungsfaktoren und elterliche Erkrankungen integriert werden, um eine adäquate Einschätzung des Kindeswohls durchführen zu können. Dafür erweisen sich die Achse II und Achse IV der DC:0-5 als sehr hilfreich (Egger & Emde, 2011; Zeanah et al., 2016; Zeanah & Lieberman, 2016).

Die *Differenzialdiagnosen* der DÄAS sind sehr breit gefächert. Aufgrund der gemeinsamen noch undifferenzierten Verhaltensstörung in der frühen Kindheit kann eine genaue Diagnosestellung in CU, ODD, CD und ADHS noch nicht erfolgen (Waller et al., 2015). Natürlich müssen die Komorbiditäten Depression, Phobien, Posttraumatische Belastungsstörung (PTBS), Generalisierte Angststörung (GAS), Trennungsangst, CD und ADHS betrachtet werden.

Behandlung und Prävention

Husby und Wichstrøm (2017) konnten in einer Studie mit 1.042 norwegischen Kindern im Alter von 4 Jahren mit Folgemessung zeigen, dass über alle Altersgruppen hinweg eine hohe Anzahl an ODD-Symptomen eine Zunahme der CD-Symptome zum nächsten Messzeitpunkt verursachen. Die Effekte 2 Jahre später waren nicht abhängig vom Geschlecht, vom sozioökonomischen Status oder vom elterlichen Beziehungsstatus. Selbst unter Nichtberücksichtigung der Komorbidität zeigte sich eine Stabilität der ODD- und CD-Symptome vom 4. bis zum 10. Lebensjahr. Somit ist anzunehmen, dass ODD-Symptome in einem frühen Alter das Risiko von späteren Symptomen einer Verhaltensstörung voraussagen. Man folgerte hieraus, dass individuelle Behandlungen der Patienten im frühen Alter beginnen sollten.

In einem systematischem Review wurden Präventionsprogramme, psychosoziale und pharmakologische Behandlungen verglichen (Waddell et al., 2018). Insgesamt reduzierten drei Programme die Diagnosen und fünf Programme reduzierten die schweren Verhaltenssymptome wie kriminelle Aktivitäten. Im Spektrum der ODD und CD führte besonders das Elterntraining zu einer Reduktion der schwierigen Verhaltenssymptome. Furlong et al. (2013) beschrieben in ihrem Review über Elternprogramme bei Verhaltensproblemen von Kindern im Alter von 3 bis 12 Jahren, dass gruppenbasierte Elternprogramme kurzfristig eine Reduktion der kindlichen Verhaltensprobleme, eine Verbesserung der elterlichen psychischen Gesundheit und elterlichen Fähigkeiten induzieren, aber weitere Forschung zur langfristigen Bewertung dieser Ergebnisse erforderlich ist. Trotzdem ist die Autorin dieses Buchkapitels von der Notwendigkeit der intensiven Elternarbeit überzeugt. In welchem Rahmen Elternarbeit erfolgen soll – in pädagogischen Elternprogrammen oder intensiver Eltern-Kind-Psychotherapie – muss in der Zukunft durch weitere Studien geklärt werden. Interessante Befunde zeigte die Arbeit von Wagner et al. (2020) dahingehend, dass Eltern von Kindern mit Verhaltensauffälligkeiten/ODD in der frühen Kindheit häufig harsch und wenig positiv mit den Kindern im sechsten Lebensmonat umgingen. Die ODD-Symptome in der frühen Kindheit waren assoziiert mit einem reduzierten Kind-Mutter-Blickkontakt und geringerer negativer Reaktivität in der Face-to-Face-Episode im sechsten Lebensmonat. Somit ist anzunehmen, dass schon frühe dysregulierte/dysfunktionale Eltern-Kind-Interaktionsprozesse als verursachend erscheinen und Prävention bzw. Intervention in den ersten 12 Lebensmonaten erfolgen müsste. An diesem Punkt sollen die Limitationen der Messbarkeit von elterlichen Fähigkeiten kritisch angemerkt werden. Aktuell liegt keine ausreichende psychometrische Evidenz von Verfahren zur Bestimmung der Qualität von Eltern-Kind-Interaktionen für Mütter und Väter vor. Auf diese Problematik machen auch verschieden Autoren aufmerksam (Gridley et al., 2019; Lotzin et al., 2015). Erst nach Entwicklung solcher Instrumente könnte die Verbesserung der elterlichen Funktionen und die Wirksamkeit der Elternprogramme valide überprüft werden. Eine Verbesserung der elterlichen Funktionen muss primäres Ziel in der Behandlung dieser Kinder sein.

Aus der klinischen Arbeit der Autoren könnte das Konzept der *Emotionalen Verfügbarkeit (Emotional Availability)* dafür verwendet werden. In den sechs Skalen der *EAS* werden das Verhalten und der Affekt beider Interaktionspartner (Kind und primäre Bezugsperson) in einer strukturierten und einer unstrukturierten Spielsituation evaluiert (Biringen, 2008). Die vier Skalen für die Bezugsperson setzen sich zusammen aus: 1. Sensitivität, 2. Strukturierung, 3. Fehlende Intrusivität und 4. Fehlende Feindseligkeit. Die zwei kindlichen Skalen bestehen aus 1. Kindliche Ansprechbarkeit auf die Betreuungsperson und 2. Kindliche Involvierung der Bezugsperson. Eine Veränderung der Qualität der Eltern-Kind-Interaktion könnte nach Interventionsende damit messbar gemacht werden.

Wegen der unbefriedigten Studienlage sollte auf Pharmakotherapie zur Behandlung der DÄAS in diesem Alter derzeit verzichtet werden. Zur Behandlung der Symptome müssen die sorgeberechtigten Personen über die Besonderheiten der Off-Label-Verordnung vollumfänglich aufgeklärt werden. Bei schwerwiegenden Aggressionen und Wutausbrüchen sollte die Diagnose reevaluiert werden. Als Notfallmedikation kann über die Gabe von niedrigpotenten Antipsychotika (Promethazin: Anwendungsbeschränkung für Kinder über 2 Jahre) nachgedacht werden. Erfreulicherweise zeigt sich ein Rückgang der Antipsychotikamedikation im Altersspektrum von 0 bis 4 Jahren bei dem weiterhin nicht vorhandenen Zulassungsstatus dieser Substanzklasse mit Ausnahme von Promethazin (Bachmann et al., 2014).

Die Verfasser*innen des Kap. 12 empfehlen zur Behandlung der DÄAS die Nutzung psychoanalytisch orientierter Beratungs- und Behandlungsansätze (Berger et al., 2006). Zu diesen zählen u.a. die Behandlung der frühen Triadischen Interaktionen (von Klitzing, 1998), die *Psychoanalytische Säuglings-/Kleinkind-Eltern-Psychotherapie (SKEPT)* (Bark et al., 2018) und die *Eltern-Säuglings-/Kleinkind-Psychotherapie (ESKP-f)* (Mattheß et al., 2020; Sprengeler et al., 2021). Ziel der fokusorientierten psychodynamischen ESKP-f-Behandlung ist es, das Nachdenken (Vorgang der Mentalisierung; Fonagy et al., 2011) über die schwierigen seelischen Zustände des Kindes und die Entwicklung eines gemeinsamen Verstehens der Symptomatik zu entwickeln. Gleichzeitig sollte in diesem Setting die Mentalisierungsfähigkeit der Eltern verbessert werden, indem sie sich ihrer eigenen Beziehungserfahrungen und deren Einfluss auf die aktuelle kindliche Symptomatik bewusst werden. Dieser Vorgang kann im späteren Therapieprozess helfen, negative elterliche Bedeutungszuschreibungen der kindlichen Symptomatik wahrzunehmen und vom realen Verhalten des Kindes zu trennen. Ziel ist es, die inneren Bilder der Eltern über das eigene Kind positiv zu verändern und ihnen zu helfen, das Kind mit seinen individuellen Eigenschaften und Entwicklungen realistischer wahrzunehmen.

Verlauf und Prognose

Es gibt bisher keine Langzeitstudien zur DÄAS als eigenständige Entität, aber durchaus die Beschreibung von Entwicklungsverläufen zu den oben genannten Symptomclustern. Boylan et al. (2017) konnten die Verbindung zwischen Irritabilität und affektiven Störungsbildern (Depression) einerseits und dem dem erhöhten Risiko der Entstehung einer Entwicklungsstörung in der frühen Adoleszenz andererseits aufzeigen. Gleichzeitig markiert die Problematik der Affektdysregulation mit erhöhter Irritabilität eine Verbindung zu ODD sowie die Entstehung von Psychopathologie und Persönlichkeitsproblemen (Burke, 2012). Außerdem ist davon auszugehen, dass die DÄAS diagnoseübergreifende Impulsivitätssymptome der frühen Kindheit bündelt, die sich erst später in Unaufmerksamkeitssymptome, affektive Symptome oder externalisierende Symptome ausdifferenzieren (Martel et al., 2017).

Aus Sicht der Autorin könnte die neue Diagnosekategorie der DÄAS eine Chance darstellen, mithilfe der frühen Diagnosestellung präventiver arbeiten zu können, um effektive Interventionen zur Reduktion der Ausbildung des Vollbildes der ODD-Symptomatik zu entwickeln. Besonders strafende elterliche Praktiken und maternale internalisierende Probleme prognostizieren das Auftreten des Vollbildes einer ODD-Diagnose und sind im diagnostischen Prozess genau zu erfassen (Waddell et al., 2018).

Forschungsdesiderate und Ausblick

Aus Sicht der Autorin sind die Forschungsergebnisse der Arbeitsgruppen von Wagner et al. (2020) und Waller et al. (2015) wegweisend für weitere Forschung auf dem Gebiet der DÄAS. Niedrigere elternbezogene Affektion und verminderter Augenkontakt im Alter von 18 Monaten (Wagner et al., 2016) zeigen einen Link zu CU in der frühen Kindheit, deren Vorläufer wahrscheinlich in der DÄAS zu sehen ist. Aus klinischer Sicht sollte weitere Forschung initial die Prävalenz der DÄAS im Altersspektrum darstellen, um mit Hilfe von Langzeitstudien den Verlauf der Kinder und deren Psychopathologie genauer zu verifizieren.

Literatur

Bachmann, C.J., Lempp, T., Glaeske, G. & Hoffmann, F. (2014). Antipsychotic Prescription in Children and Adolescents: An Analysis of Data from a German Statutory Health Insurance Company from 2005 to 2012. *Deutsches Ärzteblatt International, 111*(3), 25–34.

Bark, C., Georg, A. & Taubner, S. (2018). Säuglings-/Kleinkind-Eltern-Psychotherapie (SKEPT). *Psychotherapeut, 63*(5), 367–372. https://doi.org/10.1007/s00278-018-0302-4

Baumgarten, F., Klipker, K., Göbel, K., Janitza, S. & Hölling, H. (2018). Der Verlauf psychischer Auffälligkeiten bei Kindern und Jugendlichen – Ergebnisse der KiGGS-Kohorte. *Journal of Health Monitoring, 3*(1), 60–65.

Berger, M., Freiberger, E., von Kalckreuth, B., Knott, M., Wiesler, C. & Windaus, E. (2006). Leitlinien Regulationsstörungen, psychische und psychosomatische Störungen im Säuglings- und frühen Kleinkindalter. *Analytische Kinder- und Jugendlichen-Psychotherapie, 37*(132), 545–576.

Biringen, Z. (2008). *The Emotional Availability (EA) Scales.* (unpublished manual; 4th edition).

Boylan, K., Rowe, R., Duku, E., Waldman, I., Stepp, S., Hipwell, A. & Burke, J. (2017). Longitudinal Profiles of Girls' Irritable, Defiant and Antagonistic Oppositional Symptoms: Evidence for Group Based Differences in Symptom Severity. *Journal of Abnormal Child Psychology, 45*(6), 1133–1145. https://doi.org/10.1007/s10802-016-0231-z

Burke, J.D. (2012). An Affective Dimension within Oppositional Defiant Disorder Symptoms among Boys: Personality and Psychopathology Outcomes into Early Adulthood. *Journal of Child Psychology and Psychiatry and Allied Disciplines, 53*(11), 1176–1183. https://doi.org/10.1111/j.1469-7610.2012.02598.x

Egger, H.L. & Emde, R.N. (2011). Developmentally Sensitive Diagnostic Criteria for Mental Health Disorders in Early Childhood: The Diagnostic and Statistical Manual of Mental Disorders-IV, the Research Diagnostic Criteria-Preschool Age, and the Diagnostic Classification of Mental Health and Developmental Disorders of Infancy and Early Childhood-Revised. *The American Psychologist, 66*(2), 95–106. https://doi.org/10.1037/a0021026

Ezpeleta, L., Navarro, J.B., La Osa, N. de, Penelo, E. & Domènech, J.M. (2019). First Incidence, Age of Onset Outcomes and Risk Factors of Onset of DSM-5 Oppositional Defiant Disorder: A Cohort Study of Spanish Children from Ages 3 to 9. *BMJ Open, 9*(3), e022493. https://doi.org/10.1136/bmjopen-2018-022493

Flom, M. & Saudino, K.J. (2018). Do Genetic Factors Explain the Links Between Callous-Unemotional, Attention Hyperactivity and Oppositional Defiant Problems in Toddlers? *Journal of Abnormal Child Psychology, 46*(6), 1217–1228. https://doi.org/10.1007/s10802-017-0361-y

Fonagy, P., Gergely, G., Jurist, E.L. & Target, M. (2011). *Affektregulierung, Mentalisierung und die Entwicklung des Selbst* (4. Aufl.). Stuttgart: Klett-Cotta.

Furlong, M., McGilloway, S., Bywater, T., Hutchings, J., Smith, S.M. & Donnelly, M. (2013). Cochrane Review: Behavioural and Cognitive-Behavioural Group-Based Parenting Programmes for Early-

Onset Conduct Problems in Children Aged 3 to 12 Years (Review). *Evidence-Based Child Health: A Cochrane Review Journal, 8*(2), 318–692. https://doi.org/10.1002/14651858.CD008225.pub2

Gridley, N., Blower, S., Dunn, A., Bywater, T., Whittaker, K. & Bryant, M. (2019). Psychometric Properties of Parent-Child (0–5 years) Interaction Outcome Measures as Used in Randomized Controlled Trials of Parent Programs: A Systematic Review. *Clinical Child and Family Psychology Review, 22*(2), 253–271. https://doi.org/10.1007/s10567-019-00275-3

Hölling, H., Schlack, R., Petermann, F., Ravens-Sieberer, U. & Mauz, E. (2014). Psychische Auffälligkeiten und psychosoziale Beeinträchtigungen bei Kindern und Jugendlichen im Alter von 3 bis 17 Jahren in Deutschland - Prävalenz und zeitliche Trends zu 2 Erhebungszeitpunkten (2003–2006 und 2009–2012): Ergebnisse der KiGGS-Studie – Erste Folgebefragung (KiGGS Welle 1). *Bundesgesundheitsblatt, Gesundheitsforschung, Gesundheitsschutz, 57*(7), 807–819. https://doi.org/10.1007/s00103-014-1979-3

Husby, S.M. & Wichstrøm, L. (2017). Interrelationships and Continuities in Symptoms of Oppositional Defiant and Conduct Disorders from Age 4 to 10 in the Community. *Journal of Abnormal Child Psychology, 45*(5), 947–958. https://doi.org/10.1007/s10802-016-0210-4

Lotzin, A., Lu, X., Kriston, L., Schiborr, J., Musal, T., Romer, G. & Ramsauer, B. (2015). Observational Tools for Measuring Parent-Infant Interaction: A systematic review. *Clinical Child and Family Psychology Review, 18*(2), 99–132. https://doi.org/10.1007/s10567-015-0180-z

Martel, M.M., Levinson, C.A., Lee, C.A. & Smith, T.E. (2017). Impulsivity Symptoms as Core to the Developmental Externalizing Spectrum. *Journal of Abnormal Child Psychology, 45*(1), 83–90. https://doi.org/10.1007/s10802-016-0148-6

Mattheß, J., Eckert, M., Richter, K., Koch, G., Reinhold, T., Vienhues, P., Vienhues, P., Berghöfer, A., Roll, S., Keil, T., Schlensog-Schuster, F., von Klitzing, K., Ludwig-Körner, C. & Kuchinke, L. (2020). Efficacy of Parent-Infant-Psychotherapy with Mothers with Postpartum Mental Disorder: Study Protocol of the Randomized Controlled Trial as Part of the SKKIPPI Project. *Trials, 21*, 490.

Mothander, R.P. (2016). Diagnostic Classifikation of Mental Health and Developmental Disorders of Infancy and Early Childhood (DC: 0-5): Implatation Considerations and Clinical Remarks. *Infant Mental Health Journal, 37*(5), 523–524. https://doi.org/10.1002/imhj.21593

Rowe, R., Costello, E.J., Angold, A., Copeland, W.E. & Maughan, B. (2010). Developmental Pathways in Oppositional Defiant Disorder and Conduct Disorder. *Journal of Abnormal Psychology, 119*(4), 726–738. https://doi.org/10.1037/a0020798

Schlack, R., Mauz, E., Hebebrand, J. & Hölling, H. (2014). Hat die Häufigkeit elternberichteter Diagnosen einer Aufmerksamkeitsdefizit-/Hyperaktivitätsstörung (ADHS) in Deutschland zwischen 2003–2006 und 2009–2012 zugenommen? Ergebnisse der KiGGS-Studie – Erste Folgebefragung (KiGGS Welle 1). *Bundesgesundheitsblatt, Gesundheitsforschung, Gesundheitsschutz, 57*(7), 820–829. https://doi.org/10.1007/s00103-014-1983-7

Skovgaard, A.M., Houmann, T., Christiansen, E., Landorph, S., Jørgensen, T., CCC 2000 Study Team, Olsen, E.M., Heering, K., Kaas-Nielsen S., Samberg V. & Lichtenberg, A. (2007). The prevalence of mental health problems in children 1½ years of age – the Copenhagen Child Cohort 2000. *Journal of Child Psychology and Psychiatry, 48*(1), 62–70. https://doi.org/10.1111/j.1469-7610.2006.01659.x

Sprengeler, M.K., Mattheß, J., Eckert, M., Richter, K., Koch, G., Reinhold, T., Vienhues, P., Berghöfer, A., Fricke, J., Roll, S., Keil, T., Ludwig-Körner, C., Kuchinke, L., von Klitzing. K. & Schlensog-Schuster, F. (2021). Efficacy of Parent-Infant Psychotherapy compared to Care as Usual in Children with Regulatory Disorders in Clinical and Outpatient Settings: Study Protocol of a Randomised Controlled Trial as Part of the SKKIPPI Project. *BMC Psychiatry, 21*(1), 118.

von Klitzing, K. (Hrsg.). (1998). *Psychotherapie in der frühen Kindheit: Tagung, Mai 1997 in Basel*. Göttingen: Vandenhoeck & Ruprecht.

Waddell, C., Schwartz, C., Andres, C., Barican, J.L. & Yung, D. (2018). Fifty years of preventing and treating childhood behaviour disorders: A systematic review to inform policy and practice. *Evidence-Based Mental Health, 21*(2), 45–52. https://doi.org/10.1136/eb-2017-102862

Wagner, N.J., Mills-Koonce, W.R., Propper, C.B., Willoughby, M.T., Rehder, P.D., Moore, G.A. & Cox, M.J. (2016). Associations between Infant Behaviors during the Face-To-Face Still-Face Paradigm and Oppositional Defiant and Callous-Unemotional Behaviors in Early Childhood. *Journal of Abnormal Child Psychology, 44*(8), 1439–1453. https://doi.org/10.1007/s10802-016-0141-0

Wagner, N. J., Waller, R., Flom, M., Ronfard, S., Fenstermacher, S. & Saudino, K. (2020). Less Imitation of Arbitrary Actions is a Specific Developmental Precursor to Callous-Unemotional Traits in Early Childhood. *Journal of Child Psychology and Psychiatry and Allied Disciplines, 61*(7), 818–825. https://doi.org/10.1111/jcpp.13182

Waldman, I. D., Rowe, R., Boylan, K. & Burke Jeffrey D. (2018). External Validation of a Bifactor Model of Oppositional Defiant Disorder. *Molecular Psychiatry, 26*, 682–693. https://doi.org/10.1038/s41380-018-0294-z

Waller, R., Hyde, L. W., Grabell, A. S., Alves, M. L. & Olson, S. L. (2015). Differential Associations of Early Callous-Unemotional, Oppositional, and ADHD Behaviors: Multiple Domains within Early-Starting Conduct Problems? *Journal of Child Psychology and Psychiatry and Allied Disciplines, 56*(6), 657–666. https://doi.org/10.1111/jcpp.12326

Wichstrøm, L., Berg-Nielsen, T. S., Angold, A., Egger, H. L., Solheim, E. & Sveen, T. H. (2012). Prevalence of Psychiatric Disorders in Preschoolers. *Journal of Child Psychology and Psychiatry and Allied Disciplines, 53*(6), 695–705. https://doi.org/10.1111/j.1469-7610.2011.02514.x

Zeanah, C. H., Carter, A. S., Cohen, J., Egger, H., Gleason, M. M., Keren, M., Lieberman, A., Mulrooney, K. & Oser, C. (2016). Diagnostic Classifikation of Mental Health and Developmental Disorders of Infancy and Early Childhood DC:0-5: Selective Reviews from a New Nosology for Early Childhood Psychopathology. *Infant Mental Health Journal, 37*(5), 471–475. https://doi.org/10.1002/imhj.21591

Zeanah, C. H. & Lieberman, A. (2016). Defining Relational Pathology in Early Childhood: The Diagnostic Classification of Mental Health and Developmental Disorders of Infancy and Early Childhood DC:0-5 Approach. *Infant Mental Health Journal, 37*(5), 509–520. https://doi.org/10.1002/imhj.21590

Zero to Three. (2019). *DC:0-5. Diagnostische Klassifikation seelischer Gesundheit und Entwicklungsstörungen der frühen Kindheit*. Stuttgart: Kohlhammer.

12.3 Andere affektive Störung der frühen Kindheit

Franziska Schlensog-Schuster, Lars Otto White und Kai von Klitzing

In diese Kategorie gehören Kinder, die Symptome einer affektiven Störung erfüllen, aber nicht vollumfänglich die Kriterien der Depressiven Störung der frühen Kindheit und/oder nicht vollumfänglich die Symptome der Dysregulierten Ärger- und Aggressionsstörung der frühen Kindheit zeigen. Die Symptome werden durch keine andere Störungsdiagnose erfasst, da sie auch deren Kriterien nicht vollständig erfüllen.

Da es sich um ein in der DC:0-5 (Zero to Three, 2019) neu beschriebenes Störungsbild handelt, können derzeit keine Angaben zur Epidemiologie, Symptomentwicklung und Komorbidität, Ätiologie und Pathogenese, Diagnose und Differenzialdiagnostik, Behandlung und Prävention, zu Verlauf und Prognose sowie zu Forschungsdesideraten gemacht werden.

Literatur

Zero to Three. (2019). *DC: 0-5. Diagnostische Klassifikation seelischer Gesundheit und Entwicklungsstörungen der frühen Kindheit*. Stuttgart: Kohlhammer.

Tabelle 12-4: Diagnostischer Algorithmus Andere Affektive Störung der frühen Kindheit nach DC:0-5 (Zero to Three, 2019, S. 105)

Alle folgenden Kriterien müssen erfüllt sein.
A. Das Kind hat eine oder mehr Symptome einer affektiven Störung, aber erfüllt nicht die Kriterien für eine Depressive Störung der frühen Kindheit oder einer Dysregulierten Ärger- und Aggressionsstörung der frühen Kindheit.
B. Die Symptome sind nicht durch eine andere Störung erfasst, für die das Kind die vollen Kriterien erfüllt.
C. Die Symptome der Störung oder Reaktionen der Bezugspersonen haben erheblichen Einfluss auf die Funktionsfähigkeit des Kindes und der Familie auf eine oder mehrere der folgenden Arten: 1. Verursachen Stress und Leid beim Kind. 2. Beeinträchtigen die Beziehungen des Kindes. 3. Schränken die Teilnahme des Kindes an entwicklungsbedingt erwarteten Aktivitäten und Routinen ein. 4. Schränken die Teilnahme der Familie an Alltagsaktivitäten und Routinen ein. 5. Schränken die Fähigkeit des Kindes ein, neue Fertigkeiten zu lernen und zu entwickeln, oder beeinträchtigen den Entwicklungsprozess.
Spezifiziere: 1. Die Störung, die die Symptome des jungen Kindes am besten erklären. 2. Warum das junge Kind nicht die vollen Kriterien erfüllt.

13 Zwangsstörungen und verwandte Störungen

Eva Möhler, Franz Resch und Rüdiger Kißgen

13.1 Zwangsstörung

Für die Diagnose einer Zwangsstörung in der frühen Kindheit besteht die größte Herausforderung in der Differenzierung zwischen alterstypischen ritualisierten Verhaltensweisen und beeinträchtigenden Verhaltensweisen mit Krankheitswert. Zu alterstypischen ritualisierten Beschäftigungen während der ersten Lebensjahre zählt beispielsweise das Bestehen darauf, ein und dieselbe Geschichte immer wieder erzählt zu bekommen, Spielzeuge oder Kuscheltiere in einer bestimmten Ordnung abends oder tagsüber zu arrangieren, auf gleiche Abläufe im Tagesrhythmus zu bestehen oder auch bei Rollenspielen die einmal gewählte Rolle immer wieder zu übernehmen. Ab wann vergleichbaren Verhaltensweisen ein Krankheitswert zugewiesen werden sollte, wird nachfolgend ausgeführt.

Definition und Klassifikation

Die Zwangsstörung ist auch im Kindesalter eine schwere beeinträchtigende und oft chronisch verlaufende Störung, die mit Zwangsgedanken und Zwangshandlungen einhergeht. Zwangsgedanken sind durch wiederkehrende und anhaltende Gedanken, Impulse oder Vorstellungen gekennzeichnet, die zeitweise als aufdringlich und unangemessen empfunden werden und die ausgeprägte Angst und großes Unbehagen hervorrufen können.

Nach der DC:0-5 (Zero to Three, 2019) stellen Zwangshandlungen wiederholte ritualisierte Verhaltensweisen (z. B. Hände waschen, ordnen, kontrollieren) oder gedankliche Handlungen (z. B. beten, zählen, Wörter leise wiederholen) dar, zu denen sich das Kind als Reaktion auf einen Zwangsgedanken oder aufgrund von streng zu befolgenden Regeln gezwungen fühlt. Die Verhaltensweisen oder die gedanklichen Handlungen dienen dazu, ein unwohles Gefühl oder direkte Angst zu verhindern, zu reduzieren oder gefürchteten Ereignissen und Situationen vorzubeugen. Dieses Verhalten oder die gedanklichen Handlungen stehen jedoch in keinem realistischen Bezug zu dem, was sie zu neutralisieren oder zu verhindern versuchen, oder sie sind deutlich übertrieben. Oftmals können betroffene Kinder auf Nachfrage das Ziel der Handlung nicht erklären. Tabelle 13-1 enthält den Kriterienkatalog, der nach DC:0-5 für die Klassifikation einer Zwangsstörung in früher Kindheit die Grundlage bildet.

Epidemiologie

In epidemiologischen Studien zeigt sich weltweit bei Erwachsenen eine Prävalenz von 1,1 % bis 1,8 % (American Psychiatric Association, 2015), während im Kindes- und Jugendalter die Häufigkeit zwischen 2 bis 4 % liegt (Thomsen, 1998). Für Kinder im Vorschulalter liegen noch keine verlässlichen Daten vor (von Gontard, 2019).

Symptomentwicklung und Komorbidität

Zwanghaftes Verhalten kann während der ersten drei Lebensjahre entwicklungsgemäß normal sein. Folglich sollte vor dem Alter von 3 Jahren die Diagnose einer Zwangsstörung nicht gestellt werden (Zero to Three, 2019). Das mittlere Ersterkrankungsalter liegt für Frauen und

Tabelle 13-1: Diagnostischer Algorithmus Zwangsstörung nach DC:0-5 (Zero to Three, 2019, S. 107 f.)

Alle folgenden Kriterien müssen erfüllt sein.
A. Vorhandensein von Zwangsgedanken, Zwangshandlungen oder beidem: 1. Zwangsgedanken zeigen sich durch: a. Persistierende und unkontrollierbare Beschäftigung mit Gedanken oder Bildern, die durch sprachliche Wiederholungen ausgedrückt werden. 2. Zwangshandlungen werden definiert durch: a. Repetitives Verhalten (z. B. Spiel in einer bestimmten Reihenfolge, Händewaschen, Ordnen, Kontrollieren, Zählen, leises Wiederholen von Worten), zu dessen Durchführung das Kind nach rigiden Regeln getrieben ist oder bei dem das Kind darauf besteht, dass die Eltern es durchführen. b. Das Kind widersetzt sich heftig oder wird deutlich ängstlich oder belastet bei Versuchen, das Verhalten zu begrenzen.
B. Die Zwangsgedanken und Zwangshandlungen treten fast täglich an den meisten Tagen auf und nehmen für das Kind und seine Eltern beachtliche Zeit in Anspruch (z. B. mehr als eine Stunde pro Tag).
C. Die Zwangsgedanken und die Zwangshandlungen sind nicht auf eine andere psychische Störung (z. B. Trichotillomanie, Atypische Essstörung, Autismus-Spektrum-Störung) oder auf eine medizinische Erkrankung (z. B. Hirntumor, Autoimmunerkrankung usw.) zurückzuführen, oder auf die Wirkung einer Substanz.
D. Die Zwangsgedanken und die Zwangshandlungen stehen nicht in Verbindung mit einer traumatischen Erfahrung.
E. Die Symptome der Störung oder Reaktionen der Bezugspersonen haben erheblichen Einfluss auf die Funktionsfähigkeit des Kindes und der Familie auf eine oder mehrere der folgenden Arten: 1. Verursachen Stress und Leid beim Kind. 2. Beeinträchtigen die Beziehungen des Kindes. 3. Schränken die Teilnahme des Kindes an entwicklungsbedingt erwarteten Aktivitäten und Routinen ein. 4. Schränken die Teilnahme der Familie an Alltagsaktivitäten und Routinen ein. 5. Schränken die Fähigkeit des Kindes ein, neue Fertigkeiten zu lernen und zu entwickeln, oder beeinträchtigen den Entwicklungsprozess.
Alter: Das Kind muss mindestens 36 Monate alt sein. **Dauer:** Die Symptome müssen mindestens 3 Monate vorhanden sein. **Spezifiziere:** Ob Tics vorhanden sind. **Beachte:** Ein plötzlicher Beginn von Zwangssymptomen, eine schwere Symptomatik, ein episodischer Verlauf mit Remissionen zwischen den Episoden und eine vorhergehende oder gleichzeitige Infektion mit Streptokokken oder andere Infektionen sollten umfassend neurologisch und immunologisch abgeklärt werden.

Männer zu Beginn des 20. Lebensjahres, wenngleich die Störung auch in der frühen Kindheit beginnen kann (American Psychiatric Association, 2015). Nach der DC:0-5 kann die Zwangsstörung der frühen Kindheit sowohl plötzlich als auch schleichend eintreten. Ein plötzlicher Beginn und ein heftiger Verlauf tritt oft im Zusammenhang mit einer Streptokokkeninfektion auf. Insgesamt lassen sich bei ca. 50–70 % der Erkrankten Lebensereignisse oder Stressoren im Vorfeld der Symptomentwicklung eruieren. Die Zwangsstörung stellt schon im frühen Kindesalter eine erhebliche Beeinträchtigung der Lebensqualität dar.

Zur *Komorbidität* hält die Arbeitsgruppe der Zero to Three (2019) fest, dass mehr als 60 % der jungen Kinder mit einer Zwangsstörung weitere psychische oder Entwicklungsstörungen aufweisen. Zu diesen zählen ADHS, Tic-Störungen, Generalisierte Angststörung (GAS), Störung des Sozialverhaltens mit Oppositionellem Verhalten, Phobien, Störungen mit Trennungsangst und Soziale Anpassungsstörungen wie die Depression. Je jünger die Kinder bei Einsetzen der Störung sind, desto größer ist die Wahrscheinlichkeit einer komorbiden ADHS und/oder komorbiden Tic-Störung. Nach Abramowitz et al. (2008) entwickeln sich in späteren Jahren im Laufe des Bestehens der Zwangsstörung zahlreiche weitere komorbide Störungen: z. B. depressive Störungen (35–78 %), dysthyme Störungen (1,5–15 %) Panikstörungen (12–48 %), Soziale Phobien (18–46 %), Essstörungen (8–17 %) oder Alkoholabhängigkeit (11–16 %).

Ätiologie und Pathogenese

Zur Ätiologie und Pathogenese der Zwangsstörung existieren unterschiedliche Modelle, die psychodynamische, lerntheoretische und biologische Faktoren in Betracht ziehen. Bei jüngeren Patienten und Patientinnen ist die Grenze zwischen entwicklungspsychologisch normalem passageren ritualisiertem Verhalten, Sicherheits- und Ordnungsbedürfnissen und Pathologie unscharf (Zero to Three, 2019). Zur familiären Transition fanden Nestadt et al. (2000) in einer kontrollierten Familienstudie einen höheren Anteil von Zwangsstörungen unter Angehörigen von Patientinnen und Patienten mit Zwangsstörungen als unter Angehörigen unbelasteter Kontrollprobandinnen und -probanden (11,7 % vs. 2,7 %). Subgruppenanalysen zeigen, dass insbesondere bei Kindern mit frühem Erkrankungsbeginn, Ordnungs- und Symmetriezwängen sowie komorbiden Ticstörungen genetische Faktoren eine große Rolle spielen. Manchen Zwangsstörungen liegen dysfunktionale Interpretationsmuster zugrunde, die Kinder als Reaktion auf eigentlich normale aufdringliche negative Gedanken oder Impulse zeigen. Dysfunktionale Interpretationsmuster führen z. B. zu einer verstärkten Wahrnehmung von Gefahr, dem starken Empfinden persönlicher Verantwortung und dem Drang, die als quälend erlebten Gedanken durch Vermeidungsverhalten zu beenden. Der Versuch, die aufdringlichen Gedanken nicht zu denken oder unangebrachte Handlungsimpulse zu unterdrücken, hat aber einen gegenteiligen Effekt (Wewetzer, 2004). In das Zwangsverhalten betroffener Kinder sind Bezugspersonen oft einbezogen, indem sie z. B. Fragen bei einem Frage- und Kontrollzwang beantworten oder Waschzwängen unbegrenzt Raum geben. Das Verhalten wird mit der Absicht praktiziert, aggressiven Reaktionen des Kindes, die bei dem erzieherischen Versuch der Unterbindung der Zwangshandlung aufbrechen, aus dem Weg zu gehen. Ungewollt erhalten die Bezugspersonen dadurch den Teufelskreis aufrecht (von Gontard, 2019).

Diagnose und Differenzialdiagnostik

Als durchschnittliche Zeitspanne zwischen dem Entwicklungsbeginn der Zwangssymptomatik und dem Beginn einer adäquaten Behandlung können 17 Jahre angesetzt werden, was im Besonderen auf defizitäre Diagnostik im Sinne des Nichterkennens der Störung zurückzuführen ist (Wewetzer, 2004). In der frühen Kindheit wird die fundierte Diagnosestellung dadurch erschwert, dass junge Kinder nicht über die verbalen Fähigkeiten verfügen, ihre Gedanken, Sorgen und Ängste so auszudrücken, dass das Gesprochene qualitativ dem emotionalen Erleben und der damit verbundenen Belastung entspricht. So bleiben die Gründe der Kinder für ihre Zwangshandlungen oft im Verborgenen, was bereits früh zu erheblichen Verzögerungen zwischen Krankheitsbeginn, Diagnose und Behandlung führt.

Ein wichtiges Instrument im diagnostischen Prozess ist die differenzierte Anamnese, in deren Verlauf strukturierte Interviews zur standardisierten Erfassung der Problematik eingesetzt werden können. Zur spezifischen Erhebung der Zwangssymptome existieren Fremdbeurteilungsverfahren, die den Eltern oder außerfamiliären Bezugspersonen vorgelegt werden. Weiterhin ist es wichtig, die Bezugspersonen zum Verhalten der Kinder in verschiedenen Kontexten zu befragen. Nach Möglichkeit sollten diese Berichte durch Videoaufzeichnungen oder Verhaltensbeobachtungen in der Praxis oder der Klinik ergänzt werden. Da Kinder nicht selten dazu neigen, die Symptomatik so lange wie möglich zu verleugnen, zu verharmlosen oder auch zu verkennen, sollten die im Interview gewonnenen Informationen über die Diagnosekriterien hinaus genaue Angaben zu Beginn und Verlauf der Störung sowie zu spezifischen Auslösern für die Symptomatik und deren Remission umfassen. Auch sind die aufrechterhaltenden Bedingungen für die Problemanalyse im Hinblick auf therapeutische Empfehlungen von hoher Bedeutung.

Differenzialdiagnostisch ist zunächst die Klärung bedeutsam, ob das praktizierte Verhalten des Kindes noch entwicklungsangemessen ist, das Kind beruhigt und weder Belastungen noch Angst induziert. Das weitere Vorgehen zielt dann auf den Ausschluss von Störungen ab, die mit Zwangsgedanken (z. B. Depression, Essstörung) oder ritualisierten Verhaltensweisen (z. B. Autismus-Spektrum-Störungen [ASS], kognitive Beeinträchtigungen) einhergehen können. Da ein plötzlicher Beginn, die Zunahme des Schweregrades der Symptome und eine vorhergehende oder gleichzeitige Infektion mit Streptokokken Marker für autoimmune Enzephalitiden sein können, muss in diesen Fällen eine zusätzliche medizinische Abklärung in den Fachdisziplinen der Pädiatrie, Kinderneurologie, Rheumatologie, Kinder- und Jugendpsychiatrie sowie der Immunologie erfolgen (Zero to Three, 2019).

Behandlung und Prävention

Nach Walitza et al. (2011) verweisen metaanalytische Studien auf eine hohe Effektivität für kognitiv-behaviorale Interventionen (mittlere Effektstärke: 1,55) bei Kindern, Jugendlichen und Erwachsenen. Eine besondere Bedeutung kommt der Exposition mit Reaktionsverhinderung zu, die sich als sehr wirksam erwiesen hat. Hierbei werden die Patienten und Patientinnen Angst auslösenden Situationen und Zwangsgedanken ausgesetzt. Ein Ausweichen oder aktives Vermeiden durch neutralisierende Zwangshandlungen wird verhindert. Die Patienten und Patientinnen lernen, dass die ausgelösten unangenehmen emotionalen Reaktionen zunehmend schwächer werden und auch ohne Zwangshandlungen bewältigt werden können. Es versteht sich von selbst, dass solche Interventionen für jüngere Kinder, deren altersadäquate Reflexionsfähigkeit die angemessene Interpretation solcher Erfahrungen noch nicht zulässt, ungeeignet sind. Allerdings berichten Lewin et al. (2014) nach Einsatz eines modifizierten familienorientierten Settings unter Einbezug von Psychoedukation, Beratung, Exposition, Extinktion und Reaktionsverhinderung von einer hohen Wirksamkeit dieser Vorgehensweise mit einer Effektstärke von 1,69 für jüngere Kinder mit der Diagnose einer Zwangsstörung. Die Familien nahmen an 12 Sitzungen teil und in 65 % der Fälle (Kontrollgruppe 7 %) waren die Maßnahmen erfolgreich. Weitere Therapieempfehlungen sind Psychoedukation und Verhaltenstherapie. Nach derzeitigem Wissensstand ist von einer Pharmakotherapie abzuraten (von Gontard, 2019).

Verlauf und Prognose

Im Verlauf einer Zwangsstörung kann sich der Schweregrad einzelner Symptome ändern. Dies betrifft sowohl ritualisierte Verhaltensweisen als auch Zwangsgedanken, die intraindividuell stark in ihrer Intensität variieren können. Weiterhin ist zu bedenken, dass sich durch störungsspezifische therapeutische Maßnahmen nicht bei allen Betroffenen die Einschränkungen von Aktivitäten, Teilhabe und Lebensqualität verbessern lassen. Es ist daher notwendig, die Symptomatik im Hinblick auf die Funktionsfähigkeit und Einschränkungen der Patienten und Patientinnen in ihrem Umfeld zu evaluieren, um gezielte Maßnahmen zur Verbesserung von Handlungsfähigkeit, Teilhabe und Lebensqualität einleiten zu können. Gestaltet sich die Symptomatik in allen Kontexten belastend, ist eine dauerhafte Entwicklungsgefährdung zu befürchten.

Derzeit gibt es keinen verlässlichen Kenntnisstand zur Prognose der Zwangsstörung bei jungen Kindern. Nach der DC:0-5 deutet vorläufige Evidenz an, dass Mädchen, junge Kinder mit komorbiden Störungen und junge Kinder mit größerem Symptomschweregrad ein erhöhtes Risiko für das langfristige Persistieren der Störung bis in das Erwachsenenalter haben (Zero to Three, 2019).

Forschungsdesiderate und Ausblick

Aufgrund der Tatsache, dass die Forschung zu dem neuen Störungsbild der Zwangsstörung in den ersten Lebensjahren noch am Anfang steht, sollten künftige Studien zunächst die Validität der Diagnosekriterien überprüfen. Im Anschluss sollte über Interventionsstudien die Wirksamkeit der derzeit praktizierten therapeutischen Maßnahmen in den Blick genommen werden. Ätiologisch sollte perspektivisch die fragliche posttraumatische Genese der Zwangsstörung mitbedacht werden. Zum jetzigen Zeitpunkt lässt sich abschließend festhalten, dass die Forschungsbemühungen zur Klärung der offenen Fragen hinsichtlich der Zwangsstörung von jungen Kindern und den den damit einhergehenden Belastungen der Patientinnen und Patienten und ihrer Familien zu gering sind.

Literatur

Abramowitz, J. S., McKay, D. & Taylor, S. (2008). *Clinical Handbook of Obsessive-Compulsive Disorder and Related Problems*. Baltimore: The Johns Hopkins University Press.

American Psychiatric Association. (2015). *Diagnostisches und Statistisches Manual Psychischer Störungen DSM-5*. Göttingen: Hogrefe.

Lewin, A. B., Park, J. M., Jones, A. M., Crawford, E. A., De Nadai, A. S., Menzel, J., Arnold, E. B., Murphy, T. K. & Storch, E. A. (2014). Family-based exposure and response prevention therapy for preschool-aged children with obsessive-compulsive disorder: A pilot randomized controlled trial. *Behaviour Research and Therapy, 56*, 30–38. https://doi.org/10.1016/j.brat.2014.02.001

Nestadt, G., Samuels, J., Riddle, M., Bienvenu, O. J., Liang, K. -Y., LaBuda, M., Walkup J., Grados, M. & Hoehn-Saric, R. (2000). A Family Study of Obsessive-compulsive Disorder. *Archives of General Psychiatry, 57*(4), 358–363. https://doi.org/10.1001/archpsyc.57.4.358

Thomsen, P. H. (1998). Obsessive-compulsive disorder in children and adolescents. Clinical guidelines. *European Child & Adolescent Psychiatry, 7*, 1–11.

von Gontard, A. (2019). *Psychische Störungen bei Säuglingen, Klein- und Vorschulkindern. Ein praxisorientiertes Lehrbuch*. Stuttgart: Kohlhammer.

Walitza, S., Melfsen, S., Jans, T., Zellmann, H., Wewetzer, C. & Warnke, A. (2011). Obsessive-Compulsive Disorder in Children and Adolescents. *Deutsches Ärzteblatt International, 108*(11), 173–179. https://doi.org/10.3238/arztebl.2011.0173

Wewetzer, C. (2004). *Zwänge bei Kindern und Jugendlichen*. Göttingen: Hogrefe.

Zero to Three. (2019). *DC: 0-5. Diagnostische Klassifikation seelischer Gesundheit und Entwicklungsstörungen der frühen Kindheit*. Stuttgart: Kohlhammer.

13.2 Tourette-Störung

Definition und Klassifikation

In der DC:0-5 (Zero to Three, 2019) wird die Tourette-Störung als eine Erkrankung definiert, die durch das Auftreten einer Kombination von vokalen und unterschiedlichen motorischen Tics charakterisiert ist. Diese können unwillkürlich, wiederholt, als nicht rhythmische motorische Bewegung oder als ein vokaler Ausdruck auftreten. In der Regel entstehen Tics plötzlich und folgen keinem funktionalen Sinn. Ihre Ausdrucksintensität und Dauer können stark variieren. Tics können einfache Bewegungen oder Geräusche sein (z.B. Grimassen, Blinzeln, Naserümpfen, Räuspern, Husten) oder komplexere Bewegungsabläufe und Vokalisationen umfassen (z.B. Hochziehen einer Schulterseite mit gleichzeitigem Abwenden des Kopfes und nachfolgendem lauten Stöhnen). In Gesprächssituationen können Tics wie die *Echopraxie* (Imitation von Bewegungen), die *Echolalie* (Wiederholung von Wörtern oder Sätzen des Gegenübers) oder auch die *Palilalie* (Wiederholung eigener Wörter und Sätze) für andere Beteiligte hochgradig irritierend sein. Als noch problematischer erweisen sich die *Koprolalie* (mehrmalige Wiederholung obszöner Wörter) und die *Kopropraxie* (Wiederholung obszöner Gesten). Tabelle 13-2 enthält die in der DC:0-5 hinterlegten Klassifikationskriterien.

Die Krankheit war schon den alten Griechen bekannt. Sie machten noch die Götter für das Auftreten der Zuckungen und Geräusche verantwortlich. Benannt wurde die Erkrankung nach dem französischen Neurologen und Rechtsmediziner Georges Gilles de la Tourette, dem es in einer 1885 veröffentlichten Studie gelang, das Tourette-Syndrom von der Epilepsie abzugrenzen. Die Störung beginnt immer vor dem Alter von 21 Jahren, meist um das 7. Lebensjahr, selten schon im Vorschulalter.

Epidemiologie

Betrachtet man das Schulalter, so sind in dieser Altersspanne etwa 15% der Kinder von einer Tourette-Störung betroffen, die sich aber in der

Tabelle 13-2: Diagnostischer Algorithmus Tourette-Störung nach DC:0-5 (Zero to Three, 2019, S. 111 f.)

Alle folgenden Kriterien müssen erfüllt sein.
A. Das Kind zeigt mindestens einen einfachen oder komplexen motorischen Tic und mindestens einen vokalen Tic, die in ihrer Intensität schwanken.
B. Die Tics sind nicht Folge einer anderen medizinischen Erkrankung.
C. Die Symptome der Störung oder Reaktionen der Bezugspersonen haben erheblichen Einfluss auf die Funktionsfähigkeit des Kindes und der Familie auf eine oder mehrere der folgenden Arten: 1. Verursachen Stress und Leid beim Kind. 2. Beeinträchtigen die Beziehungen des Kindes. 3. Schränken die Teilnahme des Kindes an entwicklungsbedingt erwarteten Aktivitäten und Routinen ein. 4. Schränken die Teilnahme der Familie an Alltagsaktivitäten und Routinen ein. 5. Schränken die Fähigkeit des Kindes ein, neue Fertigkeiten zu lernen und zu entwickeln, oder beeinträchtigen den Entwicklungsprozess.
Alter: Die Diagnose sollte mit Vorsicht bei Kindern jünger als 18 Monate gestellt werden. **Dauer:** Die Symptome müssen mindestens 12 Monate vorhanden sein.
Beachte: Falls die Symptomatik plötzlich beginnt, sollte die Assoziation mit Streptokokkeninfektionen beachtet werden.

Regel vorübergehend gestaltet. Bezogen auf 10.000 Schulkinder ist nach der DC:0-5 von 3 bis 8 Kindern mit einer Tourette-Störung auszugehen. Aus bisher nicht bekannten Gründen sind Jungen mit einem durchschnittlichen Geschlechterverhältnis von 2 : 1 bis 4 : 1 häufiger betroffen als Mädchen. Für die ersten Lebensjahre ist die Prävalenz nicht bekannt. Vermutlich dürfte sie aber niedriger sein.

Symptomentwicklung und Komorbidität

Nach dem DSM-5 (American Psychiatric Association, 2015) treten erste Tic-Symptome zwischen dem 4. und 6. Lebensjahr auf, die schwerste Ausprägung liegt im Alter zwischen 10 und 12 Jahren vor. Über das Jugend- bis zum Erwachsenenalter scheint sich der Schweregrad der Symptome zu reduzieren. Ein eher geringer Anteil der Betroffenen ist im Erwachsenenalter von komplexen Tics betroffen. Aus Sicht der Betroffenen ist eine Einstellung auf die Symptomatik nur bedingt möglich. Symptome können sowohl verstärkt in Stresssituationen, bei starker Konzentration oder auch in Entspannungsphasen auftreten. Ebenso gibt es Phasen, in denen die Tics vorübergehend nachlassen oder verschwinden, um dann plötzlich wieder aufzutreten.

Die DC:0-5 verortet das erste Auftreten von Symptomen ab dem zweiten Lebensjahr und somit deutlich früher. Zugleich wird davon abgeraten, eine Diagnose vor dem 18. Lebensmonat zu stellen. Zur Komorbidität ist festzuhalten, dass die Tourette-Störung der frühen Kindheit häufig von Aufmerksamkeits- und Inhibitionsproblemen, von Schwierigkeiten bei exekutiven Funktionen, Koordinationsproblemen in der Visuomotorik, Zwangssymptomen und -störungen sowie von ADHS begleitet wird (Zero to Three, 2019).

Ätiologie und Pathogenese

Auch wenn es deutliche Hinweise für genetische Ursachen der Tourette-Störung gibt, ist es bislang nicht gelungen einen genauen Genort zu lokalisieren. Ätiologisch werden weiterhin Geburtskomplikationen, geringes Geburtsgewicht, Rauchen während der Schwangerschaft sowie späte Vaterschaft diskutiert (Zero to Three, 2019). Nach dem DSM-5 gilt es inzwischen als gesichert, dass ein Elternteil, das am Tourette-Syndrom leidet oder die Veranlagung dazu in seinem Erbmaterial hat, das Syndrom mit einer Wahrscheinlichkeit von 50 % weitervererbt. Der Grad des Ausbruchs der Erkrankung ist geschlechtsabhängig. Söhne betroffener Patienten und Patientinnen entwickeln viermal häufiger eine Ticsymptomatik als Töchter.

Diagnose und Differenzialdiagnostik

Die Diagnose kann hauptsächlich anhand von Symptomen und dem bisherigen Verlauf der Erkrankung gestellt werden. Als problematisch erweist sich für die Diagnostik, dass Tics hochgradig variabel sind. Bislang gibt es weder Blutbildbestimmungen noch neurologische oder psychologische Testverfahren, mit deren Hilfe die Tourette-Störung festgestellt werden könnte. Lediglich das Vorhandensein anderer Erkrankungen kann mit einem Elektroenzephalogramm und weiteren medizinischen Untersuchungen ausgeschlossen werden. Für eine Diagnosestellung während der ersten Lebensjahre empfiehlt sich eine Orientierung am Diagnostischen Algorithmus der DC:0-5 (s. Tabelle 13-2).

Differenzialdiagnostisch ist die Tourette-Störung von vorübergehenden Ticstörungen abzugrenzen, die nicht länger als 12 Monate andauern und meist im Alter von 4 oder 5 Jahren auftreten. Daneben gibt es chronische motorische Ticstörungen, die länger als ein Jahr andauern. Vor allem in der frühen Kindheit kann es schwierig sein, Tics von Zwangssymptomen zu unterscheiden (Zero to Three, 2019).

Behandlung und Prävention

Psychotherapeutisch ist zu verhaltenstherapeutischen Methoden zu raten. Zur medikamentösen Behandlung der Tourette-Störung stehen viele verschiedene Wirkstoffe zur Verfügung, die jedoch größtenteils für das Vorschulalter weder zugelassen noch zu empfehlen sind. Besteht der Verdacht, dass die Störung die Folge einer bakteriellen oder viralen Infektion sein könnte, so kann eine Behandlung mit Antibiotika oder mit das Immunsystem unterstützenden Immunglobulinen in Erwägung gezogen werden. Für den Fall, dass eine diagnostizierte komorbide Störung das Kind stärker beeinträchtigt als die Tourette-Störung, ist die komorbide Störung priorisiert zu behandeln.

Verlauf und Prognose

Wichtig für die betroffenen Kinder ist das Gefühl, auch mit ihren Tics angenommen zu sein. Nicht selten leiden Eltern unter der Erkrankung mehr als das betroffene Kind selbst. Da auch junge Kinder ein feines Gespür für die Wünsche und Belastungen ihrer Eltern haben, entgeht ihnen nicht der Druck, unter dem diese oft stehen, z. B. durch Erklären des kindlichen Problemverhaltens gegenüber Fremden. Kinder, die es in einer solchen Situation ihren Eltern recht machen wollen, geraten damit selbst in eine Stresssituation, die dazu führen kann, dass ihre Tics zunehmen. Im schlimmsten Fall entwickelt sich daraus ein Teufelskreis, zu dessen Auflösung es professioneller Hilfe bedarf. Diese sollte u. a. vermitteln, dass die Eltern nicht für die Erkrankung des Kindes verantwortlich sind, und diese somit entlasten.

In der Regel entwickeln die Betroffenen im Laufe der Jahre Techniken, die es ihnen erleichtern, mit der Tourette-Störung zu leben. So gelingt es den betroffenen Kindern meist im Laufe der Zeit, ihren Drang zu Tics zu unterdrücken bzw. zu steuern. Damit werden diese allerdings lediglich auf andere Tageszeiten und in andere Kontexte verschoben. Insgesamt ist der Verlauf in der Regel episodisch, in vielen Fällen remittiert die Störung bei jungen Kindern auch völlig. Auch wenn bei diesen Kindern keine intellektuellen Beeinträchtigungen vorliegen, haben sie viele Schwierigkeiten beim Lernen. Ihre Tics können sie z. B. beim Schreiben und im sozialen Umgang mit ihren Klassenkameraden beeinträchtigen oder sie zu Mobbingopfern werden lassen. Im Erwachsenenalter treten die Tics zumeist seltener auf. Die meisten Tourette-Betroffenen können sich später gut – mit oder ohne Medikation – sozial integrieren.

Forschungsdesiderate und Ausblick

Aggravierende und protektive Faktoren sind selten systematisch untersucht worden. Zudem ist die Frage nach der genetischen Verortung nach wie vor ungeklärt und sollte dringend im Sinne der Betroffenen weiter untersucht werden. Auch sind alternative z. B. fähigkeitsbasierte Behandlungsmethoden nicht angemessen evaluiert. Da die Tourette-Störung mit erheblicher Anspannung für die Patienten und Patientinnen verbunden ist, sollten diese Behandlungsmethoden unbedingt überprüft werden.

Literatur

American Psychiatric Association. (2015). *Diagnostisches und Statistisches Manual Psychischer Störungen DSM-5*. Göttingen: Hogrefe.

Zero to Three. (2019). *DC: 0-5. Diagnostische Klassifikation seelischer Gesundheit und Entwicklungsstörungen der frühen Kindheit*. Stuttgart: Kohlhammer.

13.3 Motorische oder vokale Tic-Störung

Definition und Klassifikation

Kennzeichnend für die *Motorische oder vokale Tic-Störung* ist das fortwährende Auftreten motorischer oder vokaler Tics, nicht aber von sowohl motorischen als auch vokalen Tics. Als Tic wird bei der Klassifikation nach der DC:0-5 (Zero to Three, 2019) eine wiederholte, unwillkürliche, nicht rhythmische, rasche motorische Bewegung oder vokale Äußerung definiert, die in keinem Funktionszusammenhang steht und plötzlich auftritt. Ebenso ist als Bedingung vorgegeben, dass Tics über mindestens 12 Monate vorhanden sein müssen. Tics können ab- und zunehmen, eine einfache Ausprägung wie z. B. eine Grimasse oder ein Räuspern haben oder komplexer gestaltet sein (z.B. Wiederholung von Geräuschen und Wörtern mit ungewöhnlicher Intonation). Tabelle 13-3 enthält die nach der DC:0-5 vorgegebenen Klassifikationskriterien.

Epidemiologie

Die Tic-Störung tritt sehr häufig auf: etwa jedes fünfte Kind praktiziert im Laufe seiner Kindheit transiente Tics.

Symptomentwicklung und Komorbidität

Nach von Gontard (2019) können erste Symptome einer Tic-Störung ab dem 2. Lebensjahr auf-

Tabelle 13-3: Diagnostischer Algorithmus Motorische oder vokale Tic-Störung nach DC:0-5 (Zero to Three, 2019, S. 115)

Alle der folgenden Merkmale müssen erfüllt sein.
A. Einzelne oder mehrere, einfache oder komplexe motorische Tics oder einfache oder komplexe vokale Tics, die mindestens 12 Monate vorhanden sind.
B. Die Intensität der Tics kann über Tage und Wochen schwanken, aber sie waren – mindestens intermittierend – für 12 Monate vorhanden, seitdem der erste motorische oder vokale Tic beobachtet wurde.
C. Die motorischen oder vokalen Tics sind nicht Folge einer Medikation oder einer anderen Erkrankung.
D. Das Kind erfüllt nicht die Kriterien für eine Tourette-Störung (die das Vorhandensein von sowohl vokalen als auch motorischen Tics erfordert).
E. Die Symptome der Störung oder Reaktionen der Bezugspersonen haben erheblichen Einfluss auf die Funktionsfähigkeit des Kindes und der Familie auf eine oder mehrere der folgenden Arten: 1. Verursachen Stress und Leid beim Kind. 2. Beeinträchtigen die Beziehungen des Kindes. 3. Schränken die Teilnahme des Kindes an entwicklungsbedingt erwarteten Aktivitäten und Routinen ein. 4. Schränken die Teilnahme der Familie an Alltagsaktivitäten und Routinen ein. 5. Schränken die Fähigkeit des Kindes ein, neue Fertigkeiten zu lernen und zu entwickeln, oder beeinträchtigen den Entwicklungsprozess.
Alter: Das Kind muss mindestens 36 Monate alt sein. **Dauer:** Die Symptome müssen mindestens 12 Monate vorhanden sein.
Spezifiziere: 1. Nur mit motorischen Tics 2. Nur mit vokalen Tics

treten und sich die volle Manifestation bis zum 13. Lebensjahr entfalten. Als komorbide Störungen werden dort aufgeführt: ADHS (bei bis zu 50 % der Kinder), Zwangsstörungen (30 %), Schlafstörungen, Angststörungen, Störung des Sozialverhaltens und Depressive Störung.

Zu dieser neuen Klassifikation der Motorischen oder vokalen Tic-Störung für die ersten Lebensjahre liegen noch keine Studien zu Ätiologie und Pathogenese, zu Behandlung und Prävention sowie zu Verlauf und Prognose vor, wodurch sämtliche Forschungsdesiderate benannt sind. Hinsichtlich der Diagnose und Differenzialdiagnostik ist derzeit eine Orientierung an den Kriterien der DC:0-5 zu empfehlen.

Literatur

von Gontard, A. (2019). *Psychische Störungen bei Säuglingen, Klein- und Vorschulkindern. Ein praxisorientiertes Lehrbuch.* Stuttgart: Kohlhammer.

Zero to Three. (2019). DC: 0-5. *Diagnostische Klassifikation seelischer Gesundheit und Entwicklungsstörungen der frühen Kindheit.* Stuttgart: Kohlhammer.

13.4 Trichotillomanie

Definition und Klassifikation

Bei der Trichotillomanie handelt es sich um eine Störung der Impulskontrolle, deren Hauptsymptom ein wiederkehrendes Ausreißen von Haaren mit sichtbarem Haarverlust ist. Beim jungen Kind ist die Kopfhaut der häufigste Ort der Trichotillomanie (Zero to Three, 2019). Die Klassifikationskriterien des Störungsbildes sind in Tabelle 13-4 aufgelistet.

Epidemiologie

Die Prävalenz des pathologischen Haarausreißens liegt bei ausgewogenem Geschlechterproporz in der Kindheit insgesamt zwischen 0,5–2 %. Im Kindesalter gibt es zwei Manifestationsgipfel, einen zwischen dem 5. und 8. Lebensjahr und einen weiteren um das 13. Lebensjahr. Im Erwachsenenalter sind Frauen deutlich häufiger als Männer betroffen. Im Vorschul- und Säuglingsalter wurde die Störung bislang nicht zufriedenstellend untersucht. Insofern sind für diese Altersspanne keine Prävalenzen bekannt.

Symptomentwicklung und Komorbidität

Auch wenn es nach DC:0-5 (Zero to Three, 2019) derzeit nur wenige Studien zur Trichotillomanie in früher Kindheit gibt, belegen einige Fallstudien, dass dem krankhaften Haarezupfen und -ausreißen in der frühen Kindheit klinische Aufmerksamkeit geschenkt werden sollte. Das Haarezupfen oder das Ausreißen von Haaren kann bei einem jungen Kind schon vor dem Alter von 3 Jahren beginnen, oft als automatisierte Handlung. Es kann sehr bewusst, eher nebenbei oder zu speziellen Zeiten wie z. B. beim Daumenlutschen, Saugen am Schnuller, Nuckeln an der Flasche, Fernsehschauen oder Stillen praktiziert werden. Gelegentlich werden auch Haare anderer Menschen oder von Tieren, Puppen oder Textilien ausgerissen (Flessner et al., 2010). Nach Bruce et al. (2005) tritt die Trichotillomanie insbesondere bei Langeweile, Müdigkeit und Frustration auf. Etwa 5 bis 18 % der Kinder essen die Haare nach dem Ausreißen. In der Folge können durch das unverdauliche Haarknäuel *(Bezoar)* im Darm ein Darmverschluss oder andere gastrointestinale Erkrankungen entstehen. Die Trichotillomanie ist mit anderen Störungen wie der Trichophagie, Angststörungen und Depressionen assoziiert.

Tabelle 13-4: Diagnostischer Algorithmus Trichotillomanie nach DC:0-5 (Zero to Three, 2019, S. 116)

Alle der folgenden Merkmale müssen erfüllt sein.
A. Das Kind zupft wiederholt sein Haar, was zu Bereichen von Haarverlust am Kopf, Wimpern oder Augenbrauen führt.
B. Der Haarverlust ist nicht Folge einer medizinischen oder einer Hauterkrankung.
C. Die Symptome der Störung oder Reaktionen der Bezugspersonen haben erheblichen Einfluss auf die Funktionsfähigkeit des Kindes und der Familie auf eine oder mehrere der folgenden Arten: 1. Verursachen Stress und Leid beim Kind. 2. Beeinträchtigen die Beziehungen des Kindes. 3. Schränken die Teilnahme des Kindes an entwicklungsbedingt erwarteten Aktivitäten und Routinen ein. 4. Schränken die Teilnahme der Familie an Alltagsaktivitäten und Routinen ein. 5. Schränken die Fähigkeit des Kindes ein, neue Fertigkeiten zu lernen und zu entwickeln, oder beeinträchtigen den Entwicklungsprozess.

Ätiologie und Pathogenese

Ätiologisch bedeutsam kann eine familiäre Häufung auch in Kombination mit Zwangs- oder Angststörungen vorliegen. Ebenso können dysfunktionale Familienkonstellationen mit eingeschränkter emotionaler Kommunikation die Entstehung der Trichotillomanie begünstigen (Zero to Three, 2019). Da es sich um eine Impulskontrollstörung handelt, ist letztlich ein genetischer Hintergrund zu vermuten, jedoch nicht belegt.

Diagnose und Differenzialdiagnostik

Bei der Exploration ist es wichtig, häufig auftretende Verhaltensweisen und Rituale zu erfragen, die das Haareausreißen begleiten können. Zu diesen zählen beispielsweise das Aussuchen eines bestimmten Haares zum Reißen, ritualisiertes Ausreißen in einer bestimmten Art und Weise (z. B. an der Haarwurzel), das Reiben der Haare zwischen den Fingern, Durchziehen der bereits ausgerissenen Haare zwischen den Zähnen sowie Kauen oder Essen der Haare. Differenzialdagnostisch sind Hauterkrankungen wie die Alopecia areata auszuschließen. Diese führt durch autoimmune Reaktionen der Haarfollikel zu einem spontanen Haarausfall (Zero to Three, 2019).

Behandlung und Prävention

Die Trichotillomanie ist als eine Störung der Impulskontrolle aufzufassen die häufig gut auf verhaltenstheoretisch fundierte Therapieansätze anspricht (von Gontard, 2019). Wegen des chronischen Verlaufs des Störungsbildes, der assoziierten Beeinträchtigungen und der medizinischen Komplikationen sollte die Behandlung möglichst früh einsetzen. Eine Pharmakotherapie ist im Vorschulalter kontraindiziert.

Verlauf und Prognose

Grundsätzlich ist die Prognose der Trichotillomanie günstig, sofern die Symptome nicht mehr als 6 Monate andauern.

Forschungsdesiderate und Ausblick

Da der Beginn einer Trichotillomanie meist in der (frühen) Kindheit liegt, sind für die Zukunft insbesondere Studien mit jüngeren Betroffenen zu sämtlichen Aspekten wünschenswert, die in diesem Kapitel zur Trichotillomanie mangels Daten nur angerissen werden konnten.

Literatur

Bruce, T. O., Barwick, L. W. & Wright, H. H. (2005). Diagnosis and management of trichotillomania in children and adolescents. *Pediatric Drugs, 7*, 365–376. https://doi.org/10.2165/00148581-200507060-00005

Flessner, C. A., Lochner, C., Stein, D. J., Woods, D. W., Franklin, M. E. & Keuthen, N. J. (2010). Age of Onset of Trichotillomania Symptoms – Investigating Clinical Correlates. *Journal of Nervous and Mental Disease, 198*(12), 896–900. https://doi.org/10.1097/NMD.0b013e3181fe7423

von Gontard, A. (2019). *Psychische Störungen bei Säuglingen, Klein- und Vorschulkindern. Ein praxisorientiertes Lehrbuch.* Stuttgart: Kohlhammer.

Zero to Three. (2019). *DC: 0-5. Diagnostische Klassifikation seelischer Gesundheit und Entwicklungsstörungen der frühen Kindheit.* Stuttgart: Kohlhammer.

13.5 Pathologisches Hautzupfen (Dermatotillomanie)

Definition und Klassifikation

Ähnlich wie die Trichotillomanie ist die Dermatotillomanie eine Störung der Impulskontrolle. Leitsymptomatik ist ein wiederkehrendes Manipulieren der Haut, das zu sichtbaren und teilweise schwerwiegenden, gesundheitsgefährdenden Hautläsionen führt. Nach der DC:0-5 (Zero to Three, 2019) ist das Hautzupfen in der frühen Kindheit kein ungewöhnliches Verhalten. Anders verhält es sich, wenn dieses in ausgeprägter Form praktiziert wird und zu langanhaltenden Wunden führt. Tabelle 13-5 enthält die Klassifikationskriterien der Dermatotillomanie nach der DC:0-5.

Epidemiologie

Im Erwachsenenalter ist ca. 1% der Bevölkerung betroffen. Zur Auftretenshäufigkeit des pathologischen Hautzupfens der frühen Kindheit liegen noch keine Daten vor.

Symptomentwicklung und Komorbidität

Oft ist makroskopisch zu erkennen, dass die Haut in so starkem Maße bearbeitet wird, dass Gewebeschäden und eine erhebliche Beeinträchtigung die Folge sein können. Betroffene erwachsene Patientinnen und Patienten geben an, einen starken inneren Drang zu verspüren, dem sie kaum Widerstand entgegensetzen können. Vernunft und Einsicht sowie das Wissen um die nachfolgenden Schäden bleiben meist wirkungslos. Schon in früher Kindheit kann die nicht steuerbare Manipulation der Haut zu beachtlichen Gewebeschäden (Wunden, Narben) und Schmerzen führen. Die Störung führt bei den Kindern zu einem hohen Leidensdruck und Schamgefühl. Sie schränkt die Teilnahme des Kindes an Gruppen- und Alltagsaktivitäten sowie an Routinen ein. Insgesamt besteht die Gefahr, dass der gesamte Entwicklungsprozess beeinträchtigt wird (Zero to Three, 2019). Als mögliche komorbide Störungsbilder werden in der DC:0-5 Angststörungen, Zwangsstörungen und Trichotillomanie angegeben.

Tabelle 13-5: Diagnostischer Algorithmus Pathologisches Hautzupfen der frühen Kindheit (Dermatotillomanie) nach DC:0-5 (Zero to Three, 2019, S. 119)

Alle der folgenden Kriterien müssen erfüllt sein.
A. Das Kind zupft wiederholt an seiner Haut, an Krusten, oder kleineren Hautschäden, was zu langanhaltenden Wunden führt (z. B. Verletzungen, Läsionen, Schnittwunden).
B. Das Hautzupfen kann nicht vom Kind gesteuert werden.
C. Das Hautzupfen ist nicht Folge einer medizinischen oder einer Hauterkrankung.
D. Die Symptome der Störung oder Reaktionen der Bezugspersonen haben erheblichen Einfluss auf die Funktionsfähigkeit des Kindes und der Familie auf eine oder mehrere der folgenden Arten: 1. Verursachen Stress und Leid beim Kind. 2. Beeinträchtigen die Beziehungen des Kindes. 3. Schränken die Teilnahme des Kindes an entwicklungsbedingt erwarteten Aktivitäten und Routinen ein. 4. Schränken die Teilnahme der Familie an Alltagsaktivitäten und Routinen ein. 5. Schränken die Fähigkeit des Kindes ein, neue Fertigkeiten zu lernen und zu entwickeln, oder beeinträchtigen den Entwicklungsprozess.

Ätiologie und Pathogenese

Nach der DC:0-5 haben junge Kinder mit Familienangehörigen, die von einer Zwangsstörung betroffen sind, ein erhöhtes Risiko, an einer Dermatotillomanie zu erkranken. Insgesamt weiß man aber derzeit wenig über Ursachen oder Bedingungen, die das Auftreten dieser Störung begünstigen. Allgemein vermutet man, dass Stress die Tendenz zum Hautzupfen verstärkt. Folglich können Übergänge in neue Kontexte (Kita, Schule, Umzug in eine neue Wohnung) Auslöser für ein vermehrt auftretendes Hautzupfen sein (Zero to Three, 2019).

Diagnose und Differenzialdiagnostik

Als diagnostisches Hauptmerkmal wird in der DC:0-5 anhaltendes Hautzupfen im Gesicht, auf dem Kopf, an den Armen, Händen oder Beinen angegeben. Beispielsweise wird Schorf von Wunden gekratzt oder die gesamte Haut aufgekratzt. Manche Kinder spielen anschließend mit den Hautpartikeln oder essen den Schorf. Klassische Diagnostikinventare liegen nicht vor.

Behandlung und Prävention

Je älter die betroffenen Kinder werden, desto größer wird aufgrund zunehmender Reflexionsfähigkeit die Tendenz, das Problemverhalten aus Scham zu verschweigen. Für Außenstehende ist somit die Wahrnehmung der Störung nur begrenzt möglich. Da auch die Dermatotillomanie als eine Störung der Impulskontrolle aufzufassen ist, sind im Kontext einer Behandlung ab einem gewissen Alter verhaltenstheoretisch fundierte Therapieansätze zu empfehlen. Zusätzlich sollten Maßnahmen zur Verbesserung des Selbstwertgefühls und zum Erlernen von Techniken zur Anspannungsreduktion erwogen werden. Daneben ist eine sorgfältige Pflege der Haut und die Vorstellung des betroffenen Kindes in einer dermatologischen Praxis anzuraten.

Verlauf und Prognose

Studien zum Verlauf der Störung liegen noch nicht vor.

Forschungsdesiderate und Ausblick

Da der Beginn einer Dermatotillomanie in der (frühen) Kindheit liegen kann, sind für die Zukunft insbesondere Studien mit jüngeren Betroffenen zu sämtlichen Aspekten wünschenswert, die in diesem Kapitel mangels Daten nur angerissen werden konnten.

Literatur

Zero to Three. (2019). *DC: 0-5. Diagnostische Klassifikation seelischer Gesundheit und Entwicklungsstörungen der frühen Kindheit*. Stuttgart: Kohlhammer.

13.6 Andere Zwangsstörungen und verwandte Störungen

Die Klassifikation einer Anderen Zwangsstörung und verwandten Störung wird nach der DC:0-5 (Zero to Three, 2019) vergeben, wenn Kinder persistierende Symptome einer Zwangsstörung haben, diese aber nicht die Klassifikationskriterien einer der vorherigen Störungen dieses Kapitels zur Gänze erfüllen. Da noch keine Studien zu Störungen nach dieser Klassifikation vorliegen, müssen sich die Ausführungen in diesem Kapitel auf die Kriterien des Diagnostischen Algorithmus nach der DC:0-5 beschränken, die in Tabelle 13-6 präsentiert werden.

Literatur

Zero to Three. (2019). *DC: 0-5. Diagnostische Klassifikation seelischer Gesundheit und Entwicklungsstörungen der frühen Kindheit*. Stuttgart: Kohlhammer.

Tabelle 13-6: Diagnostischer Algorithmus Andere Zwangsstörungen und verwandte Störungen nach DC:0-5 (Zero to Three, 2019, S. 121)

Alle der folgenden Kriterien müssen erfüllt sein.
A. Das Kind hat eine oder mehr persistierende Symptome einer Zwangsstörung oder verwandten Störung, aber erfüllt nicht die Kriterien für eine andere Störung in diesem Abschnitt.
B. Die Symptome sind nicht besser erklärbar durch eine andere Störung, für die das Kind die Kriterien erfüllt.
C. Die Symptome der Störung oder Reaktionen der Bezugspersonen haben erheblichen Einfluss auf die Funktionsfähigkeit des Kindes und der Familie auf eine oder mehrere der folgenden Arten: 1. Verursachen Stress und Leid beim Kind. 2. Beeinträchtigen die Beziehungen des Kindes. 3. Schränken die Teilnahme des Kindes an entwicklungsbedingt erwarteten Aktivitäten und Routinen ein. 4. Schränken die Teilnahme der Familie an Alltagsaktivitäten und Routinen ein. 5. Schränken die Fähigkeit des Kindes ein, neue Fertigkeiten zu lernen und zu entwickeln, oder beeinträchtigen den Entwicklungsprozess.
Spezifiziere: 1. Die Störung, die die Symptome des jungen Kindes am besten erklärt. 2. Warum das junge Kind nicht die vollen Kriterien erfüllt.

14 Schlafstörungen

Silvia Stojanov

Frühkindliche Schlafschwierigkeiten sind häufig und werden in Deutschland von etwa 20 % der Eltern von 0- bis 6-jährigen Kindern berichtet (Schlarb et al., 2015). Sie stellen oft eine erhebliche familiäre Belastung dar und können beim Kind zu Beeinträchtigungen der körperlichen, sozioemotionalen und kognitiven Entwicklung führen. Kenntnisse der allgemeinen und kindlichen *Schlafphysiologie* sind daher für eine diagnostische Einordnung der Schlafstörung und effektive Beratung der Eltern essenziell. Schlaf stellt einen lebensnotwendigen, aktiven neurophysiologischen Prozess dar, der besonders in den ersten 5 Lebensjahren großen Veränderungen unterliegt. Diese umfassen die Reifung der Schlaf-Wach-Regulation *(Schlafverhalten)* sowie der inneren rhythmischen Organisation des Schlafs *(Schlafarchitektur)*.

Das *Schlafverhalten* wird durch zwei biologische Systeme gesteuert – das zirkadiane System und das homöostatische System (Bathory & Tomopoulos, 2017). Das *zirkadiane System* (die „innere Uhr") stellt einen regelmäßigen, schlafunabhängigen Prozess dar, der neben Wachheit und Schlaf verschiedene Körperfunktionen wie Körpertemperatur, Atmung, Blutdruck, Herztätigkeit, Harnausscheidung, Hormonproduktion (z. B. Melatonin, Kortisol) und Aufmerksamkeit mit dem 24-Stunden-Tag synchronisiert und durch verschiedene äußere Zeitgeber (Tageslicht, Lärm, regelmäßige Nahrungsaufnahme, soziale Kontakte) angepasst wird. Das zirkadiane System ist im Zwischenhirn lokalisiert und bereits intrauterin funktionstüchtig. Licht als wichtigster Zeitgeber blockiert über die Stimulation von Photorezeptoren der Retina die Ausschüttung des schlaffördernden Hormons Melatonin (Jenni et al., 2014). Das *homöostatische System* (Schlaf-Wach-Homöostase) beschreibt einen vom kumulativen Schlaf abhängigen neurophysiologischen Drang Richtung Schlaf oder Wachheit und sorgt für ein Gleichgewicht zwischen Schlaf und Wachsein. Nach zunehmenden Phasen des Wachseins wird der Schlafdruck mit kompensatorischer Zunahme von Schlaftiefe (Tiefschlaf-Rebound) und Schlafdauer immer größer. Die Schlaf-Wach-Homöostase wird mit der sogenannten Schlaflatenz (Dauer vom Hinlegen bis zum Einschlafen) erfasst. Die homöostatische Regulation setzt erst im 2. oder 3. Lebensmonat ein, weshalb Neugeborene willentlich nicht länger wach gehalten werden können, um danach längere Zeit zu schlafen (Jenni et al., 2014).

Die *Schlafarchitektur* ist durch einen zyklischen Wechsel zwischen *Non-Rapid Eye Movement (NREM)*-Schlaf und *Rapid Eye Movement (REM)*-Schlaf charakterisiert (s. Abbildung 14-1). Die Schlafstadien werden polysomnografisch durch Merkmale aus EEG-Mustern, Augenbewegungen und Muskeltonus definiert. Der NREM-Schlaf hat mit einer relativ geringen Hirnaktivität vermutlich eine regenerative Funktion und besteht aus den folgenden drei Stadien: (1) Übergang vom Wach- zum Schlafzustand, (2) Beginn des Schlafs, (3) Tiefschlaf, Delta- oder Slow-Wave-Schlaf (SWS). Der Tiefschlaf kommt überwiegend im ersten Teil der Nacht vor. Der REM-Schlaf spielt vermutlich eine Rolle bei der Gedächtniskonsolidierung und ist charakterisiert durch periodisches Auftreten von schnellen Augenbewegungen, star-

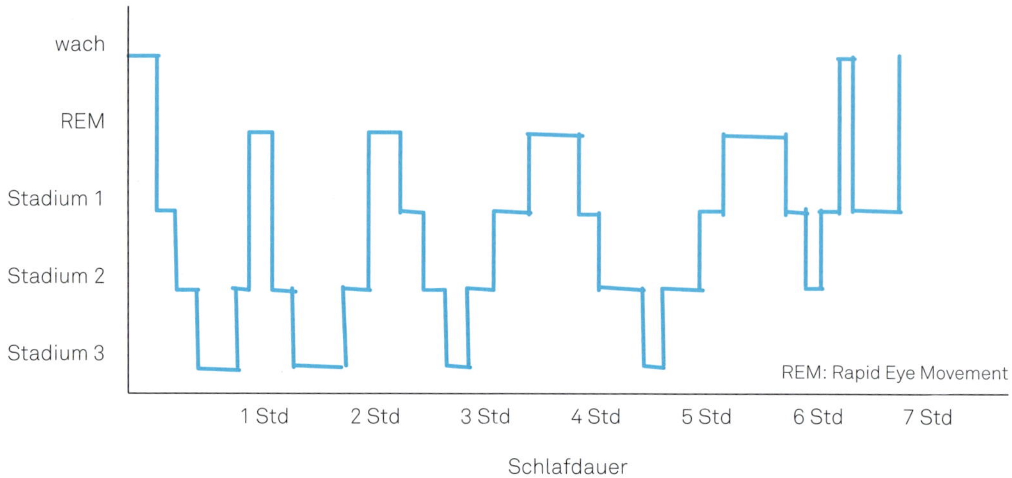

Abbildung 14-1: Beispiel eines nächtlichen Schlafablaufs (adaptiert nach Bathory & Tomopoulos, 2017)

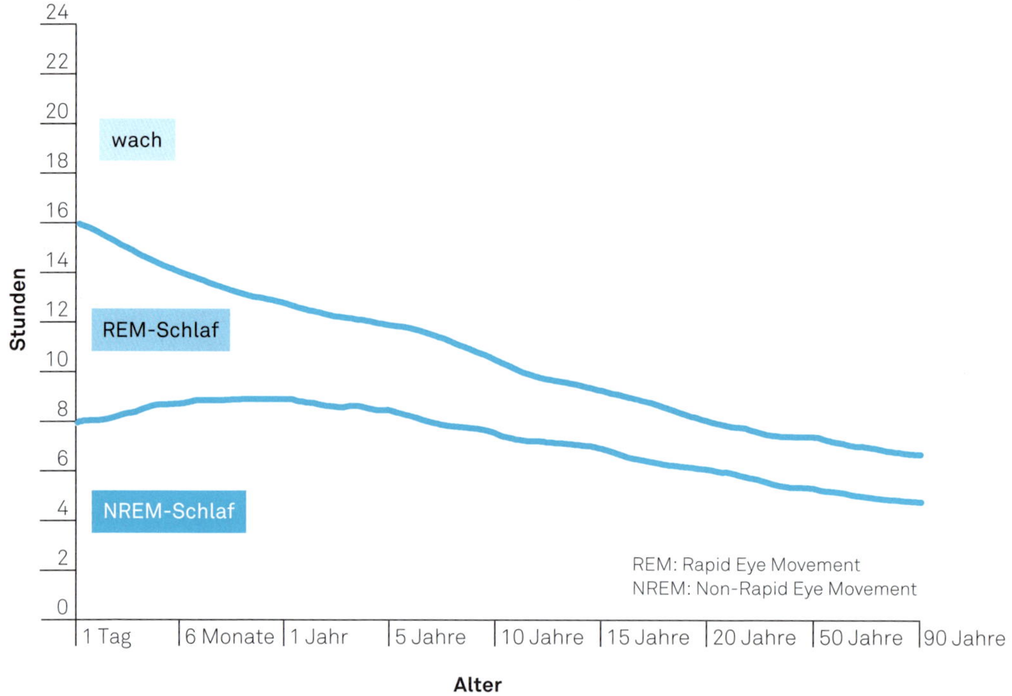

Abbildung 14-2: Anteil des Gesamtschlafs und der Schlafstadien in Abhängigkeit vom Lebensalter (adaptiert nach Roffwarg et al., 1966)

kem Abfall des peripheren Muskeltonus (Muskellähmung) und erhöhte zerebrale Aktivität. Während dieser Schlafphase kommt es zur meisten Traumaktivität. In jedem Schlafzyklus werden die NREM- und REM-Schlafstadien ultradian durchlaufen, wobei im Laufe der Nacht die Dauer des NREM-Schlafs (Tiefschlaf) zugunsten des REM-Schlafs abnimmt.

Tabelle 14-1: Empfohlene Gesamtschlafdauer nach Alter (Paruthi et al., 2016)

Alter	Schlafbedarf pro 24 Stunden
4.–12. Lebensmonat (Neugeborene, Säuglinge)	12–16 Stunden, inkl. Nickerchen
1.–2. Lebensjahr (Kleinkinder)	11–14 Stunden, inkl. Nickerchen
3.–5. Lebensjahr (Vorschulkinder)	10–13 Stunden, inkl. Nickerchen
6.–12. Lebensjahr (Schulkinder)	9–12 Stunden
13.–18. Lebensjahr (Jugendliche)	8–10 Stunden

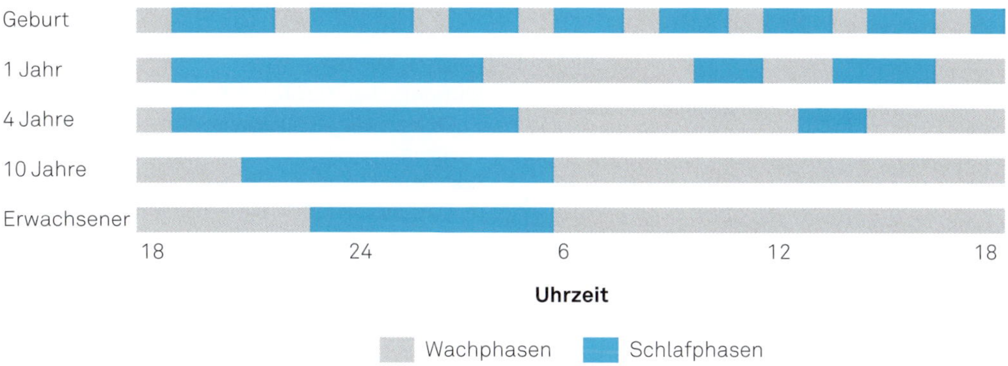

Abbildung 14-3: Schlaf- und Wachphasen im Laufe der Entwicklung (adaptiert nach Borbély, 1984)

Besonders *im frühen Kindesalter* stellt der Schlaf einen komplexen Entwicklungsprozess dar, der die Synchronisation zahlreicher Systeme und Netzwerke erfordert. Bei Neugeborenen besteht ein Schlafzyklus aus nur drei Stadien: aktiver Schlaf (unreifer REM), ruhiger Schlaf (unreifer NREM) und indeterminierter Schlaf. Ab etwa dem 6. Lebensmonat sind die zuvor skizzierten Schlafstadien entwickelt. Der *Anteil des aktiven bzw. REM-Schlafs* sinkt von etwa 50 % der Schlafzeit beim Neugeborenen auf 25 % im 6. Lebensmonat und auf 20 % in der Adoleszenz (s. Abbildung 14-2).

Auch die *Dauer der Tiefschlafphasen (NREM 3)* variiert altersabhängig mit einer Zunahme während des ersten Lebensjahres, einem Maximum in der Kindheit und Abnahme während der Adoleszenz. Jeder Schlafzyklus dauert im Säuglingsalter etwa 50 Minuten, bei Kindern und Erwachsenen zwischen 90 und 110 Minuten. Die *Gesamtschlafdauer* pro Tag variiert individuell, sinkt aber – wie Tabelle 14-1 zu entnehmen ist – insgesamt mit zunehmendem Alter (Paruthi et al., 2016).

Neugeborene verbringen bis zu 80 % und Kleinkinder mindestens 50 % pro 24 Stunden schlafend, während Erwachsene nur 25–35 % des Tages schlafen. Auch die *Verteilung der Schlafperioden* über 24 Stunden verändert sich (s. Abbildung 14-3). Im 6.–9. Lebensmonat erfolgt eine Verschiebung des Schlafs in die Nachtstunden, sodass ab dem 9. Lebensmonat 70–80 % der Säuglinge nachts durchschlafen können. Bis zum 3. Lebensjahr werden noch 2 Nickerchen von jeweils bis zu 2 Stunden am Vormittag und am frühen Nachmittag benötigt (polyphasischer Schlafrhythmus). Im Vorschulalter wird der Schlafrhythmus biphasisch (Mittags- und Nachtschlaf) und ab dem Schulalter ist in der Regel der monophasische Schlafrhythmus (Nachtschlaf) etabliert. Parallel zu diesen physiologischen Reifungsprozessen muss das Kind lernen, selbstständig ein- bzw. wiedereinzuschlafen, wobei diese Entwicklung der schlafbezogenen Selbstregulation die Unterstützung der Bezugspersonen erfordert.

Zusammenfassend lässt sich festhalten, dass sich der kindliche Schlaf aus einem komplexen Zusammenspiel von biopsychosozialen Faktoren (z.B. physiologische Reifungsprozesse beim Kind, Temperament, Eltern-Kind-Interaktion, Schlafumgebung) entwickelt, welches eine große Anpassungsleistung erfordert und entsprechend störungsanfällig ist.

Literatur

Bathory, E. & Tomopoulos, S. (2017). Sleep Regulation, Physiology and Development, Sleep Duration and Patterns, and Sleep Hygiene in Infants, Toddlers, and Preschool-Age Children. *Current Problems in Pediatric and Adolescent Health Care, 47*(2), 29–42. https://doi.org/10.1016/j.cppeds.2016.12.001

Borbély, A. (1984). *Das Geheimnis des Schlafs*. Stuttgart: Deutsche Verlags-Anstalt GmbH.

Jenni, O.G., Benz, C., Hunkeler, P. & Werner, H. (2014). Schlafphysiologie bei Kindern und deren Bedeutung für die Behandlung von nicht-organischen Schlafstörungen. *Therapeutische Umschau, 71*(11), 647–655. https://doi.org/10.1024/0040-5930/a000605

Paruthi, S., Brooks, L.J., D'Ambrosio, C., Hall, W.A., Kotagal, S., Lloyd, R.M., Malow, B.A., Maski, K., Nichols, C., Quan, S.F., Rosen, C.L., Troester, M.M. & Wise, M.S. (2016). Recommended amount of sleep for pediatric populations: a consensus statement of the American Academy of Sleep Medicine. *Journal of Clinical Sleep Medicine, 12*(6), 785–786.

Roffwarg, H.P., Muzio, J.N. & Dement, W.C. (1966). Ontogenetic development of the human sleep-dream cycle. *Science, 152*(3722), 604–619.

Schlarb, A.A., Gulewitsch, M.D., Weltzer, V., Ellert, U. & Enck, P. (2015). Sleep duration and sleep problems in a representative sample of German children and adolescents. *Health, 7*(11), 1397–1408. https://doi.org/10.4236/health.2015.711154

14.1 Einschlafstörung

Einschlafstörungen treten häufig gemeinsam mit Durchschlafstörungen auf bzw. werden unter Insomnie subsummiert. Daher ist in den folgenden Ausführungen eine kategorische Trennung zwischen Ein- und Durchschlafstörungen nicht immer aufrechtzuerhalten.

Definition und Klassifikation

Die individuelle Entwicklung und Konsolidierung des kindlichen Schlafs erschwert oft eine Abgrenzung der normalen, entwicklungsbedingten Krisen von Schlafstörungen sowie eine allgemeine Definition frühkindlicher Schlafstörungen. Zu den Ein- und Durchschlafstörungen liegen umfassende Übersichten und leitlinienbasierte Empfehlungen vor (Bolten et al., 2013; von Gontard, 2019), wobei in den aufgeführten Studien oft nicht eindeutig zwischen Schlafproblemen und -störungen unterschieden wird. Einschlafstörungen liegt eine Störung der Schlaflatenz, d.h. der Zeit vom Hinlegen bis zum Schlafbeginn, zugrunde, welche bei jungen Kindern trotz interindividueller Variabilität in der Regel nicht länger als 30 Minuten dauert.

Die DC:0-5 (Zero to Three, 2019) definiert Einschlafstörungen (s. Tabelle 14-2) durch eine in den meisten Nächten mehr als 30 Minuten dauernde Einschlafzeit bei einem mindestens 6 Monate alten Kind. Die Störung wird nicht durch eine andere Erkrankung erklärt, muss mindestens 4 Wochen andauern und das Kind bzw. die Bezugspersonen erheblich beeinträchtigen.

In den beiden traditionellen Klassifikationssystemen – ICD-10 (Weltgesundheitsorganisation, 2011) und DSM-5 (American Psychiatric Association, 2015) – werden die kindlichen Einschlafstörungen der nichtorganischen Insomnie (ICD-10: F 51.0) bzw. der Insomnie (DSM-5) zugeordnet. Allerdings bilden beide Diagnoseschemata Insomnien des frühen Kindesalters nicht ab, sodass sie für diagnostische Zwecke in diesem Alter wenig hilfreich sind. Die AWMF-Leitlinien zu psychischen Störungen im Säuglings-, Kleinkind- und Vorschulalter der Deutschen Gesellschaft für Kinder- und Jugendpsychiatrie,

Tabelle 14-2: Diagnostischer Algorithmus Einschlafstörung nach DC:0-5 (Zero to Three, 2019, S. 123 f.)

Alle folgenden Kriterien müssen zutreffen.
A. Der Säugling/das Kleinkind braucht in den meisten Nächten mehr als 30 Minuten, um einzuschlafen.
B. Das Schlafproblem wird nicht besser durch ein Symptom einer anderen Erkrankung erklärt.
C. Die Symptome der Störung oder Reaktionen der Bezugspersonen haben erheblichen Einfluss auf die Funktionsfähigkeit des Kindes und der Familie auf eine oder mehrere der folgenden Arten: 1. Verursachen Stress und Leid beim Kind. 2. Beeinträchtigen die Beziehungen des Kindes. 3. Schränken die Teilnahme des Kindes an entwicklungsbedingt erwarteten Aktivitäten und Routinen ein. 4. Schränken die Teilnahme der Familie an Alltagsaktivitäten und Routinen ein. 5. Schränken die Fähigkeit des Kindes ein, neue Fertigkeiten zu lernen und zu entwickeln, oder beeinträchtigen den Entwicklungsprozess.
Alter: Das Kind muss mindestens 6 Monate alt sein.
Dauer: Die Symptome müssen über einen Zeitraum von mindestens vier Wochen vorhanden sein.

Psychosomatik und Psychotherapie (s. dazu das Internet-Portal der Arbeitsgemeinschaft der Wissenschaftlichen Medizinischen Fachgesellschaften: AWMF online) empfehlen die Diagnose der Einschlafstörung, wenn dem Kind das Einschlafen nur mit Einschlafhilfe der Eltern gelingt und die Einschlafdauer mehr als 20–30 Minuten beträgt. Das Kind muss mindestens 12 Monate alt sein und die Symptomatik über mindestens einen Monat andauern.

Die ICSD-3 (Internationale Klassifikation der Schlafstörungen; American Academy of Sleep Medicine, 2014) definiert für das Kleinkindalter die verhaltensbezogene Insomnie, die ebenfalls das Elternverhalten miteinbezieht und in zwei Typen eingeteilt wird: (1) Einschlafstörung aufgrund inadäquater Einschlafassoziationen (sleep-onset association) und (2) Schlafstörung aufgrund inadäquaten Erziehungsverhaltens (limit-setting). Während bei erstem Subtyp die Abhängigkeit des Kindes von speziellen Einschlafbedingungen (wie Präsenz der Eltern) im Vordergrund steht, ist der zweite Subtyp vor allem durch Widerstände gegen das Zubettgehen aufgrund von fehlender oder inadäquater elterlicher Vorgaben hinsichtlich Einschlafritualen bzw. Einschlafregeln gekennzeichnet.

Epidemiologie

Schlafstörungen stellen in der frühen Kindheit ein häufiges Problem dar, wobei die Prävalenzraten abhängig von den jeweils angewandten Diagnosekriterien sowie länderspezifisch und damit kulturabhängig zwischen 4 und 41 % variieren (Calhoun et al., 2014). Da Ein- und Durchschlafstörungen häufig gemeinsam auftreten bzw. unter Insomnie subsummiert werden, liegen überwiegend Prävalenzzahlen für beide Schlafstörungen gemeinsam vor. Basierend auf mittels Elternfragebögen erhobenen Daten im Rahmen der Studie zur Gesundheit von Kindern und Jugendlichen in Deutschland (KiGGS) wurden Schlafprobleme bei 22,6 % der 0- bis 2-Jährigen bzw. bei 16 % der 3- bis 6-jährigen Kinder berichtet (Schlarb et al., 2015). Einschlafschwierigkeiten wiesen etwa 9 % der 0- bis 6-jährigen Kinder auf. Das gleichzeitige Vorliegen von Ein- und Durchschlafschwierigkeiten wurde in dieser Studie bei 4,5 % (0–2 Jahre) bzw. 2,7 % (3–6 Jahre) der Kinder gezeigt. Zwischen Jungen und Mädchen gab es keine statistisch signifikanten Unterschiede. Diese Daten decken sich annähernd mit den Ergebnissen einer internetbasierten Studie, im Rahmen derer die Eltern von 0- bis 3-jährigen Kindern deren Schlafstörung als leichtes (23 %) bzw. schwerwiegendes Problem (2 %) erlebten, wobei die Zeit bis zum Einschlafen und das nächtliche Erwachen als besonders belastend benannt wurden (Sadeh et al., 2009).

Symptomentwicklung und Komorbidität

Die Kernsymptomatik der Einschlafstörung ist durch eine verlängerte Einschlaf- bzw. Wiedereinschlafdauer gekennzeichnet. Besonders im Säuglings- und Kleinkindalter werden dann zum Einschlafen die Anwesenheit der Eltern oder bestimmte Bedingungen bzw. Hilfsmittel eingefordert wie stundenlanges Herumtragen, Fläschchen geben, Spielen, Medikamente oder Herumfahren im Auto, sodass es zum Erlernen falscher Einschlafassoziationen kommt (Schlarb, 2018). Wenn das Kind nachts erwacht, kann es ohne die gewohnten Einschlafbedingungen nicht wieder einschlafen. Diese Schlafstörung sistiert typischerweise zwischen dem 3. und 4. Lebensjahr (Meltzer, 2010). Zu beachten ist allerdings, dass exogene Einschlafhilfen wie Schlafen im Elternbett (Co-Sleeping) nicht zwangsläufig Ausdruck einer Schlafstörung sind, da diese Schlafgewohnheiten vor allem in den ersten Lebensjahren sehr verbreitet sind und in vielen Kulturen Anwendung finden (Sadeh et al., 2009). Ausschlaggebend ist in diesem Kontext das Kriterium der elterlichen bzw. kindlichen Belastung. Kinder im Vorschulalter zeigen eher Widerstände gegen das Zubettgehen, die sich auf unterschiedliche Weise manifestieren können, z. B. Rufen, Schreien, Weinen, Verlangen nach Essen oder Getränken, Weigerung ins Bett zu gehen bzw. wieder aus dem Bett herausklettern (Mindell et al., 2006).

Ursächlich liegen meist elterliche Schwierigkeiten beim Einsatz geeigneter Einschlafregeln und Einschlafrituale sowie deren konsequente Umsetzung zugrunde. Auch eine altersinadäquate Schlafhygiene kann zu entsprechenden Einschlafschwierigkeiten führen.

Der in der Folge resultierende Schlafmangel kann im frühen Kindesalter zu Beeinträchtigungen der körperlichen und kognitiven Entwicklung sowie Affekt- und Verhaltenssteuerung führen. Bereits bei Neugeborenen wurde nachgewiesen, dass Schlaf eine wichtige Rolle bei Lernprozessen und der Gedächtnisbildung spielt (Fifer et al., 2010). Schlaf ist in der frühen Kindheit besonders für die Reifung des Frontalhirns von Bedeutung, welches die Entwicklung der Verhaltens- und Affektsteuerung sowie der exekutiven Funktionen wie Aufmerksamkeit, Arbeitsgedächtnis und Impulskontrolle fördert (Huhdanpää et al., 2018). Übereinstimmend zeigten Bruni et al. (2020), dass eine chronische Insomnie bei Kindern im Alter von 24 bis 71 Monaten im Vergleich zu gesunden Kindern mit einer signifikanten Verschlechterung der exekutiven Funktionen korreliert. Späte Zubettgehzeiten und Schlafmangel scheinen im Säuglings- und Kleinkindalter sowohl assoziiert mit als auch prädiktiv für sozioemotionale Probleme wie internalisierende Verhaltensauffälligkeiten (z.B. Depression, Rückzug, Ängstlichkeit, Trennungsstress, Hemmung) zu sein (Mindell et al., 2017). Im Gegensatz zu jugendlichen Insomniepatienten, die häufig unter Tagesmüdigkeit mit Beeinträchtigung ihrer Alltagsaktivitäten leiden, neigen Vorschulkinder eher dazu, hyperaktives Verhalten zu zeigen. Auch physiologische Konsequenzen des frühkindlichen Schlafmangels sind mittlerweile durch zahlreiche Studien untermauert. So ist eine kürzere Schlafdauer, definiert mit weniger als 10 Stunden pro Nacht, bei präpubertären Kindern mit einem höheren Body-Mass-Index (BMI) assoziiert (Baird et al., 2016).

Ein- und Durchschlafstörungen treten schon im frühen Kindesalter *komorbid* oder im Kontext mit psychischen und organischen Erkrankungen auf, wobei es meist zu einer wechselseitigen Beeinflussung kommt (Conway et al., 2017). Huhdanpää et al. (2018) zeigten, dass im Vergleich zu einer gesunden Kontrollpopulation alle der untersuchten 3- bis 7-jährigen Kinder mit psychiatrischen Symptomen Schlafprobleme bzw. eine verkürzte Schlafdauer aufwiesen und der Ausprägungsgrad der psychiatrischen Symptome mit den Schlafproblemen positiv korrelierte. Während im Säuglingsalter Schlafstörungen mit Fütterstörungen einhergehen können (Tauman et al., 2011), finden sich Schlafstörungen komorbid bei Kleinkindern mit Angststörungen, depressiven Störungen und ADHS sowie Autismus-Spektrum-Störung (ASS) und anderen Entwicklungsstörungen (Frölich et al., 2019; Licis, 2017). Des Weiteren zeigen Kleinkinder mit Neurodermitis, infantiler Zerebralparese, geistiger Behinderung, Epilepsie und körperlichen Behinderungen sowie unreife Frühgeborene ein erhöhtes Risiko für Schlafstörungen.

Frühkindliche Ein- und Durchschlafstörungen können auch die Eltern bzw. Bezugspersonen in erheblichem Maße beeinträchtigen. Diese klagen dann über eigene Müdigkeit, vermehrten Stress in der Familie bzw. Paarbeziehung und eine verringerte Leistungsfähigkeit (Brandhorst et al., 2017). Dabei stellt insbesondere das elterliche Kompetenzerleben im Umgang mit den kindlichen Schlafproblemen einen entscheidenden Faktor für die Entstehung eines Überforderungssyndroms aufseiten der Eltern dar, die dann mit altersunangemessenen Beruhigungs- und Einschlafhilfen reagieren und so letztlich zur Persistenz oder Aggravation der Symptomatik beitragen (Sadeh et al., 2009). Des Weiteren ist in diesem Zusammenhang eine erhöhte Depressivität der Mütter beschrieben (Mindell et al., 2006). In einer Querschnittsstudie mit 216 Kindern konnte gezeigt werden, dass eine Schlafdauer von weniger als 10 Stunden pro Tag im Alter von 4 bis 5 Jahren mit einer mittel- bis schwergradigen mütterlichen Depression assoziiert war (Schultz et al., 2020). Diese Daten unterstreichen, wie wichtig eine frühzeitige Beratung bzw. Exploration der Eltern hinsichtlich eigener Belastungen für die Verbesserung der kindlichen Schlafqualität ist (s. Kap. 14.1).

Ätiologie und Pathogenese

Die Entwicklung von Ein- und Durchschlafstörungen im frühen Kindesalter unterliegt einer multifaktoriellen Genese, wobei das Alter des Kindes aufgrund der physiologischen und entwicklungsassoziierten Veränderungen von Schlaf und Selbstregulation einen wichtigen Einflussfaktor darstellt. Nach Mindell et al. (2017) entstehen Schlafstörungen im komplexen Zusammenspiel von intrinsischen, d.h. kindlichen Faktoren (pränatale Faktoren, Temperament, Reifung, psychische und physische Gesundheit), und extrinsischen Faktoren (Eltern, Eltern-Kind-Interaktion, Umgebung). Hinsichtlich der elternbezogenen Faktoren spielen eigene Verlust- und Trennungserlebnisse, eine traumatisch erlebte Geburt, eigene Schlafstörungen oder psychische Störungen wie Depressionen eine wichtige ätiologische Rolle, da diese zu Schuldgefühlen mit Vermeidungsverhalten sowie unzureichenden Grenzsetzungen führen können (Mindell et al., 2006). Bei den Umgebungsfaktoren gilt es, bereits in der frühen Kindheit in zunehmendem Maße den Medienkonsum zu beachten, der in einer Metaanalyse vor allem bei Säuglingen und Kleinkindern mit Beeinträchtigungen zahlreicher Schlafparameter wie Gesamtschlafdauer, nächtliches Erwachen, Einschlaflatenz einherging (Janssen et al., 2020). Genuneit et al. (2018) konnten im Rahmen einer Ulmer Geburtskohortenstudie zeigen, dass 39 % der Eltern von 2- bis 3-jährigen Kindern abends nicht vorlasen oder Bilderbücher anschauten. Eine verringerte Schlafdauer manifestiert sich dann oft durch mehr Medienkonsum am Abend (Schlarb, 2018).

Das gehäufte Auftreten einer Insomnie (30–80 %) bei Kindern mit einer ASS oder ADHS lässt bei diesen Kindern neurobiologisch einen Übererregungszustand (Arousal) vermuten, der aus aktivierten Erregungsnetzwerken oder hypoaktiven schlafinduzierenden Signalwegen (wie Dysregulation der Melatoninsynthese) oder beidem resultiert. Die bislang vorliegenden Studienergebnisse ergaben jedoch inkonsistente Ergebnisse (Maski & Owens, 2016).

Diagnose und Differenzialdiagnostik

Zur Diagnostik von Ein- und Durchschlafstörungen im frühen Kindesalter liegen evidenzbasierte Leitlinien bzw. Übersichten vor (Bolten et al., 2013). Demnach ist ein wesentlicher Baustein eine umfassende Anamnese mit Fokussierung folgender Aspekte: spezifische Aspekte des Schlafproblems (vgl. die Aspekte der Schlafanamnese nach Prehn-Kristensen et al. (2018) im Folgenden), kindliche Eigenschaften wie Temperament oder Erkrankung, proximale

Aspekte der Schlafanamnese nach Prehn-Kristensen et al. (2018)

- Schlafgewohnheiten (Kurz-/Langschläfer, Chronotyp)
- Schlafumstände (alleine schlafen, Co-Sleeping)
- Schlafhygiene
- Einschlafassoziationen bzw. Einschlafängste
- Zubettgehzeit
- Dauer bis zum Einschlafen, Verhalten und Befinden währenddessen
- Nächtliches Aufwachen (Häufigkeit, Dauer, Verhalten währenddessen, Zeit bis zum Wiedereinschlafen)
- Verhalten während des Schlafs (z.B. Unruhe, Schnarchen, Einnässen, Schwitzen, Bewegungen, Schreien, Angst, Aufstehen während des Schlafs mit Wachheitszustand)
- Verhalten der Eltern/Bezugsperson während des Einschlafens und Aufwachens
- Gesamtschlafdauer
- Morgendliches Erwachen (spontanes Wachwerden, Erweckbarkeit)
- Befindlichkeit nach dem Erwachen
- Müdigkeit und Schlafphasen tagsüber
- Kognitive Fähigkeiten (z.B. Konzentration, Leistungsfähigkeit, Gedächtnis)
- Hyperaktivität, Stimmung

Faktoren wie Muster der Eltern-Kind-Interaktion, Eigenschaften der Eltern und Familienkontext sowie distale Faktoren wie Kultur und Umgebung.

Als besonders bedeutsam für die Erhebung der Schlafprobleme wird die Erfassung der schlafhygienischen Maßnahmen und -routinen hervorgehoben (vgl. die Empfehlungen für die Schlafhygiene nach Prehn-Kristensen et al. (2018) im Folgenden). So erhöht z. B. eine späte Zubettgehzeit die Wahrscheinlichkeit für anhaltende Einschlafstörungen und einen verkürzten Nachtschlaf. Wenn Kinder schlafend – anstelle von müde, aber wach – ins Bett gelegt werden, kann dies das Risiko für eine verlängerte Einschlaflatenz sowie häufigeres nächtliches Erwachen verdoppeln. Ergänzend sollte ein 24-Stunden-Protokoll über ein bis zwei Wochen geführt werden, um Schlaf- und Wachzeiten gegebenenfalls Fütterzeiten sowie das Interaktionsverhalten zu erfassen. Häufig hat bereits das Führen eines Schlaf-Wach-Protokolls therapeutische Wirkung (Beispiel eines 24-Stunden-Protokolls in Jenni et al., 2014).

Des Weiteren wird eine Objektivierung der Schlafstörungen mittels standardisierter Fragebögen empfohlen, da Schlafstörungen nach subjektiv elterlichem Erleben wesentlich häufiger berichtet werden. Weil Eltern- und Kindeinschätzung allerdings divergieren können, sollte nach Möglichkeit neben den Eltern bzw. Bezugspersonen auch das Kind befragt werden. Dazu eignen sich Screening-Fragebögen für Eltern wie der *Childrens Sleep Habits Questionnaire (CSHQ-DE)* (Schlarb et al., 2010) für Kinder im Alter von 4 bis 10 Jahren. Dieser erfasst Zubettgehschwierigkeiten, Einschlafverzögerung, unzureichende Schlafdauer, schlafbezogene Ängste, nächtliches Erwachen, Parasomnien, schlafbezogene Atemstörungen und Tagesschläfrigkeit. Als weiteres Inventar ist der *Pediatric Sleep Questionnaire (PSQ-DE)* (Chervin et al., 2000) für Kinder im Alter von 2 bis 18 Jahren zu empfehlen. Dieses Inventar erfasst insbesondere Symptome, die auf eine schlafbezogene Atmungsstörung, Tagesschläfrigkeit

Empfehlungen für die Schlafhygiene nach Prehn-Kristensen et al. (2018)

- Geregelter Tagesablauf mit geregeltem Tagschlaf und regelmäßigen Bettgehzeiten (Rhythmusregulation), auch am Wochenende
- Vorschulkinder: zusätzliche Schlafphasen am Tag eher kurz und nicht zu nahe an der Nachtschlafphase, nicht nach 15 Uhr (homöostatische Schlaf-Wach-Regulation)
- Ausreichend körperliche Aktivität tagsüber
- Keine aufregenden oder anstrengenden Aktivitäten vor dem Einschlafen
- Vermeidung von hellem Licht, vor allem im blauwelligen Bereich (wie LCD-Bildschirme auf Mobiltelefonen, Tablets, TV) 30 Minuten vor der Bettgehzeit und bei nächtlichem Erwachen
- Vermeidung von abendlichem Medienkonsum vor allem eine Stunde vor der Bettgehzeit
- Einschlafrituale (zwischen 15 und 30 Minuten) abhängig vom Alter des Kindes
- Ruhige, abgedunkelte, angenehm temperierte Schlafumgebung
- Bequemer Schlafplatz, der nicht mit anderen Tätigkeiten oder Erfahrungen wie Spielen, Handynutzung, Fernsehen, Hausaufgaben machen oder Bestrafung assoziiert ist
- Essen/Trinken:
  - Bereits in der frühen Kindheit Einführung eines Verhaltensmusters mit tagsüber füttern, nachts schlafen
  - Keine anregenden Getränke oder/und Süßigkeiten vor dem Schlafen
  - Nichteingehen auf Trink-/Essenswünsche des Kindes, die nur der Verzögerung des Schlafens dienen
  - Vermeidung von Hunger und Durst, aber auch von größeren Mahlzeiten oder größerer Flüssigkeitszufuhr vor der Bettgehzeit; Klein- und Vorschulkinder: Vermeidung von nächtlichem Essen/Trinken
- Nichteingehen auf Wünsche/Forderungen des Kindes, die nur der Verzögerung des Schlafens dienen

sowie schlafassoziierte Verhaltensstörungen hinweisen. Darüber hinaus werden Ein- und Durchschlafstörungen, schlafbezogene Bewegungsstörungen und Parasomnien erhoben. Für Kinder im Alter von 5 bis 10 Jahren steht der *Childrens Sleep Comic (CSC)* (Schwerdtle et al., 2016) als Selbstbeurteilungsinstrument zur Erfassung von Insomnien und Schlafgewohnheiten zur Verfügung. Sämtliche Fragebögen stehen auf der Homepage der Deutschen Gesellschaft für Schlafmedizin (www.dgsm.de) zum Download zur Verfügung. Eine internistische und neurologische körperliche Untersuchung sowie die psychische Exploration des Kindes sind ebenso wie eine Medikamentenanamnese erforderlich, um Komorbiditäten oder andere zugrundeliegende Störungen zu erfassen. Schlaflaboruntersuchungen hingegen sind nur in Ausnahmefällen erforderlich. Die Erfassung von elterlichen psychischen Störungen und gegebenenfalls Behandlung wird ebenfalls empfohlen.

Differenzialdiagnostisch müssen andere Schlafstörungen (wie Pavor nocturnus) und körperliche Erkrankungen wie Obstruktion der Atemwege (vergrößerte Adenoide), gastroösophagealer Reflux, Schlafapnöen, neurologische Erkrankungen wie schlafassoziierte Epilepsien oder auch das Restless-Legs-Syndrom ausgeschlossen werden. Da sich Schlafmangel und Insomnie bei Kindern häufig eher durch hyperaktive und unkonzentrierte Verhaltensweisen äußern, sollte differenzialdiagnostisch auch ADHS erwogen werden. Des Weiteren müssen komorbide psychische Störungen erfasst werden.

Behandlung und Prävention

Für die Behandlung von Ein- und Durchschlafstörungen im frühen Kindesalter liegen aufgrund von zahlreichen qualitativ hochwertigen Studien leitlinien- und evidenzbasierte Empfehlungen vor (Bolten et al., 2013; Schlarb, 2018).

Die Grundlage der Behandlung bildet eine entwicklungsorientierte, interaktionszentrierte und alltagsstrukturierende *Beratung* mit dem Ziel einer Rhythmisierung von Essens- und Schlafzeiten sowie etwa ab dem 3. Lebensmonat einer Erhöhung des homöostatischen Schlafdrucks. Eine effektive Beratung erfordert daher eine *Psychoedukation* zum altersabhängigen Schlafbedarf (s. Tabelle 14-1) und Schlafverhalten, den Schlaf beeinflussende Umgebungsfaktoren sowie Folgen von Schlafmangel bzw. schlechter Schlafqualität. Als besonders wirksam erwies sich die Implementierung von *Einschlafritualen*, d.h. regelmäßigen, positiven, ruhigen Routinen vor dem Einschlafen, welche Sicherheit und Beruhigung vermitteln (Gradisar et al., 2016) sowie die *Stimuluskontrolle* und strukturierte Bettroutine (Meltzer & Mindell, 2014). Bei der Stimuluskontrolle sollen dem Kind vor allem einschlaffördernde Assoziationen vermittelt werden, d.h., das Bett soll mit Ruhe und Entspannung assoziiert werden und ist ausschließlich zum Schlafen da. Die *strukturierte Bettroutine* (Schlarb, 2018) fokussiert insbesondere auf Aspekte wie Schlafstätte (Sicherheit), Zubettgehen (müde, aber wach), Rhythmus (Rhythmisierung von Fütter-/Essens- und Schlafzeiten) und Tagschlaf (altersabhängiger Schlafrhythmus).

Wenn diese Beratung nicht ausreicht, wird der *Einsatz von verhaltenstherapeutischen Maßnahmen* empfohlen, welche die folgenden operanten Methoden umfassen. Bei der *unmodifizierten Extinktion* wird das Kind zur gewohnten Schlafzeit ins Bett gelegt und die Eltern ignorieren das Verhalten des Kindes (z.B. Weinen, Schreien, Rufen) bis zum nächsten Morgen. Die *graduierte Extinktion* sieht vor, dass das Verhalten des Kindes nach dem Zubettgehen für vorher festgelegte Zeiträume ignoriert wird, bis die Eltern ihr Kind wieder kurz beruhigen dürfen. Dies geschieht entweder nach einem progressiven (Ausweitung der Zeiträume) oder festgelegten Zeitschema (alle 5 Minuten). Im Rahmen der *faded bedtime* wird das Kind zunächst zu einer späteren, dem Schlafbedürfnis entsprechenden Zeit ins Bett gelegt. Im dann folgenden *Fading* wird die Einschlafzeit schrittweise um 15 bis 30 Minuten nach vorne verlegt.

Bei der Umsetzung des *festgelegten Weckens (scheduled awakening)* wird das Kind 15 bis 30 Minuten, bevor es selbstständig aufwachen würde, aufgeweckt und dann von den Eltern so beruhigt, als wäre es spontan erwacht. Im weiteren Verlauf werden die Intervalle verlängert, sodass es zu einem Fading kommt. In zwei randomisiert-kontrollierten Studien führten die verhaltenstherapeutischen Interventionen zu keinen negativen Kurzzeit- oder Langzeitauswirkungen (Katamnese 5 Jahre) auf die beim Kind oder dessen Betreuungsperson erhobenen kognitiven, emotionalen, stressbezogenen oder Bindungsparameter (Gradisar et al., 2016; Price et al., 2012). Auch die Vermittlung von durch die Eltern unterstützten altersadäquaten *Massage- und Entspannungstechniken* kann für die frühkindliche Insomniebehandlung hilfreich sein (Schlarb, 2018). Die genannten Verfahren sind – mit Ausnahme der Extinktionsverfahren – im Rahmen eines manualisierten und strukturierten Trainingsprogramms für Eltern von Kindern mit Schlafproblemen im Alter von 0,5 bis 4 Jahren enthalten und umfassen sechs Elternsitzungen (*Mini-KiSS*; Schlarb et al., 2011). Die beschriebenen verhaltenstherapeutischen Interventionen haben sich in mehreren Studien als wirksam erwiesen (Meltzer & Mindell, 2014). Auch die Eltern profitieren hinsichtlich eines verbesserten eigenen Schlafs von den schlafbezogenen Interventionen ihres Kindes. Eine Verbesserung der mütterlichen Befindlichkeit, insbesondere der depressiven Verstimmungen wurde beschrieben (Gradisar et al., 2016; Price et al., 2012).

Psychodynamische Behandlungsansätze werden im Falle von nicht ausreichenden oder nicht umsetzbaren Extinktionsverfahren empfohlen. Die *Psychodynamische Eltern-Kind-Therapie* (SKEPT; Cierpka & Windaus, 2007) scheint besonders bei Schlafstörungen geeignet, die mit einer Trennungsproblematik oder Ängsten der Eltern einhergehen.

Eine *psychopharmakologische Behandlung* der Insomnie wird im frühen Kindesalter aufgrund der deutlichen Überlegenheit der verhaltenstherapeutischen Interventionen (Mindell et al., 2006) nicht empfohlen. Sollten diese jedoch über die Dauer von 2 bis 4 Wochen keinen Effekt zeigen, kann eine Medikation für maximal einen Monat erwogen werden. Bei Einschlafstörungen wird Melatonin in einer Dosierung von 1 bis 3 mg abends über mindestens 10 bis 14 Tage empfohlen (Gleason et al., 2007). Metaanalysen und placebokontrollierte Studien zeigten vor allem bei Kindern mit ASS, ADHS sowie neurologischen Entwicklungsstörungen eine signifikante Verbesserung der Einschlaflatenz, der Schlafdauer und der Wachzeit nach dem Einschlafen, jedoch nicht hinsichtlich der Häufigkeit des nächtlichen Erwachens (Ferracioli-Oda et al., 2013; McDonagh et al., 2019). Retardiertes Melatonin ist seit 2019 zur Behandlung von ASS und dem Smith-Magenis-Syndrom ab einem Alter von 2 Jahren zugelassen. Der Einsatz anderer Medikamente wie pflanzliche Präparate, Diphenhydramin, Chloralhydrat, Benzodiazepine ist absoluten Ausnahmen vorenthalten bzw. prinzipiell nicht zu empfehlen.

Verlauf und Prognose

Obwohl Schlafstörungen im Kindesalter mit zunehmendem Alter seltener werden, neigen sie bereits im frühen Kindesalter zur Persistenz und Chronifizierung. In einer prospektiven Geburtskohortenstudie wurde gezeigt, dass bei 21 % der Kinder mit Schlafproblemen im Säuglingsalter (nächtliches Erwachen, kürzere Schlafdauer) diese bis zum 36. Lebensmonat persistierten (Byars et al., 2012). Die Persistenz von Einschlafstörungen bzw. Durchschlafstörungen über einen Beobachtungszeitraum von 6 Monaten wurde in einer anderen Studie bei normal entwickelten Kindern mit einer Häufigkeit von 2 % bzw. 3 % beschrieben (Goodlin-Jones et al., 2007). Dies ist bedeutsam, da Schlafstörungen im frühen Kindesalter einen Risikofaktor für die spätere Entwicklung von psychischen Störungen wie Verhaltens-, Aufmerksamkeits- und emotionalen Problemen darstellen (Mindell et al., 2017).

Forschungsdesiderate und Ausblick

Obwohl die Datenlage zu Epidemiologie und Klinik der Ein- und Durchschlafstörungen im frühen Kindesalter relativ umfangreich ist und sich daraus evidenzbasierte Behandlungsempfehlungen ergeben haben, wurden nicht immer standardisierte Klassifikationskriterien angewendet bzw. die Einschlafstörungen unter den Insomnien miterfasst. Durch eine einheitliche Anwendung der DC:0-5 Kriterien sollten nun spezifischere Daten für die Einschlafstörungen erhoben werden können. Aufgrund der eingeschränkten Befragungsmöglichkeit der kleinen Kinder resultieren auch differenzialdiagnostische Schwierigkeiten, sodass künftige Studien neben der subjektiven auch eine objektive Erhebung des Schlafes beinhalten sollten. Des Weiteren liegen noch zu wenig Studien zu Schlafstörungen und deren Behandlung bei komorbiden Störungsbildern (z. B. neurologische Entwicklungsstörungen) oder anderen psychischen Störungen (z. B. Angststörungen, Depressionen) vor (Schlarb, 2018). Auch sind die neurobiologischen und neurophysiologischen Grundlagen der kindlichen Insomnie noch weitgehend unbekannt. Obwohl bei kleinen Kindern zahlreiche Umweltfaktoren identifiziert wurden, die zur Entwicklung von Ein- und Durchschlafstörungen beitragen, ist die Liste sicherlich nicht vollständig und kann gerade bei Kindern mit neurologischen Entwicklungsstörungen (z. B. ASS, ADHS) unterschiedlich sein. Die Analyse der Mechanismen, durch die diese Faktoren mit den intrinsischen Faktoren (z. B. Stressregulation, genetische Veranlagung, Temperament) interagieren, steht erst am Anfang. Des Weiteren sind die Gründe für die erhöhte Prävalenz von Schlafstörungen bei den neurologischen Entwicklungsstörungen bislang ebenfalls weitgehend unbekannt und bedürfen weiterer Untersuchungen. Potenziell zugrundeliegende Mechanismen sind Störungen auf Basis der Neurotransmitter oder neuronalen Schaltkreise, die beiden Erkrankungen gemeinsam sind, eine genetisch bedingte Anfälligkeit für Schlafstörungen und eine unterschiedliche Reaktion auf Schlaf-Wach-Signale aus der Umwelt (Maski & Owens, 2016).

Literatur

American Academy of Sleep Medicine. (2014). *International classification of sleep disorders* (3rd ed.). Darien: American Academy of Sleep Medicine.

American Psychiatric Association. (2015). *Diagnostisches und Statistisches Manual Psychischer Störungen DSM-5*. Göttingen: Hogrefe.

Baird, J., Hill, C. M., Harvey, N. C., Crozier, S., Robinson, S. M., Godfrey, K. M., Cooper, C., Inskip, H. & SWS Study Group. (2016). Duration of sleep at 3 years of age is associated with fat and fat-free mass at 4 years of age: the Southampton Women's Survey. *Journal of Sleep Research, 25*(4), 412–418. https://doi.org/10.1111/jsr.12389

Bolten, M., Möhler, E. & von Gontard, A. (2013) *Psychische Störungen im Säuglings- und Kleinkindalter*. (Leitfaden Kinder- und Jugendpsychotherapie, Bd. 17). Bern: Hogrefe.

Brandhorst, I., Bernhardt, C., Hautzinger, M. & Schlarb, A. A. (2017). Die Cortisol-Aufwachreaktion bei Müttern junger Kinder mit Schlafproblemen – Effekte eines internetbasierten Behandlungsprogramms (Mini-KiSS Online). *Somnologie, 21*, 53–66. https://doi.org/10.1007/s11818-016-0070-8

Bruni, O., Melegari, M. G., Esposito, A., Sette, S., Angriman, M., Apicella, M., Caravale, B. & Ferri, R. (2020). Executive functions in preschool children with chronic insomnia. *Journal of Clinical Sleep Medicine, 16*(2), 231–241. https://doi.org/10.5664/jcsm.8172

Byars, K. C., Yolton, K., Rausch, J., Lanphear, B. & Bebe, D. W. (2012). Prevalence, patterns, and persistence of sleep problems in the first 3 years of life. *Pediatrics, 129*, e276–e284. https://doi.org/10.1542/peds.2011-0372

Calhoun, S. L., Fernandez-Mendoza, J., Vgontzas, A. N., Liao, D. & Bixler, E. O. (2014). Prevalence of insomnia symptoms in a general population sample of young children and preadolescents: gender effects. *Sleep Medicine, 15*, 91–95. https://doi.org/10.1016/j.sleep.2013.08.787

Chervin, R. D., Hedger, K., Dillon, J. E. & Pituch, K. J. (2000). Pediatric Sleep Questionnaire (PSQ): Validity and Reliability of Scales for Sleep-Disordered Breathing, Snoring, Sleepiness, and Behavioral Problems. *Sleep Medicine, 1*(1), 21–32. https://doi.org/10.1016/S1389-9457(99)00009-X

Cierpka, M. & Windaus, E. (Hrsg.). (2007). *Psychoanalytische Säuglings-Kleinkind-Eltern-Psychotherapie. Konzepte – Leitlinie – Manual.* Frankfurt a. M.: Brandes & Apsel.

Conway, A., Miller, A. L. & Modrek, A. (2017). Testing reciprocal links between trouble getting to sleep and internalizing behavior problems, and bedtime resistance and externalizing behavior problems in toddlers. *Child Psychiatry and Human Development, 48*(4), 678–689. https://doi.org/10.1007/s10578-016-0692-x

Ferracioli-Oda, E., Qawasmi, A. & Bloch, M. H. (2013). Meta-analysis: melatonin for the treatment of primary sleep disorders. *PLoS One, 8*(5), e63773. https://doi.org/10.1371/journal.pone.0063773

Fifer, W. P., Byrd, D. L., Kaku, M., Eigsti, M., Isler, J. R., Grose-Fifer, J., Tarullo, A. R. & Balsam, P. D. (2010). Newborn infants learn during sleep. *Proceedings of the National Academy of Sciences of the United States of America, 107*(22), 10320–10323. https://doi.org/10.1073/pnas.1005061107

Frölich, J., Wiater, A. & Lehmkuhl, G. (2019). Melatonin in der Behandlung neuropsychiatrischer Störungsbilder im Kindes- und Jugendalter. *Somnologie, 23*, 271–280. https://doi.org/10.1007/s11818-019-0208-6

Genuneit, J., Brockmann, P. E., Schlarb, A. A. & Rothenbacher, D. (2018). Media consumption and sleep quality in early childhood: results from the Ulm SPATZ Health Study. *Sleep Medicine, 45*, 7–10. https://doi.org/10.1016/j.sleep.2017.10.013

Gleason, M. M., Egger, H. L., Emslie, G. J., Greenhill, L. L., Kowatch, R. A., Lieberman, A. F., Luby, J. L., Owens, J., Scahill, L. D., Scheeringa, M. S., Stafford, B., Wise, B. & Zeanah, C. H. (2007). Psychopharmacological treatment for very young children: contexts and guidelines. *Journal of the American Academy of Child and Adolescent Psychiatry, 46*(12), 1532–1572.

Goodlin-Jones, B., Schwichtenberg, A. J., Iosif, A.-M., Tang, K., Liu, R. & Anders, T. F. (2007). Six month persistence of sleep problems in children with autism, developmental delay and typical development. *Journal of the American Academy of Child and Adolescent Psychiatry, 48*(8), 847–854.

Gradisar, M., Jackson, K., Spurrier, N. J., Gibson, J., Whitham, J., Williams, A. S., Dolby, R. & Kennaway, D. J. (2016). Behavioral Interventions for Infant Sleep Problems: A Randomized Controlled Trial. *Pediatrics, 137*(6), e20151486. https://doi.org/10.1542/peds.2015-1486

Huhdanpää, H., Klenberg, L., Westerinen, H., Fontell, T. & Aronen, E. T. (2018). Sleep and psychiatric symptoms in young child psychiatric outpatients. *Clinical Child Psychology and Psychiatry, 23*(1), 77–95. https://doi.org/10.1177/1359104517718366

Janssen, X., Martin, A., Hughes, A. R., Hill, C. M., Kotronoulas, G. & Hesketh, K. R. (2020). Associations of screen time and physical activity with sleep in under 5s: A systematic review and meta-analysis. *Sleep Medicine Reviews, 49*, 1–18. https://doi.org/10.1016/j.smrv.2019.101226

Jenni, O. G., Benz, C., Hunkeler, P. & Werner, H. (2014). Schlafphysiologie bei Kindern und deren Bedeutung für die Behandlung von nicht-organischen Schlafstörungen. *Therapeutische Umschau, 71*(11), 647–655. https://doi.org/10.1024/0040-5930/a000605

Licis, A. (2017). Sleep disorders: Assessment and Treatment in Preschool-aged Children. *Child and Adolescent Psychiatric Clinics of North America, 26*(3), 587–595. https://doi.org/10.1016/j.chc.2017.02.009

Maski, K. & Owens, J. A. (2016). Insomnia, parasomnias, and narcolepsy in children: clinical features, diagnosis, and management. *Lancet Neurology, 15*(11), 1170–1181. https://doi.org/10.1016/S1474-4422(16)30204-6

McDonagh, M. S., Holmes, R. & Hsu, F. (2019). Pharmacologic Treatments for Sleep Disorders in Children: A Systematic Review. *Journal of Child Neurology, 34*(5), 237–247. https://doi.org/10.1177/0883073818821030

Meltzer, L. J. (2010). Clinical management of behavioral insomnia of childhood: treatment of bedtime problems and night wakings in young children. *Behavioral Sleep Medicine, 8*(3), 172–189. https://doi.org/10.1080/15402002.2010.487464

Meltzer, L. J. & Mindell, J. A. (2014). Systematic review and meta-analysis of behavioral interventions for pediatric insomnia. *Journal of Pediatric Psychology, 39*(8), 932–948. https://doi.org/10.1093/jpepsy/jsu041

Mindell, J. A., Kuhn, B., Lewin, D. S., Meltzer, L. J., Sadeh, A. & American Academy of Sleep Medicine. (2006). Behavioral treatment of bedtime problems and night wakings in infants and young children. *Sleep, 29*(10), 1263–1276.

Mindell, J. A., Leichman, E. S., DuMond, C. & Sadeh, A. (2017). Sleep and social-emotional development in infants and toddlers. *Journal of Clinical*

Child and Adolescent Psychology, 46(2), 236–246. https://doi.org/10.1080/15374416.2016.1188701

Prehn-Kristensen, A., Alfer, D., Dück, A., Frölich, J., Göder, R., Kirchhoff, F., Schneider, B., Schwerdtle, B. & Schlarb, A.A. (2018). *Nichtorganische Schlafstörungen (F51)*. Verfügbar unter https://www.awmf.org/leitlinien/detail/ll/028-012.html

Price, A.M., Wake, M., Ukoumunne, O.C. & Hiscock, H. (2012). Five-year follow-up of harms and benefits of behavioral sleep interventions: randomized trial. *Pediatrics, 130*(4), 643–651. https://doi.org/10.1542/peds.2011-3467

Sadeh, A., Mindell, J.A., Luedtke, K. & Wiegand, B. (2009). Sleep and sleep ecology in the first 3 years: a web-based study. *Journal of Sleep Research, 18*(1), 60–73. https://doi.org/10.1111/j.1365-2869.2008.00699.x

Schlarb, A.A., Brandhorst, I. & Hautzinger, M. (2011). Mini-KiSS – ein multimodales Gruppentherapieprogramm für Eltern von Kleinkindern mit Schlafstörungen: Eine Pilotstudie. *Zeitschrift für Kinder- und Jugendpsychiatrie und Psychotherapie, 39*, 197–206. https://doi.org/10.1024/1422-4917/a000106

Schlarb, A.A., Gulewitsch, M.D., Weltzer, V., Ellert, U. & Enck, P. (2015). Sleep duration and sleep problems in a representative sample of German children and adolescents. *Health, 7*(11), 1397–1408. https://doi.org/10.4236/health.2015.711154

Schlarb, A.A., Schwerdtle, B. & Hautzinger, M. (2010). Validation and psychometric properties of the German version of the Children's Sleep Habits Questionnaire (CSHQ-DE). *Somnologie, 14*(4), 260–266. https://doi.org/10.1007/s11818-010-0495-4

Schlarb, A.A. (2018). Therapie von Insomnien und Albträumen im Kindes- und Jugendalter. *Zeitschrift für Kinder- und Jugendpsychiatrie und Psychotherapie, 46*(5), 383–391. https://doi.org/10.1024/1422-4917/a000608

Schultz, L.F., Kroll, C., Constantino, B., Trombelli, M.C. M.C., El Rafihi-Ferreira, R. & Mastroeni, M.F. (2020). Association of maternal depression and anxiety symptoms with sleep duration in children at preschool age. *Maternal and Child Health Journal, 24*(1), 62–72. https://doi.org/10.1007/s10995-019-02843-z

Schwerdtle, B., Kanis, J., Kübler, A. & Schlarb, A.A. (2016). The Children's Sleep Comic: Psychometrics of a self-rating instrument for childhood insomnia. *Child Psychiatry and Human Development, 47*, 53–63. https://doi.org/10.1007/s10578-015-0542-2

Tauman, R., Levine, A., Avni, H., Nehama, H., Greenfeld, M. & Sivan, Y. (2011). Coexistence of sleep and feeding disturbances in young children. *Pediatrics, 127*(3), e615–e621. https://doi.org/10.1542/peds.2010-2309

von Gontard, A. (2019). *Psychische Störungen bei Säuglingen, Klein- und Vorschulkindern. Ein praxisorientiertes Lehrbuch*. Stuttgart: Kohlhammer.

Weltgesundheitsorganisation. (2011). *Internationale Klassifikation psychischer Störungen. ICD-10 Kapitel V (F). Klinisch-diagnostische Leitlinien* (8. überarb. Aufl.). Bern: Huber.

Zero to Three. (2019). DC: 0-5. *Diagnostische Klassifikation seelischer Gesundheit und Entwicklungsstörungen der frühen Kindheit*. Stuttgart: Kohlhammer.

14.2 Durchschlafstörung

Durchschlafen ist ein wichtiger Meilenstein der frühkindlichen Entwicklung und wird im Wesentlichen von Reifungsprozessen der zirkadianen und homöostatischen Prozesse bestimmt, welche miteinander interagieren. Während die Reifung der homöostatischen Regulation nicht von extern beeinflusst werden kann, hilft eine Regelmäßigkeit im Tagesablauf dabei, die „innere Uhr" einzustellen (Jenni et al., 2014). Ein- und Durchschlafstörungen treten häufig gemeinsam auf, da sich die Schwierigkeit, alleine einzuschlafen, beim nächtlichen Aufwachen erneut manifestiert. Daher ist in den folgenden Ausführungen eine kategorische Trennung zwischen Ein- und Durchschlafstörungen nicht konsequent möglich.

Definition und Klassifikation

Die DC:0-5 (Zero to Three, 2019) definiert Durchschlafstörungen als ein in den meisten Nächten mehrfaches oder längeres Erwachen, bei dem sich das Kind meldet. Das Kind muss mindestens 8 Monate alt sein. Die Störung wird nicht durch eine andere Erkrankung oder Medikamentennebenwirkung erklärt, muss mindestens 4 Wochen andauern und das Kind bzw. die Bezugspersonen erheblich beeinträchtigen. Weitere Klassifikationskriterien sind Tabelle 14-3 zu entnehmen.

Wie die Einschlafstörungen werden auch die Durchschlafstörungen des frühen Kindesalters in der ICD-10 (Weltgesundheitsorganisation, 2011) und dem DSM-5 (American Psychiatric Association, 2015) unter der nichtorganischen Insomnie (ICD-10: F51.0) bzw. der Insomnie (DSM-5) subsummiert. Wie bereits bei der Definition der Einschlafstörung (s. Kap. 14.1) erwähnt wurde, sind beide Klassifikationssysteme für die Diagnose der frühkindlichen Schlafstörungen nicht geeignet.

In den AWMF-Leitlinien zu psychischen Störungen im Säuglings-, Kleinkind- und Vorschulalter der Deutschen Gesellschaft für Kinder- und Jugendpsychiatrie, Psychosomatik und Psychotherapie (s. dazu das Internet-Portal der Arbeitsgemeinschaft der Wissenschaftlichen Medizinischen Fachgesellschaften: AWMF online) wird die Diagnose der Durchschlafstörung gestellt, wenn das Kind nach dem Aufwachen nur durch elterliche Intervention oder den

Tabelle 14-3: Diagnostischer Algorithmus Durchschlafstörung nach DC:0-5 (Zero to Three, 2019, S. 124 f.)

Alle folgenden Kriterien müssen erfüllt sein.
A. Mehrfaches oder längeres Erwachen, bei dem sich das Kind meldet, in den meisten Nächten.
B. Die Symptome sind nicht erklärbar durch andere Erkrankungen oder medizinische Probleme und medikamentose Nebenwirkungen.
C. Die Symptome der Störung oder Reaktionen der Bezugspersonen haben erheblichen Einfluss auf die Funktionsfähigkeit des Kindes und der Familie auf eine oder mehrere der folgenden Arten: 1. Verursachen Stress und Leid beim Kind. 2. Beeinträchtigen die Beziehungen des Kindes. 3. Schränken die Teilnahme des Kindes an entwicklungsbedingt erwarteten Aktivitäten und Routinen ein. 4. Schränken die Teilnahme der Familie an Alltagsaktivitäten und Routinen ein. 5. Schränken die Fähigkeit des Kindes ein, neue Fertigkeiten zu lernen und zu entwickeln, oder beeinträchtigen den Entwicklungsprozess.
Alter: Das Kind ist mindestens 8 Monate alt. **Dauer:** Die Symptome müssen über einen Zeitraum von mindestens 4 Wochen vorhanden sein.

Wechsel zum elterlichen Bett wieder einschlafen kann und die Wiedereinschlafdauer altersabhängig mehr als 10 bis 30 Minuten beträgt. Das Kind muss mindestens 12 Monate alt sein und die Symptomatik über mindestens einen Monat andauern.

Die Durchschlafstörungen sind in der ICSD-3 (Internationale Klassifikation der Schlafstörungen; American Academy of Sleep Medicine, 2014) der verhaltensbezogenen Insomnie zuzuordnen, wenn die Kinder nachts aufwachen und ohne spezielle Schlafhilfen wie die Anwesenheit der Eltern oder bestimmter Objekte nicht wieder einschlafen können bzw. gegen das Wiedereinschlafen protestieren und aus dem Bett klettern (s. Kap. 14.1).

Epidemiologie

Ergänzend zu den diesbezüglichen Ausführungen zur Einschlafstörung in Kap. 14.1 liegen für Durchschlafschwierigkeiten im frühen Kindesalter basierend auf den Ergebnissen der Studie zur Gesundheit von Kindern und Jugendlichen (KiGGS) Prävalenzzahlen für Deutschland vor (Schlarb et al., 2015). Demnach zeigten 17,5 % der 0- bis 2-Jährigen und 9,4 % der 3- bis 6-Jährigen Durchschlafschwierigkeiten, was darauf hinweist, dass Durchschlafschwierigkeiten gerade im Säuglings- bzw. Kleinkindalter häufig auftreten. Dies ist vermutlich auch durch die reifebedingten Veränderungen der kindlichen Schlafphysiologie zu erklären.

Symptomentwicklung und Komorbidität

Das Charakteristikum der Durchschlafstörung ist wiederholtes nächtliches Erwachen und die Schwierigkeit, anschließend wieder einzuschlafen. Dabei können sich dieselben kindlichen Verhaltensweisen wie bei den Einschlafstörungen zeigen, welche die elterliche Anwesenheit oder Intervention erfordern. Da Ein- und Durchschlafstörungen im frühen Kindesalter meist gemeinsam auftreten bzw. in der Literatur häufig nicht zwischen beiden Störungen differenziert wird, sondern diese unter Insomnie bzw. Schlafstörungen subsummiert werden, wird hinsichtlich Symptomentwicklung und Komorbidität, Ätiologie und Pathogenese, Diagnose und Differenzialdiagnostik, Behandlung und Prävention, Verlauf und Prognose sowie Forschungsdesiderate und Ausblick auf die Ausführungen in Kap. 14.1 verwiesen.

Literatur

American Academy of Sleep Medicine. (2014). *The international classification of sleep disorders.* Darien (Illinois): American Academy of Sleep Medicine.

American Psychiatric Association. (2015). *Diagnostisches und Statistisches Manual Psychischer Störungen DSM-5.* Göttingen: Hogrefe.

Jenni, O., Benz, C., Hunkeler, P. & Werner, H. (2014). Schlafphysiologie bei Kindern und deren Bedeutung für die Behandlung von nicht-organischen Schlafstörungen. *Therapeutische Umschau, 71*(11), 1. https://doi.org/10.1024/0040-5930/a000605

Schlarb, A. A., Gulewitsch, M. D., Weltzer, V., Ellert, U. & Enck, P. (2015). Sleep duration and sleep problems in a representative sample of German children and adolescents. *Health, 7*(11), 1397–1408. https://doi.org/10.4236/health.2015.711154

Weltgesundheitsorganisation. (2011). *Internationale Klassifikation psychischer Störungen. ICD-10 Kapitel V (F). Klinisch-diagnostische Leitlinien* (8. überarb. Aufl.). Bern: Hans Huber Verlag.

Zero to Three. (2019). *DC: 0-5. Diagnostische Klassifikation seelischer Gesundheit und Entwicklungsstörungen der frühen Kindheit.* Stuttgart: Kohlhammer.

14.3 Partielle Aufwachstörung

Definition und Klassifikation

Parasomnien sind durch abnorme Verhaltensweisen oder physiologische Reaktionen während des Einschlafens, Schlafens oder Aufwachens charakterisiert. Abhängig davon, in welchem Schlafstadium sie auftreten, unterscheidet man NREM- und REM-Parasomnien (s. Kap. 14). Die Partielle Aufwachstörung (Arousal-Störung) wird den NREM-Schlaf-assoziierten Parasomnien zugeordnet und schließt den Nachtschreck (Pavor nocturnus) und das Schlafwandeln (Somnambulismus)) im Sinne eines Krankheitskontinuums ein.

Die DC:0-5 (Zero to Three, 2019) unterscheidet bei der Partiellen Aufwachstörung zwischen dem Nachtschreck (Pavor nocturnus) und dem Schlafwandeln. Beim Pavor nocturnus erwacht das Kind plötzlich aus dem Schlaf, schreit ängstlich und zeigt vegetative Symptome von Stress wie Herzklopfen, beschleunigte Atmung und Schweißausbrüche. Das Störungsbild tritt typischerweise innerhalb der ersten Stunden des Schlafes auf und das Kind ist in diesem Zustand nicht leicht zu wecken. Beim Schlafwandeln steht das Kind auf, geht umher und ist trotz geöffneter Augen nur eingeschränkt ansprechbar. Die partielle Aufwachstörung muss mindestens einen Monat dauern und das Kind bzw. die Bezugspersonen erheblich beeinträchtigen. An sie erinnert sich das Kind, das mindestens 12 Monate alt sein muss, am nächsten Morgen nicht. Tabelle 14-4 enthält die Kriterien für eine Klassifikation nach der DC:0-5.

Tabelle 14-4: Diagnostischer Algorithmus Partielle Aufwachstörung nach DC:0-5 (Zero to Three, 2019, S. 125 f.)

Von den nachfolgenden Kriterien müssen entweder A oder B zutreffen sowie sowohl C und D.

A. Nachtschreck (Pavor nocturnus): häufige, wiederholte Episoden plötzlichen Erwachens aus dem Schlaf, auch wenn das Kind nicht voll aufwacht. Die Episoden sind häufig assoziiert mit Schreien und Zeichen von Stress, einschließlich Herzklopfen, beschleunigter Atmung und Schweißausbrüchen. Diese Ereignisse treten üblicherweise innerhalb der ersten Stunden des Schlafes auf. Während des Nachtschrecks lassen sich die Kinder nicht ohne weiteres aufwecken.

B. Schlafwandeln: häufige, wiederholte Episoden des Aufstehens aus dem Bett und Umhergehens. Während der Episoden hat das Kind die Augen geöffnet, bei eingeschränkter Ansprechbarkeit.

C. Das Kind hat keine erkennbare Erinnerung an das Ereignis am Morgen.

D. Die Symptome der Störung oder die Reaktionen der Bezugspersonen haben erheblichen Einfluss auf die Funktionsfähigkeit des Kindes und der Familie auf eine oder mehrere der folgenden Arten:

1. Verursachen Stress und Leid beim Kind.
2. Beeinträchtigen die Beziehungen des Kindes.
3. Schränken die Teilnahme des Kindes an entwicklungsbedingt erwarteten Aktivitäten und Routinen ein.
4. Schränken die Teilnahme der Familie an Alltagsaktivitäten und Routinen ein.
5. Schränken die Fähigkeit des Kindes ein, neue Fertigkeiten zu lernen und zu entwickeln, oder beeinträchtigen den Entwicklungsprozess.

Alter: Das Kind ist mindestens 12 Monate alt.
Dauer: Die Symptome müssen über einen Zeitraum von mindestens einem Monat vorhanden sein.

Die Partielle Aufwachstörung wird in der ICD-10 (Weltgesundheitsorganisation, 2011) als Pavor nocturnus (F51.4) bzw. Schlafwandeln (F51.3) kodiert, im DSM-5 (American Psychiatric Association, 2015) sowie der ICSD-3 (American Academy of Sleep Medicine, 2014) wird sie unter den Arousal-Störungen des NREM-Schlafs (NREM-Parasomnien) klassifiziert. Die diagnostischen Kriterien hinsichtlich der vorherrschenden Symptome unterscheiden sich nicht wesentlich. Allerdings unterstreicht die Zusammenfassung beider Zustandsbilder in der DC:0-5, dass beide Teil eines nosologischen Kontinuums sind.

Epidemiologie

Aufwachstörungen werden bei Kindern häufig beobachtet. Der *Pavor nocturnus* tritt typischerweise bei 4- bis 12-jährigen Kindern auf, der Gipfel liegt im Vorschulalter zwischen 5 und 7 Jahren. Die Prävalenz liegt zwischen 1 % und 6,5 % bei Kindern im Alter von 1 bis 12 Jahren. Die Lebenszeitprävalenz beträgt etwa 10 %. Im Kindesalter scheinen Jungen häufiger betroffen zu sein. Die Prävalenz ist bei Verwandten ersten Grades eines erkrankten Kindes 10-fach größer im Vergleich zur Allgemeinbevölkerung (Leung et al., 2019). Das Risiko für Schlafwandeln nach dem 5. Lebensjahr scheint doppelt so hoch, wenn man im frühen Kindesalter einen Pavor nocturnus hatte (Petit et al., 2015). Das *Schlafwandeln* wird bei Kindern mit einer Häufigkeit von 17 % berichtet und tritt meist zwischen dem 8. und 12. Lebensjahr auf (Carter et al., 2014); die Lebenszeitprävalenz beträgt etwa 13 % im Alter von 10 Jahren (Petit et al., 2015). Jungen sind häufiger betroffen und bei positiver Familienanamnese mit einem betroffenen Elternteil beträgt das Risiko 45 % bzw. 60 % (beide Eltern betroffen), Schlafwandeln zu entwickeln (Carter et al., 2014).

Symptomentwicklung und Komorbidität

Die Partiellen Aufwachstörungen treten fast ausnahmslos während des Tiefschlafs (NREM Stadium 3) und daher meist im ersten Drittel des Nachtschlafs auf. NREM-Parasomnien stellen sich in der Regel innerhalb weniger Stunden nach dem Einschlafen ein, die Episoden dauern wenige Minuten bis 30–40 Minuten und sind durch eine schwere Erweckbarkeit, Desorientiertheit und Verwirrtheit sowie retrograde Amnesie (unmittelbar danach sowie am nächsten Morgen) für das Ereignis charakterisiert.

Der *Pavor nocturnus* ist charakterisiert durch plötzliches Erwachen aus dem Schlaf, einhergehend mit autonomen und Verhaltensmanifestationen massiver Angst. Typischerweise sitzt das Kind aufrecht im Bett oder springt aus dem Bett, schreit in Panik und zeigt Tachykardie, Tachypnoe, Schwitzen und weite Pupillen. Während einer Episode leistet das Kind oft aktiv Widerstand gegen Beruhigung. Wenn es aufgeweckt wird, ist es verwirrt und desorientiert. Meist wacht das Kind nicht vollständig auf und schläft ruhig und tief weiter. Versuche, den Pavor nocturnus zu unterbrechen, sollten daher vermieden werden. Charakteristisch für das *Schlafwandeln* ist das Aufstehen aus dem Bett, gefolgt von Umhergehen oder anderen Verhaltensweisen, z. B. Herumkrabbeln. Während der Episode hat das Kind oft einen leeren, starren Gesichtsausdruck, die Augen sind geöffnet und es murmelt gelegentlich oder gibt inadäquate Antworten auf Fragen. Manche Kinder sind agitiert und rennen um das Haus oder zeigen inadäquates Verhalten, z. B. Urinieren in den Kleiderschrank. Während des Schlafwandelns kann es zu Verletzungen nach Stürzen oder einer Hypothermie nach Verlassen der Häuslichkeit kommen. Manche Patienten und Patientinnen zeigen ein Mischbild aus Pavor nocturnus und Schlafwandeln, obwohl in der Regel ein Subtyp dominiert.

Aufwachstörungen können als isoliertes Symptom bei ansonsten gesunden Kindern auftreten. Manchmal tritt mehr als eine Störung bei einem Kind auf. Parasomnien werden im Vergleich zu gesunden Kindern häufiger bei Kindern mit Epilepsie, ADHS, Autismus-Spektrum-Störung (ASS), motorischen Entwicklungsstörungen oder Trennungsangst berichtet, wobei im Rahmen der Datenerhebung häufig nicht zwischen NREM- und REM-Parasomnien differenziert wird.

Ätiologie und Pathogenese

Kinder sind für NREM-Parasomnien besonders anfällig, da sie über den höchsten Anteil an Tiefschlafphasen (NREM Stadium 3) verfügen, welcher in der Adoleszenz abnimmt. Es liegt eine Störung des Aufwachprozesses vor, die dazu führt, dass das Gehirn in einer Art Zwischenzustand zwischen NREM-Schlaf und Wachsein verbleibt. Im EEG findet sich dann während des NREM 3 vermehrt ein zyklisch alternierendes Muster. Die zugrundeliegende Pathogenese dieses dissoziierten Schlaf-Wach-Zustandes ist unbekannt. Man geht bei Kindern primär von einer Unreife der Regulation der Schlaf-Wach-Phasenübergänge aus. Neben diesem entwicklungsbedingten Aspekt spielen physiologische und psychologische Stressoren sowie genetische Faktoren eine prädisponierende Rolle: z. B. Bedingungen, die zu einer Zunahme des Tiefschlafs (NREM Stadium 3) führen wie Medikamente (Neuroleptika, Hypnotika, Stimulantien, Antihistaminika), Bedingungen, die zu einem Tiefschlaf-Rebound führen wie Schlafmangel, Absetzen von Benzodiazepinen oder Bedingungen, die das Aufwachen begünstigen (z. B. laute Umgebungsgeräusche, andere Schlafstörungen, körperliche Erkrankungen, Trennungsangst, Fieber). Obwohl die Episoden durch Stress getriggert werden können, sind sie bei Kleinkindern in der Mehrheit der Fälle jedoch kein Hinweis auf ein zugrundeliegendes psychisches Problem oder Trauma (Maski & Owens, 2016). Hinweise für einen hohen genetischen Anteil ergeben sich aus Studien, die beim Pavor nocturnus Assoziationen mit dem Humanen Leukozyten-Antigen (HLA)-System (Leung et al., 2019) zeigten, beim Schlafwandeln (Maski & Owens, 2016) mit Mutationen im Adenosin-Deaminase-Gen (Chromosom 20q12–13).

Diagnose und Differenzialdiagnostik

Im Falle seltenen Auftretens (1- bis 2-mal pro Monat) sind für die Diagnose der Aufwachstörungen eine *detaillierte klinische Anamnese* inkl. Schlafanamnese (s. Kap. 14.1), Familienanamnese und präzipitierende Faktoren sowie eine *körperliche Untersuchung* zur Erfassung von Entwicklungsrückständen und neurologischen Auffälligkeiten ausreichend. *Videoaufnahmen* der Episoden durch die Eltern sowie ein *24-Stunden-Schlafprotokoll* können ebenfalls hilfreich sein. Eine Polysomnografie ist nur bei häufigen Episoden, atypischer Manifestation, dem gleichzeitigen Vorliegen anderer Schlafstörungen (z. B. obstruktive Schlafapnoe) oder bei potenziell selbstverletzenden Verhaltensweisen indiziert.

Differenzialdiagnostisch müssen neben Albträumen (s. Kap. 14.4) sogenannte posttraumatische Wiederholungen (ähnlich den Flashbacks: Träume ähneln sehr stark dem erlebten Trauma, treten unabhängig von den Schlafstadien während der ganzen Nacht auf), körperliche Erkrankungen wie ein gastroösophagealer Reflux, nächtliche epileptische Anfälle sowie – eher bei älteren Kindern – nächtliche Panikattacken und psychogene dissoziative Zustände ausgeschlossen werden. Die Abgrenzung zur nächtlichen Frontallappenepilepsie kann aufgrund ähnlichem klinischen Erscheinungsbild, komorbidem Auftreten und bisweilen unauffäligem EEG trotz vorhandener Epilepsie schwierig sein, wobei die Anfälle kürzer (0,5–2 Minuten) sind, zu jeglichem Zeitpunkt während des Nachtschlafs auftreten können und sich eher durch stereotype, sich wiederholende Bewegungen manifestieren. Eine Übersicht zur Differenzialdiagnose nächtlichen Erwachens ist Tabelle 14-5 zu entnehmen.

Behandlung und Prävention

In der Mehrzahl der Fälle ist keine spezifische Therapie erforderlich. Im Vordergrund stehen *Beruhigung* und *Psychoedukation* der oft massiv besorgten Eltern. Prädisponierende Faktoren, wie Schlafmangel sollten behoben bzw. vermieden werden, um einem Tiefschlaf-Rebound, welcher die Auftretenswahrscheinlichkeit erhöht, entgegenzuwirken. Daher sind eine gute

Tabelle 14-5: Übersicht zur Differenzialdiagnose nächtlichen Erwachens

	Parasomnien			
	Partielle Aufwachstörungen			
	Pavor nocturnus	**Schlafwandeln**	**Albträume**	**Posttraumatische Wiederholungen**
Charakteristikum	Plötzliches Erwachen aus dem Schlaf mit Schreien und Zeichen von Stress	Aufstehen aus dem Bett und Umhergehen, geöffnete Augen	Albträume oder plötzliches Erwachen mit deutlichem Stress und Leid	Träume ähneln sehr stark dem erlebten Trauma
Vegetative Angstreaktion	Sehr stark (z.B. Herzklopfen, Schweißausbrüche, beschleunigte Atmung)	Möglich	Gering	Stark bis sehr stark
Auftreten	Vorwiegend erste Nachthälfte	Vorwiegend erste Nachthälfte	Vorwiegend zweite Nachthälfte	Während gesamter Nacht
Schlafstadium	NREM (Tiefschlaf)	NREM (Tiefschlaf)	REM	NREM und/oder REM
Orientierung nach Erwachen	Kaum orientiert, nicht ansprechbar	Kaum orientiert, eingeschränkt ansprechbar	Voll orientiert und ansprechbar	Voll orientiert, starke Nachwirkung des Angsttraums
Erinnerung am Morgen	Nein	Nein	Ja oder nein	Ja

Schlafhygiene sowie eine angemessene *Schlafumgebung* für Therapie und Prävention essenziell (s. Kap. 14.1). Möglicherweise können kurze Schlafphasen tagsüber helfen, den Schlafdruck und die Tiefschlafphasen zu reduzieren (Prehn-Kristensen et al., 2018). Eltern müssen gegebenenfalls über *Sicherheitsmaßnahmen* informiert werden (z.B. Matratze auf den Boden legen, Fenster und Türen abschließen, Bewegungsmelder), sodass sich das Kind nicht verletzen kann. Des Weiteren soll das Kind während der Episode nicht aufgeweckt werden, da dies zu Agitation und Verlängerung der Episoden führen kann. Das *Festgelegte Wecken (scheduled awakening)*, welches etwa 15 bis 30 Minuten vor dem üblichen Auftreten der ersten Episode in der Nacht über 2–4 Wochen durchgeführt wird, stellt eine effektive Intervention zur Behandlung von häufig auftretenden und uhrzeitgebundenen Episoden dar (Prehn-Kristensen et al., 2018). Als ebenfalls hilfreich wurde der Einsatz von *Entspannungsverfahren* – z.B. altersadaptierte Progressive Muskelrelaxation oder Autogenes Training – bewertet (Prehn-Kristensen et al., 2018).

Eine *medikamentöse Behandlung* kann im seltenen Falle häufiger oder schwerwiegender Episoden mit hohem Verletzungsrisiko oder gewalttätigem Verhalten indiziert sein, wobei keine altersspezifischen Daten für das frühe Kindesalter vorliegen. Als wirksam wurden Hemmer des Slow-Wave-Schlafs wie Benzodiazepine (Clonazepam) beschrieben oder bei fehlender Wirksamkeit Antidepressiva (SSRI, Imipramin) empfohlen (Leung et al., 2019; Ophoff et al., 2018). Melatonin zeigte als alternative medikamentöse Behandlung des Pavor nocturnus eine gewisse Wirksamkeit (Ophoff et al., 2018).

Verlauf und Prognose

Die Prognose ist gut, da es sich in der Regel um gutartige, selbstlimitierende Störungen handelt. Bei den meisten Kindern sistieren die Symptome spontan nach Monaten bis Jahren bzw. in der Adoleszenz, bei Beginn in der frühen Kindheit meist deutlich früher. Das Schlafwandeln kann eher bis zur Adoleszenz persistieren. Bei Beginn in der Adoleszenz können die Partiellen Aufwachstörungen allerdings bis ins Erwachsenenalter persistieren.

Forschungsdesiderate und Ausblick

Studien mit extensiverem neurophysiologischen Monitoring und Neuroimaging während der Parasomnie-Episoden könnten möglicherweise die den Aufwachstörungen zugrundeliegende Neurobiologie aufdecken. Dieses Wissen könnte auch klinische Implikationen für das Verständnis der nächtlichen Frontallappenepilepsie und die Verbesserung der diagnostischen Möglichkeiten haben, um beide Krankheitsentitäten besser differenzieren zu können. Darüber hinaus könnte dies zum besseren Verständnis der komplexen Zusammenhänge zwischen Schlaf, Erwachen und Wachsein beitragen. Obwohl bei den meisten Kindern die Aufwachstörungen bis zur Adoleszenz sistieren, ist die Identifikation von Faktoren wichtig, die mit einem erhöhten Risiko für eine Persistenz der Störung und damit möglicherweise assoziierter Auffälligkeiten einhergehen. Schließlich bedarf es bei bislang unzureichender Datenlage mehr empirischer Evidenz hinsichtlich bestehender und neuartiger verhaltenstherapeutischer sowie pharmakologischer Interventionen (Maski & Owens, 2016).

Literatur

American Academy of Sleep Medicine. (2014). *The international classification of sleep disorders* (Third edition). Darien (Illinois): American Academy of Sleep Medicine.

American Psychiatric Association. (2015). *Diagnostisches und Statistisches Manual Psychischer Störungen DSM-5*. Göttingen: Hogrefe.

Carter, K. A., Hathaway, N. E. & Lettieri, C. F. (2014). Common sleep disorders in children. *American Family Physician, 89*(5), 368–377.

Leung, A. K. C., Leung, A. A. M., Wong, A. H. C. & Hon, K. L. (2019). Sleep terrors: an updated review. *Current Pediatric Reviews, 15*, 1–7.

Maski, K. & Owens, J. A. (2016). Insomnia, parasomnias, and narcolepsy in children: clinical features, diagnosis, and management. *Lancet Neurology, 15*(11), 1170–1181. https://doi.org/10.1016/S1474-4422(16)30204-6

Ophoff, D., Slaats, M. A., Boudewyns, A., Glazemakers, I., Van Hoorenbeeck, K. & Verhulst, S. L. (2018). Sleep disorders during childhood: a practical review. *European Journal of Pediatrics, 177*, 641–648. https://doi.org/10.1007/s00431-018-3116-z

Petit, D., Pennestri, M. H., Paquet, J., Desautels, A., Zadra, A., Vitaro, F., Tremblay, R. E., Boivin, M. & Montplaisir, J. (2015). Childhood sleepwalking and sleep terrors: a longitudinal study of prevalence and familial aggregation. *JAMA Pediatrics, 169*(7), 653–658. https://doi.org/10.1001/jamapediatrics.2015.127

Prehn-Kristensen, A., Alfer, D., Dück, A., Frölich, J., Göder, R., Kirchhoff, F., Schneider, B., Schwerdtle, B. & Schlarb, A. A. (2018). *Nichtorganische Schlafstörungen (F51)*. Verfügbar unter https://www.awmf.org/leitlinien/detail/ll/028-012.html

Weltgesundheitsorganisation. (2011). *Internationale Klassifikation psychischer Störungen. ICD-10 Kapitel V (F). Klinisch-diagnostische Leitlinien* (8. überarb. Aufl.). Bern: Hans Huber Verlag.

Zero to Three. (2019). *DC: 0-5. Diagnostische Klassifikation seelischer Gesundheit und Entwicklungsstörungen der frühen Kindheit*. Stuttgart: Kohlhammer.

14.4 Albträume der frühen Kindheit

Definition und Klassifikation

Albträume werden den REM-Schlaf-assoziierten Parasomnien zugeordnet. Es handelt sich in der Regel um sehr belastende Trauminhalte, die ausgeprägt negative Emotionen aufweisen und meist zum Erwachen führen. Da sie während des REM-Schlafs auftreten, treten Albträume überwiegend in der zweiten Nachthälfte auf.

Die diagnostischen Kriterien der DC:0-5 (Zero to Three, 2019) umfassen ein wiederholtes Auftreten von Albträumen oder plötzlichem Erwachen mit deutlichem Stress und Leid, meist in der zweiten Hälfte der Schlafperiode. Die Träume werden zum Teil erinnert und sind nicht Folge einer Posttraumatischen Belastungsstörung (PTBS) oder Trennungsangst. Die Symptome müssen mindestens einen Monat dauern und das mindestens 12 Monate alte Kind bzw. die Bezugspersonen erheblich beeinträchtigen. In Tabelle 14-6 werden die Klassifikationskriterien dieses Störungsbildes nach DC:0-5 vorgestellt.

Die Albträume werden auch in den Klassifikationssystemen ICD-10 (Weltgesundheitsorganisation, 2011) als Albträume (F51.5), DSM-5 (American Psychiatric Association, 2015) als Albtraum-Störung und ICSD-3 (American Academy of Sleep Medicine, 2014) als eigenständige Entitäten kodiert, allerdings findet in der DC:0-5 der Entwicklungsaspekt deutlich mehr Berücksichtigung, sodass im frühkindlichen Alter die DC:0-5-Kriterien zur Diagnose herangezogen werden sollten. Schlechte Träume, aus denen das Kind nicht unbedingt erwacht, finden nun ebenso Berücksichtigung wie das Kriterium, dass das Kind sich an den Trauminhalt nicht unbedingt erinnern muss. Problematisch könnte sich dann aber die Abgrenzung zum Pavor nocturnus gestalten. Der geforderte Ausschluss von PTBS und Trennungsangst unterstreicht nun die Betrachtung der Albträume auch als eigenständiges Störungsbild, wobei dazu die ent-

Tabelle 14-6: Diagnostischer Algorithmus Albträume der frühen Kindheit nach DC:0-5 (Zero to Three, 2019, S. 126 f.)

Alle folgenden Kriterien müssen erfüllt sein.
A. Wiederholtes Auftreten von Albträumen oder plötzlichem Erwachen mit deutlichem Stress und Leid, die meistens in der zweiten Hälfte der Schlafperiode vorkommen. Das Kind kann oder kann nicht den Inhalt erinnern oder berichten.
B. Die Träume treten nicht ausschließlich als Folge einer Posttraumatischen Belastungsstörung oder Trennungsangst auf.
C. Die Symptome der Störung oder Reaktionen der Bezugspersonen haben erheblichen Einfluss auf die Funktionsfähigkeit des Kindes und der Familie auf eine oder mehrere der folgenden Arten: 1. Verursachen Stress und Leid beim Kind. 2. Beeinträchtigen die Beziehungen des Kindes. 3. Schränken die Teilnahme des Kindes an entwicklungsbedingt erwarteten Aktivitäten und Routinen ein. 4. Schränken die Teilnahme der Familie an Alltagsaktivitäten und Routinen ein. 5. Schränken die Fähigkeit des Kindes ein, neue Fertigkeiten zu lernen und zu entwickeln, oder beeinträchtigen den Entwicklungsprozess.
Alter: Das Kind ist mindestens 12 Monate alt. **Dauer:** Die Symptome müssen über einen Zeitraum von mindestens einem Monat vorhanden sein.

sprechenden altersadaptierten Diagnosekriterien der DC:0-5 angewendet werden sollten.

Epidemiologie

Albträume beginnen in der Regel zwischen dem 3. und 6. Lebensjahr und treten in diesem Alter mit einer Häufigkeit von 10 % bis 50 % auf, der Gipfel liegt zwischen dem 6. und 10. Lebensjahr (Carter et al., 2014). Die Lebenszeitprävalenz von Kindern mit wenigstens einem Albtraum im Leben beträgt etwa 75 % (Ophoff et al., 2018). Etwa 5 % der Kinder haben mindestens einmal pro Woche Albträume. Mädchen und Jungen sind im frühen Kindesalter gleich betroffen, während ab dem 10. bzw. 15. Lebensjahr eine Mädchenwendigkeit berichtet wird.

Symptomentwicklung und Komorbidität

Albträume treten vor allem in der zweiten Nachthälfte auf, da in diesem Zeitraum die Dauer der REM-Schlafphasen zunimmt. Wenn das Kind aus dem Albtraum erwacht, ist es in der Regel voll orientiert. An die Trauminhalte erinnern sich meist die Kinder, die sich sprachlich ausdrücken können, gut. Die Beschreibung der Albträume ist im Vorschulalter entsprechend eher einfach, im Gegensatz zu ausführlicheren Erläuterungen bei älteren Kindern. Die Inhalte der Albträume spiegeln oft das Entwicklungsalter wider und betreffen bei Kleinkindern eher Themen wie Trennung von den Eltern, bei Vorschulkindern eher die Themen Verlorengehen, Tod oder reale Gefahren. Körperbewegungen sind aufgrund der motorischen Hemmung während des REM-Schlafs selten. Vegetative Übererregung mit Schwitzen oder Gesichtsrötung kommt meist nicht vor, allenfalls kann eine leichte Tachykardie vorliegen. Die Episoden dauern meist nur kurz an. Nach dem Erwachen kann es für das Kind aufgrund der erinnerten Angstinhalte des Albtraums schwierig sein, wieder in den Schlaf zu finden.

Albträume können im Kontext verschiedener psychiatrischer, neurologischer und körperlicher Erkrankungen auftreten. Bei jüngeren Kindern werden sie vor allem in Zusammenhang mit PTBS und Trennungsangst beschrieben, wobei diese beiden Erkrankungen nach den aktuellen DC:0-5-Kriterien ausgeschlossen werden müssen. Störungen, bei denen im frühen Kindesalter Albträume komorbid auftreten können, sind neben den Aufwachstörungen u. a. ADHS, Autismus-Spektrum-Störung (ASS), Störung des Sozialverhaltens, obstruktive Schlafapnoe sowie funktionelle Bauchschmerzen.

Ätiologie und Pathogenese

Albträume werden häufig nur als Folge von traumatischen Ereignissen gewertet, weniger jedoch als eigenständiges Störungsbild. Ätiopathogenetisch geht man bei den kindlichen Albträumen primär von einer *reifungsbedingten, passageren* Störung aus. Neben *psychoreaktiven Faktoren* wie Stress und Verhaltensproblemen scheinen Albträume im Kindesalter jedoch insbesondere in Zusammenhang mit einer *verstärkten Ängstlichkeit* und begleitenden schlafbezogenen Störungen, wie Schlafwandeln zu stehen (Gauchat et al., 2014). Des Weiteren können *Medikamente* wie Montelukast (selektiver Leukotrien-Rezeptor-Antagonist bei Asthma bronchiale), SSRI (Antidepressiva), Antihypertensiva oder Antihistaminika Albträume verursachen. Im Falle einer Chronifizierung der Albträume wird ein Zusammenspiel von verstärktem Hyperarousal und verminderter Angstlöschung/Angstextinktion diskutiert (Gieselmann et al., 2019), was die Bedeutung und Wirksamkeit verhaltenstherapeutischer Interventionen bestätigt.

Diagnose und Differenzialdiagnostik

Zur Diagnostik von Albträumen sind in der Regel eine *ausführliche Anamnese* mit differenzierter Schlafanamnese (s. Kap. 14.1) sowie die Erfassung möglicher Stressoren und Medikamenteneinnahme ausreichend. Dabei ist es jedoch wichtig, nicht nur die Eltern, sondern auch das Kind zu befragen. Bei wiederkehrenden oder besonders beängstigenden Albträumen sollte eine Exploration zur Erfassung von Ängstlichkeit und zugrundeliegenden Ursachen erfolgen. Eine polysomnografische Untersuchung mit Videoaufzeichnung kann bei Hinweisen bzw. Verdacht auf eine obstruktive Schlafapnoe (nächtliche Atemregulationsstörung) oder andere, komplexe Parasomnien indiziert sein.

Differenzialdiagnostisch müssen Albträume vom Pavor nocturnus, sogenannten posttraumatischen Wiederholungen, PTBS (rezidivierende Albträume mit wiederkehrenden und besonders beängstigenden Inhalten wie zugefügter Gewalt, Tod oder Trennung von engen Familienmitgliedern), Trennungsangst und nächtlichen Panikattacken (Angst hält nach dem Erwachen an) abgegrenzt werden (s. Kap. 14.3).

Behandlung und Prävention

Meist sistieren die Albträume, nachdem dem Kind versichert wurde, dass es nur einen schlechten Traum hatte. Wenn Albträume jedoch rezidivieren und das Kind aufgrund der starken Belastung durch die Träume Angst vor dem Einschlafen zeigt oder das Zubettgehen verweigert, sollte eine gezielte Behandlung der Albträume erfolgen. Obwohl nur wenige Studien zur Behandlung von Albträumen bei Kindern vorliegen, wurde mit der *Imagery Rehearsal Therapy (IRT)* bei Kindern im Alter von 6 bis 11 Jahren eine deutliche Reduktion der Albtraumhäufigkeit erreicht (Simard & Nielsen, 2009). Bei diesem sehr einfach anzuwendenden imaginativen Therapieverfahren werden zunächst das Albtraumthema vom Kind gemalt und anschließend ressourcenorientierte Elemente implementiert. Bei Kindern unter 4 Jahren, die primär wegen einer Insomnie behandelt wurden, kam es nach Anwendung eines multimodalen Elterntrainings für junge Kinder mit Schlafproblemen, welches auch ein IRT-Modul enthält, ebenfalls zu einer signifikanten Reduktion der Albträume (Schlarb et al., 2011). Der *Einsatz von Medikamenten*, die den REM-Schlaf unterdrücken (wie trizyklische Antidepressiva) oder Benzodiazepine, ist bei fehlender Wirksamkeit bzw. mangelnder Datenlage nicht empfohlen.

Verlauf und Prognose

Albträume sistieren normalerweise mit zunehmendem Alter, wobei jüngere Kinder eher schlafassoziierte Ängste oder eine Verweigerung des Zubettgehens entwickeln können. Die Ergebnisse einer Langzeitstudie von Schredl et al. (2009) deuten darauf hin, dass die Albträume eher chronifizieren und dann auch mit psychischen Auffälligkeiten einhergehen, wenn sie in einem früheren Alter auftreten. Fisher et al. (2014) zeigten im Rahmen einer prospektiven Geburtskohortenstudie, dass Kinder, die zwischen 2,5 und 9 Jahren häufig Albträume oder eine partielle Aufwachstörung hatten, im Alter von 12 Jahren häufiger über psychotische Erfahrungen wie Wahnvorstellungen, Halluzinationen und Denkstörungen berichteten. Ob Parasomnien frühe Indikatoren für psychotische Symptome sind, bedarf aber sicherlich weiterer Forschung.

Forschungsdesiderate und Ausblick

Die bisherige Datenlage zu Albträumen ist geprägt von inkonsistenten Definitionen für Albträume, einer ausgeprägten Variabilität der Fragebogenelemente zur Messung der Albtraumhäufigkeit und mangelnder Berücksichtigung des Aspekts, dass bzw. wie sich die Befragung der Eltern anstelle der Kinder auf die Studienergebnisse auswirken kann. Weitere Längsschnittuntersuchungen sind erforderlich, um besser zu verstehen, wie sich Albträume und ihre Korrelate im Kindes-, Jugend- und im weiteren Erwachsenenalter entwickeln sowie um ihre klinische Bedeutung zu bestimmen und um mehr Evidenz hinsichtlich wirksamer und altersgerechter Behandlungsstrategien im frühen Kindesalter zu entwickeln (Gauchat et al., 2014).

Literatur

American Academy of Sleep Medicine. (2014). *The international classification of sleep disorders.* (Third edition). Darien (Illinois): American Academy of Sleep Medicine.

American Psychiatric Association. (APA) (2015). *Diagnostisches und Statistisches Manual Psychischer Störungen DSM-5.* Göttingen: Hogrefe.

Carter, K.A., Hathaway, N.E. & Lettieri, C.F. (2014). Common sleep disorders in children. *American Family Physician, 89*(5), 368–377.

Fisher, H.L., Lereya, S.T., Thompson, A., Lewis, G., Zammit, S. & Wolke, D. (2014) Childhood parasomnias and psychotic experiences at age 12 years in a United Kingdom birth cohort. *Sleep, 37*(3), 475–482. https://doi.org/10.5665/sleep.3478

Gauchat A., Séguin J.R. & Zadra A. (2014). Prevalence and correlates of disturbed dreaming in children. *Pathologie Biologie, 62*(5), 311–318. https://doi.org/10.1016/j.patbio.2014.05.016

Gieselmann, A., Ait Aoudia, M., Carr, M., Germain, A., Gorzka, R., Holzinger, B., Kleim, B., Krakow, B., Kunze, A.E., Lancee, J., Nadorff, M.R., Nielsen, T., Riemann, D., Sandahl, H., Schlarb, A.A., Schmid, C., Schredl, M., Spoormaker, V.I., Steil, R. ... & Pietrowsky, R. (2019). Aetiology and treatment of nightmare disorder: state of the art and future perspectives. *Journal of Sleep Research, 8*(4), e12820.

Ophoff, D., Slaats, M.A., Boudewyns, A., Glazemakers, I., Van Hoorenbeeck, K. & Verhulst, S.L. (2018). Sleep disorders during childhood: a practical review. *European Journal of Pediatrics, 177*, 641–648. https://doi.org/10.1007/s00431-018-3116-z

Schlarb, A.A., Brandhorst, I. & Hautzinger, M. (2011). Mini-KiSS – ein multimodales Gruppentherapieprogramm für Eltern von Kleinkindern mit Schlafstörungen. *Zeitschrift für Kinder- und Jugendpsychiatrie und Psychotherapie, 39*, 197–206. https://doi.org/10.1024/1422-4917/a000106

Schredl, M., Fricke-Oerkermann, L., Mitschke, A., Wiater, A. & Lehmkuhl, G. (2009). Longitudinal study of nightmares in children: stability and effect of emotional symptoms. *Child Psychiatry and Human Development, 40*, 439–449. https://doi.org/10.1007/s10578-009-0136-y

Simard, V. & Nielsen, T. (2009). Adaptation of imagery rehearsal therapy for nightmares in children: a brief report. *Psychotherapy: Theory, Research, Practice, Training, 46*(4), 492–497. https://doi.org/10.1037/a0017945

Weltgesundheitsorganisation. (2011). *Internationale Klassifikation psychischer Störungen. ICD-10 Kapitel V (F). Klinisch-diagnostische Leitlinien* (8. überarb. Aufl.). Bern: Hans Huber Verlag.

Zero to Three. (2019). *DC: 0-5. Diagnostische Klassifikation seelischer Gesundheit und Entwicklungsstörungen der frühen Kindheit.* Stuttgart: Kohlhammer.

15 Essstörungen der Kindheit

Carola Bindt

Auffälligkeiten beim Füttern und Essen in der frühen Kindheit sind weit verbreitet und gehören zur normalen Entwicklung (Cardona Cano et al., 2015; Micali et al., 2011), aber auch zu den häufigen Anlässen einer Vorstellung in der kinderärztlichen Praxis. Typische Beschwerden der Eltern sind: Das Kind isst zu wenig, zu viel, zu langsam, spuckt oder würgt beim Essen, lässt sich nicht stoppen, das Nahrungsmittelspektrum ist eingeschränkt, das Kind will sich nicht füttern lassen, nicht selbstständig essen, nicht am Tisch sitzen, isst nur unter Ablenkung, nur im Halbschlaf oder verändert seine Vorlieben beim Essen häufig und unberechenbar. Solche vielfältigen Probleme treten meist episodisch auf und lösen sich oft von selbst, manchmal mithilfe elterlicher Beratung und Beruhigung. Seltener finden sich Erbrechen, Rumination und Pica.

Bei manchen Kindern überschreitet das Ausmaß der Essproblematik jedoch eine Schwelle und wird akut störungswertig, z.B. bei Gewichtsverlust oder Stillstand. Bei anderen hingegen prägen sich Merkmale gestörten Essverhaltens eher habituell aus und prädisponieren zu späteren Ess- oder Gewichtsproblemen (Jacobi et al., 2004; Shomaker et al., 2017). Grundsätzlich ist jede Störung der Nahrungsaufnahme bei Kindern eine Quelle der Besorgnis, weil die adäquate Nahrungsaufnahme und ein ausgeglichenes Essverhalten für die physische, aber auch für die mentale und psychosoziale Gesundheit von hoher Bedeutung sind. Für Eltern gilt der satte, zufriedene Nachwuchs als beruhigender Beweis gelingender Elternschaft. Wenn das Kind anhaltend schlecht isst, unzureichend gedeiht und sogar die Kinderärztin oder der Kinderarzt Bedenken anmeldet, stellen sich oft Verzweiflung und das drängende Verlangen nach Abhilfe ein. Dies gilt umso mehr, wenn das Kind zusätzlich an einer somatischen Erkrankung oder sonstigen Entwicklungsstörung leidet, die in der Praxis häufig mit Essproblemen vergesellschaftet sind.

Entwicklungsneurobiologie des Essverhaltens. Die Nahrungsaufnahme ist die Voraussetzung für Wachstum und Entwicklung. Normalerweise verdreifacht ein *Säugling* sein Geburtsgewicht bis zum Ende des 1. Lebensjahres (Skuse et al., 1994). In dieser frühen Zeit entwickelt sich auch das zentrale Nervensystem mit rasanter Geschwindigkeit. Der Energiebedarf für diesen Prozess ist außerordentlich groß und liegt bei ca. 30 % der Gesamtenergieaufnahme in den ersten beiden Lebensmonaten, abfallend bis auf 3 % bis zum 12. Lebensmonat (Smart, 1991). Das Geschmackserleben, das die Nahrungsauswahl wesentlich bestimmt, wird bereits pränatal programmiert. Der *Fetus* verfügt ab der 8. Gestationswoche über Rezeptoren, mittels derer er Geschmacksstoffe aus dem Fruchtwasser und postnatal aus der Muttermilch aufnehmen kann. Die frühe Prägung in dieser sensitiven Phase sowie genetische Faktoren bestimmen individuelle Toleranzen gegenüber Geschmacksnoten in der weiteren Entwicklung (Podzimek et al., 2018). Angeboren sind eine Bevorzugung von Süßem und die Aversion gegen bitteren Geschmack, wobei der Süße für Säuglinge sogar analgetische Effekte zukommen. Die Ablehnung von Bitterem schützt vor der Ingestion von Unbekömmlichem, behindert jedoch auch die Konsumption von manchen Gemüsearten (Mennella & Bobowski, 2015). *Mit 3 bis 4 Monaten* wächst beim Kind das Interesse an salzigem Geschmack, der der Muttermilch fehlt, und an neuen Texturen wie breiiger und klumpiger Nahrung (Liem, 2017). *Ab dem Kleinkindalter* zeigen 20–50 % aller Kinder eine Aversion insbesondere gegenüber unvertrautem Geschmack, Geruch oder der Textur von Lebensmitteln, die sogenannte Neophobie bzw. das „Picky Eating", das oft um den 24. Lebensmonat einen Gipfel erreicht (Carruthet al., 2004; Cole et al., 2017; Mascola et al., 2010). Die Gewichtsentwicklung ist meist unbedenklich, wobei Picky Eater ihren Kalorienbedarf im Kontrollgruppenvergleich mehr mit Snacks als bei den Hauptmahlzeiten decken (Saariletho, 2004). Grundsätzlich akzeptieren jüngere Kinder selbst Nahrungsmittelkombinationen, die für ältere Kinder und Erwachsene inakzeptabel sind, und orientieren sich in ihrer Zustimmung wie Ablehnung auch am elterlichen Vorbild. Das weist hin auf familiär und natürlich auch kulturell vermittelte Lernerfahrungen bei der Geschmacksentwicklung (Lafraire et al., 2016; Rozin et al., 1986). Die gustatorische Sensitivität nimmt dabei mit den Lebensjahren ab und erst im Alter wieder zu.

In seiner neuromotorischen Entwicklung schreitet der Säugling vom Schluck-, Such- und Saugreflex bis zum komplexen Repertoire an Fertigkeiten fort, die zum Essen von fester Nahrung erforderlich sind. Hierbei spielen individuelle Reifungs- wie auch Lernprozesse eine Rolle. Die Entwicklung des Saugens und Schluckens beginnt bereits im Mutterleib. Ab der 13. Gestationswoche sind Schluckbewegungen zu beobachten, und bald darauf ist es dem Embryo möglich, an den Fingern zu saugen. Die Koordination des Saug- und Schluckakts sowie die Saugfrequenz von Frühgeborenen verbessern sich signifikant von der 33. bis 36. Gestationswoche, dies unabhängig von der Fütterungserfahrung, sind also zunächst mehr reifungs- als übungsabhängig (Bu'Lock et al., 1990; Kumari et al., 2019). Auch bei gesunden, reifen Neugeborenen kann eine verzögerte Integration motorischer und neurophysiologischer Funktionen dazu führen, dass zunächst kein störungsfreies Trinken möglich ist und das Kind nicht effizient saugt oder sich verschluckt (Lau, 2015). Diskrete mundmotorische oder koordinative Schwächen begünstigen die Entstehung einer frühen Essproblematik, die aufgrund von elterlichen Fehlanpassungen in der Fütterinteraktion auch dann noch fortbestehen kann, wenn die Reifungsprobleme überwunden sind. Stillkinder werden meist häufiger gefüttert als Flaschenkinder und saugen mit höherer Frequenz, nehmen jedoch pro 24-Stunden-Intervall weniger Nahrung auf (Kohler, 1984). Mit 3–4 Lebensmonaten zeigen sich erste laterale Zungenbewegungen, die die Manipulation breiiger Nahrung ermöglichen. Im 5.–6. Lebensmonat kann das gesunde Kind mittels erfolgreicher Koordination von Mund-, Zungen- und Schlundmuskulatur klumpige Nahrung bewältigen. Zwischen 8 und 10 Monaten erlernt es das Kauen; in dieser Zeit brechen auch meist die ersten Zähne durch. Mit ca. 12 Monaten ist die Verarbeitung von fester, stückiger Kost mit dem Gaumen oder den Zähnen möglich, und mit 18–24 Monaten etablieren sich mahlende Kaubewegungen und weitere orale Fertigkeiten im Umgang mit roher und harter Nahrung, oft in direktem Zusammenhang mit dem Durchbruch der ersten prämolaren Backenzähne (Demonteil et al., 2019; Rudolph & Link, 2002). Die Entwicklung des Greifens und der Augen-Hand-Koordination erlaubt dem Säugling zudem, zwischen dem 6. und 12. Monat, beim Trinken die Flasche selbstständig zu halten und allmählich auch aus einer Tasse zu trinken. Im 2. Lebensjahr beginnt das Kleinkind, einen Löffel einzusetzen und selbstständig damit zu essen. Die Gabel verwenden die meisten Kinder erst im 3. Lebensjahr (Henkel et al., 2016). Eine entwicklungsgerechte Einführung von Nahrungsmitteln ist für ein gesundes Essverhalten wichtig. Für Kinder, die erst nach dem 9. Lebensmonat an klumpig-stückige Kost gewöhnt wurden, fanden sich mit 15 Monaten und auch noch mit

7 Jahren häufiger Essprobleme und ein eingeschränktes Nahrungsspektrum, zudem lehnten sie Obst und Gemüse häufiger ab (Coulthard et al., 2009). Säuglinge, die im Vergleich eher früh an Flaschennahrung, Brei oder feste Kost herangeführt worden waren, verlangten nachts seltener nach Nahrung. Sie schliefen jedoch – entgegen den Erwartungen vieler Eltern – nicht besser durch als Stillkinder (Brown & Harries, 2015). Erst nach Vollendung des 3. Lebensjahres gelingt das Essen relativ selbstständig. Davor ist das Kind dabei durchgehend sowohl auf praktische als auch auf emotionale Unterstützung durch seine Eltern angewiesen, was sich auch im Begriff der *Fütterstörung* widerspiegelt.

Regulation von Hunger und Sättigung. Physiologische Signale regulieren in Feedback-Regelkreisen die Nahrungsaufnahme, woran Strukturen des Hypothalamus, des Hirnstamms, des gastrointestinalen Systems, der Bauchspeicheldrüse sowie das Fettgewebe beteiligt sind. Bei Energiemangel wird das Peptid Ghrelin im Magen freigesetzt, das verschiedene Botenstoffe im Hypothalamus zur Stimulation des Appetits aktiviert. Nach dem Essen werden diese und weitere Prozesse durch pankreatisches Insulin, intestinale Peptide und Leptin aus dem Fettgewebe inhibiert; bei einem Energieüberschuss tritt Sättigung ein (Gahagan, 2012). Neueren Forschungen zufolge ist von genetisch präformierten Unterschieden in der physiologischen Sensitivität gegenüber der Energiebilanz bei verschiedenen Individuen auszugehen, wobei Gen-Umfeld-Interaktionen auch die Homöostase des Körpergewichts zu beeinflussen scheinen (Bouchard, 2008).

Gestillte Kinder profitieren von Rückkopplungsmechanismen, in denen der individuelle Energiebedarf, die kindliche Saugfrequenz und die mütterliche Milchproduktion verknüpft sind (Dewey & Lonnerdal, 1986). In der ersten Lebenszeit sind auch Flaschenkinder in der Lage, ihre Milchaufnahme autonom zu regulieren. Beispielsweise reagierten im Experiment 3 Tage alte Neugeborene aversiv auf den Geruch ihre Formulanahrung, solange sie satt waren (Soussignan et al., 1999) und 7–14 Wochen alte Kinder tranken bei Nahrungsangeboten in kurzen Intervallen deutlich weniger als nach längerer Nahrungskarenz (Lumeng et al., 2007). Obschon die zugrunde liegenden Mechanismen nicht voll erschlossen sind, ist die Selbstregulation der Nahrungsaufnahme vermutlich sehr früh im Säuglingsalter funktionstüchtig. Eine praktische Schlussfolgerung hieraus könnte lauten, dass ein junges Kind, das innerhalb der Perzentilenkurven wächst, körperlich gesund ist und sensitiv versorgt wird, seinen Bedarf an Energie und Nährstoffen intuitiv decken kann (Henkel et al., 2016). Während gestillte Säuglinge weitreichend eigenreguliert ihre Nahrungsaufnahme gestalten können, übernehmen Eltern bei der Flaschenfütterung von Anfang an mehr Kontrolle. Kinder, die als Säuglinge von ihren Müttern vermehrt zum Leeren der Flasche und auch später erfolgreich zum Aufessen angeleitet worden waren, zeigten häufiger ein vermindertes Sättigungsgefühl im frühen Schulalter als Kinder von weniger kontrollierenden Müttern (Li et al., 2014). Solche Interaktionen könnten dazu beitragen, dass flaschenernährte Kinder ein höheres Risiko für die spätere Entwicklung einer Adipositas als gestillte Säuglinge aufweisen (Horta et al., 2015; Owen et al., 2005). Das Erkennen und Akzeptieren von kindlichen Sättigungssignalen seitens der Bezugspersonen ist Voraussetzung dafür, Selbstregulationsfähigkeit seitens des Kindes zu fördern und es nicht zu überfüttern. Klein- und Vorschulkinder zeigen in ihrem Essverhalten noch nicht die in späteren Jahren verbreitete Kontinuität. Ältere Untersuchungen (Birch et al., 1991) ergaben, dass in der Altersgruppe der 2–5-jährigen Kinder die Energieaufnahme pro Mahlzeit sehr variabel war, sich appetitlose mit hungrigen Phasen abwechselten und sich für jedes Kind ein individueller Rhythmus von ca. 48 Stunden finden ließ, in dem die Gesamtenergieaufnahme konstant blieb. Diese Beobachtung sprach für die Existenz eines intrinsischen Kontrollmechanismus, der die Energieaufnahme trotz großer Variabilität von

Mahlzeit zu Mahlzeit reguliert. Neuere Untersuchungen zufolge passen jedoch Vorschulkinder (Smethers et al., 2019) und vermutlich bereits Säuglinge (Bahorski et al., 2020) ihr Essverhalten eher an das zur Verfügung stehende Nahrungsangebot an als an ihren tatsächlichen Bedarf und nehmen bei höherer Energiedichte und häufigeren Mahlzeiten mehr Kalorien zu sich als benötigt. Für Säuglinge und Kleinkinder fanden sich keine Geschlechtsunterschiede in Hinblick auf spezifische Nahrungspräferenzen, wohl aber für Vorschulkinder: Mädchen mochten und aßen mehr Lebensmittel mit geringerer Energiedichte und höherem Nährstoffgehalt wie Obst und Gemüse als Jungen (Cooke & Wardle, 2005). Da keine biologischen Unterschiede in der Geschmacksanatomie gefunden wurden (Jilani et al., 2017), werden solche Geschlechtsdifferenzen mit bereits früh wirksamen Einflüssen von Elternverhalten und Peers erklärt. Eltern zeigen sich insgesamt besorgter in Hinblick auf Gewichtsfragen bei ihren Töchtern als bei den Söhnen, was bereits unterschiedliches Fütterverhalten und Varianzen in der Reaktivität auf die Nahrungsaufnahme ihrer Kinder zur Folge haben könnte (Keller et al., 2019).

Klassifikation von Fütter- und Essstörungen der frühen Kindheit. Bis vor wenigen Jahren gab es in den psychiatrischen Klassifikationen eine klare Unterscheidung zwischen frühkindlichen Ess- und Fütterstörungen und solchen mit späterem Beginn. Mit der Publikation des DSM-5 (American Psychiatric Association, 2015) und der ersten Version der ICD-11 im Jahr 2018 wurden diese Diagnosekategorien überabeitet und unter einer Überschrift vereint. Auch frühkindliche Erscheinungsformen gehen in der neuen, altersunabhängigen Diagnose *Avoidant/restrictive food intake disorder (ARFID)* auf, die einen vermeidenden Zugang zu Nahrungsangeboten beschreibt, der wiederum zu einer mangelnden Nahrungsaufnahme und Unterversorgung mit Nährstoffen führt. Die Studienlage zu diesem neuen Störungsbild ist noch sehr begrenzt (Aldridge et al., 2018; Attia et al., 2013). In der Klassifikation nach DC:0-5 (Zero to Three, 2019) hingegen werden weiterhin alters- und entwicklungsspezifische Symptome und Manifestationsformen für Essstörungen bei jüngeren Kinder aufgeführt, die nach DSM-5 als „nicht näher bezeichnete Fütter- oder Essstörungen" und nach ICD-11 als „sonstige Essstörungen" (F 50.8) kodiert werden können.

Literatur

Aldridge, V.K., Dovey, T.M., El Hawi, N., Martiniuc, A., Martin, C.I. & Meyer, C. (2018). Observation and Comparison of Mealtime Behaviors in a Sample of Children with Avoidant/Restrictive Food Intake Disorders and a Control Sample of Children with Typical Development. *Infant Mental Health Journal, 39*(4), 410–422. https://doi.org/10.1002/imhj.21722

American Psychiatric Association. (2015). *Diagnostisches und Statistisches Manual Psychischer Störungen DSM-5*. Göttingen: Hogrefe.

Attia, E., Becker, A.E., Bryant-Waugh, R., Hoek, H.W., Kreipe, R.E., Marcus, M.D., Mitchell, J.E., Striegel, R.H., Walsh, B.T., Wilson, G.T., Wolfe, B.E. & Wonderlich, S. (2013). Feeding and eating disorders in DSM-5. *American Journal of Psychiatry, 170*(11), 1237–1239. https://doi.org/10.1176/appi.ajp.2013.13030326

Bahorski, J.S., Schneider-Worthington, C.R. & Chandler-Laney, P.C. (2020). Modified eating in the absence of hunger test is associated with appetitive traits in infants. *Eating Behaviors, 36*, 101342. https://doi.org/10.1016/j.eatbeh.2019.101342

Birch, L.L., Johnson, S.L., Andresen, G., Peters, J.C. & Schulte, M.C. (1991). The variability of young children's energy intake. *New England Journal of Medicine, 324*(4), 232–235. https://doi.org/10.1056/NEJM199101243240405

Bouchard, C. (2008). *Gene-environment interactions in the etiology of obesity: defining the fundamentals.* Obesity (Silver Spring), 16(S3), S5–S10. https://doi.org/10.1038/oby.2008.528

Brown, A. & Harries, V. (2015). Infant sleep and night feeding patterns during later infancy: association with breastfeeding frequency, daytime complementary food intake, and infant weight. *Breastfeeding Medicine, 10*(5), 246–252. https://doi.org/10.1089/bfm.2014.0153

Bu'Lock, F., Woolridge, M.W. & Baum, J.D. (1990). Development of Co-Ordination of Sucking, Swallowing and Breathing: Ultrasound Study of Term and Preterm Infants. *Developmental Medicine & Child Neurology, 32*(8), 669–678. https://doi.org/10.1111/j.1469-8749.1990.tb08427.x

Cardona Cano, S., Tiemeier, H., Van Hoeken, D., Tharner, A., Jaddoe, V.W., Hofman, A., Verhulst, F.C. & Hoek, H.W. (2015). Trajectories of picky eating during childhood: A general population study. *International Journal of Eating Disorders, 48*(6), 570–579. https://doi.org/10.1002/eat.22384

Carruth, B.R., Ziegler, P.J., Gordon, A. & Barr, S.I. (2004). Prevalence of picky eaters among infants and toddlers and their caregivers' decisions about offering a new food. *Journal of the American Dietetic Association, 104*(1), 57–64. https://doi.org/10.1016/j.jada.2003.10.024

Cole, N.C., An, R., Lee, S.Y. & Donovan, S.M. (2017). Correlates of picky eating and food neophobia in young children: a systematic review and meta-analysis. *Nutrition Reviews, 75*(7), 516–532. https://doi.org/10.1093/nutrit/nux024

Cooke, L.J. & Wardle, J. (2005). Age and gender differences in children's food preferences. *British Journal of Nutrition, 93*(5), 741–746. https://doi.org/10.1079/BJN20051389

Coulthard, H., Harris, G. & Emmett, P. (2009). Delayed introduction of lumpy foods to children during the complementary feeding period affects child's food acceptance and feeding at 7 years of age. *Maternal & Child Nutrition, 5*(1), 75–85. https://doi.org/10.1111/j.1740-8709.2008.00153.x

Demonteil, L., Tournier, C., Marduel, A., Dusoulier, M., Weenen, H. & Nicklaus, S. (2019). Longitudinal study on acceptance of food textures between 6 and 18 months. *Food Quality and Preference, 71*, 54–65. https://doi.org/10.1016/j.foodqual.2018.05.010

Dewey, K.G. & Lonnerdal, B. (1986). Infant self-regulation of breast milk intake. *Acta Paediatrica Scandinavica, 75*(6), 893–898. https://doi.org/10.1111/j.1651-2227.1986.tb10313.x

Gahagan, S. (2012). Development of eating behavior: biology and context. *Journal of developmental and behavioral pediatrics, 33*(3), 261–271. https://doi.org/10.1097/DBP.0b013e31824a7baa

Henkel, C., Jenni, O., Holtz, S. & Bindt, C. (2016). Essverhalten im frühen Kindesalter. *Monatsschrift Kinderheilkunde, 164*(4), 294–300. https://doi.org/10.1007/s00112-015-0032-4

Horta, B.L., Loret de Mola, C. & Victora, C.G. (2015). Long-term consequences of breastfeeding on cholesterol, obesity, systolic blood pressure and type 2 diabetes: a systematic review and meta-analysis. *Acta Paediatrica, 104*(467), 30–37. https://doi.org/10.1111/apa.13133

Jacobi, C., Hayward, C., de Zwaan, M., Kraemer, H.C. & Agras, W.S. (2004). Coming to terms with risk factors for eating disorders: application of risk terminology and suggestions for a general taxonomy. *Psychological Bulletin, 130*(1), 19–65. https://doi.org/10.1037/0033-2909.130.1.19

Jilani, H., Ahrens, W., Buchecker, K., Russo, P. & Hebestreit, A. (2017). Association between the number of fungiform papillae on the tip of the tongue and sensory taste perception in children. *Food & Nutrition Research, 61*(1), 1348865. https://doi.org/10.1080/16546628.2017.1348865

Keller, K.L., Kling, S.M. R., Fuchs, B., Pearce, A.L., Reigh, N.A., Masterson, T. & Hickok, K. (2019). A Biopsychosocial Model of Sex Differences in Children's Eating Behaviors. *Nutrients, 11*(3), 682. https://doi.org/10.3390/nu11030682

Kohler, L., Meeuwisse G, Mortensson W. (1984). Food intake and growth of infants between six and twenty-six weeks of age on breast milk, cow's milk formula or soy formula. *Acta Paediatrica Scandinavia, 73*,40–48.https://doi.org/10.1111/j.1651-2227.1984.tb09895.x

Kumari, N., Jain, A. & Ramji, S. (2019). Prediction of nutritive sucking in preterm babies (<34 weeks) and preterm sucking readiness scale. *Maternal Health, Neonatology and Perinatology, 5*(1), 18. https://doi.org/10.1186/s40748-019-0113-9

Lafraire, J., Rioux, C., Giboreau, A. & Picard, D. (2016). Food rejections in children: Cognitive and social/environmental factors involved in food neophobia and picky/fussy eating behavior. *Appetite, 96*, 347–357. https://doi.org/10.1016/j.appet.2015.09.008

Lau, C. (2015). Development of Suck and Swallow Mechanisms in Infants. *Annals of Nutrition and Metabolism, 66*(Suppl. 5), 7–14. https://doi.org/10.1159/000381361

Li, R., Scanlon, K.S., May, A., Rose, C. & Birch, L. (2014). Bottle-feeding practices during early infancy and eating behaviors at 6 years of age. *Pediatrics, 134*(Suppl 1), S70–S77. https://doi.org/10.1542/peds.2014-0646L

Liem, D.G. (2017). Infants' and Children's Salt Taste Perception and Liking: A Review. *Nutrients, 9*(9), 1011. https://doi.org/10.3390/nu9091011

Lumeng, J.C., Patil, N. & Blass, E.M. (2007). Social influences on formula intake via suckling in 7 to

14-week-old-infants. *Developmental Psychobiology, 49*(4), 351–361. https://doi.org/10.1002/dev.20221

Mascola, A. J., Bryson, S. W. & Agras, W. S. (2010). Picky eating during childhood: A longitudinal study to age 11 years. *Eating Behaviors, 11*(4), 253–257. https://doi.org/10.1016/j.eatbeh.2010.05.006

Mennella, J. A. & Bobowski, N. K. (2015). The sweetness and bitterness of childhood: Insights from basic research on taste preferences. *Physiology & Behavior, 152*(Part B), 502–507. https://doi.org/10.1016/j.physbeh.2015.05.015

Micali, N., Simonoff, E., Stahl, D. & Treasure, J. (2011). Maternal eating disorders and infant feeding difficulties: maternal and child mediators in a longitudinal general population study. *Journal of Child Psychology and Psychiatry, 52*(7), 800–807. https://doi.org/10.1111/j.1469-7610.2010.02341.x

Owen, C. G., Martin, R. M., Whincup, P. H., Smith, G. D. & Cook, D. G. (2005). Effect of infant feeding on the risk of obesity across the life course: a quantitative review of published evidence. *Pediatrics, 115*(5), 1367–1377. https://doi.org/10.1542/peds.2004-1176

Podzimek, S., Duskova, M., Broukal, Z., Racz, B., Starka, L. & Duskova, J. (2018). The evolution of taste and perinatal programming of taste preferences. *Physiological Research, 67*(Suppl. 3), S421–S429. https://doi.org/10.33549/physiolres.934026

Rozin, P., Hammer, L., Oster, H., Horowitz, T. & Marmora, V. (1986). The child's conception of foods and non-foods: Differentiation of categories of rejected substances in the 16 months to 5 years range. *Appetite, 7*(2), 141–151. https://doi.org/10.1016/S0195-6663(86)80014-9

Rudolph, C. & Link, D. (2002). Feeding Disorders in infants and Children. *Pediatric Gastroenterology and Nutrition, 49*(1), 97–112. https://doi.org/10.1016/S0031-3955(03)00110-X

Saariletho, S., Lapinleimu, H., Keskinen, S., Helenius, H., Talvia, S. & Simell, O. (2004). Growth, energy intake, and meal pattern in five-year-old children considered as poor eaters. *Journal of Pediatrics, 144*(3), 363–367. https://doi.org/10.1016/j.jpeds.2003.12.028

Shomaker, L. B., Tanofsky-Kraff, M., Matherne, C. E., Mehari, R. D., Olsen, C. H., Marwitz, S. E., Bakalar J. L., Ranzenhofer L. M., Kelly N. R., Schvey N. A., Burke N. L., Cassidy O., Brady S. M., Dietz L. J., Wilfley D. E., Yanovski, J. A. (2017). A randomized, comparative pilot trial of family-based interpersonal psychotherapy for reducing psychosocial symptoms, disordered-eating, and excess weight gain in at-risk preadolescents with loss-of-control-eating. *International Journal of Eating Disorders, 50*(9), 1084–1094.

Skuse, D., Pickles, A., Wolke, D. & Reilly, S. (1994). Postnatal growth and mental development: Evidence for a „sensitive period". *Journal of Child Psychology and Psychiatry, 35*(3), 521–545. https://doi.org/10.1111/j.1469-7610.1994.tb01738.x

Smart, J. (1991). Critical periods in brain development. In G. R. Bock & J. Whelan (Eds.), *The childhood environment and adult disease* (pp. 50–85). London: Wiley and Sons.

Smethers, A. D., Roe, L. S., Sanchez, C. E., Zuraikat, F. M., Keller, K. L. & Rolls, B. J. (2019). Both increases and decreases in energy density lead to sustained changes in preschool children's energy intake over 5 days. *Physiology & Behavior, 204*, 210–218. https://doi.org/10.1016/j.physbeh.2019.02.042

Soussignan, R., Schaal, B. & Marlier, L. (1999). Olfactory alliesthesia in human neonates: prandial state and stimulus familiarity modulate facial and autonomic responses to milk odors. *Developmental Psychobiology, 35*(1), 3–14. https://doi.org/10.1002/(SICI)1098-2302(199907)35:1<3::AID-DEV2>3.0.CO;2-F

Zero to Three. (2019). *DC: 0-5. Diagnostische Klassifikation seelischer Gesundheit und Entwicklungsstörungen der frühen Kindheit*. Stuttgart: Kohlhammer.

15.1 Essstörung mit Überessen

Definition und Klassifikation

In der DC:0-5 (Zero to Three, 2019) werden verbindliche Kriterien für die Klassifikation der Essstörung mit Überessen vorgegeben. Diese sind Tabelle 15-1 zu entnehmen.

Die Störung zeigt sich kontextübergreifend und nicht nur in spezifischen Beziehungen, da sonst abzuwägen ist, ob diese nicht besser als *Spezifische Beziehungsstörung der frühen Kindheit* auf Achse I der DC:0-5 kodiert werden sollte. Im DSM-5 (American Psychiatric Association, 2015) kann die Essstörung mit Überessen als *Nicht näher bezeichnete Fütter- oder Essstörung*

Tabelle 15-1: Diagnostischer Algorithmus Essstörung mit Überessen nach DC:0-5 (Zero to Three, 2019, S. 133 f.)

Alle folgenden Kriterien müssen erfüllt sein.
A. Kinder mit dieser Störung essen zu viel oder versuchen, zu viel zu essen, indem sie folgendes Verhalten zeigen: 1. Das Kind verlangt ständig nach exzessiven Nahrungsmengen während der Mahlzeiten oder des Fütterns. 2. Das Kind verlangt ständig nach exzessiven Nahrungsmengen zwischen den Mahlzeiten oder geplanten Fütterzeiten.
B. Kinder mit dieser Störung sind gedanklich übermäßig mit Nahrung und Essen beschäftigt, wie in mindestens zwei der nachfolgenden Arten ausgedrückt: 1. Das Kind nimmt Nahrung von anderen oder plündert Mülltonnen. 2. Das Kind hamstert Nahrung während des Essens. 3. Das Kind redet ununterbrochen über Nahrung (z. B. die nächste Mahlzeit) oder Essensthemen dominieren das kindliche Spiel.
C. Das Kind leidet, wenn es daran gehindert wird, das Verhalten von Kriterium A zu zeigen.
D. Das Verhalten des Kindes ist nicht Folge einer anderen Störung, die das Verhalten besser erklärt (z. B. fehlende Verfügbarkeit von Nahrung, Hunger, medikamentöse Nebenwirkungen oder medizinische Erkrankungen).
E. Die Symptome der Störung oder Reaktionen der Bezugspersonen haben erheblichen Einfluss auf die Funktionsfähigkeit des Kindes und der Familie auf eine oder mehrere der folgenden Arten: 1. Verursachen Stress und Leid beim Kind. 2. Beeinträchtigen die Beziehungen des Kindes. 3. Schränken die Teilnahme des Kindes an entwicklungsbedingt erwarteten Aktivitäten und Routinen ein. 4. Schränken die Teilnahme der Familie an Alltagsaktivitäten und Routinen ein. 5. Schränken die Fähigkeit des Kindes ein, neue Fertigkeiten zu lernen und zu entwickeln, oder beeinträchtigen den Entwicklungsprozess; oder 6. Folgt nicht altersentsprechenden Wachstumsverläufen.
Alter: Die Diagnose darf bei Kindern unter dem Alter von 24 Monaten nicht vergeben werden. **Dauer:** Die Symptome müssen über einen Zeitraum von mehr als einem Monat vorhanden sein.
Spezifiziere: Wenn das Gewicht des Kindes oberhalb der 95. Perzentile liegt, sollte dieses auf der Achse III erfasst werden.

kodiert werden, in der ICD-10 (Weltgesundheitsorganisation, 2011) als *Essattacken bei sonstigen psychischen Störungen* (F 50.4).

Epidemiologie

Die Thematik des Übergewichts und der Adipositas im Kindesalter hat in den letzten Jahren eine hohe Aufmerksamkeit erfahren. Schätzungen zufolge zeigen 7–10 % aller Kleinkinder einen gesteigerten Appetit, der jedoch zunächst nicht als problematisch erlebt wird und folglich auch keinen Anlass zur klinischen Vorstellung gibt (Derks et al., 2019). Die Erkenntnisse zum störungswertigen Überessen und der ständigen Beschäftigung mit und Suche nach Nahrung, die sich aus entwicklungspragmatischen Gründen kaum vor Erreichen einer gewissen Autonomie und dem vollendeten 2. Lebensjahr zeigen dürften, sind bisher auf klinische Beobachtungen begrenzt (St. George et al., 2020). Die Aufnahme dieser neuen diagnostischen Kategorie in die DC:0-5 erfolgte explizit mit der Absicht, die spärliche Datenbasis zu vermehren, indem erstmals Kriterien für das Vorliegen einer Störung formuliert wurden, mit denen zukünftig geforscht werden kann (Keren, 2016).

Grundsätzlich ist ein starker Gewichtsanstieg im frühen Säuglingsalter mit diversen metabolischen und kardiovaskulären Risiken in späteren Lebensphasen verknüpft. Es ist bekannt, dass bereits eine große Anzahl von jungen Kindern zu schwer ist, so z. B. 20 % aller 2- bis 3-Jährigen in Australien (Boswell et al., 2018). Übergewicht in dieser Lebensphase ist allerdings nur ein schwacher Prädiktor für Übergewicht im Erwachsenenalter. Der Verlauf der Gewichtsentwicklungskurve nach der Säuglingszeit flacht im Kleinkind- und Vorschulalter zunächst ab und steigt erst später wieder an, was die Dynamik der Ausbildung von Fettgewebe in der Kindheit reflektiert. Die geringste Ausprägung des Fettgewebsanteils an der Körpermasse findet sich im Alter von 5 bis 7 Jahren mit danach ansteigender Tendenz, dem sogenannten *Adiposity Rebound*. Je früher dieser Umschlagpunkt erreicht wird, desto höher das Risiko eines Kindes, später adipös zu werden und auch zu bleiben (Vollrath et al., 2018).

Symptomentwicklung und Komorbidität

Emotional begründetes Überessen ist nach aktuellem Kenntnisstand am ehesten als erlerntes, umweltgeprägtes Verhalten zu verstehen, das sich über die Zeit entwickelt, jedoch durch intrinsische Faktoren beeinflusst werden kann. Beispielsweise erklärte sich in einer Untersuchung an 4-jährigen Zwillingen 71 % der Varianz des Essverhaltens durch die geteilten Bedingungen des Aufwachsens, erschien also mehr umfeldgesteuert als genetisch präformiert (Herle et al., 2019). In einer groß angelegten prospektiven Bevölkerungsstudie wiesen 7 % aller Klein- und Vorschulkinder eine erhöhte Ansprechbarkeit gegenüber Nahrungsreizen auf. Während sich dies bei den meisten Kindern in den Folgejahren wieder verlor, zeigte ein Viertel der Betroffenen durchgehend und auch noch mit 10 Jahren eine starke Affinität zum Essen und die Tendenz zum emotionsgesteuerten Überessen in Spannungssituationen. Demnach stellte sich das intensive Interesse am Essen für die meisten Kinder als Übergangsphänomen dar und war auch nach dem Vorschulalter noch veränderlich. Die Ausprägung der Freude am Essen und das Sättigungsgefühl als distinkte Kategorien blieben zwischen 4 und 10 Jahren für die meisten Kinder relativ stabil. Ein Überessen hingegen, das im Kindheitsverlauf zu Übergewicht führte, war assoziiert mit vergleichsweise hohem Geburtsgewicht, aber auch mit begleitenden emotionalen Störungen und Verhaltensauffälligkeiten wie Irritabilität, Angst und Aggressivität, mütterlichem Übergewicht und kontrollierenden elterlichen Strategien bei den Mahlzeiten (Derks et al., 2019).

Komorbide wie auch differenzialdiagnostisch sind in der Diagnostik einige genetische Syndrome auszuschließen, die mit gesteigertem Appetit und vermehrtem Essensdrang einhergehen können. Unter diesen insgesamt seltenen Störungen ist das *Prader-Willi-Syndrom* mit einer Prävalenz von 1 auf 10.000 bis 30.000

Lebendgeburten das häufigste (Crinò et al., 2018). Beim Prader-Willi Syndrom ist eine sich früh entwickelnde schwere Adipositas der Hauptgrund für metabolische Folgekrankheiten. Unkontrollierbarer Appetit, Hyperphagie und Übergewicht entwickeln sich ab dem Kleinkindalter, dieses oft nach einer gegenteiligen Symptomatik mit niedrigem Geburtsgewicht, Fütter- und Gedeihstörungen in der Säuglingszeit. Die Kinder fallen zunächst durch ihre muskuläre Hypotonie und ein vermindertes Längenwachstum auf, zudem durch verschiedene Dysmorphiezeichen, endokrine Störungen sowie später durch kognitive Defizite und Verhaltensauffälligkeiten. Für das oft schwer zu beherrschende, obsessive Interesse an Essbarem werden verschiedene ätiologische Mechanismen diskutiert, darunter eine Störung hypothalamischer Regelkreise der Sättigungskontrolle, diverse hormonelle Faktoren, ein verminderter Energieverbrauch bei ausgeprägter Muskelhypotonie und autistoide Verhaltensstörungen. Die genauen Ursachen des typischen dranghaften Überessens sind noch ungeklärt (Khan et al., 2018).

Weitere genetische Syndrome, die neben anderen frühen Auffälligkeiten im Erscheinungsbild und intellektuellen Beeinträchtigungen eine Hyperphagie und dranghafte Suche nach Essbarem ab der Kleinkindzeit aufweisen können, sind das autosomal-rezessive *Bardet-Biedl-Syndrom*, das *Beckwith-Wiedemann-Syndrom*, das *ROHHAD-Syndrom*, teilweise das *Fragile-X-Syndrom* und einige andere, allerdings sehr seltene monogene Störungen des Stoffwechsels, z. T. mit Leptinresistenz. Zu bedenken ist zudem das Vorliegen einer unerkannten Unterfunktion der Schilddrüse (Hypothyreose), die mit gesteigertem Appetit oder einem Gewichtsanstieg auftreten kann. Auch das kongenitale Kraniopharyngeom, ein manchmal bereits im Kleinkindalter symptomatischer Tumor im Bereich des Hypothalamus, kann primär oder nach einer invasiven Therapie bei bis zu 50 % der Betroffenen zum Überessen und zur Adipositas führen (Heymsfield et al., 2014; Mirza et al., 2018).

Ätiologie und Pathogenese

Zu erkennen, wann und wie oft ein Kind eine Mahlzeit braucht, ist zunächst Aufgabe der primären Bezugsperson, meist der Mutter. Für sie stellen neben kindlicher Unruhe und Schreien, die im Alter von 6 Wochen in mehr als 40 % der Mahlzeit vorausgehen, die Such- und Saugreflexe wesentliche Stimuli zum Füttern dar. Klinisch betrachtet tendieren gerade um das Gedeihen des Kindes vermehrt besorgte Mütter dazu, kindliche Unlustbekundung vermehrt als Hunger zu interpretieren, den es zu stillen gilt. Häufig fallen so im Erleben des Kindes Beruhigung und das Gefüttertwerden zusammen. Das Kind lernt darüber weniger gut, intrinsische Signale über sein Befinden zu differenzieren und erkennbar zu signalisieren, wann es hungrig ist. Fehlende eindeutige Signale des Kindes wiederum verstärken die Besorgnis der Mutter, was nicht selten zum erschöpfenden Dauerstillen oder zum Füttern in kurzen Intervallen führt. In solchen Fällen ist zunächst das Überfüttern seitens der Mutter das Problem – z. B. im Sinne einer Beziehungsproblematik – und weniger ein Überessen des Kindes als eigenständige Störung. Grundsätzlich ist es auch für ältere Kinder mit ihren sich rasch verändernden Nahrungsbedarfen im Verlauf fortschreitenden Wachstums in den ersten Lebensjahren kaum sicher einzuschätzen, welche Nahrungsmenge und -qualität angemessen sind. Auch in späteren Jahren bleiben somit elterliche Einflüsse relevant.

Das *Essverhalten wird neurobiologisch reguliert*. Die daran beteiligten neuronalen Regelkreise können grob unterschieden werden in einen homöostatischen Mechanismus, der dazu dient, die Energiebalance des Organismus zu erhalten, und in einen hedonischen Mechanismus, der durch Belohnungssignale gesteuert wird. Die Homöostase wird durch kurzzeitige periphere Informationen zu Hunger und Sättigung aus dem Verdauungstrakt (z. B. Ghrelin, Cholecystokinin) sowie durch langzeitige Informationen zur Energiebilanz (Insulin, Leptin aus dem Fettgewebe) vermittelt, die im Körper produziert und zentral im Hypothalamus verarbeitet werden. Die Regulation des hedonischen Essverhaltens erfolgt über die belohnenden Erfahrungen, die allein die Konsumption, aber auch die sensorischen und emotionalen Qualitäten von Speisen begleiten. Diese sind biologisch über Neurotransmitter (z. B. Serotonin und Dopamin) repräsentiert, die ihrerseits Wirkungen im Hypothalamus entfalten und gustatorische Vorlieben sowie die Motivation zum Essen beeinflussen. Beide Mechanismen sind eng miteinander verzahnt und können an vielen Stellen extern manipuliert werden (Rossi & Stuber, 2018). Entsprechend wird die Nahrungsaufnahme von Hunger, Sättigung und dem Körperzustand, aber gleichzeitig auch vom Appetit, dem Tempo beim Essen, dem Angebot an Nahrung und dem Geschmackserlebnis, den begleitenden Emotionen und vielen anderen Faktoren gesteuert. Obwohl der Appetit von Kindern vermutlich genetisch geprägt ist, fand sich in einer groß angelegten prospektiven Zwillingsstudie ein ererbter Einfluss unterschiedlichen Ausmaßes u. a. in den Domänen *Freude am Essen* (53 % Heridibilität) und *Sättigungsresponse* (72 %). Diese Schätzungen für die Erblichkeit legen nahe, dass ein großer Anteil der Variabilität auf Umfeldeinflüsse zurückgeht (Cooke & Llewellyn, 2016). In der Forschung finden sich insgesamt komplexe Risikokonstellationen für kindliches Überessen und Übergewicht. Charakteristika des Kindes (z. B. Temperament, Persönlichkeit, Essverhalten), der Eltern (Fütterverhalten, psychische Gesundheit) und des Umfeldes (Verfügbarkeit von gesunden Lebensmitteln und bewegungsfördernden Grünanlagen) wirken ein. Ein entscheidender Einfluss familiärer Interaktionen auf kindliches Essverhalten ist hinreichend belegt. Dennoch haben Forschung und Interventionen mit dem Ziel, Übergewicht zu verhindern, den Fokus lange vor allem auf diätetische Fragen gelegt. Erst in jüngerer Zeit ist der *Stil des Fütterns* als Einflussvariable und damit die Bedeutung des responsiven Fütterns, gekennzeichnet durch elterliche Lenkung unter Beachtung der kindlichen Signale von Hunger und Sättigung, mehr in den Vordergrund gerückt. Beim nicht responsiven Füttern hingegen dominiert ein Mangel an Reziprozität zwischen Eltern und Kind durch vermehrte elterliche Kontrolle (Druck oder Restriktion), kindliche Kontrolle (Unbegrenztheit bzw. Verwöhnung) oder fehlende elterliche Involviertheit während der Mahlzeiten. In einer Metaanalyse von 20 Studien korrelierte solcherart nicht responsives Füttern mit den kindlichen Gewichtsmaßen. Die Dominanz elterlicher Kontrolle sowie auch die kindlicher Kontrolle bei den Mahlzeiten waren mit Übergewicht und Adipositas verbunden, wobei zur Richtung der Wirkfaktoren keine Aussagen gemacht werden konnten (Hurley et al., 2011).

Auch *Temperamentsfaktoren* scheinen eine Rolle bei der Aufklärung der Frage zu spielen, warum manche Kinder anfälliger für das Überessen sind als andere. Ein systematisches Review zum Zusammenhang zwischen kindlichem Temperament und Persönlichkeitsmerkmalen, mütterlichem Fütterverhalten und der Gewichtsentwicklung bei Kindern im Alter von 0 bis 6 Jahren zeigte Verbindungen zwischen kindlichen Regulationsdefiziten, starker Reaktivität bei Begrenzung, geringer Beruhigbarkeit, aber auch vermehrter Geselligkeit und Extraversion mit stärkerer Gewichtszunahme im Kleinkind- und Vorschulalter. Zugleich zeigte sich, dass Mütter, die ihr Kind als überdurchschnittlich schwierig einschätzten, ihrerseits als weniger empfänglich für kindliche Signale bei den Mahlzeiten imponierten, häufiger Essen zur Beruhigung anboten und vermehrt besorgt hinsichtlich des kindlichen Gewichts waren (Bergmeier et al., 2014; Hankey et al., 2017; Vollrath et al., 2018).

Elterliches Verhalten bei den Mahlzeiten, insbesondere die elterlichen Kontrollstrategien der Restriktion (Begrenzung von Lieblingsspeisen, Gesamtmenge) und des Drucks (zum Aufessen, Konsumption bestimmter Speisen), sind folglich negativ assoziiert mit kindlichem Überessen und auch der Gewichtsentwicklung (Birch et al., 2003; Faith et al., 2004; Freitas et al., 2018). Das Überessen von Kindern unter den beschriebenen Bedingungen und der ungesteuerte Essantrieb werden hierbei auch als Folge einer über den Weg der elterlichen Fokussierung auf die Thematik sich ausbildenden Präokkupation beim Kind diskutiert. Solche Überlegungen decken sich mit Ergebnissen einer Studie, die retrospektiv Erwachsene mit emotional bedingtem, binge-artigem Überessen befragte. Diese Probanden gaben eine starke, restriktive Fokussierung der eigenen Eltern auf Ernährungs- und Gewichtsfragen bereits ab ihrer frühen und mittleren Kindheit an, die sich in der eigenen Entwicklung fortgesetzt hatte, jedoch mit wiederkehrendem Kontrollverlust beim Essen einherging (Tan et al., 2016).

Zusammenfassend erklärt sich die Störung mit Überessen, dranghafter Nahrungssuche und imperativem Essbedürfnis im Kleinkind- und Vorschulalter bislang am ehesten aus einer Kombination von kindlichen Persönlichkeitsmerkmalen wie Frustrationsintoleranz, Impulsivität und Reizsuche und elterlichen kontrollierenden Strategien bei den Mahlzeiten, die miteinander in Wechselwirkung stehen.

Diagnose und Differenzialdiagnostik

Die Diagnose der Essstörung mit Überessen wird klinisch gestellt, wobei Informationen zum kindlichen Essverhalten in der frühen Kindheit vornehmlich von den Bezugspersonen übermittelt werden. Da in dieser Lebensphase ein Zuviel an Essen in der Regel sehr viel seltener als problematisch erlebt wird als ein Zuwenig (Keren, 2016), ist die kindliche Symptomatik vermutlich recht ausgeprägt, wenn es zu einer klinischen Vorstellung kommt. Berichte aus Kindertagesstätten und anderen Betreuungssettings sollten die Anamnese vervollständigen, da für die Diagnosevergabe ein kontextunabhängiges Auftreten der Störung erforderlich ist. Auch die umfassende Beobachtung des kindlichen Verhaltens im Rahmen einer (teil-)stationären Diagnostik kann indiziert und aufschlussreich sein.

Differenzialdiagnostisch sind vor allem die bereits unter Komorbiditäten aufgeführten Gesundheitsstörungen zu bedenken, die mit ungesteuertem Essbedürfnis einhergehen. Eine Beziehungsstörung, z. B. im Sinne einer Fehleinschätzung des kindlichen Nahrungsbedarfs- und Essverhaltens bei elterlichen Unsicherheiten, psychischen Erkrankungen oder auch im Rahmen eines Deprivationssyndroms, ist auszuschließen.

Behandlung und Prävention

In Ermanglung spezifischer Empfehlungen zur Behandlung der Essstörung mit Überessen in der frühen Kindheit wird im Folgenden auf solche zurückgegriffen, die allgemein als förderlich für die Ausbildung eines gesundes, selbstregulierten Essverhaltens gelten.

Nicht alle, aber die meisten Faktoren, die das kindliche Essverhalten beeinflussen, sind extern steuerbar. Dies gilt vor allem für viele Erfahrungsbedingungen bei der Nahrungsaufnahme. Hierbei stehen gesundheitspolitische Bestrebungen einer Vermeidung von Übergewicht und die damit verbundenen, tendenziell restriktiven Ernährungsempfehlungen im Widerspruch dazu, dass 85 % aller Eltern junger Kinder viel mehr darauf bedacht sind, ihr Kind zum mehr und vermeintlich besseren Essen zu motivieren (DeCosta et al., 2017). Eltern sollten Fütterpraktiken vermeiden, die erwiesenermaßen Überessen zur Folge haben. Hierzu zählen das Anbieten von Nahrung zur Beruhigung (auch zum Einschlafen), von häufigen Snacks, großen Portionen, ein Überreden, Drängen und Zwingen zum Leeren des Tellers, z. B. auch verbunden mit Belohnungen oder Bestrafungen im Sinne des Vorenthaltens bevorzugter Speisen oder von Spielangeboten (Riley et al., 2018). Kleinkinder sollten zum eigenständigen Essen ermutigt werden, um ihre Fein- und Mundmotorik und die Regulation der Nahrungszufuhr zu fördern. Das angebotene Essen sollte in mundgerechten Portionen mit kindgerechten Utensilien (Kindergeschirr und Besteck) ablenkungsarm präsentiert werden. Es gilt auch hier die Devise, dass die Eltern die Nahrungsauswahl bestimmen, jedoch das Kind frei entscheidet, ob, was und wie viel es davon essen mag. Wenn Eltern selbstverständlich gesunde Nahrungsmittel anbieten, entscheiden sich ihre Kinder oft dafür, diese auch zu probieren. Überessen tritt häufiger auf, wenn geschmackskondensierte, hochkalorische, fett- und zuckerhaltige Speisen angeboten werden, die unmittelbar das Belohnungssystem aktivieren. Nicht zuletzt führen ein gefüllter Teller und große Portionen häufiger zum übermäßigen Konsum als kleine (Riley et al., 2018). Aus klinischer Perspektive steht folglich eine Beratung der Eltern in Hinblick auf ein förderliches Verhalten bei den Mahlzeiten, eine Zurücknahme von elterlicher Kontrolle dem kindlichen Essverhalten gegenüber und die Entwicklung von Alternativen in der thematisch oft sehr eingeengten Eltern-Kind-Kommunikation und -Interaktion im Vordergrund der Therapie. Weiterführende familientherapeutische oder individuell ausgerichtete psychotherapeutische Interventionen sind indikativ zu bedenken.

Verlauf und Prognose

Mangels entsprechender Untersuchungen liegen bislang keine publizierten Befunde zum Verlauf und zur Prognose dieses neu definierten Störungsbildes vor; auch gesicherte Erkenntnisse zu einem potenziellen Übergang in die Adipositas, ein Binge-Eating-Syndrom oder eine Bulimia nervosa in der späteren Entwicklung sind nicht verfügbar.

Forschungsdesiderate und Ausblick

Die Validität der Diagnose einer Essstörung mit Überessen ist noch nicht etabliert. Bislang fehlen diesbezügliche Untersuchungen ebenso wie solche zum Entwicklungsverlauf und Outcome, gerade auch in Hinblick auf die Gewichtsentwicklung betroffener Kinder und einen möglichen Übergang in spätere Essstörungen wie das Binge-Eating und die Adipositas. Erste Erkenntnisse zu pränatalen und (epi-)genetischen Faktoren des Überessens liegen vor, diese sind jedoch noch sehr lückenhaft. Das gilt auch für Zusammenhänge der Störung mit Temperaments- und Persönlichkeitsvariablen der betroffenen Kinder und für familiäre Einflussfaktoren, insbesondere für das elterliche Fütterungsverhalten sowie elterliche Psychopathologien.

Literatur

American Psychiatric Association. (2015). *Diagnostisches und Statistisches Manual Psychischer Störungen DSM-5*. Göttingen: Hogrefe.

Bergmeier, H., Skouteris, H., Horwood, S., Hooley, M. & Richardson, B. (2014). Associations between child temperament, maternal feeding practices and child body mass index during the preschool years: a systematic review of the literature. *Obesity reviews: an official Journal of the International Association for the Study of Obesity, 15*(1), 9–18. https://doi.org/10.1111/obr.12066

Birch, L.L., Fisher, J.O. & Davison, K.K. (2003). Learning to overeat: maternal use of restrictive feeding practices promotes girls' eating in the absence of hunger. *American Journal of Clinical Nutrition, 78*(2), 215–220. https://doi.org/10.1093/ajcn/78.2.215

Boswell, N., Byrne, R. & Davies, P.S.W. (2018). Eating behavior traits associated with demographic variables and implications for obesity outcomes in early childhood. *Appetite, 120*, 482–490. https://doi.org/10.1016/j.appet.2017.10.012

Cooke, L. & Llewellyn, C. (2016). Nature and Nurture in Early Feeding Behavior. *Nestle Nutrition Institute workshop series, 85*, 155–165. https://doi.org/10.1159/000439507

Crinò, A., Fintini, D., Bocchini, S. & Grugni, G. (2018). Obesity management in Prader-Willi syndrome: current perspectives. *Diabetes, metabolic syndrome and obesity: targets and therapy, 11*, 579–593. https://doi.org/10.2147/DMSO.S141352

DeCosta, P., Møller, P., Frøst, M.B. & Olsen, A. (2017). Changing children's eating behaviour – A review of experimental research. *Appetite, 113*, 327–357. https://doi.org/10.1016/j.appet.2017.03.004

Derks, I.P.M., Bolhuis, K., Sijbrands, E.J.G., Gaillard, R., Hillegers, M.H.J. & Jansen, P.W. (2019). Predictors and patterns of eating behaviors across childhood: Results from The Generation R study. *Appetite, 141*, 104295–104295. https://doi.org/10.1016/j.appet.2019.05.026

Faith, M.S., Scanlon, K.S., Birch, L.L., Francis, L.A. & Sherry, B. (2004). Parent-child feeding strategies and their relationships to child eating and weight status. *Obesity Research, 12*(11), 1711–1722. https://doi.org/10.1038/oby.2004.212

Freitas, A., Albuquerque, G., Silva, C. & Oliveira, A. (2018). Appetite-Related Eating Behaviours: An Overview of Assessment Methods, Determinants and Effects on Children's Weight. *Annals of Nutrition and Metabolism, 73*(1), 19–29. https://doi.org/10.1159/000489824

Hankey, M., Kidwell, K.M., Nelson, J.M., Espy, K.A. & Nelson, T.D. (2017). Weight Status as a Mediator of the Association Between Preschool Extraversion and Adolescent Restrained Eating. *Journal of Pediatric Psychology, 42*(8), 882–891. https://doi.org/10.1093/jpepsy/jsx049

Herle, M., Stavola, B., Hubel, C., Abdulkadir, M., Ferreira, D.S., Loos, R.J. F., Bryant-Waugh R., Bulik C.M., Micali, N. (2019). A longitudinal study of eating behaviours in childhood and later eating disorder behaviours and diagnoses. *British Journal of Psychiatry*, 1–7. https://doi.org/10.1192/bjp.2019.174

Heymsfield, S.B., Avena, N.M., Baier, L., Brantley, P., Bray, G.A., Burnett, L.C., Butler M.G., Driscoll D.J., Egli D., Elmquist J., Forster J.L., Goldstone A.P., Gourash L.M., Greenway F.L., Han J.C., Kane J.G., Leibel R.L., Loos R.J. F., Scheimann A.O., ... Zinn, A.R. (2014). Hyperphagia: current concepts and future directions proceedings of the 2nd international conference on hyperphagia. *Obesity (Silver Spring), 22*(Suppl.1), S1–S17.

Hurley, K.M., Cross, M.B. & Hughes, S.O. (2011). A systematic review of responsive feeding and child obesity in high-income countries. *Journal of Nutrition, 141*(3), 495–501. https://doi.org/10.3945/jn.110.130047

Keren, M. (2016). Eating and Feeding Disorders in the First Five Years of Life: Revising the DC:0-3r Diagnostic Classification of Mental Health and Developmental Disorders of Infancy and Early Childhood and Rationale for the New DC:0-5 Proposed Criteria. *Infant Ment Health Journal, 37*(5), 498–508. https://doi.org/10.1002/imhj.21588

Khan, M.J., Gerasimidis, K., Edwards, C.A. & Shaikh, M.G. (2018). Mechanisms of obesity in Prader-Willi syndrome. *Pediatric Obesity, 13*(1), 3–13. https://doi.org/10.1111/ijpo.12177

Mirza, N., Phan, T.-L., Tester, J., Fals, A., Fernandez, C., Datto, G., Estrada, E. & Eneli, I. (2018). A Narrative Review of Medical and Genetic Risk Factors among Children Age 5 and Younger with Severe Obesity. *Childhood obesity (Print), 14*(7), 443–452. https://doi.org/10.1089/chi.2017.0350

Riley, L.K., Rupert, J. & Boucher, O. (2018). Nutrition in Toddlers. *American Family Physician, 98*(4), 227–233.

Rossi, M.A. & Stuber, G.D. (2018). Overlapping Brain Circuits for Homeostatic and Hedonic Feeding. *Cell Metabolism, 27*(1), 42–56. https://doi.org/10.1016/j.cmet.2017.09.021

St. George, S.M., Agosto, Y., Rojas, L.M., Soares, M., Bahamon, M., Prado, G. & Smith, J.D. (2020). A developmental cascade perspective of paediatric obesity: A systematic review of preventive interventions from infancy through late adolescence. *Obesity reviews: an official journal of the International Association for the Study of Obesity, 21*(2), e12939. https://doi.org/10.1111/obr.12939

Tan, C.C., Ruhl, H., Chow, C.M. & Ellis, L. (2016). Retrospective reports of parental feeding practices and emotional eating in adulthood: The role of food preoccupation. *Appetite, 105*, 410–415. https://doi.org/10.1016/j.appet.2016.06.009

Vollrath, M.E., Hampson, S.E., Péneau, S., Rolland-Cachera, M.F. & Ystrom, E. (2018). Child temperament predicts the adiposity rebound. A 9-year prospective sibling control study. *PLOS ONE, 13*(11), e0207279.

Weltgesundheitsorganisation. (2011). *Internationale Klassifikation psychischer Störungen. ICD-10 Kapitel V (F). Klinisch-diagnostische Leitlinien* (8. überarb. Aufl.). Bern: Huber.

Zero to Three. (2019). *DC: 0-5. Diagnostische Klassifikation seelischer Gesundheit und Entwicklungsstörungen der frühen Kindheit*. Stuttgart: Kohlhammer.

15.2 Essstörung mit Einschränkung der Nahrungsaufnahme

Definition und Klassifikation

In der DC:0-5 (Zero to Three, 2019) werden verbindliche Kriterien für die Klassifikation der Essstörung mit Einschränkung der Nahrungsaufnahme vorgegeben. Diese weist Tabelle 15-2 aus.

Wenn die Fütter- und Essstörung sich nur in spezifischen Beziehungen zeigt, ist zu bedenken, ob diese nicht besser als *Spezifische Beziehungsstörung der frühen Kindheit*, in diesem Fall mit Nahrungsverweigerung, auf Achse I der DC:0-5 diagnostiziert werden sollte.

Epidemiologie

Daten zur Prävalenz der Störung nach den aktuellen, sehr heterogen angelegten Diagnosekriterien sind für die ersten Lebensjahre bislang nicht verfügbar. Ältere Untersuchungen wandten unterschiedliche Definitionen von Störungen an, was eine Vergleichbarkeit erschwert (Keren, 2016). So gaben in einer bevölkerungsbasierten Studie etwa ein Drittel aller Mütter 2- bis 4-Jähriger an, ihr Kind würde gelegentlich oder sogar oft *schlecht essen* (McDermott et al., 2008). Auch in anderen Untersuchungen zeigten sich Essprobleme bei ca. 25 % aller somatisch gesunden Säuglinge und Kleinkinder, wobei nur bei 2 % die Kriterien einer Fütter- bzw. Essstörung erfüllt waren (von Klitzing et al., 2015).

Kinder mit manchen chronisch-somatischen Erkrankungen – z. B. angeborenen oder erworbenen respiratorischen, kardialen, neurologischen, metabolischen und gastrointestinalen Störungen – weisen in 40–70 % zusätzlich Fütter- und Essstörungen auf (Lukens & Silverman, 2014; Maurer et al., 2011; Morton et al., 2019). Probleme beim Essen oder auch Schluckbeschwerden finden sich zudem bei ca. 40 % aller frühgeborenen Kinder, bei 64–78 % aller mit Syndromen und sonstigen Entwicklungshandicaps belasteten Kinder und bei 15–99 % der Kinder mit Zerebralparesen, letzteres in Abhängigkeit vom Schweregrad (Schwemmle & Arens, 2018). Auch Kinder mit Autismus-Spektrum-Störung (ASS) sind bis zu 5-fach häufiger von Fütter- und Essstörungen betroffen als ihre neurotypischen Peers, insbesondere von persistierender Selektivität und Neophobie ab dem Kleinkindalter (Sharp et al., 2013). Metaanalytisch fand sich ein selektives Essverhalten im Sinne des *Picky Eating* bei 22 % aller Kinder von 0 bis 30 Monaten, das vermehrt ab dem 2. Lebensjahr manifest wurde. Damit einher gingen nach Elternangaben ein geringerer Appetit, negatives Verhalten bei den Mahlzeiten und eine schnelle Sättigung sowie teilweise mütterliche Besorgnis, vermehrter Druck und übermäßige Kontrolle bei der Nahrungsaufnahme. Keine Zusammenhänge fanden sich hingegen mit der Art der vorangehenden Fütterung im Säuglingsalter (Stillen oder Flasche) und dem kindlichen Geschlecht (Cole et al., 2017; Taylor & Emmett, 2019).

Symptomentwicklung und Komorbidität

Fütter- oder Essstörungen in der frühen Kindheit können sich unmittelbar postnatal oder später manifestieren. Körperliche Erkrankungen, Entwicklungsretardierungen und sonstige Handicaps inklusive Verhaltensstörungen stellen unspezifische Risiken für deren Ausbildung dar (Berlin et al., 2011).

Komorbide kann oft vor dem 18. Lebensmonat Unterernährung mit Gewichts- und Wachstumsretardierung auftreten. In den USA fanden sich solche Problematiken bei 5–10 % aller Säuglinge und Kleinkinder und bedingten immerhin 3–5 % der pädiatrischen Klinikaufnahmen in dieser Altersgruppe (Cole & Lanham, 2011). Schätzungen zufolge sind 25–50 % aller Kinder mit Fütter- und Essstörungen von Unterernährung betroffen, insbesondere solche mit chronisch-somatischen und neurologischen Grunderkrankungen (Goday et al., 2019). Eine frühkindliche Gedeihstörung wiederum ist assoziiert mit fortbestehenden Einschränkungen im Längenwachstum, jedoch nicht mit kognitiven Retardierungen im Schulalter. Dies wurde

Tabelle 15-2: Diagnostischer Algorithmus Essstörung mit Einschränkung der Nahrungsaufnahme nach DC:0-5 (Zero to Three, 2019, S. 136 f.)

Alle folgenden Kriterien müssen erfüllt sein.
A. Das Kind isst durchgängig weniger als für sein Alter angemessen.
B. Der Säugling/das Kleinkind zeigt eine oder mehrere der nachfolgend aufgeführten unangemessenen Essgewohnheiten: 1. Anhaltendes fehlendes Interesse am Essen 2. Ängstliches Vermeiden des Essens 3. Regulationsschwierigkeiten während des Fütterns (z. B. wiederholtes Einschlafen oder Agitiertheit) 4. Essen nur während des Schlafs 5. Erfolglose Umstellung auf feste Nahrung 6. Essen nur unter spezifischen und durch das Kind erzwungene Bedingungen, die durch die Betreuungsperson erfüllt werden (z. B. vor dem Fernseher mit einem speziellen Programm, beim Spielen oder Vorlesen etc.) 7. Extrem wählerisches und selektives Essen; das Kind weigert sich, Nahrung mit bestimmten Farben oder Konsistenzen zu essen, oder ungewöhnlich eingeschränkte Auswahl an Speisen 8. Verlängertes Zurückhalten von Nahrung im Mund, ohne sie herunterzuschlucken
C. Das unangemessene Essverhalten ist nicht besser durch eine medizinische Erkrankung oder medikamentöse Nebenwirkungen erklärbar.
D. Die Symptome der Störung oder Reaktionen der Bezugspersonen haben erheblichen Einfluss auf die Funktionsfähigkeit des Kindes und der Familie auf eine oder mehrere der folgenden Arten: 1. Verursachen Stress und Leid beim Kind. 2. Beeinträchtigen die Beziehungen des Kindes. 3. Schränken die Teilnahme des Kindes an entwicklungsbedingt erwarteten Aktivitäten und Routinen ein. 4. Schränken die Teilnahme der Familie an Alltagsaktivitäten und Routinen ein. 5. Schränken die Fähigkeit des Kindes ein, neue Fertigkeiten zu lernen und zu entwickeln, oder beeinträchtigen den Entwicklungsprozess; oder 6. Folgt nicht altersentsprechenden Wachstumsverläufen.
Alter: Es gibt keine Altersbeschränkung. **Dauer:** Die Symptome müssen über einen Zeitraum von mehr als einem Monat vorhanden sein. **Spezifiziere:** 1. Ob es einen Gewichtsverlust gab 2. Ob eine erwartete Gewichtszunahme fehlt **Beachte:** Gewichtsverlust oder fehlende Gewichtszunahme wegen mangelnder Nahrungsaufnahme sollte unter Achse III vermerkt werden.

mit einer auch bei eingeschränkter Nahrungsaufnahme wohl hinreichenden Versorgung mit essenziellen Nährstoffen im westlichen Kulturkontext erklärt (Boddy et al., 2000). Weitere häufige Komorbiditäten stellen gleichzeitig Risiken für die Symptomentstehung und deren Ausprägung dar und finden sich deshalb im folgenden Abschnitt.

Ätiologie und Pathogenese

Die Nahrungsaufnahme wird durch komplexe biologische, entwicklungsabhängige und umfeldbezogene Interaktionen bestimmt, was eine eindeutige ätiologische Klärung von Auffälligkeiten und Störungen schwierig oder gar unmöglich macht. Risiken und Ursachen werden nachfolgend vorgestellt.

Somatische und funktionelle Risiken. Körperliche Erkrankungen (und auch deren medikamentöse Behandlung), genetische Syndrome und spezifische Entwicklungsstörungen können mit Appetitminderung einhergehen oder das Kauen, Schlucken und auch handmotorisches Prozessieren von Nahrung erschweren. Zu bedenken sind vor allem morphologisch-strukturelle und neurologische Störungen, die die Nahrungsaufnahme erschweren, sowie solche der Nahrungsverträglichkeit und -verwertung. Zu den *strukturellen Störungen* gehören Fehlbildungen des Nasen-Mund-Schlund-Bereichs wie Lippen-Kiefer-Gaumenspalten, die Pierre-Robin-Sequenz und eine Makroglossie. Fehlbildungen des Kehlkopfes und der Luftröhre wie Zysten, Stenosen und eine Tracheomalazie müssen ebenfalls beachtet werden. Auch Störungen an der Speiseröhre wie Fisteln und Stenosen kommen vor. Zu den *neurologischen Störungen* gehören die infantile Zerebralparese, Myelomeningozelen, Hirnanlagestörungen des Großhirns, des Hypothalamus, des Hirnstamms und Kleinhirns, aber auch Hirntumore, neuromuskuläre Erkrankungen und viele andere mehr. Zudem müssen diverse Stoffwechselstörungen, endokrine und gastroenterologische Erkrankungen berücksichtigt werden wie die Zöliakie, Mukoviszidose, eine chronische Gastritis, Hypothyreose, Nahrungsmittelallergien und Unverträglichkeiten. Letztere manifestieren sich gelegentlich zuerst mit Fütter- und Essproblemen. All diese Prädispositionen des Kindes können zur Essvermeidung, -verweigerung oder funktionellen Dysphagie mit Verschlucken führen, wobei zusätzlich die Qualität der elterlichen Begleitung bei den Mahlzeiten einwirken kann. Ursächlich kann auch die zeitliche Kopplung von belastender Erfahrung und Nahrungsaufnahme zur Entwicklung einer konditionierten Essstörung führen, die auch als *Posttraumatische Fütterstörung* bezeichnet wurde (Bravender et al., 2010; Chatoor et al., 2001). Eine solche Störung tritt ab dem frühen Säuglingsalter nach aversiver Stimulation des Nasen-Rachen-Raumes auf, z. B. nach operativen Eingriffen, Intubationen, Sondierungen, Absaugen von Bronchialsekret und Fütterung unter Zwang, aber auch nach massivem Erbrechen oder Verschlucken, was einem Erstickungserlebnis gleichkommen kann. Betroffene Säuglinge sind oft bereits bei der Positionierung zur Fütterung oder Konfrontation mit Flasche oder Löffel antizipatorisch ängstlich und zeigen Stresssymptome wie Unruhe und Schwitzen. Die Angst ist manchmal auf einen bestimmten Modus des Fütterns begrenzt oder im Halbschlaf aufgehoben, weshalb sich die Flaschenfütterung manchmal auf Schlafens- und Nachtzeiten verschiebt. Ältere Kinder zeigen zunehmende Anspannung zu den gewohnten Essenszeiten und reagieren agitiert und mit physiologischen Anzeichen von Panik, wenn sie zum Essen genötigt werden. Manche sind präokkupiert mit der Vorstellung, sich zu verschlucken oder im Schlaf zu ersticken, und verweigerten jede feste Nahrung. Bei *gastroösophagealem Reflux* mit Entzündungen an der Speiseröhre und Schmerzen fand man bei 4 % der Kinder eine traumatisch bedingte Essstörung, nach chirurgischen Interventionen am Ösophagus bei 40 %. Aufgrund der steigenden Überlebenschancen von sehr unreifen Frühgeborenen, die vermehrt aversiven Prozeduren ausgesetzt sind, scheint die Häufigkeit zuzunehmen (Neu et al., 2014; Pierrehumbert et al., 2003). Probleme treten auch dann auf, wenn die *Konsistenz* der angebotenen Nahrung oder das *Tempo* beim Füttern die mundmotorischen Fertigkeiten eines Kindes überfordern, z. B. aufgrund mangelnden elterlichen Wissens oder eingeschränkter Sensitivität (Ramsey et al., 1993). In Familien mit einem Kind, dessen Erkrankung mit einem erhöhten Energiebedarf einhergeht und entsprechend reichhaltige und häufige Mahlzeiten erfordert wie z. B. die Mukoviszidose, wird das Essen oft zu einer angst- und stressbelasteten Anforderung im Krankheitsmanagement, was für Essstörungen prädisponiert (Mitchell et al., 2004).

Risiken der Eltern-Kind-Interaktion. Grundsätzlich bietet der Akt des Fütterns für das Kind *die* essenzielle Gelegenheit, soziales Miteinander einzuüben. In den ersten Lebensmonaten verbringt der Säugling nämlich ein Drittel bis zur Hälfte seiner Wachzeit beim Essen und nur einen geringen Anteil der verbleibenden Zeit in ebenso direktem sozialem Kontakt mit seiner Hauptbetreuungsperson, meist der Mutter (Bunton et al., 1987). Füttern und gefüttert Werden sind unter günstigen Bedingungen vom ersten Tag an verbunden mit intensivem affektivem Austausch und wechselseitiger Befriedigung. Ein sattes und zufriedenes Baby entschädigt die Eltern für manche durchwachte Nacht und vermittelt ihnen das Gefühl, in ihrer Rolle kompetent und erfolgreich zu sein. Den Eltern kommt dabei die Aufgabe zu, das Kind in seinem fortschreitenden Entwicklungsprozess co-regulatorisch zu unterstützen und seine selbstregulativen Kompetenzen auch beim Füttern zu fördern. Das Einnehmen einer bequemen Fütterposition, die dem Kind genug Halt, aber auch ausreichend Raum zur Eigenaktivität bietet, ist hierbei eine Voraussetzung, aber z. B. erschwert bei hypo- oder hypertonen Kindern. Aus der Überstreckung der Halswirbelsäule etwa gelingt das Schlucken nur mit Mühe. Auch die von manchen Müttern aus hygienischen Gründen favorisierte, aber nicht mehr entwicklungsgemäße Fütterung eines älteren Säuglings auf dem Schoß in bewegungseinschränkender Position kann zur Gegenwehr und zur Nahrungsverweigerung führen. Das gilt auch für häufiges Säubern der Mundregion beim Essen. Der orale Bereich dient bei Säuglingen nicht allein der Nahrungsaufnahme und dem damit verbundenen Lustgewinn, sondern auch der Erkundung der Umwelt und ist besonders sensitiv. Daniel Stern (Stern, 1995) hat in seinem Konzept der *Mutterschaftskonstellation* hervorgehoben, dass die vornehmliche Sorge der Mutter in den ersten Monaten nach der Geburt der Frage gelte, ob sie das Überleben ihres Babys sichern kann. Ein Ernährungsproblem des Kindes führe deshalb rasch in eine Krise. Die Nahrungsverweigerung eines Säuglings löse bei der Mutter existenzielle Ängste aus, die durch Beschwichtigungen und Hinweise auf unauffällige Gesundheitsbefunde kaum zu mildern seien. Dies gelte umso mehr, wenn Aspekte aus der Vorgeschichte, z. B. Schwangerschaftskomplikationen oder andere kindbezogene Risiken, die Ängste befeuerten. Bezugspersonen müssen von Anfang an nicht nur die Essbereitschaft ihres Kindes erkennen, sondern diesbezügliche Signale prompt beantworten, vokal und mimisch verstärken, aber auch Pausenbedürfnisse und Unterbrechungen akzeptieren. Eine kontingente, d. h. zuverlässige und für das Kind allmählich vorhersagbare Begleitung der Mahlzeit durch die Eltern setzt voraus, dass sich diese kognitiv und emotional ihrem Kind zuwenden können. Das gelingt oft nicht, wenn die Eltern durch anhaltende eigene Belastungen, etwa im Kontext von psychosozialen Schwierigkeiten oder psychischen Störungen, absorbiert sind. Insbesondere mütterliche Traumatisierungen durch vorangegangene Aborte, perinatale Komplikationen, Kindstod oder andere gravierende Verlusterlebnisse sowie Depressionen und Angststörungen sind folglich auch häufig im Kontext kindlicher Fütterstörungen beschrieben worden, wobei sich für letztere nicht immer eruieren lässt, ob diese der Essproblematik vorausgehen, folgen oder eine vorbestehende psychische Vulnerabilität durch die kindliche Symptomatik verstärkt wird (Chatoor et al., 2000; Crittenden, 1987; Hagekull et al., 1997; Hurley et al., 2008; Martini et al., 2017; Stewart, 2007; Su et al., 2015).

Mütter mit eigenen Essstörungen wie Anorexia und Bulimia nervosa berichten häufig Fütter- und Essprobleme bei ihren Kindern vom Säuglings- bis ins Vorschulalter (Reba-Harrelson et al., 2010; Whelan & Cooper, 2000). In einer groß angelegten prospektiven, populationsbasierten Studie fand sich, dass essgestörte Mütter ihre Kinder häufiger stillten. Säuglinge der anorektischen Mütter zeigten vermehrt Essprobleme im ersten Lebenshalbjahr, Kinder bulimischer Mütter waren mit 9 Monaten häufiger übergewichtig und größer als der Nachwuchs psychisch gesunder Mütter (Micali et al., 2009). Betroffene Mütter gaben zudem häufiger an, durch die Essprobleme ihrer Kinder gestresst, vermehrt depressiv und ängstlich zu sein, was eine Mutter-Kind-Wechselwirkung in der Füttersituation vermuten lässt (Micali et al., 2011). Unter ungünstigen Bedingungen können sich Mahlzeiten zu Kampffeldern entwickeln, auf denen Angst, Wut, Zwang, Verweigerung und Verzweiflung regieren. Dabei manifestiert sich ein Circulus vitiosus negativen Verhaltens zwischen Bezugsperson und Kind, der sich zu einer klinisch relevanten, kontextunabhängigen Fütter- oder Essstörung ausprägen oder auch eine vorbestehende, somatisch begründete Essproblematik verstärken kann. Spannungen und Kämpfe beim Essen führen zur Erhöhung des Erregungsniveaus, was den Appetit des Kindes zusätzlich hemmen kann (Chatoor et al., 2008; Hagekull et al., 1997; Hendricks et al., 2006). Fütter- und Essstörungen zeigen sich zudem vermehrt, wenn die Grenzen zwischen Spiel und Nahrungsaufnahme unklar sind. Um den 6. Lebensmonat von Säuglingen ändert sich typischerweise der Ablauf der Mahlzeiten. Das Kind unterbricht das Essen häufiger als zuvor, um sich anderen Stimulationsquellen zuzuwenden, was der Autonomieerprobung in der Interaktion dient. Irritierbare Bezugspersonen schließen daraus, dass ihr Kind nicht wirklich hungrig ist, und unterstützen sein Spielinteresse, um nebenher und beinahe unbemerkt den einen oder anderen Löffel Brei in seinem Mund zu platzieren. Hierbei lernt das Kind nicht, dass es Hunger signalisieren muss, um gefüttert und satt zu werden. Es verlangt stattdessen vor allem nach dem Entertainment, das die Bezugspersonen als Highlight der Mahlzeiten präsentieren. Gegessen wird fortan nur noch unter Ablenkung, was bizarre Formen annehmen kann. In der Interaktion ist dabei häufig entweder ein offener Konflikt zwischen Mutter und Kind mit Unmut und Verweigerung des Kindes und Zwang seitens der Mutter zu beobachten oder ein eher verdeckter Konflikt mit Überredungsversuchen, Täuschungen und Ablenkungsmanövern von beiden Seiten (Chatoor et al., 2000).

Kulturelle Risiken. Essverhalten und -erwartungen werden vielfältig kulturell vermittelt. Bemerkenswerterweise greift ein schlankes Schönheitsideal, das in Ländern mit hohem, mittlerweile jedoch auch in Ländern mit mittlerem Einkommen dominiert, bereits früh. Einer Metaanalyse von 16 Studien zufolge erleben schon Kinder unter 6 Jahren Unzufriedenheit mit ihren Körperproportionen, wobei die Prävalenzen methodenabhängig von 20 bis 70 % variierten. Zu Geschlechtsunterschieden ergab sich kein einheitliches Bild, der elterliche Einfluss jedoch erwies sich als stärkster Prädiktor bei der Entwicklung von Körperbild und Zufriedenheit im Vorschulalter (Tatangelo et al., 2016). In einer US-Studie an 5-jährigen Mädchen zeigten sich bereits bei 50 % Anzeichen einer Internalisierung des schlanken Ideals und 30 % gaben deshalb eine zumindest moderate Zurückhaltung beim Essen an. Die Exposition gegenüber spezifischen medialen Einflüssen und häufigere Gespräche über das Erscheinungsbild sagten restriktives Essverhalten bzw. entsprechende Absichten und Bewusstheit voraus (Damiano et al., 2015). Auch wenn es unwahrscheinlich ist, dass sich Vorschulkinder bewusst Diäten unterwerfen, ist doch ein Einfluss von kulturell geprägten Körpervorstellungen, diesbezüglichen elterlichen Haltungen ihrem Kind gegenüber und ein Einfluss auf Variablen des Fütter- und Essverhaltens und der Mahlzeitengestaltung vom Lebensbeginn an anzunehmen.

Diagnose und Differenzialdiagnostik

Die klinische Evaluation von Essstörungen in der frühen Kindheit fokussiert zunächst auf einige Kernfragen: Wie hat sich das Essproblem entwickelt, leidet das Kind an anderen Erkrankungen und Störungen, sind Gewichtsentwicklung und Längenwachstum beeinträchtigt und gibt es weitere Stressoren in der Familie? Aufgrund der oft komplexen Wechselwirkungen zwischen somatischen und psychischen Faktoren in der Störungsgenese empfiehlt sich in der Diagnostik ein interdisziplinärer Ansatz: Fachleute aus Pädiatrie, Kinderpsychiatrie, Psychologie oder Psychotherapie sollen sich regelhaft, solche aus Logopädie, Ernährungsberatung, Physiotherapie und anderen Fachdisziplinen, z. B. der Sozialpädagogik, bedarfsorientiert beteiligen. Die Diagnostik kann meist ambulant erfolgen. Bei komplexen und chronischen Verläufen kann jedoch auch eine (teil-)stationäre Evaluation indiziert sein. Angaben zur Symptomentwicklung und aktuellen Symptomatik des Kindes sind ausführlich in Form eines klinischen Interviews (s. die Checkliste zur Fütter- und Essanamnese) zu erheben.

Ein von den Eltern über mehrere Tage ausgefülltes, detailliertes Protokoll zur Nahrungsaufnahme des Kindes, zur Frequenz und Dauer der Mahlzeiten sowie zu beim Essen auftretenden Schwierigkeiten hilft dabei, die Problematik einzugrenzen. Bei zusätzlicher Gedeihstörung sind eine Bilanzierung der Kalorienzufuhr und die Errechnung des Bedarfs sinnvoll. Bei Hinweisen auf Störungen der Tonusregulation oder auf oralmotorische bzw. sensorische Dysfunktionen ist eine physiotherapeutische oder logopädische Diagnostik angezeigt. Ergänzend zum Interview sollte eine möglichst authentische Fütter- bzw. Essenssituation videografiert werden und zwar auch dann, wenn beim Kind eine definierte somatische Gesundheitsstörung vorliegt. Die Aufnahme kann durch die Eltern erfolgen, indem diese zu Hause über ca. 15 Minuten eine typische Familienmahlzeit festhalten oder auch in der Praxis oder Ambulanz. Die Eltern werden dabei gebeten, ihr Kind wie gewohnt beim Essen zu begleiten und diesem sowohl bevorzugte als auch unbeliebte Speisen anzubieten. Geschulte Beobachter*innen erhalten dabei Aufschluss über kindliche Schwierigkeiten bei der Bewältigung von Nahrung sowie über die Modalitäten der Fütterung und können zudem positive von negativen Interaktionen unterscheiden. Förderlich sind z. B. ein offener Blickkontakt, reziproke Vokalisationen, elterliche mimische und taktile Ermutigung zum Essen, positiver Affekt und kindliche Kooperation. Negative Interaktionen hingegen sind gekennzeichnet durch Mängel in der affektiven Reziprozität und Resonanz, elterliche Übergriffe, Drohungen, Ablenkungen, intermittierende Verstärkung von unerwünschtem Verhalten des Kindes (z. B. Ansprache nur, wenn das Kind nicht isst) sowie kindliche offene oder subtile

Checkliste zur Fütter- und Essanamnese

- Stillen oder Flaschenfütterung?
- Saugstärke und Effektivität?
- Spucken, Erbrechen, Würgen?
- Stuhlfrequenz und -konsistenz?
- Frequenz und Dauer der Mahlzeiten über 24 Stunden, Snackangebote?
- Konsumierte und vertragene Volumina?
- Nächtliche Mahlzeiten?
- Trinken im Halbschlaf?
- Zeitpunkt der Einführung breiiger, klumpiger, fester Nahrung – Akzeptanz?
- Hinweise auf Hypersensitivität gegenüber Geruch, Geschmack, Konsistenz von Nahrung?
- Fütterposition?
- Autonomie des Kindes beim Essen?
- Hilfestellung?
- Exklusive Fütterung oder Familienmahlzeit?
- Verhalten bei der Vermeidung oder Ablehnung von Speisen?
- Spiel und Ablenkung während der Mahlzeiten?
- Sonstige Auffälligkeiten im Schrei- und Schlafverhalten?
- Gesundheitszustand, Gewichts- und Längenwachstum sowie bisherige Entwicklung?

kindliche Verweigerungsmuster. Solche Beobachtungen enthüllen primäre oder sekundäre Störungen der wechselseitigen Verhaltensregulation während der Mahlzeiten und bilden eine unverzichtbare Grundlage für therapeutische Interventionen. Die detaillierte Auswertung der Videoaufnahmen erfolgt durch hierauf spezialisierte Personen und bezieht somatische Aspekte (Tonus, Mundmotorik und Koordination, Akzeptanz von Textur, Geruch, Geschmack) ebenso ein wie psychologische Aspekte. Beim Kind können Appetit und Interesse am Essen, Zugang und Abwehrverhalten, Ablenkbarkeit, Spiel und andere Aktivitäten und Verhaltensweisen während der Mahlzeit beurteilt werden. In den Aktivitäten der Eltern finden sich Hinweise darauf, ob diese kontrollierend füttern, passiv-hilflos wirken und wie konsistent sie sich zuwenden können. Die sich anschließende Videografie einer Eltern-Kind-Spielinteraktion kann zusätzliche Informationen zum familiären Miteinander geben, dann unter weniger belastenden Alltagsbedingungen.

Es empfiehlt sich zudem eine *Diagnostik* der psychischen Verfassung *der Bezugspersonen*. Abzuklären sind vorangegangene und aktuelle elterliche Depressionen und mütterliche Essstörungen, aber auch Ängste, posttraumatische Belastungs- und Persönlichkeitsstörungen. Solche können die kindliche Symptomatik begründen, befördern, aufrechterhalten oder ihrerseits durch die resultierenden Belastungen exazerbieren und müssen auch in der Therapie mitbedacht werden.

Aufgrund ihrer Häufigkeit sind im Rahmen einer gründlichen pädiatrischen Untersuchung *somatische Komorbiditäten und Entwicklungsstörungen des Kindes* zu erfragen und bei entsprechender Indikation auszuschließen. Laborchemische Untersuchungen sind nicht unbedingt erforderlich, sofern Physiognomie und Entwicklung des Kindes als unauffällig imponieren und die Gewichtsentwicklung bzw. alle Körpermaße im Normbereich liegen. Eine Gesundheitsanamnese sollte jedenfalls umfassend erhoben werden. Richtunggebend sind Hinweise auf Frühgeburt, Stillprobleme, Schluck- und Atemstörungen oder Sondenernährung. Insbesondere bei Kindern mit Gedeihstörungen ist in der Regel eine komplette Entwicklungsdiagnostik erforderlich, um auch motorische und kognitive Defizite rechtzeitig zu erkennen und in die Behandlungsplanung einzubeziehen. Neben den im Kapitel zur Ätiologie angeführten chronisch-somatischen Erkrankungen, strukturellen und entwicklungsneurologischen Störungen sind Nahrungsmittelallergien zu bedenken (z. B. Milcheiweiß), die zur intuitiven Vermeidung von bestimmten Substanzen führen und eine Essstörung begünstigen können (Ferraro et al., 2019). Auch ein Mangel an Vitamin B 12, der bei voll gestillten Kindern sich vegetarisch oder vegan ernährender Mütter zwischen dem 2. und 12. Lebensmonat auftreten kann, manifestiert sich nicht selten mit einer dezenten Trinkschwäche bis hin zu Erbrechen und einer Nahrungsverweigerung und Entwicklungsregression dramatischen Ausmaßes (Bousselamti et al., 2018). Insofern gehört auch die Ernährungsanamnese einer stillenden Mutter zur Diagnostik des essgestörten Kindes.

Komorbide *psychische Auffälligkeiten des Kindes,* vor allem eine depressive Verfassung mit Appetitminderung, eine posttraumatische Belastungsreaktion nach entsprechenden Ereignissen, phobische Ängste und Zwangssymptome mit Bezug zur Ernährung sowie autistische Selektivität können einer Fütter- und Essstörung gleichkommen und müssen ebenfalls erfasst werden. Die jeweilige emotionale Störung bzw. der Autismus wären dann die zu stellende Hauptdiagnose (Nicholls et al., 2009).

Behandlung und Prävention

Im Fokus der Behandlung von Fütter- und Essproblemen mit Nahrungsrestriktion geringer Ausprägung stehen zunächst die Eltern und deren Beratung durch Hebammen, Kinderärzte und -ärztinnen oder andere Professionelle. Da Eltern einen großen Einfluss darauf haben, was, wann und wie viel ihren Kindern zu essen angeboten wird, kann allein eine bessere elterliche Aufklärung und Bewusstheit in Fütter- und Ernährungsfragen manches Essproblem in der frühen Kindheit lösen oder sogar präventiv vermeiden helfen (Mitchell et al., 2013). Grundsätzlich gilt die Empfehlung an die Eltern, ihrem Kind eine alters- und entwicklungsadäquate, begrenzte Auswahl an Nahrungsmitteln anzubieten, aus denen das Kind wählen darf, was und wie viel es davon isst (Riley et al., 2018). Als präventiv in Hinblick auf ein ausgeprägt selektives, eingeschränktes Essverhalten in der Kleinkindzeit erwies es sich, das Kind zeitgerecht an Beikost, unterschiedliche Geschmäcker und Texturen heranzuführen, selbst als Vorbild gemeinsam mit dem Kind zu essen und dabei selbstverständlich auch Obst und Gemüse zu konsumieren. Da elterliche Besorgnis und kontrollierendes Verhalten bei den Mahlzeiten der kindlichen Essmotivation abträglich sind, sollten Eltern darin bestärkt werden, Selektivität im Kleinkind- und Vorschulalter als normative Phase zu bewerten, unverdrossen eine variantenreiche Diät anzubieten und auf Druck und Zwang jeder Art zu verzichten (Emmett et al., 2018).

Die Symptomatologie von klinisch manifesten Fütter- und Essstörungen überschreitet meist die Grenzen einer Beratung und zugleich auch die zwischen den Fachdisziplinen. Die Behandlung von jungen Kindern ist komplex, aufwändig, für die immer zu beteiligenden Eltern emotional anstrengend und zum Teil langwierig. Ziel ist es, dem Kind die Aufnahme alters- und entwicklungsadäquater Quantitäten und Qualitäten von Nahrungsmitteln in entspannter Atmosphäre zu ermöglichen, wozu immer auch eine ebenso unterstützende wie hinreichend Autonomie gewährende Begleitung durch seine Bezugspersonen gehört (Mairs & Nicholls, 2016). In der Therapie greift am weitesten eine psychosomatische Perspektive, die biologische, psychologische und entwicklungsabhängige Gegebenheiten seitens des Kindes wie auch die elterliche emotionale Disposition in der Beziehung zum Kind, in der Eltern-Kind-Interaktion und beim Essen einbezieht und in einem multimodalen Setting adressiert. In der Behandlung schwerer Störungen ist ein (teil-)stationäres Setting mit einem multiprofessionellen Team unverzichtbar. Die Therapie kann – bei entsprechender personeller Ausstattung – auch als Home Treatment angeboten werden, was vielen Familien entgegenkommt (Wilken & Bartmann, 2014) und insbesondere untergewichtige Kinder vor häufigen Infekten in der Klinik schützt. Eine Klinikaufnahme ist jedoch dann vorzuziehen,

Fütterregeln für „Schlechte Esser"

Leitsatz: Eltern bestimmen, was das Kind essen soll – das Kind bestimmt, wie viel es zu sich nimmt.

- Mahlzeiten und Snacks zu festgelegten Zeiten, dazwischen Pausen von 1 bis 4 Stunden einhalten
- Kein Nahrungsangebot, keine kalorienhaltigen Getränke zwischendurch
- Essen möglichst am gleichen Ort, in entwicklungsadäquater Position
- Kleine Portionen, begrenzte Speisenauswahl, kindgerechte Utensilien
- Ermutigung zur aktiven Beteiligung des Kindes mit Händen, Löffel, Gabel
- Feste Nahrung zuerst anbieten, Flüssigkeiten später
- Freundliche Atmosphäre und Bestärkung beim Essen
- Füttern im Tempo des Kindes, nicht im Halbschlaf
- Vermeiden von Verhandeln, Überreden, Bestechen, Schimpfen, Drohen und jeglichem Zwang
- Anbieten von Spiel und Ablenkung nach dem Essen, währenddessen darauf verzichten
- Dauer der Mahlzeiten maximal 30 Minuten
- Vorzeitige, gelassene Beendigung, wenn das Kind nur spielt, vermeidet, Essen aktiv verweigert
- Essen nie als Belohnung einsetzen
- Mund säubern nur nach Beendigung der Mahlzeit

wenn die Eltern besonders ängstlich oder erschöpft sind. Zu den Therapiebausteinen gehören die fortgesetzte, individualisierte Beratung der Bezugspersonen zu den Basiselementen entwicklungsadäquater Fütterbedingungen (Ort, Positionierung, Ablauf, Stimuli, Verstärker, Pausen) und eventuell zu Temperamentsbesonderheiten ihres Kindes, daneben auch eine fokale Psychotherapie zu störungsrelevanten eigenen Themen wie peripartalen Ängsten, Unsicherheiten in der Elternfunktion oder Partnerschaftskonflikten.

Zudem sollte eine möglichst videogestützte, verhaltensbezogene Intervention in der Fütterinteraktion sowie eine Ernährungsberatung etabliert werden (Sharp et al., 2017). Das Esstraining kann von spezifisch geschultem Pflegepersonal durchgeführt werden, welches idealerweise die Bezugspersonen bei den Mahlzeiten praktisch anleitet und auch emotional stützt. Die Videografie ermöglicht, bei der gemeinsamen Betrachtung von Aufnahmen der Mahlzeiten mit den Therapeuten und Therapeutinnen die kindlichen Schwierigkeiten bei der Nahrungsaufnahme differenzierter wahrzunehmen und die elterlichen Reaktionen und eigenen Beiträge zu reflektieren. Oft erkennen Eltern dabei selbst ihre eigene ängstliche Zurückhaltung beim Füttern und das daraus resultierende Unvermögen, dem Kind durch Zuspruch und Lob bei der Stressbewältigung zu helfen oder auch eine gegenteilige Tendenz zu vermehrtem Druck und Tempo. Unter konkreter Anleitung und Bestärkung können sie sich besser kindgerecht adaptieren, was oft zur Entspannung der Situation führt und immer versucht werden sollte, bevor etwa eine Entscheidung zur Sondenernährung fällt. Eine kleine Studie hat aufgezeigt, dass allein das systematische und beständige orale Angebot von Nahrung die Essfertigkeiten von neurologisch beeinträchtigten Kindern deutlich verbessern kann (Pinnington & Hegarty, 2000). Die begleitende logopädische oder ergotherapeutische Mitbehandlung kann der Entwicklung der Mundmotorik, der oralen Toleranz und sonstiger motorischer Fertigkeiten auch bei Übungsmangel des Kindes beim Essen zuträglich sein.

In jeder Behandlung ist zu überlegen, ob eine *kontrollierte Nahrungseinschränkung des Kindes* sinnvoll ist, um dessen Hungergefühl zu aktivieren. In der Praxis bedeutet das, dass Mahlzeiten abgebrochen bzw. gelassen beendet werden, sobald das Kind Stress und Abwehr zeigt. Danach erfolgt, bei älteren Säuglingen und Kleinkindern am besten erst nach einigen Stunden der Karenz, ein erneutes Nahrungsangebot.

Die Indikation zur Versorgung mittels einer nasogastralen *Ernährungssonde* sollte sehr eng gestellt werden, solange das Kind anatomisch und funktionell grundsätzlich zur oralen Nahrungsaufnahme in der Lage ist. Bei ausgeprägtem Untergewicht kann es jedoch entlastend sein, das Kind mit einer Sonde zu versorgen. Essversuche in der Therapie können damit unter gesicherten Bedingungen auch bei zunächst ausbleibenden Erfolgen fortgeführt und gegebenenfalls hochkalorisch nachsondiert werden. Das Ausmaß der elterlichen Ängste und deren Haltung gegenüber solchen Schritten sind stets mit zu bedenken, da ihnen die Hauptlast der oft schwierigen Fütterungen bzw. Durchführung von gemeinsamen Mahlzeiten obliegt. In all solchen Fällen ist eine pädiatrische Mitbehandlung notwendig, ebenso natürlich regelhaft bei somatischen Grunderkrankungen und -störungen. Nach der Klinikentlassung sind eine weitere Betreuung über ambulante Eltern-Säuglings/Kleinkind-Psychotherapien, Angebote der „Frühen Hilfen“ im Sinne einer entwicklungspsychologischen Beratung oder auch Jugendhilfemaßnahmen, z. B. durch Familienhilfen, zu erwägen. Besteht eine Indikation zur elterlichen Psychotherapie, sollte diese angeregt und gebahnt werden.

Verlauf und Prognose

Passager auftretende Fütter- und Essauffälligkeiten im Säuglings- und Kleinkindalter sind meist selbstlimitierend, wenn sie frühzeitig ernst genommen werden und die Familie adäquat begleitet wird. Eine wichtige Rolle hierbei kommt den Kinderärztinnen und -ärzten zu, die die meist stark besorgten und verunsicherten Eltern mittels Psychoedukation und Hinweisen zum Handling des breiten Spektrums kindlichen Essverhaltens und der Gewichtsentwicklung beruhigen können. Eine übermäßige Fokussierung auf Gewichtsperzentilen und häufiges Wiegen sind im tolerablen Bereich eher irritierend und deshalb kontraproduktiv.

Kinder, die eine frühe Beikost schlecht akzeptierten und erst nach dem 9. Monat an klumpig-stückige Kost herangeführt wurden, hatten auch mit 2 und 3 Jahren ein vergleichsweise eingeschränktes Nahrungsspektrum. Interessanterweise war das diesbezügliche Risiko fast 3-fach erhöht, wenn die Mutter vermehrte Besorgnis in Hinblick auf das kindliche Essverhalten angegeben hatte (Emmett et al., 2018; Northstone & Emmett, 2013). Für 3-jährige Picky Eater mit ausgeprägter Symptomatologie fand sich in der gleichen Kohorte bei einer Nachuntersuchung mit 10 und 13 Jahren weiterhin häufiger ein selektives Essverhalten. Insbesondere Gemüse, aber auch Obst und Fleisch wurden seltener konsumiert (Taylor et al., 2019). Auch in einer weiteren bevölkerungsbasierten Untersuchung zeigte sich, dass moderates und stark selektives Essverhalten im fortgeschrittenen Kleinkindalter bis ins Schulalter fortbestand und zudem mit psychopathologischen Auffälligkeiten wie Angst, Depressivität und ADHS assoziiert war, wobei stark selektive Kinder insgesamt auffälliger waren (Zucker et al., 2015). Die Selektivität scheint sich – bei erheblicher Ausprägung und Kindern jenseits des 3. Lebensjahres – folglich nicht mehr zuverlässig auszuwachsen, sondern persistiert bis ins Schul- oder sogar Jugendalter und steht mit anderen Entwicklungsproblemen und elterlichen Variablen im Zusammenhang. Symptome eines gestörten Essverhaltens im 1. und 2. Lebensjahr korrelierten zudem nicht allein mit einseitigem Essen, sondern auch mit Verhaltens- und Interaktionsstörungen im 3. und 11. Lebensjahr (Garro et al., 2005; Goday et al., 2019; Lucarelli et al., 2018; Wright & Weaver, 2007).

Grundsätzlich sind störungswertige Essprobleme, die bei körperlich unauffälligen wie auffälligen Kindern sowie mit und ohne Gedeihstörung auftreten können, klinisch von den passageren Formen abzugrenzen. Solche können Fehlentwicklungen aufseiten des Kindes (mangelndes Wachstum, Untergewicht, Verhaltensprobleme), der Bezugspersonen (Stressbelastung und die Folgen) und der Familienbeziehungen nach sich ziehen. Gedeihstörungen während der ersten 18 Lebensmonate sind prädiktiv für Gewichts- und Längenwachstumsdefizite in der mittleren Kindheit. Uneinheitlich wird hingegen die Frage beantwortet, ob eine frühkindliche Gedeihstörung mit Beeinträchtigungen in der späteren kognitiven Entwicklung einhergeht (Boddy et al., 2000). Niedrigere Scores bei der IQ-Testung im Alter von 8 Jahren fanden sich z. B. dann, wenn das Untergewicht in den ersten 8 Lebenswochen aufgetreten war, sodass diese Periode neben der pränatalen als sensible Phase in der Kognitionsentwicklung diskutiert wird (Emond et al., 2007). Die Gewichtsentwicklung ist offenbar ein so heterogen determinierter, unspezifischer Faktor, dass dieser für sich genommen nicht ausreicht, um eine weitreichende Entwicklungsprognose auch bezüglich der Intelligenz zu stellen. Nicht zuletzt sind frühe Ess- und Fütterstörungen mit vielfältigen ökonomischen Belastungen verbunden, da erhöhte Kosten für Spezialnahrungen und komplementärmedizinische Maßnahmen entstehen und betroffene Kinder oft nicht fremdbetreut werden können, was die elterliche Erwerbstätigkeit einschränkt (Williams et al., 2007). Insgesamt betrachtet ergibt sich aus solchen Risiken und Folgen der Bedarf an frühzeitigen Interventionen.

Intensive Klinikbehandlungen von betroffenen Kindern sind bisher nur selten evaluiert worden. Eine Studie mit 121 Kindern mit verschiedenen Formen der Fütter- und Essstörungen inklusive Sondenabhängigkeit und ausgeprägter Selektivität, die interdisziplinär im stationären Setting behandelt wurden, ergab eine Verbesserung des Mahlzeitenverhaltens der Kinder, eine positive Kalorienbilanz und Gewichtsentwicklung sowie weniger Stressbelastung seitens der Eltern im Prä-post-Vergleich unabhängig von der Ausgangssymptomatik (Greer et al., 2008). Behandlungen dieser Art wurden hinsichtlich ihrer Effekte zusätzlich als kostensparend, z. B. im Vergleich mit einer langzeitiger Sondenernährung beschrieben (Williams et al., 2007), wenngleich die Datenlage zum Outcome und zur Qualität der Studien metaanalytisch betrachtet als noch unbefriedigend eingeschätzt wird (Lukens & Silverman, 2014). Ebenfalls unzureichend untersucht ist bislang der Zusammenhang von frühkindlichen Essstörungen und solchen im weiteren Entwicklungsverlauf. In wenigen Kohortenstudien und einigen retrospektiven Untersuchungen an essgestörten Patientinnen fanden sich signifikante Korrelationen zwischen Fütterproblemen, selektivem Essverhalten und frühkindlichen Konflikten während der Mahlzeiten im Elternurteil und der Entwicklung von anhaltenden Essproblemen, aber auch bei einer Anorexia- bzw. Bulimia nervosa in der Adoleszenz und im frühen Erwachsenenalter (Ammaniti et al., 2012; Kotler et al., 2001; Lucarelli et al., 2018; Ostberg & Hagelin, 2011). Rydell und Dahl (2005) konnten in ihrer Nachuntersuchung von essgestörten Säuglingen im Alter von 16 Jahren das gehäufte Auftreten adoleszenztypischer Essstörungen nicht bestätigen, wenngleich die Probanden vom Kleinkind- bis ins mittlere Schulalter hinein vermehrt Essprobleme aufgewiesen hatten. Angesichts der Häufigkeit von adoleszenten Essstörungen besteht hier ein deutliches Forschungsdefizit.

Forschungsdesiderate und Ausblick

Auch die Validität der Diagnose einer Essstörung mit Einschränkung der Nahrungsaufnahme ist noch nicht ausreichend etabliert. Zunächst besteht ein hoher Bedarf, die neuen Klassifikationen der DC:0-5 anhand größerer Stichproben von Säuglingen, Klein- und Vorschulkindern klinisch in Hinblick auf ihre Anwendbarkeit und Differenzierungsschärfe zu untersuchen. Dafür werden deutschsprachige Instrumente wie Fragebögen und Beobachtungsskalen benötigt, die eine operationalisierte Evaluation erst ermöglichen. Daneben steht die Bearbeitung von Forschungsfragen an, die sich bezüglich des langzeitigen Verlaufs über die Entwicklungsjahre (Stabilität und Kontinuität, Assoziationen mit Essstörungen des Kindes- und Jugendalters), des Outcomes und effektiver Interventionen bei allen Fütter- und Essstörungen der frühen Kindheit auftun. Sehr dürftig ist die Forschungslage zu allen Aspekten außerhalb westlicher Populationen, zu kulturellen Fragen und im Kontext von Migration, wenngleich frühe Fütter- und Essstörungen weltweit vorkommen (Weissman, 2019).

Literatur

Ammaniti, M., Lucarelli, L., Cimino, S., D'Olimpio, F. & Chatoor, I. (2012). Feeding disorders of infancy: a longitudinal study to middle childhood. *International Journal of Eating Disorders, 45*(2), 272–280. https://doi.org/10.1002/eat.20925

Berlin, K.S., Lobato, D.J., Pinkos, B., Cerezo, C.S. & LeLeiko, N.S. (2011). Patterns of medical and developmental comorbidities among children presenting with feeding problems: a latent class analysis. *Journal of developmental and behavioral pediatrics, 32*(1), 41–47. https://doi.org/10.1097/DBP.0b013e318203e06d

Boddy, J., Skuse, D. & Andrews, B. (2000). The developmental sequelae of nonorganic failure to thrive. *Journal of Child Psychology and Psychiatry, 41*(8), 1003–1014. https://doi.org/10.1111/1469-7610.00688

Bousselamti, A., El Hasbaoui, B., Echahdi, H. & Krouile, Y. (2018). Psychomotor regression due to vitamin B12 deficiency. *The Pan African medical journal, 30*, 152. https://doi.org/10.11604/pamj.2018.30.152.12046

Bravender, T., Bryant-Waugh, R., Herzog, D., Katzman, D., Kriepe, R.D., Lask, B., Le Grange, D., Lock, J., Loeb, K.L., Marcus, M.D., Madden, S., Nicholls, D., O'Toole, J., Pinhas, L., Rome, E., Sokol-Burger, M., Wallin, U., Zucker, N. & Workgroup for Classification of Eating Disorders in Children and Adolescents (2010). Classification of eating disturbance in children and adolescents:

Proposed changes for the DSM-V. *European Eating Disorders Review, 18*(2), 79–89.

Bunton, J., Bisset E. & Harvey, D. (1987). The social experience of newborn babies in hospital. In D.R. Harvey (Ed.), *Parent-Infant Relationships* (Vol. 4, pp. 131–141). New York: Wiley.

Chatoor, I., Ganiban, J., Harrison, J. & Hirsch, R. (2001). Observation of feeding in the diagnosis of posttraumatic feeding disorder of infancy. *Journal of the American Academy of Child and Adolescent Psychiatry, 40*(5), 595–602. https://doi.org/10.1097/00004583-200105000-00020

Chatoor, I., Ganiban, J., Hirsch, R., Borman-Spurell, E. & Mrazek, D.A. (2000). Maternal characteristics and toddler temperament in Infantile Anorexia. *Journal of the American Academy of Child and Adolescent Psychiatry, 39*(6), 743–751. https://doi.org/10.1097/00004583-200006000-00013

Chatoor, I., Macaoay, M., Marshall, M.H. & Janette, B.B. (2008). Feeding Development and Disorders. *Encyclopedia of Infant and Early Childhood Development* (pp. 524–533). Oxford: Academic Press.

Cole, N.C., An, R., Lee, S.Y. & Donovan, S.M. (2017). Correlates of picky eating and food neophobia in young children: a systematic review and meta-analysis. *Nutrition Reviews, 75*(7), 516–532. https://doi.org/10.1093/nutrit/nux024

Cole, S.Z. & Lanham, J.S. (2011). Failure to thrive: an update. *American Family Physician, 83*(7), 829–834.

Crittenden, P.M. (1987). Non-organic failure-to-thrive: Deprivation or distortion? *Infant Mental Health Journal, 8*(1), 51–64. https://doi.org/10.1002/1097-0355(198721)8:1<51::AID-IMHJ2280080106>3.0.CO;2-A

Damiano, S.R., Paxton, S.J., Wertheim, E.H., McLean, S.A. & Gregg, K.J. (2015). Dietary restraint of 5-year-old girls: Associations with internalization of the thin ideal and maternal, media, and peer influences. *International Journal of Eating Disorders, 48*(8), 1166–1169. https://doi.org/10.1002/eat.22432

Emmett, P.M., Hays, N.P. & Taylor, C.M. (2018). Antecedents of picky eating behaviour in young children. *Appetite, 130*, 163–173. https://doi.org/10.1016/j.appet.2018.07.032

Emond, A.M., Blair, P.S., Emmett, P.M. & Drewett, R.F. (2007). Weight faltering in infancy and IQ levels at 8 years in the Avon Longitudinal Study of Parents and Children. *Pediatrics, 120*(4), e1051–e1058. https://doi.org/10.1542/peds.2006-2295

Ferraro, V., Zanconato, S. & Carraro, S. (2019). Timing of Food Introduction and the Risk of Food Allergy. *Nutrients, 11*(5), 1131. https://doi.org/10.3390/nu11051131

Garro, A., Thurman, S.K., Kerwin, M.E. & Ducette, J.P. (2005). Parent/Caregiver Stress During Pediatric Hospitalization for Chronic Feeding Problems. *Journal of Pediatric Nursing, 20*(4), 268–275. https://doi.org/10.1016/j.pedn.2005.02.015

Goday, P.S., Huh, S.Y., Silverman, A., Lukens, C.T., Dodrill, P., Cohen, S.S., Delaney, A.L., Feuling, M.B., Noel, R.J., Gisel, E., Kenzer, A., Kessler, D.B., Kraus de Camargo, O., Browne, J. & Phalen, J.A. (2019). Pediatric Feeding Disorder: Consensus Definition and Conceptual Framework. *Journal of Pediatric Gastroenterology and Nutrition, 68*(1), 124–129. https://doi.org/10.1097/MPG.0000000000002188

Greer, A.J., Gulotta, C.S., Masler, E.A. & Laud, R.B. (2008). Caregiver Stress and Outcomes of Children with Pediatric Feeding Disorders Treated in an Intensive Interdisciplinary Program. *Journal of Pediatric Psychology, 33*(6), 612–620. https://doi.org/10.1093/jpepsy/jsm116

Hagekull, B., Bohlin, G. & Rydell, A.M. (1997). Maternal sensitivity, infant temperament, and the development of early feeding problems. *Infant Mental Health Journal, 18*(1), 92–106. https://doi.org/10.1002/(SICI)1097-0355(199721)18:1<92::AID-IMHJ7>3.0.CO;2-2

Hendricks, K., Briefel, R., Novak, T. & Ziegler, P. (2006). Maternal and Child Characteristics Associated with Infant and Toddler Feeding Practices. *Journal of the American Dietetic Association, 106*(1 Suppl. 1), 135–148. https://doi.org/10.1016/j.jada.2005.09.035

Hurley, K.M., Black, M.M., Papas, M.A. & Caufield, L.E. (2008). Maternal Symptoms of Stress, Depression, and Anxiety Are Related to Nonresponsive Feeding Styles in a Statewide Sample of WIC Participants. *Journal of Nutrition, 138*(4), 799–805. https://doi.org/10.1093/jn/138.4.799

Keren, M. (2016). Eating and Feeding Disorders in the First Five Years of Life: Revising the DC:0-3r Diagnostic Classification of Mental Health and Developmental Disorders of Infancy and Early Childhood and Rationale for the New DC:0-5 Proposed Criteria. *Infant Ment Health Journal, 37*(5), 498–508. https://doi.org/10.1002/imhj.21588

Kotler, L., Cohen, P., Davies, M., Pine, D.S. & Walsh, B.T. (2001). Longitudinal relationship between childhood, adolescent and adult eating disorders. *Journal of the American Academy of Child and Ado-*

lescent Psychiatry, 40, 1434–1440. https://doi.org/10.1097/00004583-200112000-00014

Lucarelli, L., Sechi, C., Cimino, S. & Chatoor, I. (2018). Avoidant/Restrictive Food Intake Disorder: A Longitudinal Study of Malnutrition and Psychopathological Risk Factors From 2 to 11 Years of Age. *Frontiers in Psychology, 9*, 1608. https://doi.org/10.3389/fpsyg.2018.01608

Lukens, C.T. & Silverman, A.H. (2014). Systematic Review of Psychological Interventions for Pediatric Feeding Problems. *Journal of Pediatric Psychology, 39*(8), 903–917. https://doi.org/10.1093/jpepsy/jsu040

Mairs, R. & Nicholls, D. (2016). Assessment and treatment of eating disorders in children and adolescents. *Archives of Disease in Childhood, 101*(12), 1168–1175. https://doi.org/10.1136/archdischild-2015-309481

Martini, J., Petzoldt, J., Knappe, S., Garthus-Niegel, S., Asselmann, E. & Wittchen, H.U. (2017). Infant, maternal, and familial predictors and correlates of regulatory problems in early infancy: The differential role of infant temperament and maternal anxiety and depression. *Early Human Development, 115*, 23–31. https://doi.org/10.1016/j.earlhumdev.2017.08.005

Maurer, I., Latal, B., Geissmann, H., Knirsch, W., Bauersfeld, U. & Balmer, C. (2011). Prevalence and predictors of later feeding disorders in children who underwent neonatal cardiac surgery for congenital heart disease. *Cardiology in the Young, 21*(3), 303–309. https://doi.org/10.1017/S1047951110001976

McDermott, B.M., Mamun, A.A., Najman, J.M., Williams, G.M., O'Callaghan M, J. & Bor, W. (2008). Preschool children perceived by mothers as irregular eaters: physical and psychosocial predictors from a birth cohort study. *Journal of Developmental and Behavioral Pediatrics, 29*(3), 197–205. https://doi.org/10.1097/DBP.0b013e318163c388

Micali, N., Simonoff, E. & Treasure, J. (2009). Infant feeding and weight in the first year of life in babies of women with eating disorders. *Journal of Pediatrics, 154*(1), 55–60.e51. https://doi.org/10.1016/j.jpeds.2008.07.003

Micali, N., Simonoff, E. & Treasure, J. (2011). Pregnancy and post-partum depression and anxiety in a longitudinal general population cohort: The effect of eating disorders and past depression. *Journal of Affective Disorders, 131*(1–3), 150–157.

Mitchell, G.L., Farrow, C., Haycraft, E. & Meyer, C. (2013). Parental influences on children's eating behaviour and characteristics of successful parent-focussed interventions. *Appetite, 60*(1), 85–94. https://doi.org/10.1016/j.appet.2012.09.014

Mitchell, M., Powers, S.W., Byars, K.C., Dickstein, S. & Stark, L.J. (2004). Family functioning in young children with Cystic Fibrosis: observations of interactions at mealtime. *Developmental and Behavioral Pediatrics, 25*(5), 335–346. https://doi.org/10.1097/00004703-200410000-00005

Morton, K., Marino, L.V., Pappachan, J.V. & Darlington, A.S. (2019). Feeding difficulties in young paediatric intensive care survivors: A scoping review. *Clinical Nutrition ESPEN, 30*, 1–9. https://doi.org/10.1016/j.clnesp.2019.01.013

Neu, M., Schmiege, S.J., Pan, Z., Fehringer, K., Workman, R., Marcheggianni-Howard, C. & Furuta, G.T. (2014). Interactions during feeding with mothers and their infants with symptoms of gastroesophageal reflux. *Journal of Alternative and Complementary Medicine, 20*(6), 493–499. https://doi.org/10.1089/acm.2013.0223

Nicholls, D. & Bryant-Waugh, R. (2009). Eating Disorders of Infancy and Childhood: Definition, Symptomatology, Epidemiology, and Comorbidity. *Child and Adolescent Psychiatric Clinics of North America, 18*(1), 17–30. https://doi.org/10.1016/j.chc.2008.07.008

Northstone, K. & Emmett, P. (2013). The associations between feeding difficulties and behaviours and dietary patterns at 2 years of age: the ALSPAC cohort. *Maternal & Child Nutrition, 9*(4), 533–542. https://doi.org/10.1111/j.1740-8709.2012.00399.x

Ostberg, M. & Hagelin, E. (2011). Feeding and sleeping problems in infancy – a follow-up at early school age. *Child: Care, Health and Development, 37*(1), 11–25. https://doi.org/10.1111/j.1365-2214.2010.01141.x

Pierrehumbert, B., Nicole, A., Muller-Nix, C., Forcada-Guex, M. & Ansermet, F. (2003). Parental posttraumatic reactions after premature birth: implications for sleeping and eating problems in the infant. *Archives of Disease in Childhood. Fetal and Neonatal Edition, 88*(5), F400–404. https://doi.org/10.1136/fn.88.5.F400

Pinnington, I. & Hegarty, J. (2000). Effects of consistent food presentation on oral-motor skill acquisition in children with severe neurological impairment. *Dysphagia, 15*, 213–223. https://doi.org/10.1007/s004550000030

Ramsey, M., Gisel, E.G. & Boutry, M. (1993). Non-organic failure to thrive: Growth failure secondary to feeding-skills disorder. *Developmental Medicine and Child Neurology, 35*(4), 285–297. https://doi.org/10.1111/j.1469-8749.1993.tb11640.x

Reba-Harrelson, L., Von Holle, A., Hamer, R.M., Torgersen, L., Reichborn-Kjennerud, T. & Bulik, C.M. (2010). Patterns of maternal feeding and child eating associated with eating disorders in the Norwegian Mother and Child Cohort Study (MoBa). *Eating Behaviors, 11*(1), 54–61. https://doi.org/10.1016/j.eatbeh.2009.09.004

Riley, L.K., Rupert, J. & Boucher, O. (2018). Nutrition in Toddlers. *American Family Physician, 98*(4), 227–233.

Rydell, A.M. & Dahl, M. (2005). Children with early refusal to eat: follow-up in adolescence. *Acta Paediatrica, 94*(9), 1186–1191. https://doi.org/10.1111/j.1651-2227.2005.tb02072.x

Schwemmle, C. & Arens, C. (2018). Feeding, eating, and swallowing disorders in infants and children: An overview. *HNO, 66*(7), 515–526.

Sharp, W.G., Berry, R.C., McCracken, C., Nuhu, N.N., Marvel, E., Saulnier, C.A., Klin, A., Jones, W. & Jaquess, D.L. (2013). Feeding problems and nutrient intake in children with autism spectrum disorders: a meta-analysis and comprehensive review of the literature. *Journal of Autism and Developmental Disorders, 43*(9), 2159–2173. https://doi.org/10.1007/s10803-013-1771-5

Sharp, W.G., Volkert, V.M., Scahill, L., McCracken, C.E. & McElhanon, B. (2017). A Systematic Review and Meta-Analysis of Intensive Multidisciplinary Intervention for Pediatric Feeding Disorders: How Standard Is the Standard of Care? *Journal of Pediatrics, 181*, 116–124. https://doi.org/10.1016/j.jpeds.2016.10.002

Stern, D.N. (1995). *The motherhood constellation: A unified view of parent-infant psychotherapy*. New York: BasicBooks.

Stewart, R.C. (2007). Maternal depression and infant growth: a review of recent evidence. *Maternal and Child Nutrition, 3*(2), 94–107. https://doi.org/10.1111/j.1740-8709.2007.00088.x

Su, X., Xu, B., Liang, H., Olsen, J., Yuan, W., Cnattingius, S., László, K.D. & Li, J. (2015). Prenatal maternal bereavement and risk of eating disorders in infants and toddlers: a population-based cohort study. *BMC Psychiatry, 15*, 229–229. https://doi.org/10.1186/s12888-015-0612-9

Tatangelo, G., McCabe, M., Mellor, D. & Mealey, A. (2016). A systematic review of body dissatisfaction and sociocultural messages related to the body among preschool children. *Body Image, 18*, 86–95. https://doi.org/10.1016/j.bodyim.2016.06.003

Taylor, C.M. & Emmett, P.M. (2019). Picky eating in children: causes and consequences. *The Proceedings of the Nutrition Society, 78*(2), 161–169. https://doi.org/10.1017/S0029665118002586

Taylor, C.M., Hays, N.P. & Emmett, P.M. (2019). Diet at Age 10 and 13 Years in Children Identified as Picky Eaters at Age 3 Years and in Children Who Are Persistent Picky Eaters in A Longitudinal Birth Cohort Study. *Nutrients, 11*(4), 807. https://doi.org/10.3390/nu11040807

von Klitzing, K., Döhnert, M., Kroll, M. & Grube, M. (2015). Mental Disorders in Early Childhood. *Deutsches Ärzteblatt International, 112*, 375–386. https://doi.org/10.3238/arztebl.2015.0375

Weissman, R.S. (2019). The Role of Sociocultural Factors in the Etiology of Eating Disorders. *The Psychiatric clinics of North America, 42*(1), 121–144. https://doi.org/10.1016/j.psc.2018.10.009

Whelan, E. & Cooper, P.J. (2000). The association between childhood feeding problems and maternal eating disorder: a community study. *Psychological Medicine, 30*(1), 69–77. https://doi.org/10.1017/S0033291799001543

Wilken, M. & Bartmann, P. (2014). Posttraumatic feeding disorder in low birth weight young children: a nested case-control study of a home-based intervention program. *Journal of Pediatric Nursing, 29*(5), 466–473. https://doi.org/10.1016/j.pedn.2014.04.001

Williams, K.E., Riegel, K., Gibbons, B. & Field, D.G. (2007). Intensive Behavioral Treatment for Severe Feeding Problems: A Cost-effective Alternative to Tube Feeding? *Journal of Developmental and Physical Disabilities, 19*(3), 227–235. https://doi.org/10.1007/s10882-007-9051-y

Wright, C.M. & Weaver, L.T. (2007). Image or reality: why do infant size and growth matter to parents? *Archives of Disease in Childhood, 92*(2), 98–100. https://doi.org/10.1136/adc.2006.098632

Zero to Three. (2019). *DC: 0-5. Diagnostische Klassifikation seelischer Gesundheit und Entwicklungsstörungen der frühen Kindheit*. Stuttgart: Kohlhammer.

Zucker, N., Copeland, W., Franz, L., Carpenter, K., Keeling, L., Angold, A. & Egger, H. (2015). Psychological and Psychosocial Impairment in Preschoolers With Selective Eating. *Pediatrics, 136*(3), e582–590. https://doi.org/10.1542/peds.2014-2386

15.3 Atypische Essstörung

Atypische Essstörungen sind insgesamt vermutlich seltene, zumindest bislang kaum erforschte Störungen mit heterogener Symptomatologie, die im Folgenden kurz beschrieben und in Hinblick auf vorhandene Kenntnisse zusammengefasst werden.

Definition und Klassifikation

Die nach DC:0-5 (Zero to Three, 2019) vorgegebenen Kriterien für die Klassifikation der Atypischen Essstörung werden in Tabelle 15-3 vorgestellt.

Im DSM-5 (American Psychiatric Association, 2015) kann das Horten als *Nicht näher bezeichnete Fütter- oder Essstörung* kodiert werden, in der ICD-10 (Weltgesundheitsorganisation, 2011) als *Fütterstörung im frühen Kindesalter* (F 98.2). Die Pica hat eine Entsprechung im DSM-5 sowie in der ICD-10 (F 98.3), die Rumination wird im DSM-5 als *Ruminationsstörung*, nach ICD-10 als *Fütterstörung im frühen Kindesalter* (F 98.21) kodiert.

Epidemiologie

Zu den Prävalenzen, dem Verlauf und der Prognose der atypischen Essstörungen in der frühen Kindheit gibt es bislang keine Daten.

Tabelle 15-3: Diagnostischer Algorithmus Atypische Essstörung nach DC:0-5 (Zero to Three, 2019, S. 141)

Alle folgenden Kriterien müssen erfüllt sein.
A. Das Kind zeigt ein abnormes Essverhalten, welches mindestens eines der folgenden Symptome beinhaltet: 1. Horten – das Kind versteckt Nahrung an ungewöhnlichen Orten (z. B. im Bett, in der Schreibtischschublade). 2. Pica – habituelles Essen von nicht essbaren Substanzen 3. Rumination – Muster von Hochwürgen und wiederholtem Schlucken von Nahrung
B. Das abnorme Essverhalten des Kindes ist nicht durch eine medizinische Erkrankung oder eine medikamentöse Nebenwirkung besser erklärbar.
C. Die Symptome der Störung oder Reaktionen der Bezugspersonen haben erheblichen Einfluss auf die Funktionsfähigkeit des Kindes und der Familie auf eine oder mehrere der folgenden Arten: 1. Verursachen Stress und Leid beim Kind. 2. Beeinträchtigen die Beziehungen des Kindes. 3. Schränken die Teilnahme des Kindes an entwicklungsbedingt erwarteten Aktivitäten und Routinen ein. 4. Schränken die Teilnahme der Familie an Alltagsaktivitäten und Routinen ein. 5. Schränken die Fähigkeit des Kindes ein, neue Fertigkeiten zu lernen und zu entwickeln, oder beeinträchtigen den Entwicklungsprozess; oder 6. Folgt nicht altersentsprechenden Wachstumsverläufen.
Alter: Es gibt keine Altersbeschränkung. **Dauer:** Die Symptome müssen über einen Zeitraum von mehr als einem Monat vorhanden sein. **Spezifiziere:** Welches atypische Verhalten vorliegt. **Beachte:** Medizinische Komplikationen wie Karies oder Anämie als Folge des atypischen Essverhaltens sollten auf der Achse III vermerkt werden.

Symptomentwicklung und Komorbidität, Ätiologie und Pathogenese, Diagnostik und Differenzialdiagnostik

Zu allen unter der Überschrift dieses Unterkapitels aufgelisteten Punkten der Atypischen Essstörung mit Beginn in früher Kindheit können mangels Studien und Daten noch keine verbindlichen Aussagen getroffen werden. Stattdessen werden nachfolgend mit dem Horten, der Pica und der Rumination jene drei Symptome charakterisiert, von denen mindestens eines für die die Klassifikation der Atypischen Essstörung nach DC:0-5 bekannt sein muss.

Horten. Das habituelle Verstecken von Nahrung an ungewöhnlichen Orten (z. B. unter Kissen, in Kleidung, in Schubladen) kann bei Klein- und Vorschulkindern im Alter ab 2 Jahren auftreten und mit Norm-, Unter- und Übergewicht einhergehen. Differenzialdiagnostisch ist einerseits eine Unterversorgung mit Essen im Rahmen einer stattgehabten oder aktuellen Deprivation zu bedenken sowie andererseits auch eine emotionale Deprivation. Abzugrenzen sind Autismus-Spektrum-Störung (ASS) und Zwangsstörungen. Eine Unterform des Hortens, das sogenannte *Pouching* oder Sammeln von Nahrung in den Backentaschen, ohne zu schlucken, kann über mehrere Stunden täglich auftreten und mit kariöser Schädigung der Zahnsubstanz einhergehen. Klinisch wurde berichtet, dass dieses sich auch bereits im ersten Lebensjahr manifestieren und mit Manipulationen im oropharyngealen Bereich, z. B. einer Sondierung, im Zusammenhang stehen kann (Keren, 2016). Auch ein zu schnelles Füttertempo, das die mundmotorischen oder attentiven Fähigkeiten eines Kindes überfordert, kann ursächlich sein. Organische Hindernisse beim Kauen und Schlucken sind auszuschließen.

Pica. Der habituelle Verzehr von nicht essbaren Substanzen wie Erde, Glas, Papier, Stoff, Wolle, Seife, Metall- oder Plastikobjekte, Haare oder Fäzes bei einem Kind wird meist ab dem Alter von etwa 2 Jahren beobachtet, nachdem das typische In-den-Mund-Nehmen der Säuglingszeit abgeklungen ist. Es geht üblicherweise nicht mit weiteren Ess- oder Gedeihproblemen einher, kann jedoch gravierende gesundheitliche Konsequenzen haben, die die Prognose mit bestimmen Vergiftungen, parasitären Infektionen, Verletzungen des Gastrointestinaltrakts oder Obstruktionen des Darms (z. B. mit einem Bezoar aus Haaren oder anderen Substanzen) erheblich beeinträchtigen (Uher & Rutter, 2012). Kulturell übliche Praktiken wie z. B. das Essen von Lehm in Nigeria sind abzugrenzen. Die Pica tritt bei normal entwickelten Kindern vermehrt im Kontext kognitiver Retardierung auf. Auch Zwangsstörungen, ASS und eine frühkindliche Trichotillomanie mit Verzehr der ausgezogenen Haare müssen differenzialdiagnostisch erwogen und ausgeschlossen werden, ebenso eine Vernachlässigung durch die Bezugspersonen. Pica ist zudem bei einer seltenen neurologischen Störung ungeklärter Genese, dem *Kleine-Levin-Syndrom*, beobachtet worden Dieses tritt jedoch bevorzugt erst bei älteren Kindern und Jugendlichen auf (Bryant-Waugh et al., 2010).

Rumination. Bei der Rumination kommt es wiederholt zum Hochwürgen bereits geschluckter Nahrung aus dem Magen, die entweder erneut gekaut und verschluckt oder ausgespuckt wird. Das Verhalten wird ab dem jungen Säuglingsalter beobachtet und beginnt meist zwischen dem 3. und 12. Lebensmonat. Das Kind ruminiert oft direkt nach einer – manchmal nach jeder – Mahlzeit und auch nach Flüssigkeitsaufnahme, spannt dabei meist den Körper etwas an oder überstreckt sich. Es zeigt keine vorangehende Übelkeit, keinerlei Anstrengung oder Stressbelastung, sondern macht Saugbewegungen mit dem Mund, wirkt vermehrt selbstbezogen, in sich gekehrt, ist oft vermindert ansprechbar und kaum ablenkbar. Aus diesem Grund wird das Verhalten auch als Autostimulation oder habituelle Selbstberuhigung bei vorangehender, jedoch aktuell nicht mehr wirksamer Belastung interpretiert. Das erneute Herunterschlucken des hochgewürgten Nahrungsbreies bereitet ebenso keine Schwierigkeiten bzw. kein Missfallen. Anamnestisch finden sich häufiger, jedoch nicht regelhaft eine Kindesvernachlässigung und mangelnde emotionale Ansprache und Stimulation, oft vor dem Hintergrund gravierender elterlicher Psychopathologie. Auch eine Sondierung über eine nasogastrale Sonde, bei der das Kind seine Magenfüllung nicht aktiv mitbestimmen konnte und ein unangenehmes Völlegefühl durch Hochwürgen zu regulieren versuchte, kann dem habituellen Verhalten zugrunde liegen. Der Appetit und das sonstige Essverhalten ruminierender Kinder sind oft unauffällig. Aufgrund des begleitenden Ausspeiens oder Herauslaufens des Nahrungsbreies aus dem Mund kann es dennoch zum Gewichtsstillstand oder zur Gedeihstörung kommen. Bei starkem Verlust von Elektrolyten aus dem Magensaft sind somatische Komplikationen bis hin zur kardialen Überleitungsstörung möglich. Teilweise ist die Rumination vergesellschaftet mit einer deutlichen Entwicklungsverzögerung oder auch geistigen Behinderung. Im Zusammenhang mit einer vorangehenden kindlichen Refluxösophagitis, die nicht ausreichend behandelt worden war, wurde häufiger eine Rumination berichtet (Nikaki et al., 2020). Weitere somatische Störungen der frühen Kindheit wie eine Pylorusstenose, Hernien oder auch das seltene *Sandifer-Syndrom* (paroxysmale dystone Bewegungsstörung mit Überstreckung, Schiefhals, gastroösophagealem Reflux und z. T. Hiatushernie) sollten durch sorgfältige körperliche Untersuchungen und eine laborchemische und apparative Diagnostik ausgeschlossen werden. Der Verlauf kann selbstlimitierend, episodisch rekurrierend oder persistierend sein.

Behandlung und Prävention

Systematische Befunde zur Behandlung und Prävention der verschiedenen Formen der atypischen Essstörung liegen nicht vor. Wie bei allen anderen Essstörungen der Altersgruppe ist von einem multifaktoriellen Geschehen auszugehen, bei dem kindliche und elterliche, somatische und psychologische Aspekte wie auch solche der frühen Beziehungsentwicklung zusammen wirken. Schwerwiegende, persistierende Entwicklungsstörungen und auch familiäre Beziehungspathologien spielen bei den atypischen Essstörungen eine besondere Rolle im Krankheitsgeschehen und müssen in der Therapie mitbedacht werden. Bei einer ausgeprägten Rumination braucht es gegebenenfalls eine gastroenterologische Mitbehandlung und eine vorübergehende Therapie mit oraler Nahrungskarenz und einer jenseits des Magenbereichs im Dünndarm verankerten Ernährungssonde (Jejunalsonde), um das stark gewohnheitsmäßige Verhalten zunächst zu unterbrechen.

Forschungsdesiderate und Ausblick

Die Atypischen Essstörungen sind in allen Aspekten bislang nur wenig beforscht worden, die Literatur beschränkt sich im Wesentlichen auf kleine Fallserien und Kasuistiken. Eine vermehrte Aufmerksamkeit für die Erscheinungsformen atypischen Essverhaltens kann neue Erkenntnisse zum Verbreitungsgrad erbringen, aber auch therapeutische Handlungsperspektiven eröffnen, die die Beeinflussbarkeit der klinisch oft schwerwiegenden Verläufe verbessern.

Literatur

American Psychiatric Association. (2015). *Diagnostisches und Statistisches Manual Psychischer Störungen DSM-5.* Göttingen: Hogrefe.

Bryant-Waugh, R., Markham, L., Kreipe, R.E. & Walsh, B.T. (2010). Feeding and eating disorders in childhood. *International Journal of Eating Disorders, 43*(2), 98–111. https://doi.org/10.1002/eat.20795

Keren, M. (2016). Eating and Feeding Disorders in the First Five Years of Life: Revising the DC:0-3r Diagnostic Classification of Mental Health and Developmental Disorders of Infancy and Early Childhood and Rationale for the New DC:0-5 Proposed Criteria. *Infant Ment Health Journal, 37*(5), 498–508. https://doi.org/10.1002/imhj.21588

Nikaki, K., Rybak, A., Nakagawa, K., Rawat, D., Yazaki, E., Woodland, P., Borrelli, O. & Sifrim, D. (2020). Rumination Syndrome in Children Presenting with Refractory Gastro-Esophageal Reflux Symptoms. *Journal of Pediatric Gastroenterology and Nutrition, 70*(3), 330–335. https://doi.org/10.1097/MPG.0000000000002569

Uher, R. & Rutter, M. (2012). Classification of feeding and eating disorders: review of evidence and proposals for ICD-11. *World psychiatry : official journal of the World Psychiatric Association (WPA), 11*(2), 80–92. https://doi.org/10.1016/j.wpsyc.2012.05.005

Weltgesundheitsorganisation. (2011). *Internationale Klassifikation psychischer Störungen. ICD-10 Kapitel V (F). Klinisch-diagnostische Leitlinien* (8. überarb. Aufl.). Bern: Huber.

Zero to Three. (2019). *DC: 0-5. Diagnostische Klassifikation seelischer Gesundheit und Entwicklungsstörungen der frühen Kindheit*. Stuttgart: Kohlhammer.

16 Schreistörung der frühen Kindheit

Carola Bindt

16.1 Exzessive Schreistörung

In der pädiatrischen Praxis und in Beratungsstellen werden täglich Säuglinge mit Verhaltensauffälligkeiten vorgestellt, deren Ätiologie empirisch noch unzureichend belegt ist. Hier stehen an erster Stelle das exzessive Schreien und die persistierende chronische Unruhe der ersten Lebensmonate, die unstrittig mit einer erheblichen Belastung für die Eltern, die Eltern-Kind-Beziehung und, soweit ergründbar, auch für die betroffenen Kinder selbst verbunden sind. Besorgte und erschöpfte Eltern sind mit dem verbreiteten Hinweis darauf, dass das Schreien beim körperlich gesunden Kind normal sei und sich auswachsen werde, in der Regel nicht angemessen beraten und betreut. Der Versuch einer Normalisierung des Phänomens im klinischen Alltag steht im Kontrast zu umfänglicher Forschungsaktivität und der wachsenden Anzahl komplementär- und alternativmedizinischer Behandlungsangebote. Solche illustrieren den Bedarf der betroffenen Familien an Unterstützung und Therapie. Die aktuelle Diagnose der Exzessiven Schreistörung nach DC:0-5 (Zero to Three, 2019) trägt diesem Umstand Rechnung, indem sie sich nicht allein an der Schreifrequenz eines körperlich gesunden Kindes orientiert, sondern die begleitende Stressbelastung beim Kind und seinen Bezugspersonen sowie die potenziell resultierenden Einschränkungen in der kindlichen Entwicklung, der Alltagsbewältigung und Beziehungsqualität in der Familie einbezieht. Dies gilt auch für die Diagnose der Anderen Schlaf-, Ess- und Schreistörungen der frühen Kindheit, die in den folgenden Unterkapiteln – soweit passend – mitbehandelt wird.

Definition und Klassifikation

Die nach DC:0-5 (Zero to Three, 2019) vorgegebenen Kriterien für die Klassifikation der Exzessiven Schreistörung werden in Tabelle 16-1 vorgestellt.

Eine Vergleichsdiagnose in der ICD-10 (Weltgesundheitsorganisation, 2011) wäre Nicht näher bezeichnete Symptome des Säuglingsalters (R 68.11), während sich zum DSM-5 (American Psychiatric Association, 2015) keine Verknüpfung findet.

Normatives und exzessives Säuglingsschreien. Jeder Säugling schreit. Jahrzehntelang galt eine universell gültige Schreikurve, der zufolge die Schreifrequenz nach der Geburt sukzessive zunimmt, ihren Gipfel zwischen der 6. und 8. Lebenswoche erreicht und bis zum Ende des 3. Lebensmonats abnimmt; dies mit großer interindividueller Variabilität (Brazelton, 1962). Ein aktuelles Review unter Einschluss der Daten von fast 9.000 Säuglingen über den Verlauf der ersten 3 Lebensmonate fand jedoch kein Maximum der Schreifrequenz, sondern vielmehr eine stabile mittlere Frequenz von ca. 2 Stunden täglich über die gesamte Spanne der ersten 6 Lebenswochen. Nach 8–9 Wochen kam es zu einem starken Abfall auf im Mittel eine Stunde Schreizeit bis zum vollendeten 3. Lebensmonat (Wolke et al., 2017). Die Autoren und Autorinnen schlugen auf der Basis dieser Daten Perzentilenkurven für das Säuglingsschreien vor, mittels derer die Schreifrequenz

Tabelle 16-1: Diagnostischer Algorithmus Exzessive Schreistörung nach DC:0-5 (Zero to Three, 2019, S. 146)

Alle Kriterien müssen erfüllt sein.
A. Das Kind schreit mindestens 3 Stunden am Tag, an 3 oder mehr Tagen pro Woche seit mindestens 3 Wochen ("3er-Regel").
B. Das Schreien wird nicht besser durch eine medizinische Erkrankung erklärt (z. B. Laktose-Intoleranz, gastroösophageale Refluxerkrankung).
C. Die Symptome der Störung oder Reaktionen der Bezugspersonen haben erheblichen Einfluss auf die Funktionsfähigkeit des Kindes und der Familie auf eine oder mehrere der folgenden Arten: 1. Verursachen Stress und Leid beim Kind. 2. Beeinträchtigen die Beziehungen des Kindes. 3. Schränken die Teilnahme des Kindes an entwicklungsbedingt erwarteten Aktivitäten und Routinen ein. 4. Schränken die Teilnahme der Familie an Alltagsaktivitäten und Routinen ein. 5. Schränken die Fähigkeit des Kindes ein, neue Fertigkeiten zu lernen und zu entwickeln, oder beeinträchtigen den Entwicklungsprozess.

eines Kindes im Vergleich zur Altersgruppe exakter bestimmt werden könne.

Manche Säuglinge schreien sehr viel häufiger als andere. Um die Frequenz als exzessiv zu charakterisieren, werden regelhaft Modifikationen der von Wessel et al. (1954) entwickelten Dreierregel herangezogen, die dieser aus seinen Beobachtungen des Schreiverhaltens von Säuglingen in einem Rooming-in-Projekt der amerikanischen Universität Yale in New Haven ableitete. Diese beschreibt den Zustand eines ansonsten gesunden, satten und seitens der Bezugspersonen adäquat betreuten Kindes, das anfallsartig Irritabilität oder Schreien über mindestens 3 Stunden an mindestens 3 Tagen pro Woche über mindestens 3 Wochen zeigt. Diese Definition liegt auch dem Kriterium A der Exzessiven Schreistörung nach DC:0-5 zugrunde. Alternativ kommen die Rome-III-Kriterien für funktionelle gastrointestinale Störungen bei Säuglingen und Kleinkindern zur Anwendung (Benninga et al., 2016). Diese legen für eine klinische Diagnose wiederkehrende, prolongierte Zustände kindlicher Unruhe ohne exakte Frequenzangaben zugrunde, welche ohne erkennbaren Grund auftreten und von den Eltern weder verhindert noch aufgelöst werden können. Die alternative Definition impliziert, dass keine plausible Erklärung für eine Frequenzuntergrenze der Symptomatik existiert und die klinische Relevanz vom elterlichen Erleben und der Wirkungslosigkeit ihrer Trostversuche mitbestimmt wird. Der Algorithmus der Diagnose *Andere Schlaf-, Ess- und Schreistörungen der frühen Kindheit* nach DC:0-5 (s. Kap. 16.2) folgt für die Schreiproblematik diesem Störungsmodell. Allerdings müssen nicht die vollen Kriterien der jeweiligen Störung erfüllt sein, die Symptomatik des Säuglings oder die Reaktionen der Bezugspersonen darauf jedoch gleichfalls die Funktionsfähigkeit der Betroffenen im Alltag erheblich mindern.

Typischerweise intensivieren sich unstillbare Unruhe und Schreiattacken im Tagesverlauf in den Nachmittags- oder Abendstunden. Das Kind zeigt Schmerzmimik, Flush (Gesichtsrötung) und Hypertonizität der Motorik mit geballten Fäusten, angezogenen Beinen oder Überstreckung. Der Bauch ist oft aufgebläht, es kann zum Aufstoßen von Luft kommen. Von Illingworth stammt der Begriff der „Dreimonatskoliken", der das Erscheinungsbild des Kindes illustriert und zudem den oft replizierten Umstand reflektiert, dass das exzessive Schreien bevorzugt in den ersten 3 Lebensmonaten auftritt und in über 85 % spontan und folgenlos remittiert (Illingworth, 1954). Persistiert das exzessive Schreien als chronische Unruhe auch noch nach vollendetem 3. Lebensmonat, verweisen Langzeituntersuchungen auf ein weniger günstiges Outcome, was Folgen für die Diagnostik und Therapie hat.

Epidemiologie

Da Studien unterschiedliche Definitionen des exzessiven Schreiens verwenden und sich auf verschiedene Zeiträume im 1. Lebenshalbjahr der untersuchten Säuglinge beziehen, differieren die Prävalenzangaben stark. Metaanalytisch finden sich für westliche Industrieländer Raten von 1,5 bis 19 % bezogen auf Allgemeinpopulationen von Säuglingen von 0 bis 6 Monaten. Die Prävalenzen sind mit bis zu 25 % deutlich höher in den ersten 6 Lebenswochen als im weiteren Entwicklungsverlauf. Mädchen und Jungen, gestillte und flaschenernährte Kinder unterschiedlicher ethnischer und sozialer Herkunft sind dabei gleichermaßen betroffen (Freedman et al., 2009; Lucassen et al., 2001; Reijneveld et al.; Wolke et al., 2017). Frühgeborene und solche Kinder, die zu klein und zu leicht für ihr Gestationsalter *(small for date)* geboren wurden, haben ein erhöhtes Störungsrisiko (Milidou et al., 2014).

Symptomentwicklung und Komorbidität

In der Mehrzahl aller Fälle beginnt die exzessive Schreistörung bei reifgeborenen Kindern in den ersten beiden postnatalen Wochen und ist begrenzt auf die ersten 3 Lebensmonate. In der Abklingphase können sich ruhige Tage mit unruhigen abwechseln, die Schreifrequenz lässt insgesamt nach. Zur Verlängerung des exzessiven Schreiens über den vollendeten 3. Lebensmonat hinaus ergab die Untersuchung einer Geburtenkohorte von fast 2.000 Kindern, dass die Symptomatik bei 5,8 % im 4. und bei 2,5 % noch nach dem 6. Monat der Kinder persistierte, wobei nur letztere zusätzlich vermehrt Schlaf- und Fütterungsprobleme aufwiesen (von Kries et al., 2006). Solche kombinierten Regulationsstörungen, definiert als zwei oder mehr Auffälligkeiten in den Bereichen Schreien, Füttern und Schlafen, wurden in einer bevölkerungsbasierten dänischen Kohortenstudie bei 2,9 % aller Kinder im 2.–6. Lebensmonat und bei 8,6 % der Population im 8.–11. Lebensmonat gefunden (Olsen et al., 2019).

Komorbide finden sich bei Kindern mit Schreistörungen kindlicherseits häufig Schlaf- und Fütterprobleme sowie mütterlicherseits Angst und Depressivität, die als Ausdruck regulatorischer Probleme des Kindes, der Mutter in ihrer co-regulatorischen Funktion und der wechselseitigen Abstimmung interpretiert werden (Martini et al., 2017; Petzoldt et al., 2016).

Ätiologie und Pathogenese

Funktionen des Säuglingsschreiens: Zeichen, Signal, Symptom? Warum Säuglinge schreien und was sie damit zum Ausdruck bringen, wird kontrovers diskutiert. In einer Übersicht hierzu führt Soltis (2005) aus, dass das Säuglingsschreien durch eine Konstellation akustisch unterscheidbarer Schreimuster mit spezifischer Funktion charakterisiert wird, jedoch ebenso als undifferenziertes Geräusch, das keinen eindeutigen Aufschluss auf eine ursächliche Disposition beim Kind zulässt. Es kann eine Zeichen- oder Signalfunktion haben, indem es spezifische Bedürfnisse nach Nahrung, Schlaf oder Nähe anzeigt oder auf Unbehagen und Schmerz hinweist, scheint sich manchmal jedoch quasi zu verselbstständigen und eher auf eine entwicklungstypische Unreife zurückzugehen als auf eine symptomatische Stressbelastung.

Schreien als Entwicklungsphänomen. Trotz über 60-jähriger, vielfältiger Forschungsaktivität ist die Ätiologie des exzessiven Schreiens letztlich ungeklärt, was eine multifaktorielle Genese nahelegt. Als ursächlich wurde lange ein Schmerz vermutet, den das Kind durch beim Trinken verschluckte Luft, vermehrte

Darmgasbildung bei Malabsorption von Nahrungsbestandteilen im noch unreifen Verdauungstrakt, Obstipation, Überfütterung, Reflux oder intestinale Hyper- und Dysmotilität erleide. Einer bevölkerungsbasierten Studie zufolge haben tatsächlich fast 55 % aller Säuglinge funktionelle Störungen des Verdauungstrakts (Iacono et al., 2005). Illingworth stellte jedoch bereits 1985 heraus, dass sich röntgenologisch bei exzessiv schreienden Säuglingen erst nach Ende einer Schreiperiode mehr intestinale Luft zeigt als bei ruhigen Kindern. Offenbar schlucken Kinder Luft beim Schreien und werden nicht durch Gasbildung im Bauchraum zum Schreien gebracht. Zur häufigen Vermutung einer ursächlichen Allergie auf Kuhmilchprotein bei gestillten Kindern ergaben sich in einzelnen Studien geringe Inzidenzen. So fanden zuletzt Moravej et al. (2010) bei 3 von 114 Fällen (2,6 %) diesbezügliche Hinweise, wobei das Schreien nach mütterlicher Kostumstellung abklang. Der Pädiater Karp (2012) postulierte, dass manche Kinder vermehrt schreien, weil sie Schwierigkeiten bei der Anpassung an das extrauterine Umfeld und bei der Bewältigung der Vielzahl sensorischer Stimuli haben, denen das vergleichsweise unreife menschliche Neugeborene in der ersten postnatalen Zeit ausgesetzt sei. Die ca. 3-monatige Periode der postnatalen Anpassung sei in Verlängerung der Schwangerschaft das sogenannte 4. Trimenon in der Entwicklung. Sie dauere bis zum nächsten Sprung in der Reifeentwicklung an, der gekennzeichnet sei durch soziales Lächeln und erweiterte Möglichkeiten, mit der Umwelt aktiv zu interagieren, die Aufmerksamkeit zu fokussieren und somit die Reizverarbeitung aktiv zu steuern. Auch andere Autoren und Autorinnen sehen das ausgeprägte Schreien von Säuglingen als Ausdrucksvariante eines vorübergehenden Entwicklungsstadiums der ersten Lebenszeit und sprechen ihm damit eine Signalfunktion und die Suche nach Feedback durch die Eltern ab (Barr, 2005). Karps Reifungstheorie des Schreiverhaltens wird gestützt durch die Beobachtung, dass bei Frühgeborenen das Schreien meist verzögert einsetzt, d.h., es hängt vom Entwicklungsalter und nicht vom Geburtsdatum und der Dauer der extrauterinen Reizexposition ab (Barr et al., 1996). Die derzeit *favorisierte Hypothese der Schreigenese* geht ebenfalls von einer Reifungsproblematik neuronaler Regelkreise unter Einbeziehung des gastrointestinalen Nervensystems aus und ist konkordant damit, dass zentral geschädigte Kinder vermehrt schreien (Akhnikh et al., 2014). Auch eine verzögerte Reifung der hypothalamisch regulierten, melatoninabhängigen zirkadianen Rhythmik und noch fragmentierte Schlafmuster scheinen eine Rolle zu spielen (Ince et al., 2018; Milidou et al., 2014). Als weitere mögliche Faktoren werden diskutiert und in einzelnen Studien bestätigt: gastrointestinale Unreife oder Entzündungen sowie Alterationen des intestinalen Mikrobioms im Sinne geringerer Diversität der Flora (Rhoads et al., 2018), neuroendokrine Dysregulation der Stressachse mit abnormem Cortisol-Tagesprofil (White et al., 2000), vermehrte Serotoninsekretion, prä- und postnatale Nikotinexposition (Johnson et al., 2015; Shenassa & Brown, 2004) sowie pränataler Mangel an Vitamin B 12 (Goedhart et al., 2011). Zudem ist in einzelnen Studien eine Assoziation des exzessiven Schreiens im Sinne eines episodischen Syndroms mit einer elterlichen und sich später entwickelnden kindlichen Migräne beschrieben worden (Qubty & Gelfand, 2016).

Schreien als psychosoziales Phänomen. Aus evolutionstheoretischer Sicht ist das Schreien bei allen Arten ein Indikator für ein potenziell existenzielles Bedürfnis des Nachwuchses, das elternseitig zu befriedigen ist. Beide Parteien ziehen einen Profit aus solchem Signalverhalten. Der Gewinn besteht für den Nachwuchs im Überleben oder Wiederherstellen seines Wohlbefindens und für die Eltern in einer Bestätigung ihrer reproduktiven Kompetenz, die letztlich der Erhaltung der Art dient. Für den Menschen gilt, dass elterliche Reaktionen auf das Schreien ihres Kindes sehr unterschiedlich und in ihrer emotionalen Konnotation sogar ge-

gensätzlich ausfallen können. In der Konfrontation mit Audioaufnahmen des Schreiens des eigenen Babys zeigen gesunde Eltern in der frühen Postpartalzeit in der funktionellen Magnetresonanzmessung eine deutliche Aktivierung der Amygdala und Insularegion als Ausdruck vermehrter elterlicher Angst, die im 2. oder 3. Lebensmonat des Kindes allmählich nachlässt und durch eine Aktivierung von hypothalamischen und frontalen Hirnregionen ersetzt wird. Letzteres begünstigt regulatorisches und planerisches Verhalten. Die angstäquivalenten elterlichen Reaktionen treten stärker beim ersten Kind auf als bei erfahrenen Eltern und fördern Maßnahmen zur intensivierten Behütung und Fürsorge für das Kind, die dazu beitragen, dessen Bedürfnisse kennen zu lernen wie auch Gefährdungen abzuwenden (Kim et al., 2012; Swain et al., 2006).

Das exzessive Säuglingsschreien gilt als Risiko für Kindesvernachlässigung und Misshandlung, in das jedoch die elterliche Verfassung eingeht. Typischerweise wird anhaltendes Schreien von Eltern als aversiv oder zumindest als alarmierend erlebt und insbesondere dann mit Begriffen wie „krank", „traurig", „aufwühlend", „zermürbend" oder „ärgerlich" belegt, wenn das Schreien schrill und im Verlauf variierend in der Lautstärke ausfällt. Sollten Versuchsprobanden ihre intuitive Reaktion antizipieren, wollten manche das Schreikind ignorieren oder gar schütteln, während andere selbst auf abnorme Schreifrequenzen positiv reagierten und trösten wollten (Soltis, 2005). Männliche Probanden reagierten in einem Experiment auf simulierte, milde kindliche Unruhe mit einem Abfall, auf exzessives Schreien jedoch mit einem Anstieg ihrer Testosteronspiegel und damit einhergehender reduzierter Sensitivität im Handling der Säuglinge. Dies wurde als Hinweis auf ein Toleranzfenster von Männern im Sinne eines förderlichen Umgangs mit Schreiverhalten niedriger Intensität interpretiert, während sich exzessives Schreien als Trigger für hormonell vermittelte aggressive Spannung und Feindseligkeit auswirken könne (Roellke et al., 2019).

Ätiologisch spricht eine allerdings noch begrenzte Datenlage für ein erhöhtes Schreirisiko bei Kindern von Müttern mit psychosozialen Belastungen und Störungen wie Depressionen und Angststörungen in der Schwangerschaft und Postpartalzeit. In einer großen holländischen Langzeitstudie standen z.B. pränatale Depressivität, schwangerschaftsbezogene Ängste, Stress im Beruf und Unsicherheiten bezogen auf die zukünftige Mutterrolle (insbesondere im 1. und 2. Trimenon) im Zusammenhang mit exzessivem Schreien von 3 und 6 Monate alten Säuglingen, wobei kumulierende Stressoren das Risiko erhöhten (van der Wal et al., 2007). Vermutlich begünstigen pränatale Stressoren, Ängste und Depressivität der Mutter und sogar eine der Schwangerschaft vorausgehende Angststörung eine Schreistörung und die Persistenz der kindlichen Unruhe bis hinein ins 2. Lebensjahr. Dieses Ergebnis wird als mögliche Folge einer neurohumoralen Stressexposition des Fetus und Programmierung der kindlichen Stressachse diskutiert, wobei postnatal auch angstgeleitetes, intrusiv-eskalierendes mütterliches Verhalten zur Symptomatik beitragen könnte (Korja et al., 2017; Petzoldt, 2018; Petzoldt et al., 2014; Wurmser et al., 2006).

Eine mütterliche postpartale Depression geht oft mit herabgesetzter Sensitivität in der Mutter-Kind-Interaktion einher und zugleich mit exzessivem Schreien beim Nachwuchs. Theoriegeleitet ist zu erwarten, dass sich das Schreien und die mütterliche Verstimmung zeitgleich in einer negativen Wechselseitigkeit zwischen mangelnden selbstregulatorischen Fähigkeiten des Kindes und im Zuge der Depression beeinträchtigten intuitiven Kompetenzen der Mutter entwickeln (Papoušek & von Hofacker, 1998). Andererseits kann eine Exzessive Schreistörung oder eine von der Mutter als schwer beeinflussbar erlebte Unruhe des Säuglings das Risiko für das Auftreten einer postpartalen Depression erhöhen oder sogar begründen (Barr et al., 2014; Radesky et al., 2013). Für die Befürchtung vieler Mütter, eine stress- und angstbelastete Schwangerschaft könnte pathogenetisch zum Schreien ihres Babys beigetragen haben, gibt es folglich einige, wenngleich keine abschließende Evidenz. Bei erst nachgeburtlich erfassten psychischen Störungen von Müttern ist oft schwer auszumachen, ob diese dem exzessiven Säuglingsschreien vorangingen oder sich in dessen Folge belastungsreaktiv manifestiert hatten. Häufig findet sich in diesem Kontext auch ein Übergang von präpartaler Angst zu postpartaler Depressivität, was die Klärung der komplexen Zusammenhänge zusätzlich erschwert (Coelho et al., 2011). Die Ausprägung des Säuglingsschreiens und die qualitative Entwicklung der frühen Elternschaft stellen sich insgesamt als eng verwobene Prozesse dar, sodass stets kindliche und elterliche Beiträge in der Störungsgenese bedacht werden sollten (River & Borelli, 2019).

Erwähnenswert ist, dass das exzessive Schreien der ersten 3 Lebensmonate keinen Zusammenhang mit den typischen *Handling-Praktiken* westlicher Kulturen wie dem Ablegen in Krippe oder Kinderwagen erkennen lässt. Es tritt gleichermaßen auch bei *proximal care* (extensivem Körperkontakt mit der Mutter) und z. B. auch in Kulturen auf, in denen aufrechtes Tragen und Co-Sleeping im Elternbett regelhaft praktiziert werden (Lehtonen & Rautava, 1996; Oshikoya et al., 2009; St James-Roberts et al., 2006).

Diagnose und Differenzialdiagnostik

Die Diagnostik wird durch eine ausführliche Anamnese zum Schreiverhalten des Säuglings eingeleitet. Oft gibt die elterliche Beschreibung des typischen kindlichen Erscheinungsbildes im Schreizustand und der Zunahme der Symptomatik im Tagesverlauf sowie die Beobachtung der Eltern, dass das Kind ein Ablegen schlecht toleriert, sich jedoch auch durch Hochnehmen oder Herumtragen kaum beruhigen lässt, bereits deutliche Hinweise auf das Vorliegen einer Schreistörung. Operationalisierte Skalen zur Erfassung der Schreisymptomatik selbst können hilfreich sein, liegen jedoch bislang nicht in deutscher Übersetzung vor (García Marqués et al., 2017). Da eine Reihe von Gesundheitsproblemen ebenfalls mit Unruhe und Schreien einhergehen können, sollte die Diagnose einer exzessiven Schreistörung erst nach Ausschluss von körperlichen Erkrankungen und Entwicklungsstörungen gestellt werden. Jeder exzessiv schreiende Säugling muss deshalb zunächst gründlich pädiatrisch untersucht werden.

Exzessives Schreien bei anderen Gesundheits- und Entwicklungsstörungen. Neben seiner Bedeutung als Lebensäußerung eines körperlich gesunden, dabei in seiner Befindlichkeit irritierten Kindes kann das Säuglingsschreien selbst eine akustisch differente Gestalt annehmen, die für sich betrachtet auf eine beeinträchtigte Gesundheit hinweist. Charakteristika sind:

- Erhöhte oder erniedrigte Basalfrequenz (auffällig schrill oder dumpf),
- Vibration der Stimme bei wechselnder Basalfrequenz,
- Biphonationen (simultane Produktion von zwei Basalfrequenzen, z. B. bei funktioneller Unreife) und
- Anomalien der Schreimelodie.

Solch *abnormes Säuglingsschreien* tritt bei einer Reihe von chromosomalen, gastrointestinalen, endokrinen, metabolischen, neurologischen und infektiösen Erkrankungen auf, z. B. auch beim Down-Syndrom und anderen Trisomien, beim Hydrocephalus, bei Meningitiden und Encephalitiden, angeborener Schilddrüsenunterfunktion, der Neugeborenengelbsucht (Hyperbilirubinämie), Harnwegsinfekten oder hypoglykämischen Zuständen (LaGasse et al., 2005). Daneben zeigt es sich nach Vergiftungen, z. B. durch Blei oder mütterlichen Suchtmittelabusus in der Schwangerschaft, nach perinatalem Sauerstoffmangel und bei physiologischer Unreife nach Frühgeburt (Zeskind, 2005). Eine Chromosomenanomalie bzw. strukturelle Veränderung am Chromosom 5 ist als *Cri-du-Chat-Syndrom* sogar nach dem auffällig schrillen Schreien der Neugeborenen benannt worden,

Tabelle 16-2: Organische Ursachen der Exzessiven Schreistörung bei 5–10 % der betroffenen Kinder (Auswahl)

Zentral	Gastro-intestinal	Infektiös	Toxisch (prä-/postnatal)	Metabolisch, endokrin	Andere
Fehlbildungen (Chiari Typ I) Hydrozephalus Subdurales Hämatom Migräne-äquivalent	Obstipation Kuhmilch-protein-allergie Reflux-ösophagitis Rektale Fissur	Meningitis Ence-phalitis Otitis media Harnwegs-infekt	Nikotin Cannabis Alkohol Heroin, Methadon, Kokain Antidepressiva Blei (Migration!)	Hypoglykämie Hyper-bilirubinämie Hypothyreose	genetische Syndrome Perinatale Asphyxie Frühgeburt Intrauterine Dystrophie Atopische Dermatitis Atemwegs-obstruktion Haltungs-asymmetrien Verletzung der Cornea Frakturen Misshandlung Autismus

das dem junger Katzen ähnelt und auf eine Fehlbildung des Kehlkopfs zurückgeht.

Aus der akustischen Struktur des Schreiens lassen sich sogar entwicklungsprognostische Schlüsse ziehen. So fand sich z. B. für Säuglinge mit perinataler Asphyxie ein Zusammenhang zwischen besonders hohen Basalfrequenzen in der Lautgebung und niedrigen Werten in Entwicklungstests mit 5 Jahren (Green et al., 2000). Erste Hinweise sprechen zudem für ein abnormes Schreien als frühem Biomarker für eine später diagnostizierte Autismus-Spektrum-Störung (ASS) (English et al., 2019; Esposito et al., 2017; Sheinkopf et al., 2012). Insgesamt gilt jedoch, dass eindeutige organische Ursachen (s. Tabelle 16-2) nur bei maximal 5–10 % aller Kinder mit exzessivem Schreien eruiert werden können und solche in der Regel mit zusätzlichen, störungsspezifischen Symptomen assoziiert sind. Die oft vermuteten allergischen Reaktionen auf Nahrungsbestandteile in der Muttermilch z. B. sind selten ursächlich und gehen zudem zusätzlich mit Haut- und Stuhlauffälligkeiten beim Kind einher (Freedman et al., 2009). Ist das betroffene Kind in der körperlichen Untersuchung unauffällig und gedeiht gut, sind die meisten Labortests und der Einsatz von bildgebenden Verfahren überflüssig.

Psychosoziale Diagnostik bei der exzessiven Schreistörung. Für die Diagnose einer Exzessiven wie auch einer sonstigen Schreistörung muss obligat das Kriterium C aus dem Diagnostischen Algorithmus der DC:0-5 (s. Tabelle 16-1) erfüllt sein, d. h. ein erheblicher Einfluss der Symptomatik auf die Funktionsfähigkeit des Kindes und der Familie vorliegen. Deshalb müssen in der Diagnostik immer auch die aktuelle psychische Verfassung des Kindes und der Eltern, der Grad der Einschränkungen in der Alltagsbewältigung durch die kindliche

Unruhe, der Status der Beziehung zum Kind und weitere psychosoziale Risiken (bezogen auf Arbeits- und Wohnsituation, Geschwister, gegebenenfalls Aufenthaltsstatus, soziale Unterstützung) erfasst werden. Psychische Belastungen von Bezugspersonen können z. B. durch den Einsatz störungsspezifischer Fragebögen und symptomorientierter Tagebuchaufzeichnungen evaluiert werden (Radesky et al., 2013). Bei persistierendem Schreien nach dem 3. Monat sollte zusätzlich über mehrere Tage ein Schreiprotokoll geführt werden und zudem eine interaktionszentrierte Experteneinschätzung erfolgen. Hilfreich sind in der Psychodiagnostik auch Temperamentsfragebögen, mittels derer mit den Eltern Besonderheiten und Auffälligkeiten im Verhalten ihres Kindes besprochen werden können (Lehtonen et al., 1994).

Behandlung und Prävention

Somatische Therapien. Die somatischen Therapieoptionen beim exzessiven Schreien sind begrenzt, Medikamente nicht indiziert. Häufig werden dennoch Pharmaka mit dem schaumauflösenden Wirkstoff Simethicon verordnet, obwohl diese in verschiedenen Studien keinen Nutzen zeigten und auch keine stärkere Reduktion des Schreiens als Placebo bewirkten (Garrison & Christakis, 2000).

Nahrungsumstellungen und -ergänzungen. Ein Cochrane-Review (Gordon et al., 2018) sowie eine weitere Übersicht (Harb et al., 2016) werteten Studien zu häufigen Interventionen bei gestillten und formulaernährten Kindern aus. Die Autorinnen und Autoren kommen zu dem Ergebnis, dass keine ausreichende Evidenz für die Empfehlung an stillende Mütter vorliegt, bei einer Schreistörung ihres Kindes eine allergenarme Kost einzuführen, auch wenn eine solche in Einzelfällen wirksam war. Einige der eingeschlossenen Untersuchungen berichteten von einer Schreireduktion durch Zubereitungen von Ölen oder Tees mit unterschiedlichen Kräutern bzw. Fenchel, wurden aufgrund methodischer Mängel jedoch kritisch bewertet. Interessanterweise verzeichneten alle Studien, die in Kontrollgruppen Placebos eingesetzt hatten, positive Placeboeffekte in bis zu 50 % der Fälle, was mit Auswirkungen auf elterliche Erwartungen und konsekutiv zuversichtlicheren Bewertungen des kindlichen Schreiverhaltens erklärt wurde.

Sogenannte probiotische Bakterien wie Lactobacillus reuteri DSM 17938 werden in jüngerer Zeit als vielversprechende Therapieoption bei schreienden Säuglingen beworben, nachdem einige herstellergeförderte Studien und Reviews einen Nutzen berichtet hatten, unabhängige Studien hingegen nicht (Rhoads et al., 2018; Sung et al., 2018). Stellungnahmen des Bundesinstituts für Risikobewertung (Bundesinstitut für Risikobewertung, 2015) und der Ernährungskommission der Deutschen Gesellschaft für Kinder- und Jugendmedizin (Ernährungskommission der Deutschen Gesellschaft für Kinder- und Jugendmedizin (DGKJ e. V.) & Koletzko, 2016) folgerten, dass ein klinisch relevanter Vorteil der Probiotikagabe auf der Basis der derzeitigen Datenlage nicht nachgewiesen ist.

Die oft praktizierte Umstellung nicht gestillter Kinder auf Spezialnahrungen mit vermindertem Laktosegehalt, partiell hydrolisiertem Protein oder Sojaprotein wird in einem Review von 2012 (Iacovou et al., 2012) nicht unterstützt. Bei ausschließlich gestillten Säuglingen mit hoher mütterlicher Laktosezufuhr fand sich kein vermehrtes Schreien, sodass auch ein probatorischer Einsatz von laktosereduzierten Nahrungen nicht begründet ist. Bei exzessivem Schreien im Kontext einer Kuhmilcheiweißallergie, die durch Elimination und Belastung nachgewiesen werden muss, sind Nahrungen auf der Basis von extensivem Eiweißhydrolysat indiziert, nicht aber solche mit partiell hydrolisiertem Protein oder Sojaprotein. Die Ernährungskommission der österreichischen Gesellschaft für Kinder- und Jugendheilkunde sieht in ihrem Konsensuspapier von 2016 keine Grundlage für den Einsatz von Spezialnahrungen bei der Schreistörung und rät davon ab (Zwiauer, 2016).

Komplementär- und alternativmedizinische Therapien. *Babymassage* wird in einem

Cochrane-Review als förderlich für die Mutter-Kind-Interaktion, den kindlichen Schlaf und stressregulative Prozesse bewertet und kann nach vorläufiger Einschätzung als Ergebnis einzelner Untersuchungen auch Schreien reduzieren, wobei der Wirkmechanismus unklar ist (Sheidaei et al., 2016; Underdown et al., 2006).

Für die *Akupunktur, Chiropraktik (Kraniosakraltherapie), Osteopathie und Physiotherapie* liegen ebenfalls Metaanalysen und systematische Reviews vor (Carnes et al., 2018; Dobson et al., 2012; Perry et al., 2019). Die Qualität der hierin bewerteten Studien wird als mäßig eingeschätzt. Für den Einsatz von Akupunktur und für alle manuellen Therapieformen beim exzessiven Schreien lassen sich keine überzeugenden Wirksamkeitsnachweise ableiten. Solche bei Eltern und Professionellen – auch mangels Alternativen – äußerst populären Behandlungen können folglich beim derzeitigen Stand der Forschung nicht empfohlen werden, und ihre Wirkung geht vermutlich nicht über einen Placeboeffekt hinaus.

Zum Einwickeln oder *Pucken (Swaddling)* des Kindes, das bis ins 18. Jahrhundert universell verbreitet war und in Westeuropa eine Renaissance erfährt, wurden 78 Studien in einem Review von 2007 bewertet (van Sleuwen et al., 2007). Nur eine Studie fokussierte auf das exzessive Schreien, dies bei zerebral geschädigten Kindern von 0 bis 3 Monaten. Pucken war der Babymassage überlegen und konnte sogar präventiv wirken, wenn die Kinder über 3 Wochen mindestens 3-mal täglich für 30 Minuten auch in ruhigem Zustand in ein leichtes Tuch gewickelt wurden. Vermindertes Arousal, verbesserte Verhaltensorganisation und in der Folge reduzierte mütterliche Ängstlichkeit wurden in Untersuchungen an Frühgeborenen, beim neonatalen Entzugssyndrom und bei Schmerzzuständen nachgewiesen. Potenzielle Schädigung der Hüftentwicklung und ein mit dem Alter steigendes SIDS-Risiko *(SIDS: Sudden Infant Death Syndrome: Plötzlicher Kindstod)* erfordern, Eltern in der Technik anzuleiten und das Pucken abzusetzen, sobald das Kind sich eigenständig bauchwärts drehen kann.

In einer multikulturellen Gesellschaft ist die Vielzahl *kulturgebundener Varianten im Umgang mit Schreiproblemen* zu bedenken, zu denen die verbreitete Selbstmedikation auch mit unsicheren Substanzen gehört (Oshikoya et al., 2009). Das *Gripe-Water* aus Natriumbicarbonat und Pflanzenextrakten, dem im Ausland z. T. Alkohol zugesetzt ist, Anticholinergika, Antibiotika und diverse Pflanzentinkturen sind im Internet oder Heimatland frei verfügbar. Da diese von Eltern wohlmeinend und oft sorglos eingesetzt werden, empfehlen sich immer eine gezielte Nachfrage, die Aufklärung zu Risiken und der explizite Rat zum Absetzen der Substanzen.

Psychologische und psychotherapeutische Therapien. *Psychoedukation, Handling und soziale Unterstützung:* In den ersten 3 Lebensmonaten besteht die Behandlung der exzessiven Schreistörung meist nicht darin, das Schreiverhalten des Kindes zu kurieren, sondern die Eltern durch eine herausfordernde Zeit zu begleiten (Zeevenhooven et al., 2018). Die Schlüsseldeterminanten in der Therapie sind die *elterliche Beruhigung und Psychoedukation*, am besten unter Einbeziehung von Mutter und Vater. Hier wirken geduldige Anteilnahme, positive Kommentare zum Kind und die Versicherung bei der körperlichen Untersuchung, dass es gesund ist und sich normal entwickelt, was mit praxisüblichen Entwicklungstests für Säuglinge demonstriert und expliziert werden kann. Mütter und Kinder können zudem von praktischer Beratung profitieren, die es ihnen ermöglicht, trotz der Unruhe eine befriedigende Still- oder Fütterinteraktion herzustellen (Bond, 2007). Eltern tendieren dazu, bereits sehr jungen Säuglingen bewusstes Verhalten zuzuschreiben (Hinde, 1976). Deshalb ist es sinnvoll auszuführen, dass das Kind mit seinem Schreien die Eltern weder ablehnen noch ärgern, strafen oder Aufmerksamkeit einfordern will. Dies kann von Schuldgefühlen entlasten, die insbesondere Mütter unter dem Diktat des Ideals der perfekten Zweisamkeit mit dem Baby umtreibt und quält. Entlastung kann auch die Ansprache aggressiver oder feindseliger Impulse bei den Eltern bringen. Misshandlungsrisiken können durch Fremdbeispiele eingeführt („Manche Eltern berichten, dass sie sich in solcher Lage erstmals vorstellen können, warum andere ihr Kind aggressiv behandeln. Wie ist das bei Ihnen?") und damit enttabuisiert werden, was eine Einschätzung der realen Gefährdung im Gespräch und gegebenenfalls eine unmittelbare Einleitung von Hilfen ermöglicht (Oldbury & Adams, 2015). Eine Beratung in diesem Sinne sollte präventiv die Gefahr des Schütteltraumas aufgreifen, dem schreiende Säuglinge vermehrt ausgesetzt sind (Lopes & Williams, 2018). Angestrengte Eltern profitieren von praktischer Unterstützung, zuerst natürlich durch den Partner bzw. die Partnerin, bei Bedarf aber auch von anderen Angehörigen, ehrenamtlichen Helfern oder aufsuchenden Professionellen (z. B. Familienhebammen, sozialpädagogischer Familienhilfe). Oft möchten Eltern ihr schreiendes Baby nicht in die Obhut Dritter geben. Sie dazu zu ermutigen und nicht erst bei maximaler Erschöpfung, sondern regelmäßig und geplant kurze Auszeiten vom Kind einzuführen, kann die Situation deutlich entspannen.

Entwicklungspsychologische Beratung und Psychotherapie: Gut evaluierte Interventionen und Elterntrainings zur Thematik sind nur in sehr geringer Zahl verfügbar, sodass im Folgenden auf Einzelergebnisse eines Reviews (Gordon et al., 2019) und klinische Erfahrungen zurückgegriffen werden muss.

Dass *Bewegung* beruhigt (Esposito et al., 2013), gehört zum intuitiven Repertoire vieler Eltern und wird im ausdauernden Herumtragen, -fahren und Schaukeln des Kindes umgesetzt. Solche Maßnahmen wirken jedoch nur kurzzeitig, können eine Überstimulation des Säuglings fördern und die Eltern erschöpfen. Günstiger ist es, Müdigkeitssignale des Kindes (glasiger Blick, Augenreiben) aufzunehmen und *wiederkehrende Routinen* zu etablieren (nach dem Aufwachen Füttern, Spielinteraktion, Spielzeit allein, Schlafenlegen ins Bett in reizarmer Umgebung). Es soll betont werden, dass kein fixer Zeitplan, sondern eine konsistente Ereignisabfolge zählt, die für das Kind allmählich vorhersehbar wird und eine Grundbedingung für die Entwicklung selbstregulativer Kompetenzen darstellt. Die Debatte, ob und ab wann man einen Säugling schreien lassen darf, wird oft ideologisch geführt. Manche Kinder mit Schreiproblemen lernen trotz zunehmender Reifung aufgrund der permanenten Verfügbarkeit besorgter Eltern nicht, sich ohne extensive Hilfe allein zu beschäftigen oder einzuschlafen, was prolongierter Unruhe Vorschub leisten kann. Sind die Eltern grundsätzlich emotional verfügbar, sensitiv und dazu bereit, kann man sie dazu ermutigen, das Kind auch schreiend abzulegen und abzuwarten, bis es nach kurzer Zeit zur Ruhe kommt oder, oft sehr abrupt, einschläft. Da diese Zeitspanne Eltern oft endlos erscheint, empfiehlt sich der objektivierende

Exzessives Schreien: Psychoedukation und Handling-Anleitung für Eltern

- Erklärungen zur Genese und Prognose des Schreiens
- Erklärung zur fehlenden Intentionalität beim Kind, Entlastung elterlicher Schuldgefühle
- Thematisierung des Misshandlungsrisikos
- Reizreduktion bezogen auf Geräusche, Licht, Aktivitäten
- Strukturierung des Tagesablaufes, Etablierung von Pflege- und Schlafroutinen
- Vermeidung kindlicher Übermüdung
- Spielerische Interaktion in Wachphasen
- Förderung kurzer Sequenzen eigenständiger Beschäftigung und Beruhigung
- Gegebenenfalls Einwickeln (Pucken), z. B. 3 mal 30 Minuten pro Tag nach Anleitung, auch in Ruhephasen (bis maximal 3. Monat)
- Einbeziehung von Partner*in und anderer Personen in die Betreuung, professionelle Hilfen
- Planung von festen kindfreien Zeiten für die primäre Bezugsperson

Blick auf die Uhr. Bleibt das Kind unruhig, sollte nach kurzem Stillen oder Füttern ein erneuter Versuch des Ablegens gestartet werden. Das Kind lernt dabei, dass das Hochnehmen mit Aktivität und das Ablegen mit Ruhezeiten und dem Einschlafen verbunden ist, was sich als Verhaltensmuster einprägt, nach kurzer Zeit umgesetzt wird und dabei hilft, künftig auch eigenständig zur Ruhe zu finden (Bindt & Schulte-Markwort, 2017; Wolke, 2019). Bei Kindern der Risikogruppe bestehen Unruhe und Schreien nach vollendetem 3. Lebensmonat fort, verändern sich jedoch in der Qualität zu spezifischerem Ausdruck und zunehmender Intentionalität. Das Kind drückt nun auch Ärger und Frustration – ab dem 8. Monat und mit Konsolidierung der Bindungsbeziehung – zudem gerichtete Angst, Traurigkeit, Wut und Trotz aus (Papoušek, 2009). Persistierend unruhige Kinder wirken umtriebig, frustrationsintolerant, unzufrieden und oft lustlos im Spiel. Ihr Schreien, an sich ein Alarm- und Bindungssignal an die Eltern, erscheint oft als habituell. Klinisch lässt sich beobachten, dass Eltern bereits auf kleinste Lautgebungen reagieren und rasch Unterstützung und zusätzliche Aktivitäten anbieten, um potenzielle Eskalationen abzuwenden. Solch vorauseilende Anpassung setzt sich oft unbewusst durch, zwingt das Kind in eine passive Position und nimmt ihm die Chance, sich selbst auch jenseits von Unlustbekundungen als Akteur erfolgreich zu erleben, Ungeduld und Langweile autonom zu überwinden. Es entsteht ein Circulus vitiosus negativer Wechselseitigkeit, in dem bald beidseitig Ärger und Erschöpfung regieren. Beschäftigt sich das Kind doch einmal ruhig, reicht die Kraft der Eltern nicht mehr aus für eine förderlich-spielerische Anteilnahme, sodass es erneut quengelt, um sich Zuwendung zu sichern. Häufig stellen sich in solch chronisch angespannten Beziehungen zusätzlich Schlaf- und Fütterprobleme ein (Bilgin et al., 2020).

Die beschriebene Symptomatik kann am besten in einer videogestützten Interaktionsdiagnostik erschlossen werden; hier greifen die entwicklungspsychologischen Beratungen der vielerorts institutionell angebotenen Frühen

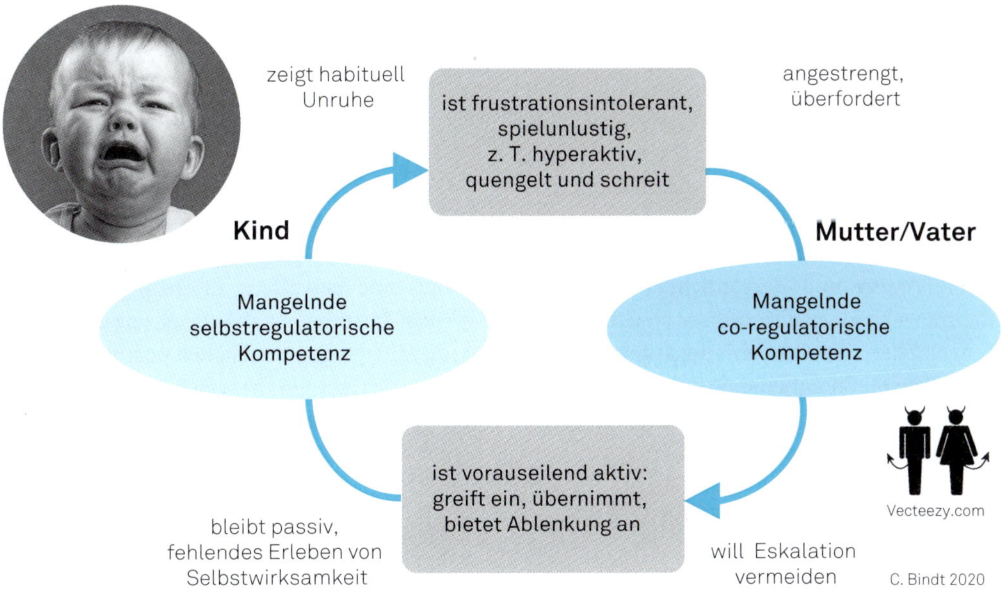

Abbildung 16-1: Eltern-Kind-Interaktion: Circulus vitiosus persistierender kindlicher Unruhe (C. Bindt)

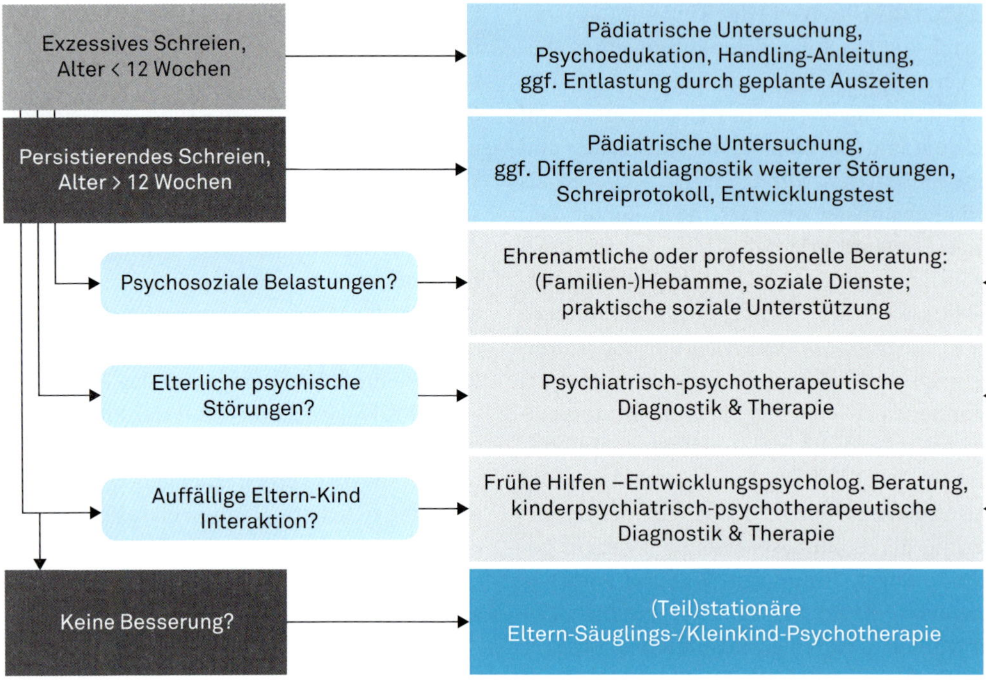

Abbildung 16-2: Entscheidungswege: Untersuchung, Beratung, Behandlung (C. Bindt)

Hilfen und kleinkindspezifische kinderpsychiatrische bzw. psychotherapeutische Therapien oft in wenigen Stunden (Beebe, 2010; Hofacker & Papoušek, 1998; Korczak et al., 2012). Auch durch Hebammen und in sogenannten Schreiambulanzen werden Hilfen angeboten, wobei hier keine Qualitätsstandards festgelegt sind.

Koinzidieren elterliche Probleme wie psychosoziale Belastungen (z. B. Armut, mangelnde soziale Unterstützung, chronische Überforderung) oder psychische Störungen (Depressionen, Angst- und Persönlichkeitsstörungen, Substanzabhängigkeit), müssen zusätzliche Hilfen etabliert bzw. psychiatrisch-psychotherapeutische Maßnahmen eingeleitet werden, um die Eltern zu stützen, den Kreislauf negativer Wechselseitigkeit in der Interaktion zu unterbrechen und Entwicklungsrisiken für das Kind zu begrenzen (Martini et al., 2017). Auch teilstationäre oder stationäre psychiatrische Klinikaufnahmen von Mutter und Kind können indiziert sein.

Verlauf und Prognose

Schreistörung begrenzt auf die ersten 3 Lebensmonate. Die Datenlage spricht dafür, dass eine auf die ersten 3 Lebensmonate begrenzte Symptomatik die Kindesentwicklung das Verhalten, die Fähigkeiten der Affektregulation, das Temperament, Familienfunktionen und auch die motorische Entwicklung bis ins frühe Schulalter nicht beeinträchtigt (Bell et al., 2018; Clifford et al., 2002; Milidou et al., 2015). Obwohl die Störung in über 85 % folgenlos abklingt, sind betroffene Eltern oft hochgradig verunsichert und erschöpft. Assoziationen mit dem Auftreten mütterlicher postpartaler Depressionen wurden mehrfach bestätigt. Mütter imponierten besonders dann als depressiv, wenn sie die Unruhe ihres Kindes unabhängig von deren Ausprägung als unbeeinflussbar wahrnahmen (Radesky et al., 2013). Exzessiv schreiende Kinder wurden zudem früher abgestillt, obwohl andererseits das Stillen von den Eltern als hilfreiche Beruhigungsmethode er-

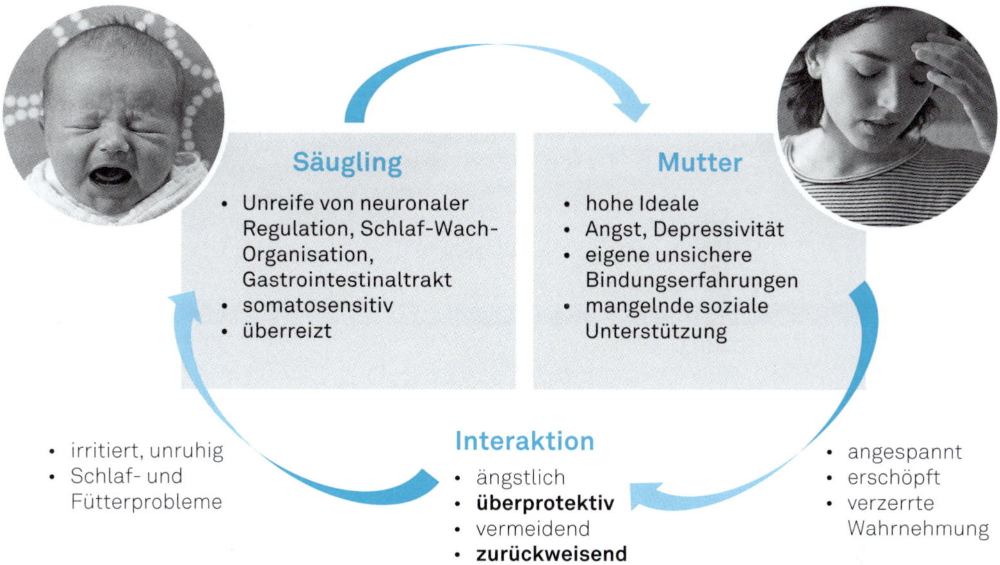

Abbildung 16-3: Exzessives Schreien: Beziehungsrisiko (C. Bindt)

lebt wurde (Howard et al., 2006). Prognostisch ist zu berücksichtigen, dass das unstillbare Schreien ein erhöhtes *Risiko für Vernachlässigung und Misshandlung* birgt, in das natürlich auch elterliche Merkmale eingehen (Lee et al., 2007; Reijman et al., 2014). Kranke, behinderte und frühgeborene Kinder schreien häufiger und sind vermehrt Opfer elterlicher Gewalt, wenngleich zusätzlich andere Faktoren der Beeinträchtigung in der Eltern-Kind-Beziehungsentwicklung eingehen und erfasst werden müssen (Spencer et al., 2006).

Schreistörung und persistierende Unruhe nach Vollendung des 3. Lebensmonats. Besondere Aufmerksamkeit ist geboten, wenn die Schreistörung nicht spontan sistiert. Eine Metaanalyse von Hemmi et al. (Hemmi et al., 2011) und andere Untersuchungen (Baumann et al., 2019; Bilgin et al., 2020) zeigen auf, dass die über den 3. Lebensmonat hinaus persistierende exzessive Unruhe ein Risiko für Aufmerksamkeitsprobleme und psychische Auffälligkeiten im Verlauf der weiteren Kindheit bis ins Erwachsenenalter darstellt. In einer Amsterdamer Kohortenstudie (Smarius et al., 2016) fand sich eine Verdopplung der Häufigkeit von Verhaltensauffälligkeiten, Hyperaktivität und Depressivität bei 5- bis 6-jährigen Vorschulkindern, die noch mit 13 Wochen persistierend geschrien hatten. Besonders betroffen waren Kinder, deren Mütter sich durch das Schreien stark belastet gefühlt hatten, was auf einen Einfluss von Beziehungsvariablen auf das kindliche Outcome hinweist.

Winsper und Kolleginnen (Winsper et al., 2020; Winsper & Wolke, 2014) berichten aus der großen britischen ALSPAC-Studie (ALSPAC: Avon Longitudinal Study of Parents and Children), dass sich Schreien im 6. Lebensmonat als prädiktiv für internalisierende und externalisierende Verhaltensstörungen im Alter von 4 bis 9,5 Jahren erwies. Das Follow-up der Kohorte ergab zudem ein erhöhtes Risiko für Psychopathologie im Sinne von Depressivität und Symptomen einer Borderline-Entwicklungsstörung in der frühen Adoleszenz (Winsper et al., 2020). Die Autoren und Autorinnen interpretieren dieses Ergebnis als Folge einer anhaltenden

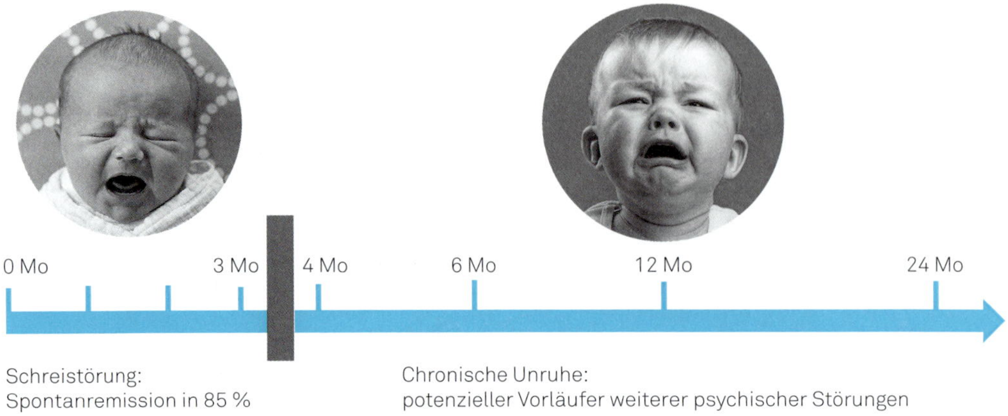

Abbildung 16-4: Exzessives Säuglingsschreien: Outcome (C. Bindt)

Beeinträchtigung der Affektregulation schon ab den ersten Lebenswochen, die temperamentsbedingt sein könnte. Zusätzlich sei eine negative Wechselseitigkeit in der Eltern-Kind-Beziehung und Familiendynamik zu vermuten. Seien Eltern durch das kindliche Verhalten gestresst, könnten diese ihr Kind weniger gut dabei unterstützen, Affektzustände regulieren zu lernen. Partnerschaftskonflikte, die in diesem Kontext häufiger aufträten, hätten vermutlich gleichgerichtete Effekte.

Forschungsdesiderate und Ausblick

Aufgrund der Häufigkeit des exzessiven Säuglingsschreiens und der damit einhergehenden Belastungen kommen Beiträge zur Klärung des Phänomens aus unterschiedlichen Fachgebieten und Versorgungsbereichen. Eine Zusammenführung bisheriger Ergebnisse erfordert interdisziplinäre Forschungsaktivitäten, die noch weitgehend ausstehen. Bei insgesamt guter Entwicklungsprognose wurde zudem in den letzten Jahren eine Gruppe exzessiv schreiender Kinder identifiziert, für die eine anhaltende Schreiproblematik mit einem Entwicklungsrisiko einhergeht. Wünschenswert sind Studiendesigns, die eine Früherkennung dieser Kinder ermöglichen, ebenso die Entwicklung wirksamer präventiver und therapeutischer Interventionen. Bislang vorliegende Studien beziehen sich meist auf kleine Fallzahlen, sind anfällig für Placeboeffekte und aufgrund mangelhafter Beschreibung von Interventionsdesigns und Outcome-Messungen schwer zu replizieren (Gordon et al., 2019). Insgesamt zeichnet sich der Bedarf ab, Eltern frühzeitig und flächendeckend darin zu schulen, ihre Kinder bei der Bewältigung von frühkindlichen Regulationsaufgaben zu unterstützen und auch für sich selbst Hilfen in Anspruch zu nehmen. Hierfür bietet sich die Entwicklung und Etablierung von E-Health-Ressourcen an, die niederschwellig verfügbar sind (Long et al., 2018).

Literatur

American Psychiatric Association. (2015). *Diagnostisches und Statistisches Manual Psychischer Störungen DSM-5*. Göttingen: Hogrefe.

Akhnikh, S., Engelberts, A.C., van Sleuwen, B.E., L'Hoir, M.P. & Benninga, M.A. (2014). The excessively crying infant: etiology and treatment. *Pediatric Annals, 43*(4), e69–e75. https://doi.org/10.3928/00904481-20140325-07

Barr, R.G. (2005). Early infant crying as a behavioral state rather than a signal. *Behavioral and Brain Sciences, 27*(04), 460. https://doi.org/10.1017/S0140525X04230102

Barr, R.G., Chen, S., Hopkins, B., Westra, T. (1996). Crying patterns in preterm infants. *Developmental Medicine and Child Neurology, 38*(4), 345–355. https://doi.org/10.1111/j.1469-8749.1996.tb12100.x

Barr, R.G., Fairbrother, N., Pauwels, J., Green, J., Chen, M. & Brant, R. (2014). Maternal frustration, emotional and behavioural responses to prolonged infant crying. *Infant Behavior and Development, 37*(4), 652–664. https://doi.org/10.1016/j.infbeh.2014.08.012

Baumann, N., Jaekel, J., Breeman, L., Bartmann, P., Bäuml, J.G., Avram, M., Sorg, C. & Wolke, D. (2019). The association of infant crying, feeding, and sleeping problems and inhibitory control with attention regulation at school age. *Infancy, 24*(5), 768–786. https://doi.org/10.1111/infa.12305

Beebe, B. (2010). Mother-infant research informs mother-infant treatment. *Clinical Social Work Journal, 38*(1), 17–36. https://doi.org/10.1007/s10615-009-0256-7

Bell, G., Hiscock, H., Tobin, S., Cook, F. & Sung, V. (2018). Behavioral outcomes of infant colic in toddlerhood: a longitudinal study. *Journal of Pediatrics, 201*, 154–159. https://doi.org/10.1016/j.jpeds.2018.05.010

Benninga, M.A., Nurko, S., Faure, C., Hyman, P.E., St. James Roberts, I. & Schechter, N.L. (2016). Childhood functional gastrointestinal disorders: neonate/toddler. *Gastroenterology, 150*(6), 1443–1455.e1442. https://doi.org/10.1053/j.gastro.2016.02.016

Bilgin, A., Baumann, N., Jaekel, J., Breeman, L.D., Bartmann, P., Bäuml, J.G., Avram, M., Sorg, C. & Wolke, D. (2020). Early crying, sleeping, and feeding problems and trajectories of attention problems from childhood to adulthood. *Child Development, 91*(1), e77–e91. https://doi.org/10.1111/cdev.13155

Bindt, C. & Schulte-Markwort, M. (2017). Schreien und persistierende Unruhe im Säuglings- und Kleinkindalter. *Monatsschrift Kinderheilkunde, 165*(1), 73–85. https://doi.org/10.1007/s00112-016-0229-1

Bond, S. (2007). Infants with colic at risk for shorter duration of breastfeeding. *Journal of Midwifery & Women's Health Special Continuing Education Issue - Promoting and Supporting Breastfeeding: A Guide for Clinical Practice, 52*(6), e68–e69.

Brazelton, T.B. (1962). Crying in infancy. *Pediatrics, 29*(4), 579–588. https://doi.org/10.1542/peds.29.4.579

Bundesinstitut für Risikobewertung. (2015). *Säuglingsanfangs- und Folgenahrung: Gesundheitlicher Nutzen von probiotischen Zusätzen ist nicht belegt.* Berlin: Bundesinstitut für Risikobewertung.

Carnes, D., Plunkett, A., Ellwood, J. & Miles, C. (2018). Manual therapy for unsettled, distressed and excessively crying infants: a systematic review and meta-analyses. *BMJ Open, 8*(1), e019040. https://doi.org/10.1136/bmjopen-2017-019040

Clifford, T.J., Campbell, M.K., Speechley, K.N. & Gorodzinsky, F. (2002). Sequelae of infant colic: evidence of transient infant distress and absence of lasting effects on maternal mental health. *Archives of pediatrics & adolescent medicine, 156*(12), 1183–1188. https://doi.org/10.1001/archpedi.156.12.1183

Coelho, H.F., Murray, L., Royal-Lawson, M. & Cooper, P.J. (2011). Antenatal anxiety disorder as a predictor of postnatal depression: a longitudinal study. *Journal of affective disorders, 129*(1–3), 348–353. https://doi.org/10.1016/j.jad.2010.08.002

Dobson, D., Lucassen, P.L., Miller, J.J., Vlieger, A.M., Prescott, P. & Lewith, G. (2012). Manipulative therapies for infantile colic. *Journal of Alternative and Complementary Medicine, 20*(5), A114–A114. https://doi.org/10.1002/14651858.CD004796.pub2

English, M.S., Tenenbaum, E.J., Levine, T.P., Lester, B.M. & Sheinkopf, S.J. (2019). Perception of cry characteristics in 1-month-old infants later diagnosed with autism spectrum disorder. *Journal of Autism and Developmental Disorders, 49*(3), 834–844. https://doi.org/10.1007/s10803-018-3788-2

Ernährungskommission der Deutschen Gesellschaft für Kinder- und Jugendmedizin (DGKJ e.V.) & Koletzko, B. (2016). Infant formulas with addition of „probiotics". *Monatsschrift Kinderheilkunde, 164*(12), 1110–1111. https://doi.org/10.1007/s00112-016-0136-5

Esposito, G., Hiroi, N. & Scattoni, M.L. (2017). Cry, baby, cry: Expression of distress as a biomarker and modulator in autism spectrum disorder. *International Journal of Neuropsychopharmacology, 20*(6), 498–503. https://doi.org/10.1093/ijnp/pyx014

Esposito, G., Yoshida, S., Ohnishi, R., Tsuneoka, Y., Rostagno, Maria del C., Yokota, S., Okabe, S., Kamiya, K., Hoshino, M., Shimizu, M., Venuti, P., Kikusui, T., Kato T. & Kuroda, K.O. (2013). Infant calming responses during maternal carrying in humans and mice. *Current biology, 23*(9), 739–745. https://doi.org/10.1016/j.cub.2013.03.041

Freedman, S.B., Al-Harthy, N. & Thull-Freedman, J. (2009). The crying infant: diagnostic testing and frequency of serious underlying disease. *Pediatrics, 123*(3), 841–848. https://doi.org/10.1542/peds.2008-0113

García Marqués, S., Chillón Martínez, R., González Zapata, S., Rebollo Salas, M. & Jiménez Rejano, J.J. (2017). Tools assessment and diagnosis to infant colic: a systematic review. *Child: Care, Health and Development, 43*(4), 481–488. https://doi.org/10.1111/cch.12454

Garrison, M.M. & Christakis, D.A. (2000). A systematic review of treatments for infant colic. *Pediatrics, 106*(1 Pt 2), 184–190. https://doi.org/10.1542/peds.106.S1.184

Goedhart, G., van der Wal, M.F., van Eijsden, M. & Bonsel, G.J. (2011). Maternal vitamin B-12 and folate status during pregnancy and excessive infant crying. *Early Human Development, 87*(4), 309–314. https://doi.org/10.1016/j.earlhumdev.2011.01.037

Gordon, M., Biagioli, E., Sorrenti, M., Lingua, C., Moja, L., Banks, S.S., Ceratto, S. & Savino, F. (2018). Dietary modifications for infantile colic. *Cochrane Database of Systematic Reviews, 10,* CD011029. https://doi.org/10.1002/14651858.CD011029.pub2

Gordon, M., Gohil, J. & Banks, S.S. (2019). Parent training programmes for managing infantile colic. *Cochrane Database of Systematic Reviews, 12,* CD012459. https://doi.org/10.1002/14651858.CD012459.pub2

Green, J., Irwin, J., Gustafson, G.E. (2000). Acustic cry analysis, neonatal status and long-term developmental outcome. In R.G. Barr, Hopkins, B., Green, J.A. (Eds.), *Cry as a sign, a signal, and a symptom: Clinical, emotional and developmental aspects of infant and toddler crying.* London: MacKeith Press.

Harb, T., Matsuyama, M., David, M. & Hill, R.J. (2016). Infant colic-what works: a systematic review of interventions for breast-fed infants. *Journal of Pediatric Gastroenterology and Nutrition 62*(5), 668–686. https://doi.org/10.1097/MPG.0000000000001075

Hemmi, M.H., Wolke, D. & Schneider, S. (2011). Associations between problems with crying, sleeping and/or feeding in infancy and long-term behavioural outcomes in childhood: a meta-analysis. *Archives of disease in childhood, 96*(7), 622–629. https://doi.org/10.1136/adc.2010.191312

Hinde, R.A. (1976). On describing relationships. *Child Psychology & Psychiatry & Allied Disciplines, 17*(1), 1–19. https://doi.org/10.1111/j.1469-7610.1976.tb00370.x

Hofacker, N. v. & Papoušek, M. (1998). Disorders of excessive crying, feeding, and sleeping: The munich interdisciplinary research and intervention program. *Infant Mental Health Journal, 19*(2), 180–201. https://doi.org/10.1002/(SICI)1097-0355(199822)19:2<180::AID-IMHJ7>3.0.CO;2-S

Howard, C.R., Lanphear, N., Lanphear, B.P., Eberly, S. & Lawrence, R.A. (2006). Parental responses to infant crying and colic: the effect on breastfeeding duration. *Breastfeeding Medicine, 1*(3), 146–155. https://doi.org/10.1089/bfm.2006.1.146

Iacono, G., Merolla, R., D'Amico, D., Bonci, E., Cavataio, F., Di Prima, L., Scalici, C., Indinnimeo, L., Averna, M.R., Carroccio, A. & Paediatric Study Group on Gastrointestinal Symptoms in Infancy (2005). Gastrointestinal symptoms in infancy: A population-based prospective study. *Digestive and Liver Disease, 37*(6), 432–438.

Iacovou, M., Ralston, R.A., Muir, J., Walker, K.Z. & Truby, H. (2012). Dietary management of infantile colic: a systematic review. *Maternal and child health journal, 16*(6), 1319–1331. https://doi.org/10.1007/s10995-011-0842-5

Illingworth, R.S. (1954). Three Months' Colic. *Archives of Disease in Childhood, 29*(145), 165–174. https://doi.org/10.1136/adc.29.145.165

Ince, T., Akman, H., Cimrin, D. & Aydin, A. (2018). The role of melatonin and cortisol circadian rhythms in the pathogenesis of infantile colic. *World Journal of Pediatrics, 14*(4), 392–398. https://doi.org/10.1007/s12519-018-0130-1

Johnson, J.D., Cocker, K. & Chang, E. (2015). Infantile colic: recognition and treatment. *American family physician, 92*(7), 577–582.

Karp, H. (2012). The fourth trimester and the calming reflex: novel ideas for nurturing young infants. *Midwifery Today with International Midwife, 102,* 25–26.

Kim, P., Mayes, L., Feldman, R., Leckman, J.F. & Swain, J.E. (2012). Early postpartum parental preoccupation and positive parenting thoughts: relationship with parent-infant interaction. *Infant Mental Health Journal, 34*(2), 104–116. https://doi.org/10.1002/imhj.21359

Korczak D., Kister C. & Krause-Girth, C. (2012). *Effektivität und Effizienz von psychologischen, psychiatrischen, sozialmedizinischen und komplementärmedizinischen Interventionen bei Schreibabys (z.B.*

regulative Störung) in Schreiambulanzen. Köln: DIMDI.

Korja, R., Nolvi, S., Grant, K.A. & McMahon, C. (2017). The relations between maternal prenatal anxiety or stress and child's early negative reactivity or self-regulation: a systematic review. *Child Psychiatry and Human Development, 48*(6), 851–869. https://doi.org/10.1007/s10578-017-0709-0

LaGasse, L.L., Neal, A.R. & Lester, B.M. (2005). Assessment of infant cry: acoustic cry analysis and parental perception. *Mental retardation and developmental disabilities research reviews, 11*(1), 83–93. https://doi.org/10.1002/mrdd.20050

Lee, C., Barr, R.G., Catherine, N. & Wicks, A. (2007). Age-related incidence of publicly reported shaken baby syndrome cases: is crying a trigger for shaking? *Journal of Developmental & Behavioral Pediatrics, 28*(4), 288–293. https://doi.org/10.1097/DBP.0b013e3180327b55

Lehtonen, L., Korhonen, T. & Korvenranta, H. (1994). Temperament and sleeping patterns in colicky infants during the first year of life. *Journal of Developmental & Behavioral Pediatrics, 15*(6), 416–420. https://doi.org/10.1097/00004703-199412000-00004

Lehtonen, L.A. & Rautava, P.T. (1996). Infantile colic: Natural history and treatment. *Current Problems in Pediatrics, 26*(3), 79–85. https://doi.org/10.1016/S0045-9380(96)80015-6

Long, J., Powell, C., Bamber, D., Garratt, R., Brown, J., Dyson, S. & James-Roberts, I.S. (2018). Development of materials to support parents whose babies cry excessively: findings and health service implications. *Primary Health Care Research & Development, 19*(4), 320–332. https://doi.org/10.1017/S1463423617000779

Lopes, N.R.L. & Williams, L.C.A. (2018). Pediatric abusive head trauma prevention initiatives: a literature review. *Trauma Violence Abuse, 19*(5), 555–566. https://doi.org/10.1177/1524838016675479

Lucassen, P.L., Assendelft, W.J., van Eijk, J.T., Gubbels, J.W., Douwes, A.C. & van Geldrop, W.J. (2001). Systematic review of the occurrence of infantile colic in the community. *Archives of disease in childhood, 84*(5), 398–403. https://doi.org/10.1136/adc.84.5.398

Martini, J., Petzoldt, J., Knappe, S., Garthus-Niegel, S., Asselmann, E. & Wittchen, H.U. (2017). Infant, maternal, and familial predictors and correlates of regulatory problems in early infancy: The differential role of infant temperament and maternal anxiety and depression. *Early human development, 115*, 23–31. https://doi.org/10.1016/j.earlhumdev.2017.08.005

Milidou, I., Lindhard, M.S., Sondergaard, C., Olsen, J. & Henriksen, T.B. (2015). Developmental coordination disorder in children with a history of infantile colic. *Journal of Pediatrics, 167*(3), 725–730 e721–e722. https://doi.org/10.1016/j.jpeds.2015.06.005

Milidou, I., Sondergaard, C., Jensen, M.S., Olsen, J. & Henriksen, T.B. (2014). Gestational age, small for gestational age, and infantile colic. *Paediatric and perinatal epidemiology, 28*(2), 138–145. https://doi.org/10.1111/ppe.12095

Moravej, H., Imanieh, M.H., Kashef, S., Handjani, F. & Eghterdari, F. (2010). Predictive value of the cow's milk skin prick test in infantile colic. *Annals of Saudi Medicine, 30*(6), 468–470. https://doi.org/10.4103/0256-4947.72269

Oldbury, S. & Adams, K. (2015). The impact of infant crying on the parent-infant relationship. *Community Practitioner, 88*(3), 29–34.

Olsen, A.L., Ammitzboll, J., Olsen, E.M. & Skovgaard, A.M. (2019). Problems of feeding, sleeping and excessive crying in infancy: a general population study. *Archives of disease in childhood, 104*(11), 1034–1041. https://doi.org/10.1136/archdischild-2019-316851

Oshikoya, K.A., Senbanjo, I.O. & Njokanma, O.F. (2009). Self-medication for infants with colic in Lagos, Nigeria. *BMC Pediatrics, 9*(1), 1–8. https://doi.org/10.1186/1471-2431-9-9

Papoušek, M. (2009). Persistent infant crying. *Monatsschrift Kinderheilkunde, 157*(6), 558–566. https://doi.org/10.1007/s00112-008-1893-6

Papoušek, M. & von Hofacker, N. (1998). Excessive crying in early infancy: Challenges and risks for the developing parent-infant relationships. *Infant Behavior and Development, 21*, 224–202. https://doi.org/10.1016/S0163-6383(98)91439-4

Perry, R., Leach, V., Penfold, C. & Davies, P. (2019). An overview of systematic reviews of complementary and alternative therapies for infantile colic. *Systematic reviews, 8*(1), 271. https://doi.org/10.1186/s13643-019-1191-5

Petzoldt, J. (2018). Systematic review on maternal depression versus anxiety in relation to excessive infant crying: it is all about the timing. *Archives of women's mental health, 21*(1), 15–30. https://doi.org/10.1007/s00737-017-0771-4

Petzoldt, J., Wittchen, H.U., Einsle, F. & Martini, J. (2016). Maternal anxiety versus depressive disorders: specific relations to infants' crying, feeding and sleeping problems. *Child: care, health and de-*

velopment, 42(2), 231–245. https://doi.org/10.1111/cch.12292

Petzoldt, J., Wittchen, H. U., Wittich, J., Einsle, F., Hofler, M. & Martini, J. (2014). Maternal anxiety disorders predict excessive infant crying: a prospective longitudinal study. *Archives of disease in childhood, 99*(9), 800–806. https://doi.org/10.1136/archdischild-2013-305562

Qubty, W. & Gelfand, A. A. (2016). The link between infantile colic and migraine. *Current pain and headache reports, 20*(5), 31. https://doi.org/10.1007/s11916-016-0558-8

Radesky, J. S., Zuckerman, B., Silverstein, M., Rivara, F. P., Barr, M., Taylor, J. A., Lengua, L. J. & Barr, R. G. (2013). Inconsolable infant crying and maternal postpartum depressive symptoms. *Pediatrics, 131*(6), e1857–e1864. https://doi.org/10.1542/peds.2012-3316

Reijman, S., Alink, L. R., Block, L. H., Werner, C. D., Maras, A., Rijnberk, C., IJzendoorn, M. H. & Bakermans-Kranenburg, M. J. (2014). Autonomic reactivity to infant crying in maltreating mothers. *Child Maltreat, 19*(2), 101–112. https://doi.org/10.1177/1077559514538115

Rhoads, J. M., Collins, J., Fatheree, N. Y., Hashmi, S. S., Taylor, C. M., Luo, M., Hoang, T. K., Gleason, W. A., Van Arsdall, M. R., Navarro, F. & Liu, Y. (2018). Infant colic represents gut inflammation and dysbiosis. *Journal of Pediatrics, 203*, 55–61.e53. https://doi.org/10.1016/j.jpeds.2018.07.042

River, L. M. & Borelli, J. L. (2019). No such thing as a baby: responses to infant cry paradigms are primarily influenced by parents' experiences and behavior. *Parenting, 19*(1–2), 173–176. https://doi.org/10.1080/15295192.2019.1556029

Roellke, E., Raiss, M., King, S., Lytel-Sternberg, J. & Zeifman, D. M. (2019). Infant crying levels elicit divergent testosterone response in men. *Parenting, 19*(1–2), 39–55. https://doi.org/10.1080/15295192.2019.1555425

Sheidaei, A., Abadi, A., Zayeri, F., Nahidi, F., Gazerani, N. & Mansouri, A. (2016). The effectiveness of massage therapy in the treatment of infantile colic symptoms: A randomized controlled trial. *Medical journal of the Islamic Republic of Iran, 30*, 351.

Sheinkopf, S. J., Iverson, J. M., Rinaldi, M. L. & Lester, B. M. (2012). Atypical cry acoustics in 6-month-old infants at risk for autism spectrum disorder. *Autism Research, 5*(5), 331–339. https://doi.org/10.1002/aur.1244

Shenassa, E. D. & Brown, M. J. (2004). Maternal smoking and infantile gastrointestinal dysregulation: the case of colic. *Pediatrics, 114*(4), e497–505. https://doi.org/10.1542/peds.2004-1036

Smarius, L. J., Strieder, T. G., Loomans, E. M., Doreleijers, T. A., Vrijkotte, T. G., Gemke, R. J. & van Eijsden, M. (2016). Excessive infant crying doubles the risk of mood and behavioral problems at age 5: evidence for mediation by maternal characteristics. *European Child & Adolescent Psychiatry, 26*(3), 293–302. https://doi.org/10.1007/s00787-016-0888-4

Soltis, J. (2005). The signal functions of early infant crying. *Behavioral and Brain Sciences, 27*(04), 443–458. https://doi.org/10.1017/S0140525X0400010X

Spencer, N., Wallace, A., Sundrum, R., Bacchus, C. & Logan, S. (2006). Child abuse registration, fetal growth, and preterm birth: a population based study. *Journal of Epidemiology & Community Health, 60*(4), 337–340. https://doi.org/10.1136/jech.2005.042085

St James-Roberts, I., Alvarez, M., Csipke, E., Abramsky, T., Goodwin, J. & Sorgenfrei, E. (2006). Infant crying and sleeping in London, Copenhagen and when parents adopt a „proximal" form of care. *Pediatrics, 117*(6), e1146–1155. https://doi.org/10.1542/peds.2005-2387

Sung, V., D'Amico, F., Cabana, M. D., Chau, K., Koren, G., Savino, F., Szajewska, H., Deshpande, G., Dupont, C., Indrio, F., Mentula, S., Partty, A. & Tancredi, D. (2018). Lactobacillus reuteri to treat infant colic: a meta-analysis. *Pediatrics, 141*(1), e20171811. https://doi.org/10.1542/peds.2017-1811

Swain, J., Leckman, J., Mayes, L., Feldman, R. & Schultz, R. (2006). Functional neuroimaging and psychology of parent-infant attachment in the early postpartum. *Annals of General Psychiatry, 5*(Suppl 1), S85. https://doi.org/10.1186/1744-859X-5-S1-S85

Underdown, A., Barlow, J., Chung, V. & Stewart-Brown, S. (2006). Massage intervention for promoting mental and physical health in infants aged under six months. *Cochrane Database of Systematic Reviews,* (4), Cd005038. https://doi.org/10.1002/14651858.CD005038.pub2

van der Wal, M.F., van Eijsden, M. & Bonsel, G.J. (2007). Stress and emotional problems during pregnancy and excessive infant crying. *Journal of Developmental & Behavioral Pediatrics, 28*(6), 431–437. https://doi.org/10.1097/DBP.0b013e31811ff8f4

van Sleuwen, B. E., Engelberts, A. C., Boere-Boonekamp, M. M., Kuis, W., Schulpen, T. W. J. & L'Hoir, M. P. (2007). Swaddling: a systematic review. *Pe-*

diatrics, 120(4), e1097–e1106. https://doi.org/10.1542/peds.2006-2083

von Kries, R., Kalies, H. & Papoušek, M. (2006). Excessive crying beyond 3 months may herald other features of multiple regulatory problems. *Archives of pediatrics & adolescent medicine, 160*(5), 508–511. https://doi.org/10.1001/archpedi.160.5.508

Weltgesundheitsorganisation. (2011). *Internationale Klassifikation psychischer Störungen. ICD-10 Kapitel V (F). Klinisch-diagnostische Leitlinien* (8. überarb. Aufl.). Bern: Huber.

Wessel, M.A., Cobb, J.G., Jackson, E.B., Harris, G.S. & Detwiler, A.C. (1954). Paroxysmal fussing in infancy, sometimes called „colic". *Pediatrics, 14*, 421–435. https://doi.org/10.1542/peds.14.5.421

White, B.P., Gunnar, M.R., Larson, M.C., Donzella, B. & Barr, R.G. (2000). Behavioral and physiological responsivity, sleep, and patterns of daily cortisol production in infants with and without colic. *Child Development, 71*(4), 862–877. https://doi.org/10.1111/1467-8624.00196

Winsper, C., Bilgin, A. & Wolke, D. (2020). Associations between infant and toddler regulatory problems, childhood co-developing internalising and externalising trajectories, and adolescent depression, psychotic and borderline personality disorder symptoms. *Journal of Child Psychology and Psychiatry, 61*(2), 182–194. https://doi.org/10.1111/jcpp.13125

Winsper, C. & Wolke, D. (2014). Infant and toddler crying, sleeping and feeding problems and trajectories of dysregulated behavior across childhood. *Journal of Abnormal Child Psychology, 42*(5), 831–843. https://doi.org/10.1007/s10802-013-9813-1

Wolke, D. (2019). Persistence of infant crying, sleeping and feeding problems: need for prevention. *Archives of disease in childhood, 104*(11), 1022–1023. https://doi.org/10.1136/archdischild-2019-317578

Wolke, D., Bilgin, A. & Samara, M. (2017). Systematic review and meta-analysis: fussing and crying durations and prevalence of colic in infants. *Journal of Pediatrics, 185*, 55–61.e4. https://doi.org/10.1016/j.jpeds.2017.02.020

Wurmser, H., Rieger, M., Domogalla, C., Kahnt, A., Buchwald, J., Kowatsch, M., Kuehnert N., Buske-Kirschbaum A., Papousek, M., Pirke, K.-M. & von Voss, H. (2006). Association between life stress during pregnancy and infant crying in the first six months postpartum: A prospective longitudinal study. *Early Human Development, 82*(5), 341–349.

Zeevenhooven, J., Browne, P.D., L'Hoir, M.P., de Weerth, C. & Benninga, M.A. (2018). Infant colic: mechanisms and management. *Nature Reviews Gastroenterology and Hepatology, 15*(8), 479–496. https://doi.org/10.1038/s41575-018-0008-7

Zeskind, P.S. (2005). Impact of the cry of the infant at risk on psychoscial development. *Enyclopedia on Early Childhood Development*.

Zwiauer, K. (2016). Use of dietary foods for special medical purposes („balanced diets") for babies. *Monatsschrift Kinderheilkunde, 164*(4), 301–307. https://doi.org/10.1007/s00112-015-0038-y

Zero to Three. (2019). *DC: 0-5. Diagnostische Klassifikation seelischer Gesundheit und Entwicklungsstörungen der frühen Kindheit*. Stuttgart: Kohlhammer.

16.2 Andere Schlaf-, Ess- und Schreistörungen der frühen Kindheit

Diese Klassifikation entspricht keiner Variante, der in den vorherigen Kapiteln vorgestellten Schlaf-, Ess- und Schreistörungen der frühen Kindheit nach DC:0-5 (Zero to Three, 2019). Zwar haben betroffene Kinder eines oder mehrere Symptome der genannten Störungsbilder, es werden aber nicht alle Kriterien für die Diagnose der jeweiligen Störung erfüllt. Beispielsweise sollte diese Klassifikation anstelle der Exzessiven Schreistörung gewählt werden, wenn die Frequenz des Schreiens nicht die sogenannte Dreierregel erfüllt oder dazu keine verlässlichen Angaben erhältlich sind, die kindliche Symptomatik und die elterlichen Reaktionen darauf aber dennoch störungswertig im Sinne des Kriteriums B sind und somit als behandlungsbedürftig gelten können.

Literatur

Zero to Three. (2019). *DC: 0-5. Diagnostische Klassifikation seelischer Gesundheit und Entwicklungsstörungen der frühen Kindheit*. Stuttgart: Kohlhammer.

Tabelle 16-3: Diagnostischer Algorithmus Andere Schlaf-, Ess- und Schreistörungen nach DC:0-5 (Zero to Three, 2019, S. 148)

Alle der folgenden Kriterien müssen erfüllt sein.
A. Das Kind hat eines oder mehrere Symptome einer Schlaf-, Ess- und Schreistörung, aber erfüllt nicht die vollen Kriterien für eine Störung.
B. Die Symptome der Störung oder der Reaktionen der Bezugspersonen haben erheblichen Einfluss auf die Funktionsfähigkeit des Kindes und der Familie auf eine oder mehrere der folgenden Arten: 1. Verursachen Stress und Leid beim Kind. 2. Beeinträchtigen die Beziehungen des Kindes. 3. Schränken die Teilnahme des Kindes an entwicklungsbedingt erwarteten Aktivitäten und Routinen ein. 4. Schränken die Teilnahme der Familie an Alltagsaktivitäten und Routinen ein. 5. Schränken die Fähigkeit des Kindes ein, neue Fertigkeiten zu lernen und zu entwickeln, oder beeinträchtigen den Entwicklungsprozess.
Spezifiziere: 1. Die Störung, die die Symptome des jungen Kindes am besten erklärt. 2. Warum das junge Kind nicht die vollen Kriterien erfüllt.

17 Trauma-, Belastungs- und Deprivationsstörungen

Dana Barthel, Gunter Groen, Rüdiger Kißgen, Eva Möhler, Franz Resch, Christina Taferner und Areej Zindler (in alphabetischer Reihenfolge)

17.1 Posttraumatische Belastungsstörung

Dana Barthel und Areej Zindler

Schon seit der Antike wird beschrieben, dass das Erleben von Gewalt oder Kriegshandlungen starke Auswirkungen auf die menschliche Psyche haben kann. Dennoch wurde eine offizielle Diagnose erst 1980 eingeführt (American Psychiatic Association, 1980; Löwe et al., 2006). Somit ist die Diagnose der Posttraumatischen Belastungsstörung (PTBS) eine der jüngsten Diagnosen in der Psychiatrie (Löwe et al., 2006). Nach Aufnahme der PTBS in das DSM-III und in die ICD-10 (World Health Organization, 1994) kam es auch aufgrund der Frauenbewegung zur Ausweitung der Forschungsbemühungen in Richtung weiterer, bis dahin tabuisierter Themen wie sexualisierte Gewalt, Vernachlässigung und Inzest (Lehmacher, 2013). Die an der Symptomatik von Erwachsenen orientierte PTBS-Diagnose erhielt erst in der Textrevision des DSM-IV-TR einige kinderspezifische Ergänzungen (American Psychiatric Association, 2000). Für die Erforschung posttraumatischer Symptome bei Kindern und die Weiterentwicklung hin zu einer alters- und entwicklungssensiblen Konzeption der PTBS sind besonders die Arbeiten von van der Kolk (2009), Scheeringa (2011) und Terr (1981) erwähnenswert. Mit der Einführung des DSM-5 (American Psychiatric Association, 2013) wurde dann erstmals eine altersgemäße Differenzierung der PTBS-Diagnosekriterien umgesetzt.

Definition und Klassifikation

Ein psychisches „Trauma" (griechisch für „Wunde") wird nach Fischer und Riedesser (Fischer & Riedesser, 2009, S. 84) hervorgerufen durch „[…] ein vitales Diskrepanzerleben zwischen bedrohlichen Situationsfaktoren und den individuellen Bewältigungsmöglichkeiten, das mit Gefühlen von Hilflosigkeit und schutzloser Preisgabe einhergeht und so eine dauerhafte Erschütterung von Selbst- und Weltverständnis bewirkt."

Bei der Klassifikation traumatischer Ereignisse wird nach Typ-I- und Typ-II-Traumata unterschieden (s. Abbildung 17-1). Typ-I-Traumata beschreiben akute, singulär auftretende traumatische Ereignisse (z. B. Überfall, Terroranschlag), während traumatische Ereignisse nach Typ II anhaltende oder mehrmalig auftretende Ereignisse beschreiben (z. B. familiäre Gewalt, sexueller Missbrauch, Erleben von kriegerischen Handlungen). Traumatische Ereignisse können interpersonell oder akzidentell verursacht sein. Ein besonderes Augenmerk wird in den nächsten Dekaden auf Umwelt- und Naturkatastrophen gelegt werden müssen. Diese können den Verlust des Lebensraums und der Existenzgrundlage für die betroffenen Menschen bedeuten und mit weitreichenden Folgen wie beispielsweise Flucht, Migration und Vertreibung verbunden sein. Als Folge traumatischer Ereignisse können verschiedene Belastungssymptome und Traumafolgestörungen auftreten. Im Folgenden wird auf die PTBS genauer eingegangen.

Für eine PTBS-Diagnose nach ICD-10 (Weltgesundheitsorganisation, 2011) müssen

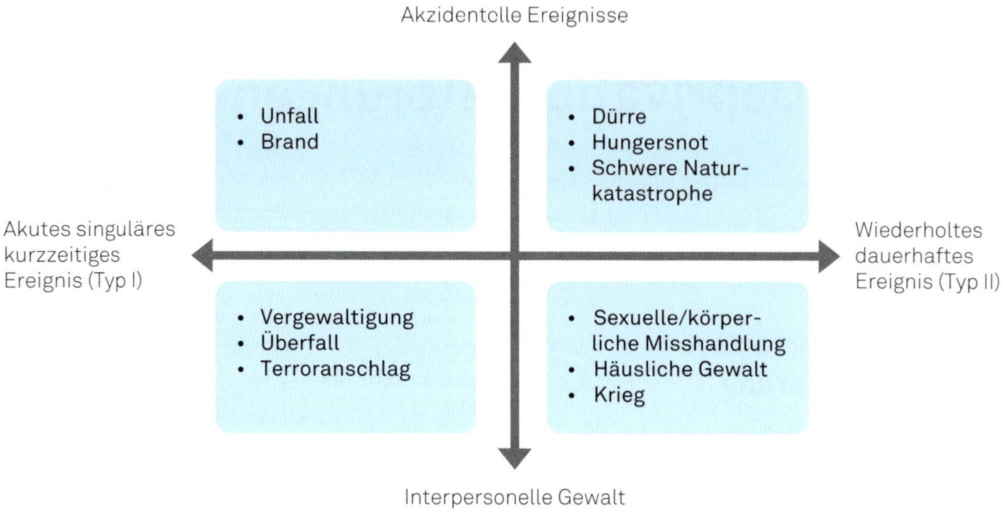

Abbildung 17-1: Klassifikation von traumatischen Ereignissen (modifiziert nach Landolt, 2012, S. 17)

Betroffene einem kurz- oder langanhaltenden Ereignis oder Geschehen von außergewöhnlicher Bedrohung oder mit katastrophalem Ausmaß ausgesetzt worden sein, das nahezu bei jedem tiefgreifende Verzweiflung auslösen würde. Des Weiteren müssen für die Diagnosestellung Symptome des Wiedererlebens, der Vermeidung und der Übererregung innerhalb von 6 Monaten nach dem traumatischen Ereignis auftreten. Zusätzlich zur PTBS-Diagnose wird in der ICD-11 (World Health Organisation, 2021) die Diagnose der *Komplexen PTBS (KPTBS)* eingeführt. Die KPTBS-Diagnose setzt ihren Fokus auf besonders schwere, langandauernde und sich wiederholende traumatische Erlebnisse und ist daher besonders passend für die komplexen Symptommuster, die aufgrund von Typ-II-Traumata auftreten können (Herman, 1992). Allerdings ist die KPTBS-Diagnose nicht spezifisch für Minderjährige entwickelt worden (Metzner et al., 2020), sodass sowohl die PTBS- als auch die KPTBS-Diagnosen in der ICD-11 vor allem auf Erwachsene zugeschnitten sind. Damit ist die ICD-10 und voraussichtlich auch die ICD-11 für die Diagnostik von PTBS bei jungen Kindern wenig geeignet, obwohl diese Klassifikationsmanuale für den klinischen Alltag in Deutschland vorherrschend sind (De Young & Landolt, 2018).

Im DSM-IV-TR (American Psychiatric Association, 2000) hingegen wurde die Diagnose auf ein größeres Altersspektrum ausgerichtet. So enthalten die PTBS-Diagnosekriterien einige Ergänzungen für Kinder ab 6 Jahren. Eine weitreichendere Neuerung wurde allerdings erst mit der Einführung des DSM-5 (American Psychiatric Association, 2013) umgesetzt, welches PTBS-Kriterien sowohl für Kinder unter 6 Jahren als auch für Menschen ab 6 Jahren enthält. Die dort enthaltenen Diagnosekriterien für Kinder bis 6 Jahre basieren auf der Arbeit von Scheeringa et al. (2005) und sind weniger streng formuliert als die PTBS-Kriterien für Erwachsene. Kritisiert werden die Diagnosekriterien im DSM-5 für ihren Fokus auf lebensbedrohliche traumatische Ereignisse, da posttraumatische Symptome auch nach sehr einschneidenden, aber nicht lebensbedrohlichen Ereignissen auftreten können (Rosen et al., 2008). Zusätzlich ist die Definition von traumatischen Ereignissen auch in der PTBS-Diagnose für Kinder bis 6 Jahre noch nicht ausreichend altersgerecht formuliert. So qualifizieren sich Bindungstraumata, psychische Misshandlung oder Vernachlässigung noch immer nicht für eine PTBS-Diagnose nach DSM-5 (Metzner et al., 2020). Des Weiteren bezieht sich die PTBS-Diagnose im DSM-5 für Kinder unter 6 Jahren nicht explizit auf chronische interpersonelle Traumata. Lediglich die KPTBS in der ICD-11 geht auf chronische interpersonelle Traumata ein, spezifiziert diese Diagnose allerdings nicht für Kinder und berücksichtigt dementsprechend die Entwicklungsperspektive nicht.

Die Kriterien der DC:0-5 (Zero to Three, 2019) ähneln den Kriterien des DSM-5 für unter 6-jährige Kinder. Laut DC:0-5 (s. Tabelle 17-1) müssen Kinder für eine PTBS-Diagnose einer erheblichen Bedrohung oder einer ernsthaften Verletzung ausgesetzt worden sein (z. B. Unfall, Erkrankung, furchteinflößende medizinische Eingriffe, bedeutsamer Verlust, Gewalterfahrungen, körperliche oder sexuelle Misshandlung). Dabei kann es sich um eine eigene Erfahrung handeln, aber auch um das Beobachten oder Miterleben eines traumatischen Ereignisses, das einer anderen Person widerfährt. Besonders ist an dieser Traumadefinition, dass das Kind das traumatische Ereignis nicht zwingend selbst erlebt oder beobachtet haben muss, sondern es kann ebenfalls zu einer PTBS nach DC:0-5 kommen, wenn einer engen Bezugsperson des Kindes ein traumatisches Erlebnis zugestoßen ist. Eine PTBS kann ab einem Alter von 12 Monaten mit einer Beeinträchtigungsdauer von einem Monat diagnostiziert werden. Es müssen mindestens ein Symptom des Wiedererlebens des traumatischen Ereignisses, ein Symptom der Vermeidung, ein Symptom des Rückzugs oder der verminderten Freude sowie zwei Symptome der Übererregung vorhanden sein (Zero to Three, 2019).

Sehr detaillierte Übersichten zu den verschiedenen diagnostischen Kriterien der PTBS in den verschiedenen Klassifikationssystemen finden sich bei De Young und Landolt (2018) sowie Metzner et al. (2020).

In der klinischen Praxis erfüllen komplex traumatisierte junge Kinder die diagnostischen Kriterien einer PTBS häufig nicht, da diese Diagnose nicht entwicklungssensibel ist. Es werden stattdessen häufig mehrere komorbide Störungen diagnostiziert, bei denen jedoch oftmals übersehen wird, dass diese Störungen im Zusammenhang mit den traumatischen Erfahrungen betrachtet werden müssen und dies für die Behandlungsplanung bedeutsam ist (Bremness & Polzin, 2014; D'Andrea et al., 2012). Für diese Patientengruppe wurde das Konzept der *Entwicklungstraumastörung (Development Trauma Disorder)* entwickelt, welches bedauerlicherweise in keines der aktuellen Klassifikationsmanuale aufgenommen wurde (Bremness & Polzin, 2014). Das Konzept sollte eine Diagnose für Kinder ermöglichen, die multiple und/oder chronische interpersonelle traumatische Ereignisse erlebt haben (van der Kolk, 2009; van der Kolk et al., 2009) und die in der Folge zu sehr komplexen Störungen mit einer großen Symptomvariation neigen, da das Erleben von kumulativen traumatischen Ereignissen tiefgreifende Auswirkungen auf die verschiedenen Entwicklungsbereiche hat (van der Kolk, 2009).

Epidemiologie

Verschiedene traumatische Ereignisse können Kinder bereits in den ersten Lebensjahren widerfahren und zur Entstehung einer Traumafolgestörung wie beispielsweise der PTBS führen. Für Kinder ab einem Jahr stellen Unfälle die häufigste Todesursache dar (Robert Koch-Institut, 2018). Unfallverletzungen wirken sich mitunter langfristig schädigend auf die Entwicklung aus und können als traumatisches Ereignis die Entstehung einer PTBS begünstigen. Gemäß der Polizeilichen Kriminalstatistik (Bundesministerium des Innern, für Bau und Heimat, 2019) ist der Anteil an sexuell missbrauchten Kindern in Deutschland innerhalb eines Jahres um 10,9 % gestiegen. Aufgrund der besonderen Vulnerabilität von kleinen Kindern ist davon auszugehen, dass es eine hohe Dunkelziffer für diese Art der menschlich verursachten Traumatisierung gibt, die die schwersten Folgestörungen verursacht. Zur

Tabelle 17-1: Diagnostischer Algorithmus Posttraumatische Belastungsstörung nach DC:0-5 (Zero to Three, 2019, S. 151–153)

Zusätzlich zu der Traumaerfahrung (wie unter Kriterium A ausgeführt) müssen folgende Symptome vorhanden sein: mindestens ein Symptom des Symptomclusters B, mindestens ein Symptom der Cluster C oder D und mindestens zwei Symptome des Clusters E. Weiterhin muss eine Beeinträchtigung (Kriterium F) vorhanden sein.
A. Das Kind war einer erheblichen Bedrohung oder einer wirklichen, ernsthaften Verletzung, einem Unfall, einer Erkrankung, einem medizinischen Trauma, einem bedeutsamen Verlust, einer Katastrophe, Gewalt (z. B. Gewalt unter Partnern, in der Nachbarschaft, Krieg oder Terrorismus) oder körperlichem/sexuellem Missbrauch in einem oder mehreren der folgenden Möglichkeiten ausgesetzt: 1. Direkte Erfahrung des traumatischen Ereignisses. 2. Selbst Hören oder Sehen, d. h. Erleben, wie das Trauma andere betroffen hat. 3. Erfahren, dass das traumatische Ereignis einer bedeutsamen Bezugsperson im Leben des Kindes zugestoßen ist.
B. Das Kind zeigt Zeichen des Wiedererlebens des traumatischen Ereignisses, indem es mindestens eines der folgenden Symptome zeigt: 1. Spiel oder Verhalten, das Aspekte des Traumas wieder reinszeniert. 2. Beschäftigung mit dem traumatischen Ereignis durch wiederholte Äußerungen und Fragen über Aspekte des Ereignisses. Stress ist nicht unbedingt vorhanden. 3. Wiederholte Albträume, deren Inhalt mit dem traumatischen Ereignis verknüpft sein kann oder nicht, die aber nach dem Trauma häufiger auftreten. 4. Erhebliches seelisches Leiden bei Erinnerungen an das traumatische Ereignis. 5. Deutliche physiologische Reaktionen (z. B. Schwitzen, erregtes Atmen, verändertes Hautkolorit) als Erinnerung an das traumatische Ereignis. 6. Dissoziative Episoden, die nach dem traumatischen Ereignis einsetzen, in denen das Kind erstarrt, stillhält, starrt und für Sekunden bis Minuten unempfänglich gegenüber Umweltweltreizen wirkt als Reaktion auf eine Traumaerinnerung.
C. Das Kind versucht durchgängig, traumabezogene Stimuli zu vermeiden, indem es Menschen, Orten, Aktivitäten, Unterhaltungen oder zwischenmenschlichen Situationen, die an das Trauma erinnern, ausweicht.
D. Die positive Reaktionsfreudigkeit des Kindes ist gedämpft oder sogar vermindert nach dem Trauma, ausgedrückt durch mindestens eines der folgenden Symptome: 1. Vermehrter sozialer Rückzug 2. Verminderter Ausdruck positiver Emotionen 3. Vermehrte Ängstlichkeit oder Traurigkeit 4. Deutlich vermindertes Interesse oder reduzierte Teilnahme an Aktivitäten wie Spiel oder sozialen Interaktionen
E. Nach einem traumatischen Ereignis können Zeichen eines gesteigerten Arousals neu auftreten oder intensiviert werden, ausgedrückt durch mindestens zwei der folgenden Symptome: 1. Schlafschwierigkeiten, die sich durch ausgeprägte Verweigerung, ins Bett zu gehen, Schwierigkeiten einzuschlafen oder wiederholtes Erwachen zeigen, die nicht mit Albträumen zusammenhängen. 2. Konzentrationsschwierigkeiten 3. Hypervigilanz 4. Überstarke Schreckreaktion 5. Gesteigerte Irritabilität, Ärger oder extreme Umständlichkeit oder Wutausbrüche.

F. Die Symptome der Störung oder Reaktionen der Bezugspersonen haben erheblichen Einfluss auf die Funktionsfähigkeit des Kindes und der Familie auf eine oder mehrere der folgenden Arten:

1. Verursachen Stress und Leid beim Kind.
2. Beeinträchtigen die Beziehungen des Kindes.
3. Schränken die Teilnahme des Kindes an entwicklungsbedingt erwarteten Aktivitäten und Routinen ein.
4. Schränken die Teilnahme der Familie an Alltagsaktivitäten und Routinen ein.
5. Schränken die Fähigkeit des Kindes ein, neue Fertigkeiten zu lernen und zu entwickeln, oder beeinträchtigen den Entwicklungsprozess.

Alter: Die Diagnose sollte mit Vorsicht bei Kindern jünger als 12 Monate gestellt werden.
Dauer: Die Symptome der Cluster B–E sollen mindestens einen Monat nach den Traumaerfahrungen des Clusters A bestehen.

Vernachlässigung und zur häuslichen Gewalt bei kleinen Kindern lassen sich kaum belastbare Daten generieren, da die traumatischen Ereignisse im Verborgenen stattfinden; sie sind dennoch als sehr bedeutsam für die Entstehung von PTBS-Symptomen anzusehen. Weltweit sind aktuell so viele Menschen auf der Flucht wie noch nie zuvor (Hoher Flüchtlingskommissar der Vereinten Nationen, 2020). Von den etwa 80 Millionen Flüchtenden sind über ein Drittel Kinder und Jugendliche, die damit ein hohes Risiko haben, traumatischen Ereignissen ausgesetzt zu werden.

Das Risiko, traumatische Ereignisse zu erleben, ist in Ländern erhöht, in denen langandauernde Spannungen vorherrschen, kriegerische Handlungen stattfinden oder die von Naturkatastrophen betroffen sind. Fast ein Viertel der Kleinkinder im Alter von einem halben Jahr bis zu 3 Jahren, die in einer amerikanischen repräsentativen Studie untersucht wurden, haben mindestens ein traumatisches Ereignis erlebt (Mongillo et al., 2009). Ob sich aus dem Erleben eines traumatischen Ereignisses eine Traumafolgestörung entwickelt, ist ein komplexes, multifaktoriell bedingtes Geschehen. Fest steht jedoch, dass Kinder in diesem Alter besonders gefährdet sind, eine Traumafolgestörung zu entwickeln, da sie in dieser vulnerablen Entwicklungsphase nur über begrenzte Bewältigungsstrategien verfügen. Darüber hinaus stehen sie in einer verstärkt emotionalen und physischen Abhängigkeit zur ihren Bezugspersonen und sind darauf angewiesen, dass diese ihre Rolle als Schutzschild gegenüber potenziell schädigenden Einflüssen wahrnehmen (De Young et al., 2011). Bislang existieren nur wenige epidemiologische Studien zur PTBS bei Kleinkindern. In einer Übersichtsarbeit zu vorhandenen epidemiologischen Studien kommen Egger und Angold (2006) zu dem Ergebnis, dass Kinder zwischen 2 und 5 Jahren eine PTBS-Prävalenz von 0,6 % nach den DSM-IV-Kriterien aufweisen. Studien mit Vorschulkindern, die traumatische Erfahrungen gemacht haben, zeigen, dass etwa 10 bis 20 % von ihnen eine PTBS entwickeln (De Young & Landolt, 2018). Die berichteten Prävalenzen sind immer auch abhängig von den verwendeten diagnostischen Kriterien. So führt die fehlende Alterssensibilität der PTBS-Kriterien in den Diagnosesystemen zu häufigen Falsch-negativ-Ergebnissen, sodass die tatsächliche Rate von PTBS bei Kindern vermutlich wesentlich höher liegt (Fairbank & Fairbank, 2009). Außerdem wird nur eine Minderheit der Vorschulkinder, die traumatische Erfahrungen gemacht haben und mit Belastungssymptomen darauf reagieren, auch zur Diagnostik vorstellig, sodass eine hohe Dunkelziffer für eine frühkindliche PTBS vermutet wird (Zero to Three, 2019).

Symptomentwicklung und Komorbidität

Über eine lange Zeit wurde psychischen Störungen bei Kleinkindern allgemein und PTBS im Speziellen wenig Beachtung geschenkt. Entwicklungsbedingt zeigt die Altersgruppe bis zum Vorschulalter wenig störungsspezifische Symptome und scheint auch nach traumatischen Ereignissen eher wenig belastet. Bis heute hält sich fälschlicherweise die Annahme, dass sehr junge Kinder keine PTBS entwickeln können. Dies mag sowohl in der Schwierigkeit der Diagnostik als auch im kulturell geprägten Bild vom Kind begründet sein. Erlebt ein Kind traumatische Ereignisse, kann sich dies negativ auf die Erreichung von Entwicklungszielen in einzelnen oder mehreren Entwicklungsbereichen auswirken und zu Rückschritten führen. Das in Abbildung 17-2 dargestellte entwicklungspsychologische Modell der Ätiologie von Traumafolgestörungen von Ahrens-Eipper und Nelius (2014), welches basierend auf den klinischen Erfahrungen der Autorinnen zum regressiven Verhalten von traumatisierten Kindern entwickelt wurde, stellt den Verlust von Fähigkeiten in acht verschiedenen Entwicklungsbereichen dar. Die traumatische Erfahrung kann dem Modell zufolge dazu führen, dass das Kind auf eine frühere Stufe der Entwicklung zurückfällt. Beispielsweise nässt ein Kind tagsüber oder nachts ein, obwohl die Blasenkontrolle bereits erreicht war. Dabei können sowohl kurz zuvor erlernte Fähigkeiten verloren gehen als auch schon länger beherrschtes Verhalten. Das Modell wird im folgenden Abschnitt zur Ätiologie noch detaillierter beschrieben. Junge Kinder können im Rahmen einer PTBS sowohl störungsspezifische als auch unspezifische Symptome entwickeln. In der klinischen Praxis werden die Behandler*innen meist zunächst mit unspezifischen Symptomen konfrontiert, aufgrund derer die Bezugspersonen professionelle Hilfe aufsuchen. Erst im späteren diagnostischen Prozess oder sogar erst im therapeutischen Verlauf werden traumaspezifische Symptome sichtbar und ermöglichen damit die Diagnosestellung.

Ausführliche Übersichten über unspezifische Symptome finden sich in den Arbeiten von Blank (2007) sowie Jonson-Reid und Wideman (2017). Demnach zählt zu den *unspezifischen Symptomen* ein breites Spektrum an dysfunktionalen Verhaltensweisen: Bereits kleine Kinder spielen insgesamt weniger oder zeigen vermindertes Interesse an sozialen Interaktionen. Sie können vermehrt ängstlich oder traurig sein und weniger positive Gefühle ausdrücken. Ein gesteigertes Arousal kann sich beispielsweise in Schlafstörungen äußern. Traumatisierte Kleinkinder sind schnell irritierbar oder zeigen verstärkt Wutausbrüche. Dies führt zu beträchtlichem Leid beim Kind und beeinträchtigt die Beziehungen des Kindes.

Aufgrund der mangelnden Repräsentationsfähigkeit von *Säuglingen* wird allgemein davon abgeraten, eine PTBS vor dem ersten Lebensjahr zu diagnostizieren. Doch bereits in sehr frühem Alter können traumatische Ereignisse zu Regulationsstörungen, Fütter- oder Schreistörungen führen. Schon Einjährige zeigen starke Schreckhaftigkeit oder vermehrte Angst in fremden Umgebungen. Im Bindungsverhalten kann eine verstärkte Anhänglichkeit oder gleichgültiges/desorganisiertes Verhalten auftreten. Vormals sicher gebundene Kinder können nach einem traumatischen Ereignis in ihrer Bindung gestört sein; dies trifft in besonderem Maße auf Kinder mit Gewalterfahrungen zu (Ahrens-Eipper & Nelius, 2014). Vermeidendes oder wahlloses Bindungsverhalten kann dabei eine Folge von Bindungstraumatisierung oder Missbrauch sein.

Kleinkinder im Alter von 1 bis 3 Jahren zeigen möglicherweise Auffälligkeiten in ihrer expressiven Sprachentwicklung. Es gibt traumatisierte Kinder, die das Sprechen vollständig einstellen und andere, deren Ausdrucksweise einen Entwicklungsrückschritt auf eine frühere Stufe vollzieht. Ältere Vorschulkinder können in eine Babysprechweise zurückfallen und weitere altersunangemessene Verhaltensweisen wie Daumennuckeln oder Wimmern zeigen.

Bei *Vorschulkindern im Alter von 4 bis 6 Jahren* können motorische Unruhe, mangelnde Konzentrationsfähigkeit oder oppositionelles Verhalten auffallen. Manche Kinder zeigen Somatisierungssymptome und klagen vermehrt über Kopf- oder Bauchschmerzen. Sie können sich Fremden gegenüber sehr skeptisch und misstrauisch zeigen. Ihr Selbstwert kann durch das traumatische Erlebnis beeinträchtigt sein. Dies kann sich u.a. dadurch zeigen, dass sie sich im Spiel wenig zutrauen und wenig Fantasie zeigen. Außerdem geben manche Kinder sich selbst die Schuld für das Geschehen. Auch entgrenztes Verhalten kann in diesem Alter beobachtet werden, welches zunächst nicht mit einer Traumatisierung in Verbindung gebracht wird. Wenn beispielsweise ein 5-jähriges Kind bei der Erstvorstellung im Therapieraum innerhalb kürzester Zeit das Mobiliar völlig durcheinanderbringt, kann das auf die Verletzungen der eigenen Grenzen bei traumatischen Erlebnissen hindeuten. Andere Kinder versuchen den erlebten Kontrollverlust mit stark kontrollierendem Verhalten zu bewältigen. Sie können beispielsweise genaue Vorstellungen dazu äußern, wer wo zu sitzen habe oder wer womit spielen darf. Bereits in diesem Alter kann auch selbstverletzendes oder riskantes Verhalten auftreten, wie z.B. Haare ausreißen oder zündeln.

Zu den *störungsspezifischen Symptomen* zählen laut DC:0-5 das Wiedererleben des traumatischen Ereignisses, das sich in Form von Spielverhalten äußert, in dem das Trauma reinszeniert wird. Ein Kind mit Gewalterfahrungen könnte diese beispielsweise im Puppenspiel wiederholend ausleben. Das repetitive Spielen kann in verschiedener Weise mit traumabezogenen Inhalten auftreten, es ist zugleich Ausdrucksform und Verarbeitungshilfe für das Unaussprechliche. Auch das Auftreten von Albträumen kann auf ein Wiedererleben hindeuten. Sichtbares Leiden des Kindes bei Erinnerungen oder physiologische Reaktionen wie erregtes Atmen zählen ebenfalls zu den spezifischen Symptomen des Wiedererlebens. Manche Kinder dissoziieren als Reaktion auf eine Traumaerinnerung: Sie erstarren förmlich und sprechen für Sekunden bis Minuten kaum auf äußere Reize an. Das bei älteren Kindern und Erwachsenen zu beobachtende Vermeidungsverhalten gegenüber traumabezogenen Stimuli ist bei jüngeren Kindern seltener zu beobachten. Sie können im Gegensatz dazu besonders stark Bezug nehmen auf die traumatischen Erlebnisse, z.B. durch wiederholtes Nennen traumabezogener Wörter. Allgemein treten diese spezifischen Symptome bei sehr jungen Kindern kaum in Erscheinung, was die Diagnosestellung erschwert.

Bei Kindern bis zum Vorschulalter können als häufige *komorbide Störungen* oppositionelles Verhalten, Trennungsangst sowie eine Überaktivitätsstörung auftreten (Zero to Three, 2019). Depressive Störungen sind häufig als Folge einer PTBS zu beobachten. Zudem wird diskutiert, ob die oppositionelle Verhaltensstörung als Zeichen einer Übererregung im Rahmen einer PTBS gedeutet werden kann.

Ätiologie und Pathogenese

Eine notwendige Bedingung zur Entstehung einer PTBS ist gemäß der Diagnosekriterien die Konfrontation mit einer traumatischen Situation. Ob Kinder in Folge dieses traumatischen Erlebnisses jedoch Symptome entwickeln, hängt von diversen, komplex miteinander interagierenden biopsychosozialen Faktoren ab.

Metzner und Kolleginnen (2020) haben Aspekte des nicht spezifisch für Kinder entwickelten multifaktoriellen Rahmenmodells zur Entstehung von Traumafolgestörungen von Maercker (2013, S. 37) in das Entwicklungspsychologische Modell der Ätiologie von Traumafolgestörungen von Ahrens-Eipper und Nelius (2014, S. 70) integriert (s. Abbildung 17-2), dessen Grundzüge bereits im vorherigen Abschnitt erläutert wurden. Neben dem prätraumatischen kindlichen Funktionsniveau und den prätraumatisch vorhandenen Risiko- und Schutzfaktoren (u.a. auch dem prätraumatisch vorherrschenden Bindungsstil) bezieht das integrierte Modell ebenfalls peritraumatische Faktoren wie beispielsweise Eigenschaften des traumatischen Ereignisses mit ein. Demnach sind länger andauernde und durch Menschen verursachte Traumata mit einem erhöhten Risiko für die Entwicklung einer Traumafolgestörung verbunden. Des Weiteren wird als peritraumatischer Faktor die initiale Reaktion des Kindes berücksichtigt: Ist es dem Kind während der traumatischen Erfahrung möglich, eigene Handlungsspielräume für sich zu erkennen, kann dies als Schutzfaktor wirken. Außerdem wird das peri- und posttraumatische Verhalten der Bezugsperson gegenüber dem Kind in dem Modell erfasst, da es die Entwicklung von posttraumatischen Symptomen maßgeblich beeinflussen kann, insbesondere bei sehr jungen Kindern.

Jonson-Reid und Wideman (2017) haben ein umfassendes Modell zur Pathogenese bei frühkindlichem Trauma vorgestellt, das auch hirnphysiologische Parameter einbezieht. Es verdeutlicht anschaulich, wie das Immunsystem, die Hirnentwicklung und die neuroendokrine Stressreaktion des Kindes die Entstehung von Krankheitssymptomen im Zusammenspiel mit Umgebungsfaktoren vermitteln. Im Prozess der Symptomentwicklung spiele u.a. das Fürsorgeverhalten der Bezugsperson eine entscheidende Rolle. Diese könne bei angemessener Unterstützung des Kindes die negativen Konsequenzen abpuffern. Eine Übersicht über behaviorale und kognitive störungsspezifische Ätiologiemodelle findet sich im Therapiemanual von Ahrens-Eipper und Nelius (2014) und bei Maercker (2013). Diese Modelle bilden für die therapeutische Arbeit mit Kindern eine wichtige Grundlage. So wurde beispielsweise versucht, das kognitive Modell der PTBS von Ehlers und Clark (2000) auf Kinder und Jugendliche anzuwenden (Meiser-Stedman, 2002).

Grundsätzlich ist das Risiko für eine kindliche PTBS erhöht, wenn die Bindungspersonen dieselben traumatischen Erfahrungen gemacht haben. Bogat et al. (2006) zeigten in ihrer Studie einen Zusammenhang zwischen kindlichen und mütterlichen posttraumatischen Symptomen, nachdem die einjährigen Kinder Zeugen von schwerwiegender häuslicher Gewalt gegen die Mutter geworden sind. Über geschlechtsspezifische Unterschiede bei sehr jungen Kindern ist empirisch bisher wenig bekannt, im Gegensatz zu älteren Kindern und Jugendlichen, bei denen Mädchen häufiger von einer PTBS betroffen sind als Jungen.

Es sollte nicht aus dem Blick verloren werden, dass der Großteil der Kinder, die Traumatisches erleben, keine PTBS entwickeln (De Young & Landolt, 2018). Dies weitet den Blick über Risikofaktoren hinaus auf protektive Faktoren, die dazu beitragen, dass ein Kind trotz einer traumatischen Erfahrung nach ersten Belastungssymptomen zu seinem ursprünglichen Funktionsniveau zurückgelangt und sich weiterhin gut entwickelt. So gilt beispielsweise eine stabile emotionale Beziehung zu einer primären Bezugsperson störungsübergreifend als wichtiger Schutzfaktor (Bengel et al., 2009).

Diagnose und Differenzialdiagnostik

Im Gegensatz zur PTBS-Diagnose bei Kindern im Schulalter, für die verschiedene strukturierte klinische Interviews vorliegen, ist die Erfassung posttraumatischer Symptome und eine Diagnosestellung im Säuglings- und Kleinkindalter deutlich erschwert. Dies liegt vor allem an den kognitiven und sprachlichen Voraussetzungen, die gegeben sein müssen, damit ein Mensch Introspektion betreiben und erlebte Symptome beschreiben kann (Graf et al., 2008). Da Kinder unter 6 Jahren noch keine verlässlichen Aussagen über erlebte Symptome treffen können (Scheeringa, 2006), stellen die Bezugspersonen (z.B. Eltern oder andere Bezugspersonen) die primäre Informationsquelle dar. Zu dem generellen Mangel an diagnostischen Instrumenten zur Erfassung von posttraumatischen Symptomen bei Kleinkindern von 0 bis 5 Jahren kommt ein weiterer Mangel an deutschsprachigen Instrumenten. Eine ausführliche Übersicht über PTBS-Screening- und Diagnoseinstrumente findet sich bei Metzner et al. (2020). Ein Beispiel für ein Interview,

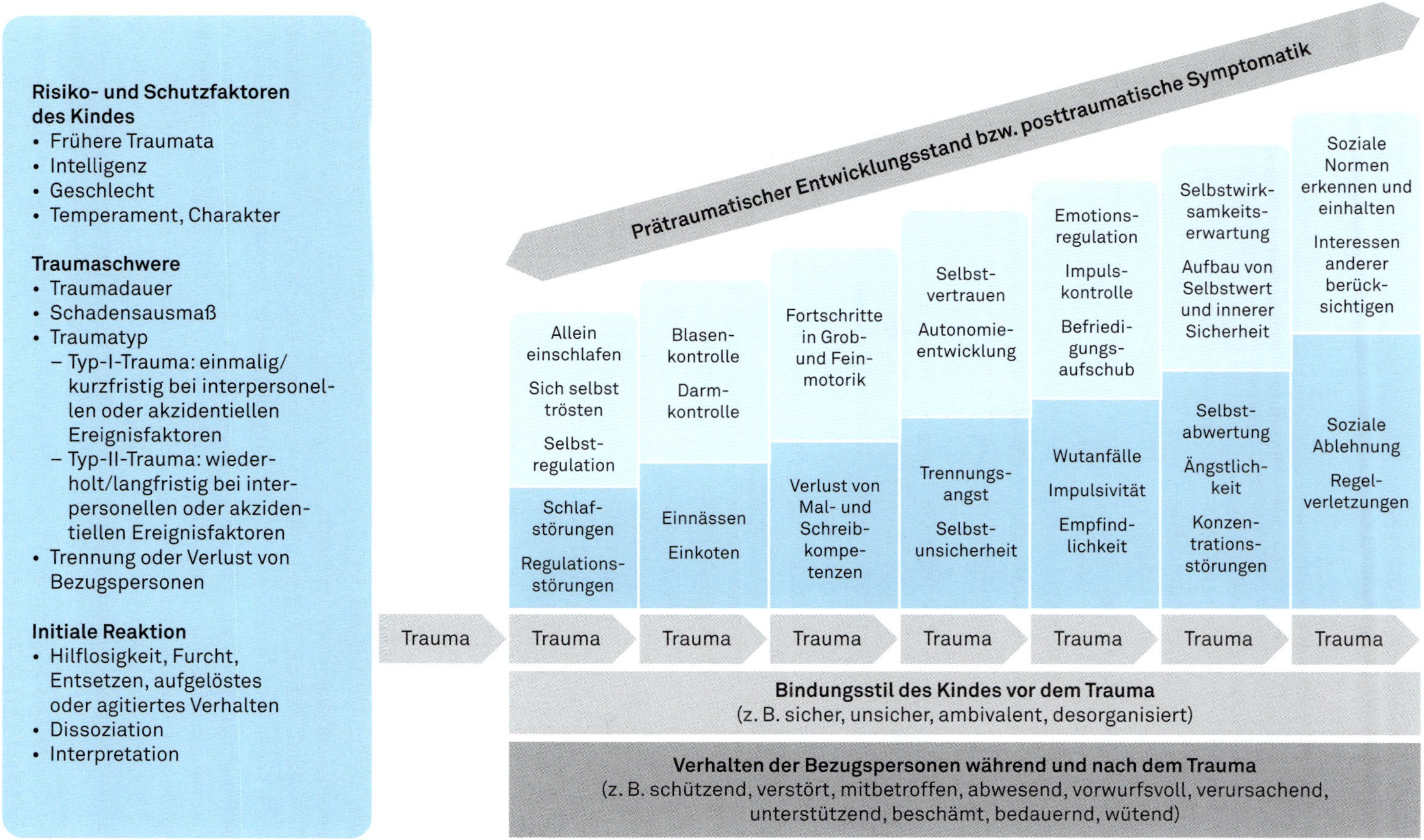

Abbildung 17-2: Integriertes entwicklungspsychologisches Modell zur Ätiologie von Traumafolgestörungen im Vorschulalter (Metzner et al., 2020)

welches auch in deutscher Sprache verfügbar ist, ist das *PTBS – Semistrukturiertes Interview und Beobachtungsbogen für Säuglinge und Kleinkinder (PTSDSSI)* (Irblich & Hepton, 2006). Dieses ist die deutsche Fassung des *Posttraumatic Stress Disorder, Semi-Structured Interview and Observational Record for Infants and Young Children (PTSD-SSIORIYC)* (Scheeringa & Zeanah, 2005). Das PTSDSSI wird als halbstrukturiertes Interview mit den primären Bezugspersonen des Kindes durchgeführt und umfasst zusätzlich eine nicht-standardisierte Beobachtung des Kindes selbst. Das PTSDSSI kann bei Säuglingen im Alter von wenigen Wochen durchgeführt werden, eine Diagnose ist bei Kindern ab 9 Monaten möglich (Graf et al., 2008). Eine Diagnose mittels des PTSDSSI kann nach den DSM-IV-Kriterien oder nach den von Scheeringa und Kollegen (2003) spezifisch für Säuglinge und Kleinkinder formulierten alternativen Kriterien erfolgen.

Für die dimensionale Erfassung des Schweregrads oder der Auftretenshäufigkeit von posttraumatischen Symptomen stehen Fragebogenverfahren zur Verfügung. Die *PTSD Symptoms in Preschool Children (PTSD-PAC)* (Levendosky et al., 2002) richtet sich an Eltern von 3- bis 5-jährigen Kindern und diagnostiziert nach den DSM-IV-Kriterien. Mit dem *Young Child PTSD Screen (YCPS)* (Scheeringa, 2019) liegt ein Screening-Instrument vor, dass PTBS-Symptome bei jungen Kindern basierend auf den DSM-5-Diagnosekriterien erfasst. Allerdings liegen für beide Fragebogenverfahren keine Übersetzungen in deutscher Sprache vor und der YCPS wurde bisher noch nicht ausreichend erforscht. Inventare, die speziell auf die Kriterien der DC:0-5 abzielen, liegen bislang nicht vor.

Differenzialdiagnostisch muss die PTBS von anderen Traumafolgestörungen abgegrenzt werden, beispielsweise von der akuten Belastungsreaktion, der Anpassungsstörung, der reaktiven Bindungsstörung, der Bindungsstörung mit Enthemmung sowie der KPTBS. Für die Abgrenzung von Übererregungs-Symptomen zu Symptomen der ADHS sollte ein besonderes Augenmerk auf die chronologische Folge von Ereignissen und Symptomen gelegt werden.

Behandlung und Prävention

Eine Hürde bei der Einleitung einer Traumabehandlung bei Kindern im Vorschulalter bildet im klinischen Alltag vor allem ein wenig traumasensibler Umgang mit den jungen Patientinnen und Patienten. Dies inkludiert u.a. die Hemmung bei den Therapeutinnen und Therapeuten, direkt nach traumatischen Ereignissen zu fragen. Zudem gehen viele junge Kinder zwischen den Hilfesystemen verloren, weil Zuständigkeiten unklar sind, Sorgeberechtigte Termine nicht wahrnehmen (können) oder für Therapieplätze lange Wartezeiten anfallen. Das hat zur Folge, dass häufig keine erforderliche Traumatherapie stattfindet und wenn doch, diese meist erst sehr verzögert eingeleitet wird. Für Kinder im Vorschulalter, die aufgrund traumatischer Erlebnisse Symptome einer PTBS aufweisen, existieren bisher recht wenige Studien in Bezug auf wirksame Behandlungsmethoden (Ruf et al., 2010).

Prinzipiell ist eine Behandlung für junge Kinder angeraten, wenn die Symptome mindestens 3 Monate zu beobachten sind und ein Leidensdruck bei dem Kind besteht. Voraussetzung für die Wahl eines Verfahrens ist stets eine ausführliche und differenzierte Diagnostik sowie die Erfassung weiterer möglicher Komorbiditäten. Auch ist ein kultursensibles Vorgehen unabdingbar für die Behandlung des Kindes (Jonson-Reid & Wideman, 2017). Die Berücksichtigung des Entwicklungsalters sowie der aktuellen Lebensverhältnisse des jungen Menschen sind von großer Bedeutung für die therapeutische Vorgehensweise. Je nach Alter des Kindes ist die Auswahl der Technik sowie die individuelle Anpassung der zu verwendenden sprachlichen Ebene während der Therapie grundlegend. Hier sollten möglichst evidenzbasierte Verfahren eingesetzt werden. Die jeweiligen Einzelinterventionen sind in ihrer Gestaltung (z.B. der Integration spielerischer Materialien) sowie in ihrem zeitlichen Umfang und mitsamt dem Einbezug der Eltern bzw. Bezugspersonen alters- und entwicklungsgemäß anzupassen. Bei einer frühkindlichen Traumatisierung lassen sich häufig auch psychopathologische Belastungssymptome bei den Bezugspersonen feststellen. Parallel zur Behandlung des Kindes sollte ihnen empfohlen werden, eine entsprechende Diagnostik durchführen zu lassen und sich gegebenenfalls in eine anschließende psychotherapeutische Behandlung zu begeben. Unerlässlich ist die Integration der Bezugspersonen in die Behandlung des Kindes, insbesondere, wenn das Kind noch sehr jung ist (Steil & Rosner, 2013). Dabei sind zwei Faktoren entscheidend: Der Einbezug einer Bezugsperson sollte in der Regel nur erfolgen, wenn sie selbst nicht unter einer akuten Traumafolgestörung leidet oder als Täter oder Täterin während der traumatischen Erfahrung für das Kind fungiert hat bzw. weiterhin noch eine Bedrohung darstellt (Cohen et al., 2009). Sollte eine Kindeswohlgefährdung drohen, müssen vor Beginn der (Trauma-)Behandlung zunächst Schritte zur Minimierung der Kindeswohlgefährdung eingeleitet werden. Eine wichtige Voraussetzung bei der Einbindung einer Bezugsperson ist, dass sie das Kind dabei unterstützen kann, das in der Therapie angeeignete Wissen in den Alltag zu implementieren. Darüber hinaus sollte sie das Kind in seinem neu erlernten positiven Verhalten bestärken. Metaanalysen mit älteren Kindern zeigen eine gemischte Befundlage zur Effektivität des Einbezugs der Bezugspersonen auf eine PTBS-Symptomreduktion (Gutermann et al., 2016; Morina, Koerssen & Pollet, 2016).

Jonson-Reid und Wideman (2017) sowie Scheeringa (2006) betonen die Wichtigkeit, dass den jungen Kindern in der Behandlung mit Offenheit und Ehrlichkeit bezüglich des traumatischen Ereignisses begegnet wird. Im therapeutischen Kontext sollte vermieden werden, z.B. von „der Sache" oder „dem Erlebnis" zu sprechen. Das Trauma sollte präzise benannt werden und aufkommende Fragen der Patienten und Patientinnen sollten ebenfalls altersentsprechend klar beantwortet werden. Zu thematisieren sind die aufkommenden Gefühle der Kinder während der Behandlung. Auch unerwartet starke oder plötzlich auftretende Gefühle und Reaktionen der Bezugspersonen wie Schuldgefühle sind während der Therapie zu berücksichtigen (von Gontard, 2019). Typische Verhaltensweisen der Bezugspersonen gegenüber dem Kind sind eine unangemessene Anklage des Kindes, Überbehütung, Permissivität sowie ein Unverständnis für die Symptomatik. Die Aufgabe der Therapeutin oder des Therapeuten ist es, familiäre Ressourcen herauszuarbeiten und zu benennen. Unterstützend können Bezugspersonen das Kind darin begleiten, eigene Emotionen zu verbalisieren. In den Familien praktizierte Rituale helfen den Kindern bei erfahrenem Verlust durch das Gefühl, ihren geliebten Menschen nahe zu sein. Um ein tieferes Verständnis der Familie für die Symptomatik der PTBS zu erreichen, ist eine ausführliche und gut verständliche Psychoedukation erforderlich. Diese umfasst sowohl die Aufklärung über das Störungsbild als auch die Beratung über mögliche Behandlungsmethoden. Über Folgen einer Nicht-Behandlung sollte ebenfalls aufgeklärt werden. Wichtig ist die Erkenntnis, dass die Diagnose einer frühkindlichen PTBS Auswirkungen auf das gesamte Familiensystem hat, sodass eine gemeinschaftliche Auseinandersetzung mit der Symptomatik des Kindes für eine positive familiäre Entwicklung zwingend erforderlich ist. Für die Behandlung einer PTBS bei Kindern im Vorschulalter kommen verschiedene Verfahren in Frage. Es wird zwischen *traumafokussierten* und *nicht-traumafokussierten Interventionen* unterschieden.

Bei *traumafokussierten Interventionen* liegt der Fokus auf der Verarbeitung der Erinnerung an das traumatische Ereignis und/oder auf der Veränderung seiner Bedeutung für das heutige Leben. Die *Traumafokussierte Kognitive Verhaltenstherapie (TF-KVT)* wird aktuell im Rahmen mehrerer internationaler Leitlinien als Therapiemethode erster Wahl für die Behandlung von PTBS bei Vorschulkindern beschrieben. Sie ist ab dem Alter von 3 Jahren geeignet. Im klinischen Alltag zeigt sich jedoch, dass die meisten Kinder erst mit dem 5. Lebensjahr in der Lage sind, sich kognitiv auf die Methode einzulassen. Diese Methode fungiert in ihrer Umsetzung expositionsorientiert, nimmt Bezug auf kognitive Techniken und bezieht Bezugspersonen mit ein, u.a. durch kognitive Umstrukturierung und Habituation (Cohen et al., 2009). Die Evidenz für die Wirksamkeit ist bislang durch mehrere Studien belegt (Shafi et al., 2019). Die *Child-Parent Psychotherapy (CPP)* (Lieberman & Van Horn, 2008) konzentriert sich als dyadisches Psychotherapiekonzept auf die Eltern-Kind-Bindung und legt ihren Fokus auf die Sicherheit, Affektregulation und Reziprozität in der Beziehung sowie auf das elterliche Verständnis vom Trauma des Kindes und des jeweiligen Problemverhaltens (Jonson-Reid & Wideman, 2017). Grundlage der Intervention bildet die Bindungstheorie, zusätzlich integriert sind traumabasierte, entwicklungsbezogene, kognitiv-behaviorale und soziale Lerntheorien (Harley et al., 2014). Die Behandlung ist für Kinder im Alter von 0 bis 5 Jahre konzipiert und kann sowohl im häuslichen Umfeld als auch im klinischen Kontext durchgeführt werden (Harley et al., 2014; Reyes et al., 2017). Die Wirksamkeit der CPP ist gut belegt (Cicchetti et al., 2006; Reyes et al., 2017). Bei der Behandlung von PTBS bei Kindern im Vorschulalter kann alternativ *Eye Movement Desensitization and Reprocessing (EMDR)* angewandt werden. Dieses traumafokussierte Behandlungsmanual wurde ursprünglich für Erwachsene konzipiert. Der Therapieablauf besteht darin, die traumatische Erinnerung zu reaktivieren, sodass eine Nachverarbeitung durch bilaterale Stimulation (optisch, taktil oder akustisch) ermöglicht wird und diese durch Expositionsspannen neu definiert werden. Parallel zur Behandlung des jungen Kindes kann hierbei auch eine bilaterale Stimulation der Bezugspersonen erfolgen, wenn bei ihnen durch die Erzählung des traumatischen Ereignisses eine Retraumatisierung ausgelöst wird. Im Vergleich zum Wirksamkeitsnachweis der EMDR bei Erwachsenen besteht bisher jedoch insgesamt ein Mangel an methodisch fundierten und aussagekräftigen Studien für traumatisierte Kinder unter 6 Jahren (Adler-Tapia & Settle, 2009). Dieser Umstand sollte allerdings nicht mit fehlender Wirksamkeit gleichgesetzt werden (Adler-Tapia & Settle, 2009). Im Rahmen der EMDR ist die Arbeit mit dem Narrativ hervorzuheben, dem sogenannten Geschichtenerzählen. Das traumatische Ereignis (Traumakonfrontation) wird in eine kompakte Geschichte eingebettet, der eine ressourcenorientierte Einführung vorausgeht (ressourcenvolle prätraumatische Zeit) und die mit einem positiven Abschluss endet (sichere posttraumatische Zeit). Die konstruierte Geschichte wird in der Regel durch die Bezugsperson vorgelesen, während parallel der Therapeut oder die Therapeutin das Kind bilateral stimuliert (z.B. mittels Tapping, also kurze Berührungen der Handrücken). Damit wird versucht, die persönlich empfundene und interpretierte traumatische Erfahrung, mit der die posttraumatische Symptomatik einhergeht, distanziert vollständig einzuordnen, korrekt zu kontextualisieren und geleitet neu zu konstruieren. Bereits Forschungen von den Psychoanalytikerinnen Eliacheff (1997) und Szejer (2001) zeigten, dass die Arbeit mit Narrativen eine Veränderung in der Symptomatik von Säuglingen und Kleinkindern bewirkte, wenn dem Kind „seine" Geschichte vorgelesen wird. Dieses Vorgehen signalisiert dem Kleinkind Schutz und verringert folglich das Risiko, in einen dissoziativen Zustand zu verfallen oder Empfindungen wie Scham, Schuldgefühle und Überforderung zu erleben. Neben der Variante des Geschichtenerzählens kann die Bezugsperson in akuten Notfallsituationen auch von dem traumatischen Ereignis frei erzählen, während der Therapeut oder die Therapeutin das Kind bilateral stimuliert. Weiterhin kann das Narrativ auch im spieltherapeutischen Setting eingesetzt werden, indem der Therapeut oder die Therapeutin parallel zum Spiel des Kindes spontan eine traumabezogene Geschichte erzählt (Hensel,

2007). Auch wenn noch keine systematischen Studienbelege dazu vorliegen, zeigt die klinische Erfahrung mit Narrativen in der EMDR sehr positive Effekte in Bezug auf die Reduktion von Belastungssymptomen bei Kleinkindern.

Zu den *nicht-traumafokussierten Interventionen* zählen die Verfahren, die ihren Fokus auf die Aneignung verschiedener Methoden zur Emotionsregulation (z.B. Entspannung) oder auf einen verbesserten Umgang mit den PTBS-Symptomen legen, wozu u.a. die Psychoedukation oder Methoden der Hypnotherapie und Spieltherapien fallen. Diese Methoden können bei Kindern mit einer diagnostizierten PTBS bei Bedarf supportiv zum Einsatz kommen.

Eine parallele Psychopharmakotherapie bei der Behandlung von posttraumatischen Symptomen bei Vorschulkindern ist grundsätzlich nicht empfehlenswert. Die hier beschriebenen Behandlungsmethoden stellen eine Auswahl möglicher Interventionen dar und heben evidenzbasierte Behandlungsmethoden hervor, welche vorzugsweise in der Behandlung junger Kinder Verwendung finden sollten. Weiterhin existieren Verfahren, die hier aufgrund von fehlenden oder mangelhaften Wirksamkeitsbelegen nicht näher behandelt werden.

Verlauf und Prognose

Zahlreiche Studien mit Erwachsenen belegen, dass eine nicht behandelte PTBS schwerwiegende, zum Teil sogar lebenslange Folgen haben kann. Die Auswirkungen einer frühkindlichen PTBS hingegen und deren Verlauf bis in das Erwachsenenalter sind bislang äußerst lückenhaft erforscht (Metzner et al., 2020; Scheeringa et al., 2005).

Scheeringa et al. (2005) befragten mittels diagnostischer Interviews die Bezugspersonen von 62 traumatisierten Kindern im Alter zwischen 20 Monaten und 6 Jahren. Die Längsschnittstudie zeigte, dass die PTBS-Symptomatik von Vorschulkindern über einen Zeitraum von 2 Jahren eine gewisse Stabilität aufwies. Etwa ein Viertel der Kinder erhielt zum ersten Messzeitpunkt aufgrund der verwendeten altersadaptierten Diagnosekriterien eine PTBS-Diagnose. Dieser Anteil verringerte sich im Laufe von 2 Jahren nur wenig. Das Vermeidungsverhalten sowie Übererregungssymptome nahmen im zeitlichen Verlauf bei den Kindern im Durchschnitt sogar zu, während Symptome des Wiedererlebens abnahmen. Ein großer Anteil der Kinder wies funktionelle Beeinträchtigungen auf. Diese Resultate stehen entgegen der geläufigen Annahme, dass junge Kinder nur zeitlich begrenzt Belastungsreaktionen auf traumatische Ereignisse zeigen.

Eine Studie, die zwar nicht frühkindlich diagnostizierte PTBS, jedoch auf beeindruckende Weise die Langzeitfolgen von traumatischen Kindheitserfahrungen untersucht, ist die Adverse Childhood Experiences(ACE)-Studie (Felitti et al., 1998). Im Rahmen dieser groß angelegten Studie wurden 17.000 Erwachsene retrospektiv zu ihren Kindheitserfahrungen im Bereich Missbrauch, Vernachlässigung und generelle Lebensumstände befragt. Es fanden sich noch 50 Jahre später starke Zusammenhänge zwischen erlebten Kindheitsbelastungen und einer Vielzahl von somatischen und psychischen Erkrankungen. So berichteten Menschen, die als Kind traumatische Erfahrungen gemacht hatten, von einem höheren Anteil an Depressionen, Suizidversuchen, Alkoholismus, Drogenmissbrauch, sexueller Promiskuität, häuslicher Gewalt, Rauchen und Adipositas im Erwachsenenalter. Ebenso zeigten diese Personen ein größeres Risiko für u.a. Herzerkrankungen, Krebs und Diabetes. Ein Dosis-Wirkungs-Zusammenhang konnte mit der ACE-Studie gut belegt werden; dies bedeutet, dass eine höhere Anzahl von traumatischen Kindheitserfahrungen mit einem höheren Risiko für einen schlechteren Gesundheitszustand im Erwachsenenalter einhergeht (Felitti et al., 1998).

Kaplow und Widom (2007) untersuchten in ihrer Längsschnittstudie misshandelte und vernachlässigte Kinder, die bis in ihr mittleres Erwachsenenalter wiederholt befragt wurden. Dabei konnte ein Zusammenhang zwischen dem

Alter bei Beginn der kindlichen Misshandlung und der späteren Entwicklung von psychischen Störungen festgestellt werden. Früh erlebte zwischenmenschliche traumatische Erfahrungen führen demnach verstärkt zu einer internalisierenden Symptomatik, im Sinne von erhöhter Ängstlichkeit und Depressivität. Kinder, die zum Zeitpunkt des traumatischen Ereignisses bereits älter waren, zeigten vermehrt externalisierende Verhaltensauffälligkeiten im Erwachsenenalter.

Kinder im Vorschulalter, die Traumatisches erleben, sind besonders vulnerabel für psychische Folgen. Kaplow und Widom (2007) beschreiben den Zusammenhang zwischen frühkindlichen Misshandlungen, unsicheren Bindungsbeziehungen und den Schwierigkeiten für die Kinder, kritische Entwicklungsmeilensteine, z. B. selbstregulative Fähigkeiten zu erlangen. Cicchetti und Barnett (1991) stellten fest, dass im Vorschulalter erlebte Traumata das Risiko erhöhen, im Entwicklungsverlauf unsichere Bindungen aufzubauen, was in der Folge zu Schwierigkeiten in der Emotionsregulation, Defiziten bei Problemlösestrategien sowie Beziehungsproblemen führen kann. Diese Zusammenhänge können mögliche Ursachen für das erhöhte Risiko für psychische Störungen im Erwachsenenalter darstellen (Kaplow & Widom, 2007).

Ein weiterer Grund für die erhöhte Vulnerabilität von jungen Kindern sind neurophysiologische und genetische Faktoren. Die durch erlebte Traumata ausgelöste Aktivierung des Stressregulationssystems (Hypothalamus-Hypophysen-Nebennierenrinden-Achse) führt zu einem Anstieg des Adrenalin- und Cortisolgehalts im Körper. Wenn die Überaktivierung des Stressregulationssystems aufgrund von chronischen Traumata längere Zeit anhält, kann dies in der Folge zu Veränderungen in Gehirnstrukturen wie dem Hippocampus führen und eine Anfälligkeit für psychische Probleme im späteren Verlauf auslösen (Jonson-Reid & Wideman, 2017). Weiterhin scheinen traumatische Ereignisse einen epigenetischen Einfluss auf den Menschen zu haben, in dem sie das Genom der betroffenen Person verändern (Raabe & Spengler, 2013). Diese Veränderungen scheinen auch transgenerational von den Eltern an ihre Kinder weitergegeben werden zu können (Bale, 2015). Beispielsweise kann eine erhöhte Stressreaktion der Mutter, bedingt durch eine PTBS während der Schwangerschaft, ausschlaggebend für die Weitergabe epigenetischer Veränderungen der Hypothalamus-Hypophysen-Nebennierenrinden-Achse sein (Youssef et al., 2018). Diese weitergegebene erhöhte Empfindlichkeit gegenüber Adrenalin und Cortisol kann unter bestimmten Umständen adaptiv für den Nachwuchs sein, beispielsweise bei fortbestehender Stressbelastung für das Kind. Wächst das Kind allerdings vergleichsweise unbelastet auf, ist seine auf traumatische Erfahrungen geeichte und fortbestehende erhöhte Stressreaktion maladaptiv. Zusammenfassend ist festzuhalten, dass sich Kinder im Kleinkind- und Vorschulalter in einer äußerst sensiblen Entwicklungsphase befinden, in der erlebte traumatische Ereignisse einen starken Einfluss auf die zukünftige Entwicklung haben können (Kaplow & Widom, 2007).

Forschungsdesiderate und Ausblick

Die Erforschung von Traumafolgestörungen wie der PTBS bei sehr jungen Kindern ist noch ein recht junges und damit dynamisches Forschungsfeld. Wie gezeigt wurde, gibt es einen Mangel an psychometrisch geprüften Erhebungsinstrumenten für den deutschen Sprachraum, insbesondere für die aktuellen Diagnosekriterien nach DSM-5 und DC:0-5. Die Validierung von bereits im anglo-amerikanischen Sprachraum vorhandenen diagnostischen Interviews und Fragebogenverfahren ist ein wichtiges Forschungsanliegen für die kommenden Jahre. Dies gilt ebenso für die Neuentwicklung von passenden Verfahren für die aktuellen diagnostischen Klassifikationssysteme. Zudem sollten die Prävalenz und die Auswirkungen von sogenannten Typ-III-Traumata (organisierte sexuelle Ausbeutung, ritualisierte Gewalt, s. Gysi, 2022) auf junge Kinder verstärkt erforscht werden. Des Weiteren scheint eine stärkere Fokussierung auf die Verhinderung von Traumafolgestörungen angezeigt: Was können Verantwortliche dafür tun, dass insbesondere kleine Kinder nach traumatischen Erlebnissen keine anhaltenden Belastungssymptome entwickeln? Hier kommt der Resilienzforschung eine bedeutsame Rolle zu. Wie insbesondere die Widerstandskraft von jüngeren Kindern nach traumatischen Erlebnissen gestärkt werden kann oder von welchen Faktoren sie abhängt, ist bisher noch nicht hinreichend untersucht worden. Eine genauere Untersuchung der Interaktion zwischen Belastungssymptomen bzw. Traumafolgestörungen innerhalb einer Familie nach gemeinsam widerfahrenen Traumata ist insbesondere für vulnerable Gruppen wie geflüchtete Kinder und ihre Bezugspersonen von großer Relevanz.

Literatur

Adler-Tapia, R. & Settle, C. (2009). Evidence of the efficacy of EMDR with children and adolescents in individual psychotherapy: A review of the research published in peer-reviewed journals. *Journal of EMDR Practice and Research, 3*(4), 232–247. https://doi.org/10.1891/1933-3196.3.4.232

Ahrens-Eipper, S. & Nelius, K. (2014). *Trauma first - Das Seefahrercamp 6–10: ein Behandlungsprogramm für Kinder mit Traumafolgestörungen*. Halle/Salle: Kjp-Verlag.

American Psychiatric Association. (1980). *Diagnostic and statistical manual of mental disorders* (3rd ed.). Washington, DC: Author.

American Psychiatric Association. (2000). *Diagnostic and statistical manual of mental disorders* (4th, text rev. ed.). Washington, DC: Author.

American Psychiatric Association. (2013). *Diagnostic and statistical manual of mental disorders* (5th ed.). Washington, DC: Author. https://doi.org/10.1176/appi.books.9780890425596

Bale, T.L. (2015). Epigenetic and transgenerational reprogramming of brain development. *Nature Reviews Neuroscience, 16*(6), 332–344. https://doi.org/10.1038/nrn3818

Bengel, J., Meinders-Lücking, F. & Rottmann, N. (2009). Schutzfaktoren bei Kindern und Jugendlichen: Stand der Forschung zu psychosozialen Schutzfaktoren für Gesundheit. *Bundeszentrale für gesundheitliche Aufklärung, 35*. Verfügbar unter https://shop.bzga.de/band-35-schutzfaktoren-bei-kindern-und-jugendlichen-60635000

Blank, M. (2007). Posttraumatic stress disorder in infants, toddlers, and preschoolers. *British Columbia Medical Journal, 49*(3), 133.

Bogat, G.A., DeJonghe, E., Levendosky, A.A., Davidson, W.S. & von Eye, A. (2006). Trauma symptoms among infants exposed to intimate partner violence. *Child abuse & neglect, 30*(2), 109–125. https://doi.org/10.1016/j.chiabu.2005.09.002

Bremness, A. & Polzin, W. (2014). Commentary: Developmental trauma disorder: A missed opportunity in DSM V. *Journal of the Canadian Academy of Child and Adolescent Psychiatry, 23*(2), 142.

Bundesministerium des Innern, für Bau und Heimat (2019). *Polizeiliche Kriminalstatistik 2019 – Ausgewählte Zahlen im Überblick*. Verfügbar unter https://www.bmi.bund.de/SharedDocs/downloads/DE/publikationen/themen/sicherheit/pks-2019.pdf?__blob=publicationFile&v=10

Cicchetti, D. & Barnett, D. (1991). Toward the development of a scientific nosology of child maltreatment. In W. Grove & D. Cicchetti (Eds.), *Thinking clearly about psychology: Essays in honor of Paul E. Meehl* (pp. 346–377). Minneapolis: University of Minnesota Press.

Cicchetti, D., Rogosch, F.A. & Toth, S.L. (2006). Fostering secure attachment in infants in maltreating families through preventive interventions. *Development and Psychopathology, 18*(3), 623–649. https://doi.org/10.1017/S0954579406060329

Cohen, J.A., Mannarino, A. & Deblinger, E. (2009). *Traumafokussierte kognitive Verhaltenstherapie bei Kindern und Jugendlichen*. Heidelberg: Springer. https://doi.org/10.1007/978-3-540-88571-9

D'Andrea, W., Ford, J., Stolbach, B., Spinazzola, J. & van der Kolk, B.A. (2012). Understanding interpersonal trauma in children: Why we need a developmentally appropriate trauma diagnosis. *American Journal of Orthopsychiatry, 82*(2), 187. https://doi.org/10.1111/j.1939-0025.2012.01154.x

De Young, A.C., Kenardy, J.A. & Cobham, V.E. (2011). Trauma in early childhood: A neglected population. *Clinical Child and Family Psychology Review, 14*(3), 231. https://doi.org/10.1007/s10567-011-0094-3

De Young, A.C. & Landolt, M.A. (2018). PTSD in children below the age of 6 years. *Current psychiatry reports, 20*(11), 97. https://doi.org/10.1007/s11920-018-0966-z

Egger, H.L. & Angold, A. (2006). Common emotional and behavioral disorders in preschool children: presentation, nosology, and epidemiology. *Journal of Child Psychology and Psychiatry, 47*(3–4), 313–337. https://doi.org/10.1111/j.1469-7610.2006.01618.x

Ehlers, A. & Clark, D.M. (2000). A cognitive model of posttraumatic stress disorder. *Behaviour research and therapy, 38*(4), 319–345. https://doi.org/10.1016/S0005-7967(99)00123-0

Eliacheff, C. & Farin, S. (1997). *Das Kind, das eine Katze sein wollte: psychoanalytische Arbeit mit Säuglingen und Kleinkindern*. München: Deutscher Taschenbuch Verlag.

Fairbank, J.A. & Fairbank, D.W. (2009). Epidemiology of child traumatic stress. *Current Psychiatry Reports, 11*(4), 289–295. https://doi.org/10.1007/s11920-009-0042-9

Felitti, V.J., Anda, R.F., Nordenberg, D., Williamson, D.F., Spitz, A.M., Edwards, V. & Marks, J.S. (1998). Relationship of childhood abuse and household dysfunction to many of the leading causes of death in adults: The Adverse Childhood Experiences (ACE) Study. *American Journal of Preventive Medicine, 14*(4), 245–258. https://doi.org/10.1016/S0749-3797(98)00017-8

Fischer, G. & Riedesser, P. (2009). Situation, Reaktion, Prozess – ein Verlaufsmodell der psychischen Traumatisierung. In G. Fischer, P. Riedesser (Hrsg.), *Lehrbuch der Psychotraumatologie* (S. 84). München, Basel: Ernst Rheinhardt.

Graf, A., Irblich, D. & Landolt, M. (2008). Posttraumatische Belastungsstörungen bei Säuglingen und Kleinkindern. *Praxis der Kinderpsychologie und Kinderpsychiatrie, 57*(4), 247–263. https://doi.org/10.13109/prkk.2008.57.4.247

Gutermann, J., Schreiber, F., Matulis, S., Schwartzkopff, L., Deppe, J. & Steil, R. (2016). Psychological treatments for symptoms of posttraumatic stress disorder in children, adolescents, and young adults: a meta-analysis. *Clinical Child and Family Psychology Review, 19*(2), 77–93. https://doi.org/10.1007/s10567-016-0202-5

Gysi, J. (2022). *Diagnostik von Traumafolgestörungen: Multiaxiales Trauma-Dissoziations-Modell nach ICD-11* (2. Aufl.). Bern: Hogrefe.

Harley, E.K., Williams, M.E., Zamora, I. & Lakatos, P.P. (2014). Trauma Treatment in Young Children with Developmental Disabilities: Applications of the Child-Parent Psychotherapy (CPP) Model to the Cases of „James“ and „Juan“. *Pragmatic Case Studies in Psychotherapy, 10*(3), 156–195. https://doi.org/10.14713/pcsp.v10i3.1869

Hensel, T. (2007). *EMDR mit Kindern und Jugendlichen: ein Handbuch*. Göttingen: Hogrefe.

Herman, J.L. (1992). Complex PTSD: A syndrome in survivors of prolonged and repeated trauma. *Journal of Traumatic Stress, 5*(3), 377–391. https://doi.org/10.1002/jts.2490050305

Hoher Flüchtlingskommissar der Vereinten Nationen. (2020). *Global Trends: Forced Displacement in 2019*. Genf: Hoher Flüchtlingskommissar der Vereinten Nationen.

Irblich, D. & Hepton, Y. (2006). *Posttraumatische Belastungsstörung—Semistrukturiertes Interview und Beobachtungsbogen für Säuglinge und Kleinkinder. PTSDSSI-D [Posttraumatic Stress Disorder – Semistructured Interview and Observational Record for Infants and Young Children. PTSDSSI-D]*. (Unpublished manuscript). Auel, Sozialpädiatrisches Zentrum.

Jonson-Reid, M. & Wideman, E. (2017). Trauma and very young children. *Child and Adolescent Psychiatric Clinics of North America, 26*(3), 477–490. https://doi.org/10.1016/j.chc.2017.02.004

Kaplow, J.B. & Widom, C.S. (2007). Age of onset of child maltreatment predicts long-term mental health outcomes. *Journal of Abnormal Psychology, 116*(1), 176–187. https://doi.org/10.1037/0021-843X.116.1.176

Landolt, M.A. (2012). *Psychotraumatologie des Kindesalters: Grundlagen, Diagnostik und Interventionen*. Göttingen: Hogrefe.

Lehmacher, K. (2013). *Trauma-Konzepte im historischen Wandel: Ein Beitrag zur Rezeptionsgeschichte der Posttraumatic-Stress Disorder in Deutschland (1980–1991)*. Rheinische Friedrich-Wilhelms-Universität, Bonn.

Levendosky, A.A., Huth-Bocks, A.C., Semel, M.A. & Shapiro, D.L. (2002). Trauma symptoms in preschool-age children exposed to domestic violence. *Journal of Interpersonal Violence, 17*(2), 150–164. https://doi.org/10.1177/0886260502017002003

Lieberman, A. & Van Horn, P. (2008). *Psychotherapy with infants and young children*. New York: Guilford Publishers.

Löwe, B., Henningsen, P. & Herzog, W. (2006). Geschichte einer politisch unerwünschten Diagnose: Die posttraumatische Belastungsstörung. *PPmP-Psychotherapie·Psychosomatik·Medizinische Psychologie, 56*(03/04), 182–187. https://doi.org/10.1055/s-2005-915463

Maercker, A. (2013). Psychologische Modelle. In A. Maercker (Hrsg.), *Posttraumatische Belastungsstörungen* (S. 35–53): Heidelberg: Springer Medizin.

Meiser-Stedman, R. (2002). Towards a cognitive-behavioral model of PTSD in children and adolescents. *Clinical Child and Family Psychology Review, 5*(4), 217–232. https://doi.org/10.1023/A:1020982122107

Metzner, F., Sobania, K., Vasileva, M., Wichmann, M., Lempertz, D. & Pawils, S. (2020). Die Posttraumatische Belastungsstörung (PTBS) bei Kindern im Vorschulalter: Ein Überblick zu Diagnostik, Prävalenz und Versorgungssituation in Deutschland. *Zeitschrift für Psychiatrie, Psychologie und Psychotherapie, 68*(1), 16–32. https://doi.org/10.1024/1661-4747/a000401

Mongillo, E.A., Briggs-Gowan, M., Ford, J.D. & Carter, A.S. (2009). Impact of traumatic life events in a community sample of toddlers. *Journal of Abnormal Child Psychology, 37*(4), 455–468. https://doi.org/10.1007/s10802-008-9283-z

Morina, N., Koerssen, R. & Pollet, T.V. (2016). Interventions for children and adolescents with posttraumatic stress disorder: A meta-analysis of comparative outcome studies. *Clinical Psychology Review, 47*, 41–54. https://doi.org/10.1016/j.cpr.2016.05.006

Raabe, F.J. & Spengler, D. (2013). Epigenetic risk factors in PTSD and depression. *Frontiers in Psychiatry, 4*, 80. https://doi.org/10.3389/fpsyt.2013.00080

Reyes, V., Stone, B.J., Dimmler, M.H. & Lieberman, A.F. (2017). Child-parent psychotherapy: an evidence-based treatment for infants and young children. In M.A. Landolt, M. Cloitre & U. Schnyder (Eds.), *Evidence-based treatments for trauma related disorders in children and adolescents* (pp. 321–340). Springer. https://doi.org/10.1007/978-3-319-46138-0_15

Robert Koch-Institut. (2018). KiGGS Welle 2 – Gesundheitliche Lage von Kindern und Jugendlichen. *Journal of Health Monitoring, 3*(3).

Rosen, G.M., Spitzer, R.L. & McHugh, P.R. (2008). Problems with the post-traumatic stress disorder diagnosis and its future in DSM-V. *British Journal of Psychiatry, 192*(1), 3–4. https://doi.org/10.1192/bjp.bp.107.043083

Ruf, M., Schauer, M. & Elbert, T. (2010). Prävalenz von traumatischen Stresserfahrungen und seelischen Erkrankungen bei in Deutschland lebenden Kindern von Asylbewerbern. *Zeitschrift für klinische Psychologie und Psychotherapie, 39*(3), 151–160 https://doi.org/10.1026/1616-3443/a000029

Scheeringa, M.S., Zeanah, C.H., Myers, L. & Putnam, F.W. (2003). New findings on alternative criteria for PTSD in preschool children. *Journal of the American Academy of Child & Adolescent Psychiatry, 42*(5), 561–570. https://doi.org/10.1097/01.CHI.0000046822.95464.14

Scheeringa, M. & Zeanah, C. (2005). *PTSD semi-structured interview and observational record for infants and young children*. New Orleans, LA: Tulane University Health Sciences Center.

Scheeringa, M.S., Zeanah, C.H., Myers, L. & Putnam, F.W. (2005). Predictive validity in a prospective follow-up of PTSD in preschool children. *Journal of the American Academy of Child & Adolescent Psychiatry, 44*(9), 899–906. https://doi.org/10.1097/01.chi.0000169013.81536.71

Scheeringa, M.S. (2006). Posttraumatic stress disorder: clinical guidelines and research findings. In J. Luby (Ed.), *Handbook of Preschool Mental Health* (pp. 165–185). New York: Guilford Press.

Scheeringa, M.S. (2011). PTSD in children younger than the age of 13: Toward developmentally sensitive assessment and management. *Journal of Child & Adolescent Trauma, 4*(3), 181–197. https://doi.org/10.1080/19361521.2011.597079

Scheeringa, M.S. (2019). Development of a brief screen for symptoms of posttraumatic stress disorder in young children: the Young Child PTSD Screen. *Journal of Developmental & Behavioral Pediatrics, 40*(2), 105–111. https://doi.org/10.1097/DBP.0000000000000639

Shafi, R., Bieber, E., Shekunov, J., Croarkin, P. & Romanowicz, M. (2019). Evidence based dyadic therapies for 0- to 5 year old children with emotional and behavioral difficulties. *Frontiers in Psychiatry, 10*, 677. https://doi.org/10.3389/fpsyt.2019.00677

Steil, R. & Rosner, R. (2013). Posttraumatische Belastungsstörung bei Kindern und Jugendlichen. In A. Maercker (Hrsg.), *Posttraumatische Belastungsstörungen* (S. 351–376). Berlin, Heidelberg: Springer.

Szejer, M. (2001). *Platz für Anne: die Arbeit einer Psychoanalytikerin mit Neugeborenen*. Frankfurt am Main: Fischer-Taschenbuch.

Terr, L.C. (1981). Psychic trauma in children: observations following the Chowchilla school-bus kidnapping. *American Journal of Psychiatry, 138*(1), 14–19. https://doi.org/10.1176/ajp.138.1.14

van der Kolk, B.A. (2009). Entwicklungstrauma-Störung: Auf dem Weg zu einer sinnvollen Diagnostik für chronisch traumatisierte Kinder. *Praxis der Kinderpsychologie und Kinderpsychiatrie, 58*(8), 572–586. https://doi.org/10.13109/prkk.2009.58.8.572

van der Kolk, B.A., Pynoos, R.S., Cicchetti, D., Cloitre, M., D'Andrea, W., Ford, J.D., Lieberman, A.F., Putnam, F.W., Glenn Saxe, M.D., Spinazzola, J., Stolbach, B.C. & Teicher, M. (2009). *Proposal to include a developmental trauma disorder diagnosis for children and adolescents in DSM-V*. Verfügbar unter http://cismai.it/wp-content/uploads/2013/11/DTD_papers_Oct_095eb2.pdf

von Gontard, A. (2019). *Psychische Störungen bei Säuglingen, Klein-und Vorschulkindern: Ein praxisorientiertes Lehrbuch*. Stuttgart: Kohlhammer.

Weltgesundheitsorganisation. (2011). *Internationale Klassifikation psychischer Störungen. ICD-10 Kapitel V (F). Klinisch-diagnostische Leitlinien* (8. überarb. Aufl.). Bern: Huber.

World Health Organization. (1994). *Tenth revision of the international classification of diseases. ICD-10, chapter V (F): Mental and behavioural disorders. Diagnostic criteria for research (DCR)* Genf: World Health Organization.

World Health Organization. (2021). *International classification of diseases for mortality and morbidity statistics* (11th Revision). World Health Organization. Verfügbar unter https://icd.who.int/en

Youssef, N.A., Lockwood, L., Su, S., Hao, G. & Rutten, B.P. (2018). The effects of trauma, with or without PTSD, on the transgenerational DNA methylation alterations in human offsprings. *Brain Sciences, 8*(5), 83. https://doi.org/10.3390/brainsci8050083

Zero to Three. (2019). *DC:0-5. Diagnostische Klassifikation seelischer Gesundheit und Entwicklungsstörungen der frühen Kindheit*. Stuttgart: Kohlhammer.

17.2 Anpassungsstörung

Christina Taferner, Eva Möhler
und Franz Resch

Definition und Klassifikation

Eine Anpassungsstörung kann über die Lebensspanne hinweg, vom Säuglings- bis ins hohe Alter auftreten. Dabei variieren die Symptome je nach Alter des Kindes stark. So kann die Diagnose der Anpassungsstörung bei symptomatischen Reaktionen infolge von Umweltbelastungen, Stressoren oder Traumata und zeitlicher Beschränkung (unter 3 Monate) bereits im ersten Lebensjahr in Betracht gezogen werden. Je jünger der Säugling bzw. das Kleinkind, umso variabler und unspezifischer können die Symptome sein – nicht zuletzt aufgrund des begrenzen Verhaltensrepertoires dieser Altersgruppe. Eine Anpassungsstörung ist somit eine Reaktion auf ein einmaliges oder ein fortbestehendes belastendes Lebensereignis, die sich in negativen Veränderungen des Gemütszustandes (affektive Symptome) oder in Störungen des Sozialverhaltens (zwischenmenschlich) ausdrücken kann. Das klinische Bild zeigt sich vielfältig. So finden sich erlebnisreaktiv Störungen der physiologischen Regulation von Schlafen, Essen und allen anderen Vitalfunktionen ebenso wie Störungen der Emotions- und Selbstregulation (intensive Emotionen von Trauer, Angst, Wut, Ärger, Hilflosigkeit, Gereiztheit) bei jungen Kindern. Mit zunehmendem Entwicklungsalter treten auch differenzierte Verhaltensstörungen wie Rückzug, Hyperaktivität, oppositionelles Verhalten oder Aggressivität auf (Zero to Three, 2019). Auch Albträume, Schuld- und Verlassenheitsgefühle, Trennungsängste, Einnässen und Eltern-Kind-Konflikte werden beschrieben. Charakteristisch für die Anpassungsstörung ist eine hohe Rate an spontaner Remission (In-Albon & Resch, 2019).

Der diagnostische Algorithmus der DC:0-5 (Zero to Three, 2019) zu diesem Störungsbild ist Tabelle 17-2 zu entnehmen.

Entscheidend für Diagnose nach DC:0-5 ist zum einen die symptomatische Reaktion auf feststellbare Umweltbelastungen (innerhalb von 2 Wochen) und zum anderen eine beschränkte Symptomdauer von mindestens 2 Wochen und maximal 3 Monaten. Die Symptomstärke muss eine entwicklungsangemessene Reaktion auf die Umgebungsveränderung überschreiten und geht mit einem subjektiven Leiden und der Beeinträchtigung sozialer Funktionen und Leistungen einher. Für die Diagnose einer *Anpassungsstörung* gibt es keine definierte Altersbegrenzung. Die Diagnose kann bei Säuglingen und Kleinkindern vergeben werden, insofern die symptomatischen Reaktionen nicht durch andere Störungsbilder erfasst bzw. besser erklärbar sind (Zero to Three, 2019).

Dieses Störungsbild wird in der ICD-10 (Remschmidt et al., 2017) als *Anpassungsstörung* (F43.2) den neurotischen, Belastungs- und somatoformen Störungen zugeordnet und im DSM-5 (American Psychiatric Association, 2015) als Anpassungsstörung bei den Trauma- und belastungsbezogenen Störungen kodiert. Zu beachten gilt, dass nach ICD-10 die Symptome innerhalb eines Monats auftreten müssen. Zudem dauern die Symptome nach Ende des Ereignisses oder ihrer Folgen nicht länger als 6 Monate an, außer bei der längeren depressiven Reaktion (Remschmidt et al., 2017). Nach der ICD-10 sind in der Anpassungsstörung Symptome der Depression, Angst- und Sozialverhaltensstörung enthalten und es wird empfohlen, die Art des Stressors unter Z-Faktoren zu erfassen oder auf der V. Achse des Multiaxialen Klassifikationsschema (MAS) zu kodieren (von Gontard, 2019). Wichtige Überarbeitungen der Anpassungsstörungsdefinition nach der ICD-11 sind in der Kategorie *spezifisch belastungsbezogene Störungen* zu finden (Augsburger & Maercker, 2018).

Tabelle 17-2: Diagnostischer Algorithmus Anpassungsstörung nach DC:0-5 (Zero to Three, 2019, S. 156)

Alle folgenden Kriterien müssen erfüllt sein.
A. Einer oder mehrere neue Umweltstressoren müssen aufgetreten sein.
B. Innerhalb von 2 Wochen nach Erleben des Stressors zeigt das Kind eine Störung der Emotionen (z. B. Irritabilität, Trauer, Nüchternheit, Ängstlichkeit) oder des Verhaltens (z. B. Oppositionshaftigkeit, Weigerung zu schlafen, häufige Wutausbrüche oder Entwicklungsrückschritte).
C. Die emotionalen oder Verhaltensstörungen unter dem Kriterium B stellen eine eindeutige Änderung dar und scheinen nachvollziehbar mit dem Stressor in Verbindung zu stehen.
D. Symptomänderungen nach dem Stressor sind nicht: 1. Besser erklärbar durch eine andere psychische Störung nach Achse I 2. Nur eine Verschlimmerung einer vorherbestehenden Störung 3. Entwicklungsmäßig angemessene Reaktionen auf Umweltveränderungen.
E. Die Symptome der Störung oder Reaktionen der Bezugspersonen haben erheblichen Einfluss auf die Funktionsfähigkeit des Kindes und der Familie auf eine oder mehrere der folgenden Arten: 1. Verursachen Stress und Leid beim Kind. 2. Beeinträchtigen die Beziehungen des Kindes. 3. Schränken die Teilnahme des Kindes an entwicklungsbedingt erwarteten Aktivitäten und Routinen ein. 4. Schränken die Teilnahme der Familie an Alltagsaktivitäten und Routinen ein. 5. Schränken die Fähigkeit des Kindes ein, neue Fertigkeiten zu lernen und zu entwickeln, oder beeinträchtigen den Entwicklungsprozess.
Alter: Es gibt keine Altersbegrenzungen. **Dauer:** Die Symptome müsse mindestens 2 Wochen vorhanden sein und weniger als 3 Monate persistieren, wenn der Stressor nicht mehr vorhanden ist.

Epidemiologie

Wenngleich die Anpassungsstörung in der klinischen Praxis bereits im Vorschulalter eine besonders häufig diagnostizierte Störung ist, sind repräsentative Prävalenzzahlen bei jungen Kindern noch nicht bekannt (Zero to Three, 2019). Nur in einer bevölkerungsbasierten Kohortenstudie aus Dänemark wird bei 0,9 % aller 18 Monate alten Kinder auf eine Anpassungsstörung nach ICD-10 verwiesen (Skovgaard et al., 2007). Andere großangelegte Prävalenzstudien führen die Diagnose nicht. Gründe dafür können in der spontanen Remission der Störung (von Gontard, 2019) sowie in den diagnostisch-konzeptuellen Schwierigkeiten der Anpassungsstörung liegen. So gilt die Anpassungsstörung als wenig beforscht und Prävalenzen wurden bisher bevorzugt in speziell definierten Populationen innerhalb bestimmter Behandlungskontexte erhoben. In einer klinischen Studie an 1.083 Kindern zu Diagnosen der Achse I und der Achse II der DC:0-3 verweisen Emde und Wise (2003) auf eine Prävalenz von 8 % für die Anpassungsstörung. Bei ambulant vorgestellten Kindern findet sich bei Frankel et al. (2004) eine Prävalenz von 19 %. In einer Studie, die an einer Spezialambulanz für Klein- und Vorschulkinder durchgeführt wurde, wiesen 6 % bzw. 5,4 % der Kinder eine Anpassungsstörung nach ICD-10 bzw. DC:0-5 auf (Equit et al., 2011). Eine aktuelle Studie mit Patientinnen und Patienten einer kinderpsychiatrischen Eltern-Kind-Station in Westösterreich zeigt einen Anteil von 15 % mit einer diagnostizierten Anpassungsstörung nach ICD-10 bzw. 13,5 % mit Trauma-, Belastungs- und Deprivationsstörungen nach DC:0-5 auf (Taferner et al., im Druck).

Symptomentwicklung und Komorbidität

Kleinkinder sind im Lauf ihres Lebens häufig Situationen ausgesetzt, die sie als unangenehm, quälend, ängstigend, erschreckend oder zermürbend empfinden. Der Großteil der Kinder übersteht derartige Krisen, ohne eine Pathologie zu entwickeln (In-Albon & Resch, 2019). Werden Kinder auffällig, sind Entwicklungsmerkmale und Symptomatik vom Entwicklungsstand und vom Alter des Kindes abhängig. Beobachtbare Symptome können sich bei Säuglingen mit Schlaf-, Schrei- oder Essproblemen sowie durch soziales Rückzugsverhalten ausdrücken. Bei älteren Kindern zeigen sich auch Konzentrationsstörungen, Trennungsängste, Reizbarkeit, Wutausbrüche, neu auftretende Ängste oder Hyperaktivität und externalisierende Verhaltensprobleme. Auch ein Zurückfallen in vergangenes Verhalten wie z. B. erneutes Einnässen, Babysprache, häufiges Weinen und vermehrte Eltern-Kind-Konflikte können bei Kindern unter 5 Jahren beobachtet werden (von Gontard, 2019).

Fehlende soziale und familiäre Bezüge begünstigen die Entwicklung einer Anpassungsstörung. Geschlechtsunterschiede sind bei diesem Störungsbild nicht bekannt (Zero to Three, 2019). Im Jugendalter werden geschlechtsspezifische Merkmale im Hinblick auf Stressoren und Symptome berichtet (In-Albon & Resch, 2019). Pelkonen et al. (2005) verweisen bei weiblichen Jugendlichen auf elterliche Erkrankungen als auslösende Stressoren. Bei männlichen Jugendlichen mit einer Anpassungsstörung finden sich vermehrt schulassoziierte und rechtliche Schwierigkeiten als Stressoren und einhergehende psychomotorische Unruhe.

Komorbid kann eine Anpassungsstörung mit anderen Achse-I-Störungen der DC:0-5 und mit somatischen Erkrankungen auftreten, dies ist jedoch wenig erforscht. Zu differenzieren gilt, ob es sich um eine Verstärkung der primären, vorbestehenden Störung handelt und ob die Symptome besser durch eine andere Störung zu erklären sind. Ebenso ist die Datenlage zur Stabilität der Diagnose bzw. Chronifizierung der Störung gering (Zero to Three, 2019).

Ätiologie und Pathogenese

Grundlegend ist davon auszugehen, dass die meisten Kinder stressreiche Lebensereignisse erfahren. In einer Schuleingangsuntersuchung bei Kindern im Vorschulalter zeigte sich, dass über 80 % der Kinder mindestens ein belastendes Lebensereignis in ihrem bisherigen Leben erlitten haben (Furniss et al., 2009). Als normative Stressoren zählen nach Hill (2006) der Kindergarten- und Schuleintritt, da diese fast alle Kinder betreffen. Darüber hinaus stellen nicht normative Stressoren spezifische Verluste oder Belastungen des Kindes dar. Kinder gehen mit diesen Belastungen unterschiedlich um. Während das eine Kind das Erlebte psychisch völlig unbeschadet übersteht, entwickelt das andere durch den gleichen Stressor eine Störung. Die Auswirkungen der Stressoren hängen mit der subjektiven Wahrnehmung der Betroffenen zusammen, aber auch mit der individuellen Belastbarkeit und der Lebenssituation. Zudem kann die Art, Dauer und Schwere der Belastung die Entstehung einer Anpassungsstörung begünstigen.

Die häufigsten und bedeutsamsten Stressoren für Kinder im Vorschulalter stellen die Trennung bzw. Scheidung der Eltern, die Geburt von Geschwisterkindern, Tod eines Verwandten, Operation, Krankenhausbehandlung, Wiederaufnahme von Arbeit durch Eltern, neuer Kindergarten und Umzug dar (Campbell, 2002; Furniss et al., 2009). Psychisch belastete oder erkrankte Eltern sowie veränderte Lebensumstände begünstigen ebenso die Entstehung der Anpassungsstörung. Der Verlust eines Elternteils bzw. einer Hauptbezugsperson stellt für Kinder im Vorschulalter einen besonders gravierenden Stressor dar (Campbell, 2002; von Gontard, 2019). Die Auswirkung derartiger

Stressoren hängt von der Anzahl und Häufung ab, so führen kumulative Lebensereignisse zudem zu signifikant mehr Verhaltensauffälligkeiten (Furniss et al., 2009). Darüber hinaus stellen Kleinkinder im Alter von 3 bis 6 Jahren eine Risikogruppe für Gewalterfahrungen und Unfälle dar und können durch Erkrankungen bzw. schwere medizinische Eingriffe bei sich oder engen Bezugspersonen bereits schwere psychische Belastungen erleben (Metzner et al., 2020).

Diagnose und Differenzialdiagnostik

Im Rahmen des diagnostischen Prozesses soll ein Gesamtüberblick über alle aktuellen Symptome gegeben werden. Primäre Bezugspersonen bilden in der Anamnese eine essenzielle Informationsquelle ebenso wie die direkte Verhaltensbeobachtung des Kindes. Einschränkungen bestehen im Säuglings- und Kleinkindalter darin, dass Kinder unter 6 Jahren keine validen Selbstberichte geben können (Scheeringa, 2006). Die Fremdbeurteilungen der Eltern, Erzieher*innen und anderer wichtiger Bezugspersonen sowie die ausführliche Anamnese von herausfordernden Lebensereignissen oder potenziell traumatischen Erlebnissen stellen eine wesentliche Voraussetzung für die Diagnosestellung dar (Metzner et al., 2020).

Anamnese. Häufig finden sich im Vorfeld der Erstmanifestation fast aller psychischen Erkrankungen psychosoziale oder körperliche Belastungsfaktoren. Bei den Anpassungsstörungen stellen diese Belastungen eine Voraussetzung dar, ohne die keine Diagnose gestellt werden kann. Zunächst wird die Symptomatik und der zeitliche Zusammenhang zum Stressor erfragt. Dabei liegt das Augenmerk auf der Erfassung der Beschwerden und der Fragen, wie häufig und wie schwer diese auftreten. Es wird geklärt, ob das Kind noch in der Lage ist, sich alters- und situationsangemessen zu verhalten. Symptome können sich aus der gesamten Bandbreite von internalisierenden und externalisierenden Problemen zeigen und sich vielfältig manifestieren (von Gontard, 2019).

Das Ergebnis der Exploration und des Anamnesegesprächs dient als Grundlage für die Abgrenzung von einer normalen Reaktion auf ein belastendes Lebensereignis und einer Anpassungsstörung. Darüber hinaus sollen die individuelle Bedeutung des Stressors für das Kind, die subjektiven elterlichen Einstellungen und die Ressourcen im Familiensystem zur Bewältigung der Belastung exploriert werden (In-Albon & Resch, 2019).

Standardisierte Testverfahren. Spezifische Inventare, die eine Anpassungsstörung standardisiert erfassen, stehen erst seit kurzem zur Verfügung. Das *Strukturierte Interview für das Vorschulalter (SIVA: 0–6)* (Bolten et al., 2021) ist ein Elterninterview, welches die Anpassungsstörung nach ICD-10 und DC:0-5 für Kinder zwischen einem und 6 Jahren sowie die Komplizierte Trauerstörung nach DC:0-5 erfasst (s. Kap. 17-3). Erste Gütekriterien liegen vor (In-Albon et al., 2020).

Die *Child Behavior Checklist (CBCL 1½-5)* (Achenbach & Rescorla, 2000) wurde zwar nicht spezifisch für die Erfassung einer Anpassungsstörung konzipiert, kann jedoch als allgemeines Screening-Instrument eingesetzt werden. Erfasst werden sieben Problemskalen (emotionale Reaktivität; ängstlich/depressiv; körperliche Beschwerden; sozialer Rückzug; Schlafprobleme; Aufmerksamkeitsprobleme und sggressives Verhalten) sowie drei übergeordnete Skalen, die externalisierende Auffälligkeiten, internalisierende Auffälligkeiten und die Gesamtauffälligkeit abbilden. Eine für das Säuglings- und Kleinkindesalter modifizierte Skala (Dehon & Scheeringa, 2006) setzt sich aus 15 Symptomen der Version zur Erfassung von Symptomen der Posttraumatischen Belastungsstörung (PTBS) zusammen.

Das *DISYPS-III – Diagnostik-System für psychische Störungen nach ICD-10 und DSM-5 für Kinder und Jugendliche – III: Fremdbeurteilungsbogen/Elternurteil Screen* (Döpfner & Görtz-Dorten, 2017) ist ein Fremdbeurteilungsverfahren für Kinder ab 4 Jahren, mit dem Hinweise auf ein breites Spektrum an psychischen Störungen in relativ kurzer Zeit erhoben werden können, um danach gezielt störungsspezifische Instrumente des DISYPS-Systems einzusetzen (s. Kap. 11.1).

Für die dimensionale Diagnostik und Abgrenzung zur PTBS empfiehlt sich zusätzlich auch der *Child and Adolescent Trauma Screen (CATS 3-6)* (Sachser et al., 2017) als orientierende Erfassung belastender Ereignisse und Traumasymptome durch die Bezugsperson. In der Unterscheidung zwischen Anpassungsstörung und PTBS kann das Ausmaß der Stressbelastungen über die Intensität des Stressors richtungsweisend berücksichtig werden. Stressoren, die mit der Anpassungsstörung in Verbindung stehen, haben tendenziell nicht den unerwarteten, plötzlichen und katastrophalen Charakter wie jene der PTBS und sind als Trauma weniger stark zu bewerten (Zelviene & Kazlauskas, 2018). Hat ein junges Kind ein schweres Lebensereignis erfahren, ist es noch nicht unbedingt traumatisiert und leidet auch nicht in jedem Fall an einer PTBS mit entsprechender Behandlungsnotwendigkeit. Jedoch kann chronischer Stress in der frühen Kindheit zu sehr langfristigen Folgen führen (Möhler & Resch, 2018).

Die Abgrenzung einer möglichen Anpassungsstörung von anderen psychischen Erkrankungen, insbesondere von depressiven Störungen und Angststörungen, ist ebenso Teil der Diagnose. Sind die Symptome als Reaktion auf eine Belastung so ausgeprägt, dass die Kriterien für eine andere, schwerere psychische Erkrankung (z.B. Depression, Angststörung) erfüllt sind, kann die Diagnose einer Anpassungsstörung nicht vergeben werden (In-Albon & Resch, 2019; von Gontard, 2019).

Die allgemeinen Herausforderungen bei der Diagnose Anpassungsstörung bei Kleinkindern, Kindern und Jugendlichen liegen zusammengefasst in den Schwierigkeiten der Differenzierung einer normalen adaptiven Stressreaktion (falsch positiv) von einer psychischen Störung, den Schwierigkeiten in der Differenzierung von anderen psychischen Störungen (z.B. einer depressiven Störung), den fehlenden spezifischen Symptomkriterien sowie in den schlecht validierten Subtypen (In-Albon & Resch, 2019). Auch komorbide Störungen müssen ausgeschlossen oder diagnostiziert werden, um gegebenenfalls eine zusätzliche Behandlung einzuleiten.

Die Diagnose einer Anpassungsstörung führt bei einigen Familien häufig zu einer Entlastung. Auch ist die Akzeptanz der Diagnose bei älteren Kindern, Jugendlichen und Erwachsenen hoch, da sie dem Kausalerklärungsbedürfnis entgegenkommt und prognostisch eher günstig ist (In-Albon & Resch, 2019; Simmen-Janevska & Maercker, 2011).

Behandlung und Prävention

Spezifische Therapiestudien mit standardisierter Behandlung einer Anpassungsstörung für diese Altersgruppe liegen nicht vor (von Gontard, 2019). Der Schwerpunkt in der Behandlung von leichten Anpassungsstörungen liegt in der Psychoedukation sowie der Beratung und Ressourcenaktivierung. In der Elternberatung können Ressourcen zur Problembewältigung mobilisiert und Bewältigungsstrategien im Familiensystem erarbeitet werden. Weiterhin können alltagsrelevante pädagogische und praktische Hinweise und Hilfestellungen im Umgang mit den Kindern die Elternbelastung senken. Die individuelle Ressourcenaktivierung und Stärkung der kindlichen Kompetenzen sind in dieser Phase ebenso zentral (von Gontard, 2019).

Für die Altersgruppe der frühen Kindheit ist es hilfreich, Bilderbücher einzusetzen, die altersadäquate Geschichten oder Ereignisse mit entsprechender Thematik aufgreifen, diese aus einer kindlichen Perspektive erzählen, mit Lösungsvorschlägen ausgestattet sind und zu einem guten Ende führen. Eltern können angeleitet werden, dem Kind Entspannungsgeschichten und Fantasiereisen vorzulesen, um ihnen Strategien zur Selbstberuhigung und Entspannung zu vermitteln.

Eine Psychotherapie erscheint bei chronischen Verläufen und bei schweren Anpassungsstörungen als notwendig und der Stressor soll wenn möglich entfernt oder vermieden werden (Hill, 2006). Die Herausforderung in der Indikationsstellung einer Spiel- oder Psychotherapie liegt darin, dass definitionsgemäß davon ausgegangen werden kann, dass die Anpassungsstörung von selbst remittiert (In-Albon & Resch, 2019). Die allgemeine Eltern-Kind-Interaktion kann durch Verfahren mit ressourcenorientiertem Videofeedback (Ziegenhain & Fegert, 2008) oder der VIPP-SD-Methode *(Video-intervention to promote positive parenting and sensitive discipline)* (Juffer et al., 2008) gestärkt werden.

Verlauf und Prognose

Derzeit fehlen Langzeitstudien, die explizit den spontanen Verlauf von Anpassungsstörungen in der frühen Kindheit untersuchen. Kinder aus Risikoumgebungen haben ein erhöhtes Risiko für eine Anpassungsstörung. Das Störungsbild ist u. a. durch das Fehlen von Resilienzfaktoren gekennzeichnet (Zero to Three, 2019). Es sind somit dringend weitere Studien notwendig, die den Langzeitverlauf von Anpassungsstörungen in der frühen Kindheit auf andere psychische Störungen untersuchen.

Forschungsdesiderate und Ausblick

Wie ersichtlich wurde, ist die empirische Literatur zu allen Bereichen der Anpassungsstörung in der frühen Kindheit sowie im Kindes- und Jugendalter sehr spärlich, sodass dringender Handlungsbedarf besteht. Zum einen die hohen Remissionsraten und zum anderen der bewilligte Zugang zu Unterstützungs- und Behandlungsmaßnahmen (z. B. Psychotherapie) können Gründe für die häufige Diagnosevergabe im klinischen Alltag sein. Die Stigmatisierung psychischer Störungen in der frühen Kindheit lässt zudem vermuten, dass die Diagnose einer Anpassungsstörung bevorzugt vergeben wird (In-Albon & Resch, 2019). Meist findet sich die Anpassungsstörung als häufig diagnostizierte Restkategorie, bei welcher differenzierte Forschung bis dato fehlt.

Literatur

Achenbach, T. M. & Rescorla, L. A. (2000). *Manual for the ASEBA preschool forms and profiles*. Burlington: ASEBA.

American Psychiatric Association. (2015). *Diagnostisches und Statistisches Manual Psychischer Störungen DSM-5*. Göttingen: Hogrefe.

Augsburger, M. & Maercker, A. (2018). Spezifisch belastungsbezogene psychische Störungen im neuen ICD-11: Ein Überblick. *Fortschritte der Neurologie Psychiatrie, 86*(3), 156–162. https://doi.org/10.1055/a-0576-6790

Bolten M., Equit M., von Gontard A. & In-Albon, T. (2021). *SIVA: 0–6. Das Strukturierte Interview für das Vorschulalter [Verfahrensdokumentation, Interviewleitfaden mit den Modulen 0-16, Handbuch, Zuordnung Module und Interview und Diagnoseblatt]*. In Leibniz-Institut für Psychologie (ZPID) (Hrsg.), Open Test Archive. Trier: ZPID.

Campbell, S. B. (2002). *Behavior problems in preschool children: Clinical and developmental issues* (2nd ed.). New York: Guilford Press.

Dehon, C. & Scheeringa, M. S. (2006). Screening for preschool posttraumatic stress disorder with the Child Behavior Checklist. *Journal of Pediatric Psychology, 31*(4), 431–435. https://doi.org/10.1093/jpepsy/jsj006

Döpfner, M. & Görtz-Dorten, A. (2017). *DISYPS-III. Diagnostik-System für psychische Störungen nach ICD-10 und DSM-V für Kinder und Jugendliche*. Göttingen: Hogrefe.

Emde, R. N. & Wise, B. K. (2003). The cup is half full: Initial clinical trials of DC: 0-3 and a recommendation for revision. *Infant Mental Health Journal, 24*(4), 437–446. https://doi.org/10.1002/imhj.10067

Equit, M., Paulus, F., Fuhrmann, P., Niemczyk, J. & von Gontard, A. (2011). Comparison of ICD-10 and DC: 0-3R diagnoses in infants, toddlers and preschoolers. *Child Psychiatry and Human Development, 42*(6), 623–633. https://doi.org/10.1007/s10578-011-0237-2

Frankel, K. A., Boyum, L. A. & Harmon, R. J. (2004). Diagnoses and presenting symptoms in an infant psychiatry clinic: Comparison of two diagnostic systems. *Journal of the American Academy of Child & Adolescent Psychiatry, 43*(5), 578–587. https://doi.org/10.1097/00004583-200405000-00011

Furniss, T., Beyer, T. & Müller, J. M. (2009). Impact of life events on child mental health before school entry at age six. *European Child & Adolescent Psy-*

chiatry, 18(12), 717–724. https://doi.org/10.1007/s00787-009-0013-z

Hill, P. (2006). Adjustment disorders. In C. Gillberg, R. Harrington & H.-C. Steinhausen (Eds.), *A clinician's handbook of child and adolescent psychiatry* (pp. 207–220). Cambridge: Cambridge University Press.

In-Albon, T., Equit, M., von Gontard, A., Schwarz, D., Müller, J.M. & Bolten M., (2020) Das Strukturierte Interview für das Vorschulalter (SIVA: 0–6). *Kindheit und Entwicklung, 29*(4), 209–220.

In-Albon, T. & Resch, F. (2019). Anpassungsstörungen bei Kindern und Jugendlichen. In J. Fegert, F. Resch, P. Plener, M. Kaess, M. Döpfner, K. Konrad & T. Legenbauer (Hrsg.), *Psychiatrie und Psychotherapie des Kindes- und Jugendalters* (S. 9). Berlin, Heidelberg: Springer.

Juffer, F., Bakermans-Kranenburg, M.J. & Van IJzendoorn, M.H. (2008). *Promoting positive parenting: An attachment-based intervention.* New York: Taylor & Francis.

Metzner, F., Sobania, K., Vasileva, M., Wichmann, M., Lempertz, D. & Pawils, S. (2020). Die Posttraumatische Belastungsstörung (PTBS) bei Kindern im Vorschulalter: Ein Überblick zu Diagnostik, Prävalenz und Versorgungssituation in Deutschland. *Zeitschrift für Psychiatrie, Psychologie und Psychotherapie, 68*(1), 16–32. https://doi.org/10.1024/1661-4747/a000401

Möhler, E. & Resch, F. (2018). Early Life Stress und Borderline-Persönlichkeitsstörung. *PTT: Persönlichkeitsstörungen Theorie und Therapie, 22*(3), 205–214.

Pelkonen, M., Marttunen, M., Henriksson, M. & Lönnqvist, J. (2005). Suicidality in adjustment disorder: Clinical characteristics of adolescent outpatients. *European Child & Adolescent Psychiatry, 14*(3), 174–80. https://doi.org/10.1007/s00787-005-0457-8

Remschmidt, H., Schmidt, S. & Poustka, F. (2017). *Multiaxiales Klassifikationsschema für psychische Störungen des Kindes- und Jugendalters nach ICD-10 der WHO* (7. Aufl.). Bern: Hans Huber. https://doi.org/10.1024/85759-000

Sachser, C., Berliner, L., Holt, T., Jensen, T.K., Jungbluth, N., Risch, E., Rosner, R. & Goldbeck, L. (2017). International development and psychometric properties of the Child and Adolescent Trauma Screen (CATS). *Journal of Affective Disorders, 210*, 189–195. https://doi.org/10.1016/j.jad.2016.12.040

Scheeringa, M.S. (2006). Posttraumatic Stress Disorder: Clinical Guidelines and Research Findings. In J.L. Luby (Ed.), *Handbook of preschool mental health: Development, disorders, and treatment* (pp. 165–185). New York: Guilford Press.

Simmen-Janevska, K. & Maercker, A. (2011). Anpassungsstörungen: Konzept, Diagnostik und Interventionsansätze. *Psychotherapie Psychosomatik Medizinische Psychologie, 61*(3–4), 183–192. https://doi.org/10.1055/s-0030-1266069

Skovgaard, A.M., Houmann, T., Christiansen, E., Landorph, S., Jørgensen, T., CCC 2000 Study Team, Olsen, E.M., Heering, K., Kaas-Nielsen, S., Samberg, V. & Lichtenberg, A. (2007). The prevalence of mental health problems in children 1 1/2 years of age - the Copenhagen Child Cohort 2000. *Journal of Child Psychology and Psychiatry, 48*(1), 62–70.

Taferner, C., Jahnke-Majorkovits, A.-C., Nakamura, S. & Sevecke, K. (im Druck). Merkmale der Inanspruchnahmepopulation einer Eltern-Kind-Station: Frühe interaktionszentrierte Behandlung als Chance in der Kinder- und Jugendpsychiatrie. *Neuropsychiatrie.*

von Gontard, A. (2019). *Psychische Störungen bei Säuglingen, Klein- und Vorschulkindern.* Stuttgart: Kohlhammer.

Zelviene, P. & Kazlauskas, E. (2018) Adjustment disorder: current perspectives. *Neuropsychiatric Disease and Treatment, 14*, 375–381. https://doi.org/10.2147/NDT.S121072

Zero to Three. (2019). *DC: 0-5. Diagnostische Klassifikation seelischer Gesundheit und Entwicklungsstörungen der frühen Kindheit.* Stuttgart: Kohlhammer.

Ziegenhain, U. & Fegert, J.M. (Hrsg.). (2008). *Kindeswohlgefährdung und Vernachlässigung.* München: Ernst Reinhardt Verlag.

17.3 Komplizierte Trauerstörung der frühen Kindheit

Gunter Groen

Der Verlust einer geliebten Person stellt für Menschen jeden Alters eine außergewöhnliche Belastung dar und fordert eine besondere Anpassungsleitung. Trauer ist dabei eine grundsätzlich natürliche, angemessene und hilfreiche Reaktion. Trauer kann sich insbesondere im Kindesalter sehr unterschiedlich auf emotionaler, sozialer, physiologischer und verhaltensbezogener Ebene ausdrücken und Einfluss auf die weitere Entwicklung nehmen. Der Tod eines Elternteils oder einer anderen sehr engen Bezugsperson ist für Kinder eine besonders einschneidende und folgenreiche Erfahrung. Vor allem Kleinkinder sind sehr darin gefordert, den Verlust kognitiv einzuordnen, was u. a. mit Schuldgefühlen einhergehen kann. Ebenso erleben sie den Verlust oft unmittelbar auf der Ebene der Bindung sowie physiologischen Versorgung und emotionalen Regulation durch die Bezugsperson. In der Regel sind weitere Bezugspersonen des Kindes durch den Tod des Familienmitgliedes belastet und beeinträchtigt. Auch wenn entsprechende Verlusterfahrungen von den meisten Kindern früher oder später überwunden und integriert werden können, ist das Risiko für psychische Auffälligkeiten und Störungen erhöht. Die *Komplizierte Trauerstörung* der frühen Kindheit stellt hierbei eine besonders spezifische, unmittelbare Folge dar, die vor allem in der frühen Kindheit von entwicklungsgemäßen und auch anderen psychopathologischen Reaktionen nicht immer trennscharf zu unterscheiden ist. Im Hinblick auf die Bewältigung eines Verlustes bzw. die Symptomentwicklung sowie die Behandlung und Prävention kommt der Unterstützung durch das familiäre und sonstige Umfeld eine besondere Bedeutung zu. Zur Diagnose, Ätiologie und Therapie der Komplizierten Trauerstörung der frühen Kindheit liegen bisher kaum einschlägige Forschungsbefunde vor. Zur Annäherung werden deshalb auch Befunde aus dem Kindes- und Jugendalter herangezogen, ebenso – neben Untersuchungen pathologischer Trauer – auch Beobachtungen natürlicher Trauerreaktionen.

Definition und Klassifikation

Tod und Trauer sind universelle menschliche Erfahrungen und gehören für Erwachsene aber auch Jugendliche und Kinder zu häufigen und gleichwohl besonders belastenden kritischen Lebensereignissen (Berg et al., 2016; Black, 1998; Sanghvi, 2020). Trauer umfasst die natürlichen Reaktionen auf den bevorstehenden oder eingetretenen Tod eines nahestehenden und geliebten Menschen, die sich auf verschiedenen Ebenen zeigen und als besonders schmerzhaft erlebt werden. Trauer kann sich individuell sehr unterschiedlich äußern, im Mittelpunkt stehen oft eine ausgeprägte Traurigkeit, Trennungsschmerz und Sehnsucht nach der verstorbenen Person sowie sozialer Rückzug (Kaplow et al., 2019; Killikelly & Maercker, 2019; Lytje & Dyregrov, 2019). Wenn die Trauer – wie bei den meisten Betroffenen – nach einer gewissen Zeit nicht abnimmt, sondern spezifische Reaktionen persistieren und zu Funktions- und/oder zu Entwicklungsbeeinträchtigungen führen und nicht besser durch andere Diagnosen erklärt werden können, kann von pathologischer Trauer gesprochen werden. Entsprechende Bezeichnungen, die in den letzten Jahren Verwendung gefunden haben, sind *verlängerte, anhaltende, komplexe, komplizierte und traumatische Trauer* bzw. *Trauerstörung.*

Psychopathologische Trauerreaktionen können nach ICD-10 (Weltgesundheitsorganisation, 2011) in ihrem engen, unmittelbaren Zusammenhang zum Tod einer Bezugsperson den *Belastungsreaktionen* und *Anpassungsstörungen* oder nach ICD-11 (World Health Organization, 2018) den *spezifisch belastungsbezogenen psychischen Störungen* zugeordnet werden. In letzterer, neu in der vorläufigen Version der ICD-11 aufgenommenen Kategorie findet sich neben der Anpassungsstörung, der (komplexen) Posttraumatischen Belastungsstörung (PTBS), der Reaktiven Bindungsstörung (RBS) und der Sozialen Beziehungsstörung mit Enthemmung (SBSE) auch die neu eingeführte Diagnose der *Anhaltenden Trauerstörung* (6B42). Hiermit wird eine persistierende und tiefgreifende Trauer nach dem Tod eines Partners, Elternteils, Kindes oder einer anderen nahestehenden Person bezeichnet, die über eine normale Trauerreaktion deutlich hinausgeht und länger als 6 Monate nach dem Tod anhält. Sie äußerst sich in einem gedanklichen Verhaftet-Sein mit dem Verstorbenen oder einer starken Sehnsucht, die mit leidvollen Emotionen und psychosozialen Beeinträchtigungen einhergeht. Diese Diagnose findet sich in der ICD-10 noch nicht. Hier werden verschiedene Anpassungsstörungen als Reaktionen auf eine psychosoziale Belastung unterschieden, die sich in der Regel einen Monat nach dem Ereignis herausbilden und bis zu 6 Monaten andauern. Dies sind die kurze depressive Reaktion (F43.20), die längere depressive Reaktion (bis zu 2 Jahren; F43.21), Angst und depressive Reaktion gemischt (F43.22), die vorwiegende Störung von anderen Gefühlen (F43.23), die vorwiegende Störung des Sozialverhaltens (F43.24) sowie die gemischte Störung von Gefühlen und Sozialverhalten (F43.25).

Im DSM-5 (American Psychiatric Association, 2015) werden pathologische Trauerreaktionen unter der Forschungsdiagnose *Störung durch eine anhaltende komplexe Trauerreaktion* unter *Klinischen Erscheinungsbildern mit weiterem Forschungsbedarf* aufgeführt. Laut Kriterien liegen bei Kindern über mindestens 6 Monate (bei Erwachsenen 12 Monate) nach dem Tod einer engen Bezugsperson folgende Belastungen vor: Anhaltende Sehnsucht, intensiver Kummer oder emotionale Schmerzen, eine andauernde Beschäftigung mit den Verstorbenen oder den Umständen des Todes. Zusätzlich ist das Vorliegen von mindestens sechs weiteren Symptomen (von zwölf die benannt werden) erforderlich. Hierzu zählen u.a. Ärger oder Verbitterung, Schwierigkeiten, den Verlust zu akzeptieren, emotionale Benommenheit oder die Empfindung, das Leben erscheine ohne den Verstorbenen sinnlos.

In der DC:0-5 (Zero to Three, 2019) erfolgt unter Achse I eine der ICD-11 ähnliche Einteilung im Abschnitt 9 *Trauma-, Belastungs- und Deprivationsstörungen*. Da insbesondere für Kleinkinder der Verlust einer Hauptbezugsperson aufgrund der noch eingeschränkten kognitiven und emotionalen Entwicklung und der Betroffenheit des ganzen Familiensystems als besonders belastend und einschneidend gilt, wird auch bereits hier die spezifische Diagnose der *Komplizierten Trauerstörung der frühen Kindheit* berücksichtigt. Die Kriterien und beobachtbaren Symptome werden wie in Tabelle 17-3 ausdifferenziert und konkret beschrieben. Für das Auftreten der Störung wird kein Mindestalter angegeben. Bevor sich beim Kind aber im Alter von etwa 9 Monaten präferierte Bindungen deutlich etabliert haben, sollte die Diagnose mit Vorsicht gestellt werden. Als Kriterium für die Mindestdauer sollten die Symptome an den meisten Tagen für mindestens 30 Tage vorhanden sein. Spezifiziert werden kann weiterhin, ob das Kind bei den Ereignissen, die zum Tode führten, anwesend war oder es Informationen über die Todesumstände erhalten hat.

Epidemiologie

Zur Prävalenz der Komplizierten Trauerstörung der frühen Kindheit liegen noch keine aussagekräftigen Befunde vor. Auch Anpassungsstörungen in der frühen Kindheit (unter denen zum gewissen Teil auch Belastungsreaktionen nach dem Tod von Bezugspersonen subsumiert sein dürften) sind keine häufig erhobene Diagnose in epidemiologischen Studien zu dieser Altersgruppe (Vasileva et al., 2020), selbst wenn die Diagnose in der Praxis häufig verwendet wird. Im Jahr 2014 zählten mit knapp 23 % *Reaktionen auf schwere Belastungen und Anpassungsstörungen* zu den häufigsten fachärztlich vergebenen Diagnosen im Kindes- und Jugendalter (Fegert et al., 2017). In einer deutschen Inanspruchnahmepopulation von knapp 300 Kindern im

Tabelle 17-3: Diagnostischer Algorithmus Komplizierte Trauerstörung der frühen Kindheit nach DC:0-5 (Zero to Three, 2019, S. 159 f.)

Alle folgenden Kriterien müssen erfüllt sein.
A. Nach dem Tod oder bleibendem Verlust einer Bezugsperson zeigt das Kind mindestens zwei der folgenden Symptome: 1. Das Kind weint, ruft und sucht durchgängig nach der abwesenden Bezugsperson. 2. Wenn das Kind an den Verlust erinnert wird, zeigt es irgendwelche der folgenden Symptome: a. Distanziertheit, einschließlich Indifferenz, gegenüber Erinnerungen an die Bezugsperson wie eine Fotografie oder Nennung des Namens der Bezugsperson b. Selektives "Vergessen", einschließlich offensichtlich mangelndes Erkennen von Fotografien oder anderen Erinnerungen an die verlorene Person c. Extreme Empfindlichkeit gegenüber allen Erinnerungen an die verlorene Person, einschließlich akutes seelisches Leiden, wenn ein Gegenstand der Person durch andere berührt oder weggenommen wird d. Eine starke emotionale Reaktion gegenüber jeder Thematik, die mit Trennung und Verlust verbunden ist – z. B. Weigerung, Verstecken zu spielen, Tränenausbrüche, wenn ein Haushaltsgegenstand von seinem gewohnten Platz verrückt wird, intensive Trennungsbelastung – oder persistierende Beschäftigung mit dem Aufenthaltsort anderer Personen 3. Persistierende Beschäftigung mit dem möglichen Tod von sich selbst und anderen, wie mit irgendwelchen der folgenden Symptome ausgedrückt: a. Wiederholte Fragen über das Sterben (z. B. "Werde ich sterben?", "Wirst Du sterben?") b. Äußerungen über eigenen Todeswunsch ("Ich möchte auch sterben") oder Reinszenierung von Todesthemen im Spiel c. Wiederholtes Erzählen (anderen Personen) über den Verlust der Bezugsperson
B. Die Reaktionen des Kindes auf Verlust schließen drei oder mehr der folgenden Symptome ein: 1. Ermüdbarkeit und Energieverlust 2. Depressiver Affekt oder trauriger Gesichtsausdruck 3. Fehlendes Interesse an altersangemessenen Aktivitäten 4. Selbstverletzung oder selbstgefährdendes Verhalten 5. Äußerung von Schuld oder Selbstvorwürfen über den Verlust (z. B. "Ich bin schlecht", "Ich habe ihn oder sie getötet") 6. Erhebliche Schlafstörungen 7. Erhebliche Essstörungen 8. Verlust an Entwicklungsschritten
C. Die Symptome der Störung oder Reaktionen der Bezugspersonen haben erheblichen Einfluss auf die Funktionsfähigkeit des Kindes und der Familie auf eine oder mehrere der folgenden Arten: 1. Verursachen Stress und Leid beim Kind. 2. Beeinträchtigen die Beziehungen des Kindes. 3. Schränken die Teilnahme des Kindes an entwicklungsbedingt erwarteten Aktivitäten und Routinen ein. 4. Schränken die Teilnahme der Familie an Alltagsaktivitäten und Routinen ein. 5. Schränken die Fähigkeit des Kindes ein, neue Fertigkeiten zu lernen und zu entwickeln, oder beeinträchtigen den Entwicklungsprozess.

Alter: Kein Mindestalter ist angegeben, aber die Diagnose sollte mit Vorsicht gestellt werden, wenn das Kind jünger als 9 Monate alt ist (das Entwicklungsalter, bei dem die bevorzugten Bindungen eindeutig etabliert sein sollten).
Dauer: Die Symptome sollten an den meisten Tagen vorhanden sein für mindestens 30 Tage.

Spezifiziere:
1. Ob das junge Kind bei den Ereignissen, die zum Tod führten, anwesend war
2. Ob das junge Kind Informationen über die Todesumstände erhalten hat

durchschnittlichen Alter von 3;9 Jahren (0 bis 5 J.) erhielten 5,4 % die Diagnose einer Anpassungsstörung (gemäß DC:0-3R; Zero to Three, 2005), lediglich 0,7 % (2 Kinder) die Diagnose einer verlängerten Trauerreaktion (Equit et al., 2011). In einer etwas älteren US-amerikanischen klinischen Studie erfüllten 20 % (ICD-10) bzw. 19 % (DC:0-3) der Kinder im Alter von 0 bis 58 Monaten die Kriterien einer Anpassungsstörung, trauerbezogene Belastungsreaktionen wurden nicht spezifiziert (Frankel et al., 2004). In der sogenannten westlichen Welt erleben schätzungsweise 4 % der Kinder und Jugendlichen den Tod eines Elternteils (Pearlman et al., 2010). In vielen anderen Regionen sind noch deutlich mehr junge Menschen von diesem Schicksal betroffen. Laut UNICEF (United Nations Children's Fund; n.d.) haben Stand 2021 weltweit 147 Millionen Kinder und Jugendliche mindestens ein Elternteil verloren.

Furniss et al. (2009) erhoben die Erfahrung belastender Lebensereignisse in einer Stichprobe von 1.887 Vorschulkindern im Alter zwischen 5 und knapp 7 Jahren im Rahmen einer Schuleingangsuntersuchung. Über 83 % hatten in ihrem bisherigen Leben mindestens ein kritisches Ereignis erlitten. Von diesen hatten 0,9 % den Tod eines Elternteils und 27,5 % den Tod eines anderen Verwandten erlebt. Im Mittel wurden (bei einer Spannbreite von 0 bis 9) 2,2 belastende Lebensereignisse berichtet. Das Ausmaß psychischer Probleme hing signifikant mit der Häufigkeit belastender Lebensereignisse zusammen. In einer Studie von Oosterhoff et al. (2018) berichteten 30 % von über 10.000 Jugendlichen, bereits den plötzlichen Tod einer engen Bezugsperson erlebt zu haben. In einer Studie mit 291 Hilfe suchenden trauernden Kindern und Jugendlichen im Alter von 8 bis 18 Jahren (Boelen et al., 2019) erfüllten 12,4 % die Kriterien einer anhaltenden Trauerstörung gemäß ICD-11 und 3,4 % die einer anhaltenden komplexen Trauerreaktion gemäß DSM-5. Beide Diagnosen waren mit einem höheren Ausmaß von Depressivität und posttraumatischem Stress assoziiert. In einer frühen israelischen Studie von Elizur und Kaffmann (1982) zeigten über 40 % der gut 20 untersuchten Kinder im Alter von 2 bis 10 Jahren 3,5 Jahre nach dem Tod ihres Vaters Symptome pathologischer Trauer in Form ernsthafter Verhaltensprobleme und eingeschränkter sozialer Funktionen.

Symptomentwicklung und Komorbidität

Nach dem Tod einer nahen Bezugsperson zeigen Kleinkinder eine Vielzahl unterschiedlicher emotionaler, sozialer, verhaltensbezogener und auch physiologischer Trauerreaktionen. Diese sind oft geprägt von Traurigkeit und Angst und einer starken Sehnsucht nach dem Verstorbenen, Schuld, Scham und Selbstvorwürfen. Entwicklungsbezogen lassen sich weitere Anzeichen finden (Aleem 2018; Aynsley-Green, 2017; Black, 1998; Dowdney, 2000; Kranzler et al., 1990; Machajewski & Kronk, 2013; McLaughlin et al., 2019; Mendhekar & Lohia, 2010; Unterhitzenberger & Rosner, 2015):

- Bei *Kleinkindern und Säuglingen (zwischen 0 und 3 Jahren)* zeigt sich Trauer überwiegend

in körperlichen Reaktionen und Verhaltensauffälligkeiten. Dies sind vor allem Veränderungen und Probleme im Ess- oder Schlafverhalten, Regulationsstörungen, Ausscheidungsstörungen, Bauchweh und Obstipation, regressive Tendenzen, Traurigkeit mit intensivem Weinen und Gereiztheit, die Suche nach der verstorbenen Bezugsperson sowie Reinszenierungen im Spiel.
- Im *Alter von 3 bis 5 Jahren* werden weitere Anzeichen deutlich wie anhängliches Verhalten und Trennungsängste, das Benennen von Traurigkeit und weiteren Ängsten (z. B. der Angst vor dem eigenen Tod oder dem Tod weiterer Bezugspersonen), Albträume, Rückzug, Reizbarkeit, Trotz, repetitives Spiel und regressives Verhalten wie Einnässen.

Andriessen et al. (2018) konnten bei Jugendlichen Trauerreaktionen und Symptome, die mit dem *Adolescent Grief Inventory (AGI)* erfasst wurden, faktoranalytisch folgenden Bereichen zuordnen: Traurigkeit, Schuld, Angst und Selbstverletzung, Schock, Ärger/Wut und Erleichterung. Die benannten Reaktionen nach dem Tod einer nahestehenden Person sind bis zu einem gewissen Grad als natürliche Trauer einzustufen. Auch in Abhängigkeit von weiteren Faktoren entwickelt nur eine Subgruppe betroffener Kinder und Jugendlicher von etwa 10 % komplizierte und verlängerte Trauerreaktionen (Boelen & Smid, 2017; Dowdney, 2000; McLaughlin et al., 2019; Unterhitzenberger & Rosner, 2015). Diese zeigen sich in ernsthaften und intensiven emotionalen Symptomen, die über längere Zeit persistieren und zu Leiden und psychosozialen Beeinträchtigungen des Kindes und/oder der Familie und Entwicklungseinbußen führen. Bei Jungen konnten mehr externalisierende, bei Mädchen mehr internalisierende Symptome beobachtet werden (Dowdney, 2000).

Verschiedentlich konnte in Art und Ausprägung der Symptomatik (an Stichproben mit Kindern und Jugendlichen) eine traumatische von einer komplizierten Trauerreaktion unterschieden werden (Boelen et al., 2017; Cohen & Mannarino, 2004; McClatchey et al., 2014).

Zur *Komorbidität* der Komplizierten Trauerstörung in der frühen Kindheit liegen noch keine aussagekräftigen Studien vor. Bei älteren Kindern und Jugendlichen zeigt sich insbesondere ein gemeinsames Auftreten mit Angst- und depressiven Störungen oder der Symptomatik einer PTBS (Boelen et al., 2017; Melhem et al., 2004).

Ätiologie und Pathogenese

Mittlerweile unterstreichen viele Forschungsbefunde, dass insbesondere der Verlust eines Elternteils in der Kindheit und Jugend als erhebliches Entwicklungsrisiko und potenziell traumatisierende Belastung gesehen werden muss (Bergman et al., 2017) – auch wenn die große Mehrheit der Betroffenen Wege der gelungenen Verarbeitung und Anpassung findet (Boelen & Smid, 2017; Brent et al., 2009; Unterhitzenberger & Rosner, 2015). Ganzheitliche und insbesondere empirisch gestützte Ätiologiemodelle zur Komplizierten Trauerstörung bzw. verlängerten Trauerreaktion in der frühen Kindheit liegen heute noch nicht vor.

Bereits Freud (2001) ging davon aus, dass unzureichend verarbeitete Trauerprozesse in der Kindheit bzw. pathologisches Trauern vielen psychischen Erkrankungen im späteren Leben zugrunde liegen. Auch Bowlby (2006) machte deutlich, wie nachhaltig sich Verlust, Trauer und Bindungsabbrüche auf die kindliche Entwicklung auswirken können. Gerade bei Säuglingen oder Kleinkindern können Trauerreaktionen als eine besondere Aktivierung des Bindungsverhaltenssystems verstanden werden bzw. auch als Versuch, ein unbefriedigtes Bindungsbedürfnis zu regulieren. Je nachdem wie diese Regulation gelingt und andere Bindungen tragfähig bleiben bzw. sich zu solchen entwickeln, kann der Verlust im Verlauf bewältigt werden (Aleem, 2018; Freed & Mann, 2007). Neben bindungsbasierten Perspektiven sind verschiedene Phasenmodelle der Trauer entwickelt worden (z.B. Worden, 1996), die in ihrer generalisierten, festen Abfolge empirisch oft nicht bestätigt werden können (Boelen & Smid, 2017). Im Sinne eines Diathese-Stress-Modells (Wittchen & Hoyer, 2011) wirken sich Belastungen bei Vorliegen von dispositionellen und/oder erworbenen Vulnerabilitäten negativer aus (z.B. im Hinblick auf das Temperament oder die Emotionsregulation eines Kindes). Im Rahmen transaktionaler Stresskonzepte (Lazarus & Folkman, 1984) kommen Verarbeitungs- und Bewältigungsprozessen des Individuums und seines sozialen Umfeldes eine wichtige Bedeutung zu (Nader & Salloum, 2010).

Bei Kleinkindern sind neben der Trauerbewältigung der ganzen Familie insbesondere die soziale Unterstützung für das trauernde Kind relevant (Aleem, 2018; Bergman et al., 2017; Howard Sharp et al., 2018). Für einen verwitweten Elternteil stellt die Unterstützung des Kindes aufgrund eigener Trauer und psychischer Belastung zumeist eine besondere Herausforderung dar; das Ausmaß, in dem eine positive elterliche Zuwendung weiter gelingt und die Qualität der Beziehung beeinflussen den Zusammenhang elterlicher und kindlicher Psychopathologie (Kwok et al., 2005; Wolchik et al., 2008). Auch kognitive Bewertungsprozesse moderieren die Stärke traumaassoziierter psychischer Belastung. Im Hinblick auf die kognitive Entwicklung von Kleinkindern ist besonders zu berücksichtigen, dass die Endgültigkeit und Unumkehrbarkeit des Todes erst im Verlauf des Grundschulalters begriffen werden kann. So verbleiben oft Hoffnungen, dass die geliebte Person wiederkommt, was die Akzeptanz und den Trauerprozess verzögern kann. Ebenso treten Schuld- und Schamgefühle auf, da das Kind den Tod der Bezugsperson möglicherweise mit eigener Verantwortlichkeit und Unzulänglichkeit in Verbindung bringt (Aleem, 2018; Bowlby, 2006).

Im Hinblick auf den kumulativen Effekt von Risikofaktoren können weitere familiäre Belastungen im familiären oder sonstigen Umfeld oder aufseiten des betroffenen Kindes zu einem negativen Entwicklungsverlauf beitragen, z.B. die psychische Belastung eines Elternteils oder eine negative familiäre Kommunikation (Worden, 1996). Bei 3- bis 6-jährigen Kindern zeigten sich stärkere Trauerreaktionen bzw. psychosoziale Beeinträchtigungen, wenn der Ausdruck trauerbezogener Emotionen weniger möglich war, wenn es zu Einkommenseinbußen kam und der verbliebene Elternteil emotional stark belastet war (Kranzler et al., 1990; Mitchel et al., 2017).

In den letzten Jahren werden bei der Entwicklung komplizierter Trauerprozesse und entsprechender Belastungsreaktionen im Kindes- und Jugendalter vermehrt auch psychotraumatologische Prozesse zu Grunde gelegt (Le Blanc et al., 2019). Werden die Umstände des Todes als besonders bedrohlich erlebt, kommt es zu einer Überforderung der Verarbeitungskapazitäten und traumaassoziierten Belastungssymptome, die im Weiteren u.a. durch Vermeidung eine natürliche Trauer und Anpassung erschweren (Griese et al., 2018). Auch neurobiologischen Prozessen wird insbesondere im Kleinkindalter eine bedeutsame und nachhaltige Rolle bei der Entwicklung von psychischen Folgen nach belastenden und bedrohlichen Lebensereignissen zugeschrieben. Hier liegt vor allem eine zunehmende Evidenz für eine höhere Reaktivität der Hypothalamus-Hypophysen-Nebennierenrinden-Achse durch starken Stress in frühen Lebensjahren vor (z.B. Fogelman & Canli, 2019; Heim & Nemeroff, 2001; Wesarg et al., 2020), die die Vulnerabilität für spätere emotionale und andere psychische Probleme begünstigt (Le Blanc et al., 2019). In einer groß angelegten Längsschnittuntersuchung (Mitchel et al., 2017) konnten insbesondere bei Kindern, die ihren Vater durch Tod verloren haben, im mehrjährigen Entwicklungsverlauf verkürzte Telomer-Längen festgestellt werden. Altersbedingte Verkürzungen der Telomere, als schützende Enden von Chromosomen, hängen mit chronischem Stress, einem erhöhten Risiko für Krankheiten und vermutlich einem schnelleren Alterungsprozess zusammen.

Diagnose und Differenzialdiagnostik

In Abgrenzung zu normalen, entwicklungsgemäßen und der jeweiligen Kultur entsprechenden Trauerreaktionen kann im Sinne eines dimensionalen Krankheitsverständnisses ein fließender Übergang zur pathologischen Trauer in Form einer komplizierten Trauerstörung angenommen werden (Dyregrov & Dyregrov, 2013; Geronazzo-Alman et al., 2019; Melhem et al., 2013). Als Kriterien der Krankheitswertigkeit können insbesondere Dauer bzw. Persistenz und Intensität der oben benannten Symptomatik sowie die merkliche Beeinträchtigung des psychosozialen Funktionsniveaus und Entwicklungsverlaufs herangezogen werden. Ebenso sollte der zeitliche Zusammenhang zwischen Verlust und Symptomatik evident sein. Ein übereiltes Pathologisieren natürlicher Trauerprozesse muss kritisch betrachtet werden (Doering & Eisma, 2016; Unterhitzenberger & Rosner, 2015). Da auch natürliche Trauerreaktionen individuell eine große Bandbreite aufweisen, sollte prinzipiell keine vorschnelle Diagnosevergabe erfolgen. Trotzdem kann bei ausgeprägter Trauer eine engmaschige Beobachtung erfolgen. Ebenso kann dem betroffenen Kind und seiner Familie bei Bedarf frühzeitig niedrigschwellige Hilfe und Unterstützung auch bei subklinischen Auffälligkeiten angeboten werden (Griese et al., 2017).

Vor der sprachlichen Entwicklung des Kleinkindes zeigen sich Symptome vor allem auf der körperlichen und emotionalen Ebene sowie im Verhalten. Die Diagnosestellung sollte sich entsprechend des üblichen Vorgehens auf eine eingehende Anamnese und Interaktionsdiagnostik, den psychopathologischen und körperlichen Befund sowie bei Bedarf auf standardisierte Testdiagnostik stützen (American Academy of Child and Adolescent Psychiatry, 1997). Für das ältere Kindes- und Jugendalter liegen mittlerweile spezifische Instrumente vor, wie das *Inventory of Complicated Grief – Revised Children* (*ICG-RC*, nach DSM-5, Interview ab 7 Jahren) (Melhem et al., 2013) oder das *Adolescent Grief Inventory – AGI* (Selbstbeurteilungsfragebogen, 12–18 Jahre; Andriessen et al., 2018). Für komplizierte Trauer in der frühen Kindheit finden sich noch keine standardisierten Instrumente, das klinische Urteil sollte leitend sein (Unterhitzenberger & Rosner, 2015).

Im Rahmen der Diagnostik trauernder Kinder sollten grundsätzlich die jeweiligen Umstände des Todes sowie familiäre Reaktionen und Rahmenbedingungen erhoben und berücksichtigt werden. Hierzu zählen:

- die Ursachen des Todes und der Sterbeprozess,
- die familiäre Kommunikation über den Verlust des Familienmitgliedes und den Tod im Allgemeinen,
- Vorstellungen, auch religiöser Art, und Konzepte vom Tod,
- familiäre Strategien der Trauer und Trauerbewältigung,
- das zur Verfügung stehende soziale Bezugssystem,
- unmittelbare Folgen des Todes (z. B. für die finanzielle Situation der Familie, die alltägliche Haushaltsführung und Kinderbetreuung),
- die psychische Verfassung der weiteren Familienmitglieder, insbesondere des gegebenenfalls verwitweten Elternteils und der Geschwister sowie
- daraus eventuell resultierende Beeinträchtigung der kindlichen Erziehung und Versorgung.

Neben dem Ausschluss einer (noch) natürlichen Trauerreaktion sind differenzialdiagnostisch andere Trauma-, Belastungs- und Deprivationsstörungen der DC:0-5 abzuwägen, wie insbesondere die Anpassungsstörung und weiterhin auch die PTBS (wenn der Tod der Bezugsperson oder unmittelbare bedrohliche Umstände miterlebt worden sind), ebenso andere internalisierende Probleme wie Ängste und Depressivität sowie gegebenenfalls Ausscheidungsstörungen sowie Ess- und Schlafstörungen der frühen Kindheit. Die Beziehungsqualität in der Familie, körperliche Erkrankungen, weitere Stressoren und Belastungen sowie der Entwicklungsstand können auf den weiteren Achsen der DC:0-5 angegeben werden.

Behandlung und Prävention

Für die Therapie komplizierter und verlängerter Trauer im Kleinkindalter fehlen bisher noch spezifische evidenzbasierte Programme und Angebote. Dagegen liegen Empfehlungen und gewisse klinische Erfahrungen in dieser Altersgruppe vor sowie umfassendere empirische Befunde für das ältere Kindes- und Jugendalter, die herangezogen werden können.

Wenn ein Elternteil, ein Geschwister oder eine andere nahe Bezugsperson eines Kleinkindes stirbt, kann nach Bedarf eine Beratung der erwachsenen Bezugspersonen auch mit präventiver Ausrichtung erfolgen. Bei ausgeprägten Trauerreaktionen und Vorliegen bzw. Verdacht einer störungswertigen Symptomatik des Kindes wird diese empfohlen. Bei der Beratung sollte die Familie ganzheitlich einbezogen und der individuelle Umgang der Familie mit der Trauer berücksichtigt werden (Aynsley-Green, 2017; Bergman et al., 2017; Griese et al., 2017, 2018). Wesentliche Elemente der Beratung können sein:

- die Stabilisierung des Alltages
- die Stärkung der gegenseitigen sozialen Unterstützung und Beziehung der Familienmitglieder sowie die Aktivierung familiärer Ressourcen
- die Förderung eines offenen, entwicklungsgemäßen Austausches über den Tod des Familienmitgliedes und seine Umstände
- die psychoedukative Aufklärung über mögliche Auswirkungen des Verlustes für das Kind und die Familie

Wichtige Aufgaben des Trauerprozesses können im Hinblick auf die gesamte Familie darin gesehen werden,

a) den Tod als Realität zu akzeptieren,
b) Trauer und damit zusammenhängende Empfindungen in der Familie zuzulassen und ihnen Ausdruck zu verleihen sowie dabei individuelle Verarbeitungsprozesse zu respektieren,
c) Rituale und Möglichkeiten der Erinnerung zu etablieren und
d) sich an eine Welt ohne den verstorbenen Menschen anzupassen und das weitere Leben mit einer bleibenden Verbundenheit zum Verstorbenen neu auszurichten und aktiv zu gestalten (Fox et al., 1999; Worden, 1996).

Zusätzlich zu den oben benannten Beratungselementen kommen bei der Psychotherapie komplizierter Trauer im Kindes- und Jugendalter weitere Elemente hinzu (Bergman et al., 2017; Cohen & Mannarino, 2004; Hill et al., 2019). Interventionen beziehen sich u. a. auf

- Fertigkeiten zum Emotionsausdruck und zur Emotionsregulation,
- kognitive Bewältigungsstrategien,
- Expositions- und narrative Verfahren,
- insbesondere auch bei Kleinkindern die Förderung einer positiven Interaktion zwischen Bezugspersonen und Kind.

Kaplow et al. (2019) legen zur Indikation verschiedener Interventionen eine multidimensionale Trauertheorie im Kindes- und Jugendalter zugrunde. Demnach lassen sich verschiedene Bereiche unterteilen, in denen sich Trauerreaktionen zeigen, dies sind

a) Schmerz über den Verlust und die Trennung vom Gestorbenen,
b) Leid im Hinblick auf die eigene Identität und existenzielle Fragen sowie
c) Belastungen, die mit weitergehenden Umständen und Folgen des Todes zusammenhängen.

In jedem dieser Bereiche können auch zeitgleich adaptive und maladaptive Reaktionen auftreten. Ausgehend von einer eingehenden Diagnostik und von einem individuellen Fallverständnis sollen die Interventionen auf die jeweiligen Trauerreaktionen und Bedürfnisse zugeschnitten sein. Dabei wird das Ziel verfolgt, natürliche adaptive Trauerprozesse zu fördern und maladaptive zu reduzieren. Die Trauerverarbeitung eines Kindes hängt stark vom unmittelbaren alltäglichen sozialen Umfeld und der Zuwendung und Versorgung durch die Bezugsperson ab. Entsprechend sind die jeweiligen familiären und soziokulturellen Umstände besonders zu berücksichtigen.

Mittlerweile liegen verschiedene evaluierte Programme für trauernde Kinder und Jugendliche und ihre Familien vor. Je nach Indikation und Zielgruppe sowie Länge und Intensität der Programme empfehlen sich supportive, präventiv ausgerichtete Programme und explizite Therapieprogramme bei komplizierten und verlängerten Trauerprozessen (Bergman et al., 2017; Hill et al., 2019). Zur Therapie komplizierter und traumatischer Trauer bei Kindern und Jugendlichen findet sich vor allem empirische Evidenz für die Wirksamkeit verhaltenstherapeutischer Ansätze (Cohen et al., 2006; Hill et al., 2019; Kaplow et al., 2019; Unterhitzenberger & Rosner, 2015). Auch für weniger spezifische Therapieansätze wie traumafokussierte kognitive Verhaltenstherapie und interaktionsbezogene Programme zeigen sich positive Effekte für trauernde Kinder (Shafi et al., 2019; Unterhitzenberger et al., 2020). Für eine Expositionstherapie unter Einbezug von Bezugspersonen liegen auch für trauernde Vorschulkinder positive Erfahrungen vor (Rachamim, 2017).

Bergman und Kollegen (2017) berücksichtigen in einem aktuellen Review 17 Studien (davon 15 randomisierte kontrollierte Studien) zur Wirksamkeit von vor allem supportiven, präventiven Angeboten für trauernde Kinder und Jugendliche. Darunter waren nur zwei, in denen auch Kinder unter 6 Jahren eingeschlossen wurden. Die Interventionen umfassten vor allem Gruppenangebote für Kinder, familienbezogene Angebote und Elternberatung. In den Programmen wurden zumeist die Resilienz bzw. protektive Faktoren der Kinder und der Familien adressiert (z. B. soziale Unterstützung und familiäre Kommunikation), andere umfassten psychotraumatologische Aspekte des Trauerprozesses, Psychoedukation oder bindungstheoretische Bezüge. Die meisten Programme erwiesen sich, mit kleinen bis großen Effekten, als recht wirkungsvoll im Hinblick auf den Abbau von Trauersymptomen und Verhaltensauffälligkeiten und die Förderung des Selbstwertes der Kinder und Jugendlichen. Ebenso zeigten sich Effekte auf eine positive elterliche Erziehung und soziale Unterstützung sowie die eigene psychische Gesundheit der Bezugspersonen.

Currier und Kollegen (2007) fanden in ihrer etwas älteren Metaanalyse von 13 Studien zur Wirksamkeit trauerbezogener Interventionen nur eher geringe positive Effekte. In vielen Studien erfolgten keine weitergehende diagnostische Einschätzung und keine Abklärung einer Therapieindikation. Größere Effekte konnten vor allem dann erzielt werden, wenn trauernde Kinder mit deutlichen Belastungsreaktionen berücksichtigt wurden. Auch wenn der Verlust einer engen Bezugsperson ein ernstzunehmendes Entwicklungsrisiko darstellt, sollte eine weitergehende Therapie trauernder Kinder nicht vorschnell erfolgen und gut abgewogen werden, schlussfolgern die Autor*innen.

Neben der Beobachtung, dass präventive Interventionsangebote gegenüber natürlichen Trauerverläufen oft zu keinem besseren Outcome führen, können weitere Argumente gegen voreilige therapeutische Bemühungen benannt werden (Unterhitzenberger & Rosner, 2015). Dies sind u. a. die hohe Anpassungsfähigkeit von Kindern und der oft natürliche und gesunde Verlauf von Trauerreaktionen sowie die Gefahr, dass durch frühe therapeutische Interventionen Gefühle evoziert werden können und die natürliche Trauer und Anpassung der Kinder dadurch beeinträchtigt werden kann.

Wenn kleine Kinder eine enge Bezugsperson verloren haben, sollte ein aufmerksames Beobachten des weiteren Entwicklungsverlaufes allemal erfolgen. Die Indikation weitergehender therapeutischer Angebote begründet sich vor allem auf Ausmaß und Dauer der Symptomlast und einhergehenden Alltags- und Entwicklungsbeeinträchtigungen. Auch traumatische Umstände des Todes sowie eine bereits vorher vorliegende psychische Belastung des Kindes können den Handlungsbedarf erhöhen (Berg et al., 2016; Melhem et al., 2007; Sanghvi, 2020). Die Hilfsangebote und Interventionen sollten immer auf der Basis eines vertieften Verständnisses des individuellen Falles abgeleitet werden. Insbesondere beim Tod eines Elternteils sollte auch je nach vorhandenem sozialem Netzwerk der Bedarf weitergehender psychosozialer Unterstützung durch Hilfen zur Erziehung im Rahmen der Kinder- und Jugendhilfe geprüft und mit dem verwitweten Elternteil besprochen werden. Ebenso sollte geklärt werden, ob für andere Familienmitglieder ein Bedarf weitergehender Beratung oder einer eigenen Psychotherapie besteht.

Verlauf und Prognose

Der Tod einer Bezugsperson im frühen Kindesalter ist ein bedeutsames Risiko für Entwicklungsbeeinträchtigungen und verschiedene psychische Störungen im weiteren Lebensverlauf. Ebenso zeigen sich signifikant häufiger weitere negative Folgen, wie eine erhöhte Stresssensitivität, schulische und berufliche Probleme, körperliche Beschwerden, Beziehungsprobleme bis hin zu einer erhöhten Suizidalität und Sterblichkeit (Bergman et al., 2017; Griese et al., 2018; Lytje & Dyregrov, 2019). Besonders gut untersucht ist die signifikant erhöhte Rate depressiver Störungen (z.B. Berg et al., 2016; Mack, 2001, Melhem et al., 2013; Pfeffer et al., 1997; Roberts & Gotlib 1997). Auf der anderen Seite kommt es bei ca. 90 % der betroffenen Kinder und Jugendlichen über den Entwicklungsverlauf zu einem Rückgang von Trauersymptomen und einer gelungenen Anpassung (Unterhitzenberger & Rosner, 2015). Darüber hinaus lassen sich mittelfristig mitunter auch positive Reaktionen und Entwicklungen beobachten wie eine größere Wertschätzung des Lebens, Reife, Empathie und Mitgefühl (Andriessen et al., 2018).

Der Verlust eines Elternteils stellt das größte Risiko für Kinder und insbesondere für Kleinkinder dar (Bergman et al., 2017). Auch der Tod eines Geschwisters ist mit einem erhöhten Risiko für psychopathologische Belastungsreaktionen assoziiert, aber weniger genau und seltener untersucht (McLaughlin et al., 2019). Ebenso hing die empfundene Nähe zur gestorbenen Bezugsperson mit dem Ausmaß beobachteter Trauerreaktion zusammen (Andriessen et al., 2018). Weiterhin führen als traumatisch erlebte, plötzliche Verluste und Todesfälle durch Gewalt oder Suizid zu einer höheren psychopathologischen Belastung (Berg et al., 2016; Cohen & Mannarino, 2011; McClatchey et al., 2014; Melhem et al., 2004). Als prognostisch ungünstig gelten eine initial verlängerte und komplizierte Trauer, eine hohe psychische Belastung verbliebener Bezugspersonen und eine Beeinträchtigung in Zuwendung und Erziehung sowie die Kumulation weiterer familiärer Belastungen (Berg et al., 2016; Kaplow et al., 2012; Kranzler et al., 1990; Lutzke et al. 1997; Nader & Salloum, 2010). Prognostisch günstig sind u.a. die Verfügbarkeit und Verlässlichkeit weiterer enger Bezugspersonen und das Ausmaß sozialer Unterstützung sowie angemessene professionelle Beratungs- und Unterstützungsangebote (Bergman et al., 2017; Cohen & Mannarino, 2011).

Forschungsdesiderate und Ausblick

Für natürliche sowie verlängerte und komplizierte Trauerprozesse im Kleinkindalter und insbesondere die Diagnose der *Komplizierten Trauerstörung der frühen Kindheit* liegen kaum systematische Studienbefunde vor. Während mittlerweile Untersuchungen die Validität der Diagnose verlängerter Trauer im Kindes- und Jugendalter stützen (Boelen et al., 2019; Geronazzo-Alman et al., 2019; Melhem et al., 2007), fehlen diese noch für das Kleinkindalter. Neben epidemiologischen und klinischen Studien zur Auftretenshäufigkeit der Diagnose und zum Vorliegen spezifischer Symptome und Klassifikationskriterien bedarf es vor allem auch längsschnittlicher Untersuchungen zum Verlauf von Trauerreaktionen im frühen Kindesalter. So können auch prognostisch relevante Risiko- und Schutzfaktoren identifiziert werden, die zur frühen und selektiven Indikationsstellung weiterer Präventions- und Interventionsangebote genutzt werden können (Aynsley-Green, 2017; Currier et al., 2007; Doering & Eisma, 2016). Ebenso bedarf es der weiteren Entwicklung und Erprobung von Beratungs- und Therapieprogrammen, die sich an kleine Kinder und ihre Familien richten (Bergman et al., 2017; Shafi et al., 2019). Vor allem weil sich Belastungen, Traumatisierungen und Verluste im Kleinkindalter besonders nachhaltig auswirken können, braucht es eine breitere Wissensgrundlage für die Früherkennung und Diagnostik sowie für hilfreiche Präventions- und Interventionsangebote.

Literatur

Aleem, S. (2018). *Bereavement in Childhood and the Role of Attachment*. Bedforshire: University of Bedfordshire.

American Academy of Child and Adolescent Psychiatry (AACAP). (1997). Practice parameters for the psychiatric assessment of infants and toddlers (0-36 months). *Journal of the American Academy of Child and Adolescent Psychiatry, 36(*10 Suppl.), 21S–36S.

American Psychiatric Association. (2015). *Diagnostisches und Statistisches Manual Psychischer Störungen DSM-5.* Göttingen: Hogrefe.

Andriessen, K., Hadzi-Pavlovic, D., Draper, B. & Dudley, M. (2018). The Adolescent Grief Inventory: Development of a novel grief measurement. *Journal of Affective Disorders, 240*, 203–211. https://doi.org/10.1016/j.jad.2018.07.012

Aynsley-Green, A. (2017). Think adult – think child! Why should staff caring for dying adults ask what the death means for children in the family? *British Medical Bulletin, 123*(1), 5–17. https://doi.org/10.1093/bmb/ldx026

Berg, L., Rostila, M. & Hjern, A. (2016). Parental death during childhood and depression in young adults – a national cohort study. *Journal of Child Psychology and Psychiatry, 57*, 1092–1098. https://doi.org/10.1111/jcpp.12560

Bergman, A.S., Axberg, U. & Hanson, E. (2017). When a parent dies – A systematic review of the effects of support programs for parentally bereaved children and their caregivers. *BMC Palliative Care, 16*, 39. https://doi.org/10.1186/s12904-017-0223-y

Black, D. (1998). Coping with loss: Bereavement in childhood. *British Medical Journal, 316*, 931–933. https://doi.org/10.1136/bmj.316.7135.931

Boelen, P.A. & Smid, G.E. (2017). Disturbed grief: prolonged grief disorder and persistent complex bereavement disorder. *British Medical Journal, 357*, j2016. https://doi.org/10.1136/bmj.j2016

Boelen, P.A., Spuij, M. & Lenferink, L.I. M. (2019). Comparison of DSM-5 Criteria for Persistent Complex Bereavement Disorder and ICD-11 Criteria for Prolonged Grief Disorder in Help-Seeking Bereaved Children. *Journal of Affective Disorders, 250*, 71–78. https://doi.org/10.1016/j.jad.2019.02.046

Boelen P.A., Spuij, M. & Reintjes, A.H.A. (2017). Prolonged grief and posttraumatic stress in bereaved children: A latent class analysis. *Psychiatry Research, 258*, 518–524. https://doi.org/10.1016/j.psychres.2017.09.002

Bowlby, J. (2006). *Verlust. Trauer und Depression.* München: Ernst Reinhardt Verlag.

Brent, D., Melhem, N., Donohoe, M.B., Walker, M. (2009). The Incidence and Course of Depression in Bereaved Youth 21 Months After the Loss of a Parent to Suicide, Accident, or Sudden Natural Death. *American Journal of Psychiatry, 166*, 786–794. https://doi.org/10.1176/appi.ajp.2009.08081244

Cohen, J. & Mannarino, A.P. (2004). Treatment of childhood traumatic grief. *Journal of Clinical Child and Adolescent Psychology, 33*, 819–831. https://doi.org/10.1207/s15374424jccp3304_17

Cohen, J. & Mannarino, A.P. (2011). Supporting children with traumatic grief: What educators need to know. *School Psychology International, 32*, 117–31. https://doi.org/10.1177/0143034311400827

Cohen, J., Mannarino, A. P & Staron, V.R. (2006). A Pilot Study of Modified Cognitive-Behavioral Therapy for Childhood Traumatic Grief (CBT-CTG). *Journal of the American Academy of Child and Adolescent Psychiatry, 45*, 1465–1473. https://doi.org/10.1097/01.chi.0000237705.43260.2c

Currier, J.M., Holland, J.M. & Neimeyer, R.A. (2007) The Effectiveness of Bereavement Interventions with Children: A Meta-Analytic Review of Controlled Outcome Research. *Journal of Clinical Child and Adolescent Psychology, 36*, 253–259. https://doi.org/10.1080/15374410701279669

Doering, B.K. & Eisma, M.C. (2016). Treatment for complicated grief: state of the science and ways forward. *Current Opinion in Psychiatry, 29*, 286–291. https://doi.org/10.1097/YCO.0000000000000263

Dowdney, L. (2000). Childhood bereavement following parental death. *Journal of Child Psychology and Psychiatry, 41*, 819–830. https://doi.org/10.1111/1469-7610.00670

Dyregrov, A. & Dyregrov, K. (2013). Complicated Grief in Children: The Perspectives of Experienced Professionals. *Omega, 67*, 291–303. https://doi.org/10.2190/OM.67.3.c

Elizur, E. & Kaffman, M. (1982). Children's Bereavement Reactions Following Death of the Father. *Journal of the American Academy of Pediatrics, 21*, 474–480. https://doi.org/10.1007/978-1-4684-7021-5_3

Equit, M., Paulus F., Fuhrmann P., Niemczyk J. & von Gontard, A (2011). Comparison of ICD-10 and DC: 0- 3R diagnoses in infants, toddlers and preschoolers. *Child Psychiatry and Human Development, 42*, 623–633. https://doi.org/10.1007/s10578-011-0237-2

Fegert, J.M., Kölch, M. & Krüger, U. (2017). *Sachbericht zum Projekt: Versorgung psychisch kranker Kinder und Jugendlicher in Deutschland – Bestandsaufnahme und Bedarfsanalyse*. Berlin: BGM.

Fogelman, N. & Canli, T. (2019). Early Life Stress, Physiology, and Genetics: A Review. *Frontiers in Psychology, 10*, 1668. https://doi.org/10.3389/fpsyg.2019.01668

Fox, G.C., Reid, G.E., Salmon, A., Mckillop-Duffy, P. & Doyle, C. (1999). Criteria for traumatic grief and PTSD. *British Journal of Psychiatry, 174*, 560–566. https://doi.org/10.1192/S0007125000262703

Frankel, K.A., Boyum, L.A. & Harmon, R.J. (2004). Diagnoses and symptoms in an infant psychiatric clinic: comparison of two diagnostic systems. *Journal of the American Academy of Child and Adolescent Psychiatry, 43*, 578–587. https://doi.org/10.1097/00004583-200405000-00011

Freud, S. (2001). *Trauer und Melancholie. Gesammelte Werke: Band X*. Frankfurt: Fischer.

Freed, P.J. & Mann, J.J. (2007). Sadness and Loss: Toward a Neurobiopsychosocial Model. *American Journal of Psychiatry, 164*, 28–34. https://doi.org/10.1176/ajp.2007.164.1.28

Furniss T., Beyer T. & Müller, J.M. (2009). Impact of life events on child mental health before school entry at age six. *European Child and Adolescent Psychiatry, 18*, 717–724. https://doi.org/10.1007/s00787-009-0013-z

Geronazzo-Alman, L., Fan, B., Duarte, C.S., Layne, C.M., Wicks, J., Guffanti, G., Musa, G.J. & Hoven, C.W. (2019). The distinctiveness of grief, depression and posttraumatic stress: lessons from children after 9/11. *Journal of the American Academy of Child and Adolescent Psychiatry, 58*, 971–982. https://doi.org/10.1016/j.jaac.2018.12.012

Griese, B., Burns., M. & Farro, S.A. (2018). Pathfinders: Promoting healthy adjustment in bereaved children and families. *Death Studies, 42*, 1–9. https://doi.org/10.1080/07481187.2017.1370416

Griese, B., Burns, M.R. & Farro, S.A. (2017). Comprehensive Grief Care for Children and Families: Policy and Practice Implications. *American Journal of Orthopsychiatry, 87*, 540–548. https://doi.org/10.1037/ort0000265

Heim, C. & Nemeroff, C.B. (2001). The role of childhood trauma in the neurobiology of mood and anxiety disorders: preclinical and clinical studies. *Biological Psychiatry, 49*, 1023–1039. https://doi.org/10.1016/S0006-3223(01)01157-X

Hill, R.M., Oosterhoff, B., Lavne, C.M. & Kaplow, J. (2019). Multidimensional Grief Therapy: Pilot Open Trial of a Novel Intervention for Bereaved Children and Adolescents. *Journal of Child and Family Studies, 28*, 3062–3074. https://doi.org/10.1007/s10826-019-01481-x

Howard Sharp, K.M., Russell, C., Keim, M., Barrera, M., Gilmer, M.J., Foster Akard, T. Compas, B.E., Fairclough, D.L., Davies, B., Hogan, N., Young-Saleme, T., Vannatta, K. & Gerhardt, C.A. (2018). Grief and growth in bereaved siblings: Interactions between different sources of social support. *School Psychology Quarterly, 33*, 363–371.

Kaplow, J.B., Layne, C.M., Pynoos, R.S., Cohen, J.A. & Lieberman, A. (2012). DSM-V Diagnostic Criteria for Bereavement Related Disorders in Children and Adolescents: Developmental Considerations. *Psychiatry, 75*, 243–265. https://doi.org/10.1521/psyc.2012.75.3.243

Kaplow, J.B., Layne, C.M. & Pynoos, R.S. (2019). Persistent complex bereavement disorder. In M. Prinstein, E. Youngstrom, E. Mash & R. Barkley (Eds.), *Treatment of disorders in children and adolescence*. New York: Guilford.

Killikelly, C. & Maercker, A. (2019). Anhaltende Trauerstörung. In A. Maercker (Hrsg.), *Traumafolgestörungen* (S. 61–77). Berlin: Springer.

Kranzler, E.M., Shaffer, D., Wasserman, G. & Davies, M. (1990). Early childhood bereavement. *Journal of the American Academy of Child and Adolescent*

Psychiatry, 29, 513–520. https://doi.org/10.1097/00004583-199007000-00002

Kwok, O.M., Haine, R.A., Sandler, I.N., Ayers, T.S., Wolchik, S.A. & Tein, J.Y. (2005). Positive parenting as a mediator of the relations between parental psychological distress and mental health problems of parentally bereaved children. *Journal of Clinical Child and Adolescent Psychology, 34*, 261–272. https://doi.org/10.1207/s15374424jccp3402_5

Lazarus, R.S. & Folkman, S. (1984). *Stress, appraisal, and coping*. New York: Springer.

Le Blanc, N.J., Simon, N.M., Reynolds, C.F., Shear, M.K., Skritskaya, N. & Zissook, S. (2019). Relationship between Complicated Grief and Depression: Relevance, Etiological Mechanisms, and Implications. In J. Quevedo, A.F. Carvalho & C.A. Zarate (Eds.), *Neurobiology of Depression: Road to Novel Therapeutics* (pp. 231–239). London: Academic Press.

Lutzke, J., Ayers, T., Sandler, I. & Barr, A. (1997). Risks and interventions for the parentally bereaved child. In S. Wolchik & I. Sandler (Eds.), *Handbook of Children's coping. Issues in clinical child psychology* (pp. 215–343). New York: Springer.

Lytje, M. & Dyregrov, A. (2019). The price of loss – a literature review of the psychosocial and health consequences of childhood bereavement. *Bereavement Care, 38*, 13–22. https://doi.org/10.1080/02682621.2019.1580854

Machajewski, V. & Kronk, V. (2013). Childhood Grief Related to the Death of a Sibling. *Journal for Nurse Practitioners*, 9, 443–448. https://doi.org/10.1016/j.nurpra.2013.03.020

Mack, K.Y. (2001). Childhood family disruptions and adult well-being: the differential effects of divorce and parental death. *Death Studies, 25*, 419–443. https://doi.org/10.1080/074811801750257527

McClatchey, I.S., Vonk, M.E., Lee, J. & Bride, B. (2014) Traumatic and Complicated Grief Among Children: One or Two Constructs? *Death Studies, 38*, 69–78. https://doi.org/10.1080/07481187.2012.725571

McLaughlin, C., Lytje, M. & Holliday, C. (2019). *Consequences of childhood bereavement in the context of the British school system*. Cambridge: University of Cambridge.

Mendhekar, D.N. & Lohia, D. (2010). Complicated grief in a two-and-a-half-year-old child. *Singapore Medical Journal, 51*(2), e34–6.

Melhem, N.M., Day, N., Shear, M.K., Day, R., Reynolds, C.F. & Brent, D. (2004). Traumatic Grief Among Adolescents Exposed to a Peer's Suicide. *American Journal of Psychiatry, 161*, 1411–1416. https://doi.org/10.1176/appi.ajp.161.8.1411

Melhem, N.M., Moritz, G., Walker, M., Shear, M.K. & Brent, D. (2007). Phenomenology and correlates of complicated grief in children and adolescents. *Journal of the American Academy of Child and Adolescent Psychiatry, 46*, 493–499. https://doi.org/10.1097/chi.0b013e31803062a9

Melhem, N.M., Porta, G., M.S., Walker Payne, M. & Brent, D. (2013). Identifying Prolonged Grief Reactions in Children: Dimensional and Diagnostic Approaches. *Journal of the American Academy of Child and Adolescent Psychiatry, 52*, 599–607. https://doi.org/10.1016/j.jaac.2013.02.015

Mitchell, C., McLanahan, S., Schneper, L., Brooks-Gunn, J. & Notterman, D. (2017). Father Loss and Child Telomere Length. *Pediatrics, 140*, e20163245. https://doi.org/10.1542/peds.2016-3245

Nader, K. & Salloum, A. (2010). Complicated Grief Reactions in Children and Adolescents. *Journal of Child and Adolescent Trauma, 4*, 233–257.

Oosterhoff, B., Kaplow, J.B. & Layne, C.M. (2018). Links between bereavement due to sudden death and academic functioning: Results from a nationally representative sample of adolescents. *School Psychology Quarterly, 33*, 372–380. https://doi.org/10.1037/spq0000254

Pearlman, M.Y., Schwalbe, K.D & Cloitre, M. (2010). *Grief in Childhood. Fundamentals of Treatment in Clinical Practice*. Washington: American Psychological Association.

Pfeffer, C.R., Martins, P., Mann, J. Sunkenberg, M., Ice, A., Damore, J.P., Gallo, C., Karpenos, I. & Jiang, H. (1997). Child survivors of suicide: Psychosocial characteristics. *Journal of the American Academy of Child and Adolescent Psychiatry, 36*, 65–74. https://doi.org/10.1097/00004583-199701000-00019

Rachamim, L. (2017). Feasibility and Effectiveness of Dyadic Prolonged Exposure Intervention for Preventing Posttraumatic Grief in Young Children: A Case Report of two Siblings. *Infant Mental Health Journal, 38*, 680–690. https://doi.org/10.1002/imhj.21659

Roberts, J.E. & Gotlib, I.H. (1997). Lifetime episodes of dysphoria: Gender, early childhood loss and personality. *British Journal of Clinical Psychology, 36*, 195–208. https://doi.org/10.1111/j.2044-8260.1997.tb01407.x

Sanghvi, P. (2020). Grief in children and adolescents: a review. *Indian Journal of Mental Health, 7*, 6–14.

Shafi, R.M. A, Bieber, E.D., Shekunov, J., Croarkin, P.E. & Romanowicz, M. (2019). Evidence Based Dyadic Therapies for 0- to 5-Year-Old Children with Emotional and Behavioral Difficulties. *Frontiers in Psychiatry, 10*, 677. https://doi.org/10.3389/fpsyt.2019.00677

UNICEF (n. d.). *Orphanhood*. Verfügbar unter https://data.unicef.org/topic/hivaids/orphanhood

Unterhitzenberger, J. & Rosner, R. (2015). Trauer bei Kindern. Wann ist eine Psychotherapie indiziert? *Kindheit und Entwicklung, 24*, 146–155. https://doi.org/10.1026/0942-5403/a000170

Unterhitzenberger, J., Sachser, C. & Rosner, R. (2020). Posttraumatic Stress Disorder and Childhood Traumatic Loss: A Secondary Analysis of Symptom Severity and Treatment Outcome. *Journal of Traumatic Stress, 33*, 208–217. https://doi.org/10.1002/jts.22499

Vasileva, M., Graf, R.K., Reinelt, T., Petermann, U. & Petermann, F. (2020). Research review: A meta-analysis of the international prevalence and comorbidity of mental disorders in children between 1 and 7 years. *Journal of Child Psychology and Psychiatry, 62*(4), 372–381. https://doi.org/10.1111/jcpp.13261

Weltgesundheitsorganisation. (2011). *Internationale Klassifikation psychischer Störungen. ICD-10 Kapitel V (F). Klinisch-diagnostische Leitlinien* (8. überarb. Aufl.). Bern: Huber.

Wesarg, C., Van Den Akker, A.L., Oei, N.Y. L., Hoeve., M. & Wiers, R.W. (2020). Identifying pathways from early adversity to psychopathology: A review on dysregulated HPA axis functioning and impaired self-regulation in early childhood. *European Journal of Developmental Psychology, 17*(6), 808–827 https://doi.org/10.1080/17405629.2020.1748594

Wittchen, H.U. & Hoyer, J. (2011). *Klinische Psychologie & Psychotherapie*. Berlin: Springer. https://doi.org/10.1007/978-3-642-13018-2

Wolchik, S., Ma, Y., Tein, J.Y., Sandler, I. & Ayers, T. (2008). Parentally bereaved children's grief: self-system beliefs as mediators of the relations between grief and stressors and caregiver child relationship quality. *Omega, 32*, 597–620.

Worden, J.W. (1996). Children and Grief: *When a Parent Dies*. New York: Guilford.

World Health Organization. (2018). *ICD-11 Beta Draft – Joint Linearization for Mortality and Morbidity Statistics*. Verfügbar unter https://icd.who.int

Zero to Three. (2005). *Diagnostic classification of mental health and developmental disorders of infancy and early childhood: Revised edition (DC:0–3R)*. Washington, DC: Author.

Zero to Three. (2019). *DC: 0-5. Diagnostische Klassifikation seelischer Gesundheit und Entwicklungsstörungen der frühen Kindheit*. Stuttgart: Kohlhammer.

17.4 Reaktive Bindungsstörung

Rüdiger Kißgen

Bindungstheoretische Grundlagen der ersten Lebensjahre. Ein menschliches Neugeborenes muss sich an die Umwelt, in die es geboren wird, adaptieren. Der damit verbundene Prozess sichert das Überleben des Kindes auf der Basis seiner genetischen Ausstattung. Diese umfasst nach Bowlby (1969) zahlreiche artspezifische Verhaltenssysteme, die sich aufgrund ihres Überlebenswertes im Laufe der Phylogenese herausgebildet haben. Nach evolutionstheoretischem Verständnis werden Verhaltensweisen, die das Überleben sichern, im Verlauf der natürlichen Selektion zu einem Teil des Verhaltensrepertoires einer Art (Lorenz, 1973). Als phylogenetisch grundlegende Komponente der menschlichen Natur beschreibt Bowlby (1973) das Bedürfnis zur Herstellung und Aufrechterhaltung von Nähe. Gerade in der frühen Kindheit gewährleistet die Nähe zu einer Bezugsperson sowohl Schutz vor Gefahren als auch die Möglichkeit zum Erwerb jener Fähigkeiten und Fertigkeiten, die zum Überleben notwendig sind. Ist ein Kind Belastungen oder Stress ausgesetzt, wird sein Bindungsverhaltenssystem aktiviert, infolge dessen es durch Weinen oder Schreien auf sich aufmerksam macht. Im Normalfall sollten diese Signale von der Bezugsperson wahrgenommen werden, die sich dem Kind nähern und das Kind im Körperkontakt beruhigen wird. Es erfährt somit im Körperkontakt mit seiner Bezugsperson die Regulation seines dysregulierten emotionalen Zustandes. Erst nach dieser Regulation ist das Kind wieder in der Lage, sich anderen Dingen zuzuwenden und z. B. seine Umwelt spielerisch zu erkunden, was im Kontext der Bindungstheorie als Ausdruck eines aktivierten Explorationsverhaltenssystems zu interpretieren ist (Bowlby, 1969). Säuglinge, die im Verlauf ihres ersten Lebensjahres verlässlich und wiederkehrend erleben, dass ihre Signale bei Stress oder auch bei ihrem Wunsch nach Interaktion und Kommunikation von ihrer Bezugsperson feinfühlig beantwortet werden, werden sich an diese Bezugsperson bis zum 12. Monat *sicher* binden. Feinfühliges Verhalten umfasst das Vermögen der Bezugsperson, kindliches Verhalten wahrzunehmen, es richtig zu interpretieren und eine adäquate und prompte Reaktion herbeizuführen. *Sichere Bindung* ist weltweit und kulturübergreifend in unbelasteten Stichproben die häufigste Klassifikation, wie die Befunde der Bindungsforschung zur Kind-Mutter-Bindungsqualität im 12. Lebensmonat zeigen (Thompson, 1998). Erlebt ein Kind im ersten Lebensjahr nahezu anhaltend, dass seine Signale von der Bezugsperson nicht oder nur selten wahrgenommen und inadäquat interpretiert werden sowie die Handlung auf die Signale unpassend oder zu spät erfolgt, wird sich das Kind an diese Bezugsperson *unsicher-vermeidend* binden. Eine *unsicher-ambivalente* Bindung entsteht, wenn sich eine Bezugsperson wechselhaft gegenüber den kindlichen Signalen verhält (Ainsworth et al., 1978). Diese Bezugsperson verfügt im Grunde über das Potenzial, verlässlich und angemessen auf die kindlichen Signale zu reagieren. Dann aber stellt sie an manchen Tagen die eigenen Bedürfnisse über die des Kindes, nimmt dessen Signale nicht wahr und handelt unangemessen oder im falschen Zeitfenster. Während die sichere Bindungsqualität einem Schutzfaktor für die psychosoziale Entwicklung des Kindes entspricht (Rutter et al., 2009), sind die beiden unsicheren Bindungsqualitäten als Varianten der Norm aufzufassen (Kißgen, 2009; Zeanah & Smyke, 2009). Auch wenn sich Kinder mit einer nicht sicheren Bindungsqualität anders als ein sicher gebundenes Kind entwickeln, sind diese Bindungsklassifikationen nicht als Risikofaktoren für eine klinisch relevante psychopathologische Entwicklung aufzufassen (Cassidy, 2016).

Anders verhält es sich mit der Klassifikation der *Bindungsdesorganisation*. Diese ist ein Prädiktor, der aus früher Kindheit spätere Psychopathologie in nicht klinischen Stichproben vorhersagt. Nach Lyons-Ruth und Jacobvitz (2008) finden sich Kinder mit dieser Bindungsklassifikation gehäuft in Risikostichproben (z. B. Mütter mit Suchterkrankungen, Depression oder Persönlichkeitsstörungen). Wird ein Kleinkind von seiner Bezugsperson traumatisiert, z. B. körperlich und/oder emotional misshandelt oder sexuell missbraucht, befindet es sich in einem unlösbaren Dilemma. Sobald sein Bindungsverhaltenssystem (z. B. durch eine kleine Verletzung beim Spiel) aktiviert wird, ist es evolutionsbiologisch darauf ausgerichtet, die damit verbundene innere Erregung (Herzfrequenzanstieg, Anstieg des Cortisolspiegels) im Körperkontakt mit der Bezugsperson zu regulieren. Ist es bereits motorisch dazu in der Lage, nähert es sich dann spontan der Bezugsperson, um von dieser getröstet und beruhigt zu werden. Da aber – in diesem Fall – die Person, von der das Kind Beruhigung, Schutz und Trost erfahren sollte, zugleich jene Person ist, von der es traumatisiert wird, entsteht im Annäherungsprozess ein unlösbarer Konflikt. Dieser zeigt sich in bizarr anmutendem Annäherungsverhalten (z. B. Kind bewegt sich wie in Zeitlupe, nähert sich der Bezugsperson seitlich mit abgewandtem Gesicht, geht vor und zurück), plötzlichem Erstarren oder auch direkten Anzeichen von Angst. Demnach können desorganisiert klassifizierte Kinder – anders als Kinder mit einer organisierten Bindungsqualität (sicher, unsicher-vermeidend, unsicher-ambivalent) – nicht auf Verhaltensstrategien zurückgreifen, mit denen sie ihr aktiviertes Bindungsverhaltenssystem in Anwesenheit der sie schädigenden Bezugsperson regulieren könnten (Solomon & George, 1999). Das beschriebene auffällige Verhalten praktiziert ein betroffenes Kind nur nach Aktivierung des Bindungsverhaltenssystems gegenüber jener Bezugsperson, von der es geschädigt wurde oder wird. Ist in dieser Situation eine Bezugsperson anwesend, von der das Kind nicht geschädigt wurde, wird es zur Regulation des Bindungsverhaltenssystems deren Nähe suchen und sich anders verhalten. Kinder entwickeln in ihrem ersten Lebensjahr an alle Bezugspersonen, von denen sie beständig betreut werden, eine Bindung. Deren Qualität hängt maßgeblich davon ab, wie angemessen, feinfühlig und verlässlich diese auf die kindlichem Signale reagiert haben. Somit kann ein Kind, das an ein Familienmitglied desorganisiert gebunden ist, an ein anderes Familienmitglied beispielsweise unsicher-vermeidend und an ein weiteres sicher gebunden sein. Jede Bindungsqualität ist aus der kindlichen Perspektive folglich ein erfahrungsbedingtes, personenspezifisch ausgerichtetes Konstrukt, in dessen Arbeitsmodell die Erfahrungen des Kindes mit dieser Bezugsperson gespeichert sind.

Definition und Klassifikation

Nach den Leitlinien der Amerikanischen kinderpsychiatrischen Vereinigung (Boris & Zeanah, 2005) handelt es sich bei Bindungsstörungen um Syndrome mit der Annahme, dass für die betroffenen Kinder keine eindeutig bevorzugte spezifische Bindungsperson verfügbar ist. Aufgrund sozialer Verwahrlosung oder erlebter Deprivation entwickeln diese Kinder keine oder eine äußerst rudimentäre Bindung an sämtliche Bezugspersonen ihres Umfeldes (Duft et al., 2017). Bindungsstörungen wurden bereits vor mehr als 50 Jahren in der Fachliteratur beschrieben. Ihre systematische Beforschung begann in den 1990er-Jahren (von Klitzing, 2009). In den psychiatrischen Klassifikationsmanualen, der ICD-10 (Weltgesundheitsorganisation, 2011) und dem DSM-5 (American Psychiatric Association, 2015), werden ebenso wie in der DC:0-5 (Zero to Three, 2019) zwei Typen von Bindungsstörungen unterschieden. Diese werden im letztgenannten Klassifikationssystem als *Reaktive Bindungsstörung (RBS)* und als *Soziale Bindungsstörung mit Enthemmung* (SBSE; s. Kap. 17.5) bezeichnet. Tabelle 17-4 enthält die Kriterien, die für eine Klassifikation der RBS nach DC:0-5 verpflichtend zu berücksichtigen sind. Dieses Störungsbild wird sowohl in der ICD-10 (F94.1) als auch im DSM-5 als Reaktive Bindungsstörung klassifiziert.

Tabelle 17-4: Diagnostischer Algorithmus Reaktive Bindungsstörung nach DC:0-5 (Zero to Three, 2019, S. 163 f.)

Alle folgenden Kriterien müssen erfüllt sein.
A. Fehlende Bindung zu irgendeiner erwachsenen Bezugsperson, ausgedrückt als: 1. Ein Muster emotionalem Rückzugs und gehemmten Verhaltens gegenüber erwachsenen Bezugspersonen, charakterisiert durch mindestens zwei der folgenden Merkmale: a. Fehlendes oder signifikant reduziertes Interesse daran, sich auf eine andere Person einzulassen b. Fehlende oder signifikant reduzierte Suche nach Trost bei Leid oder Stress c. Fehlende oder signifikant reduzierte Reaktion auf angebotenen Trost d. Fehlende oder signifikant reduzierte soziale Reziprozität mit erwachsenen Bezugspersonen 2. Ein Muster von Schwierigkeiten in der Emotionsregulation, gekennzeichnet durch reduzierte oder fehlende positive Affekte und Episoden von ausgeprägter oder unerklärbarer Furcht oder Irritabilität/Ärger gegenüber Bezugspersonen
B. Das Fehlen einer Bindungsperson resultiert aus der Erfahrung des Kindes von unzureichender Versorgung (soziale und emotionale Vernachlässigung) oder von wiederholten Wechseln der Bezugspersonen. Diese schränken die Fähigkeit des Kindes ein, Bindungen einzugehen, und führen zu den oben beschriebenen abnormen Verhaltensweisen unter Kriterium A1.
C. Die Kriterien für eine Autismus-Spektrum-Störung oder eine Frühe Atypische Autismus-Spektrum-Störung sind nicht erfüllt.
D. Die Symptome der Störung oder Reaktionen der Bezugspersonen haben erheblichen Einfluss auf die Funktionsfähigkeit des Kindes und der Familie auf eine oder mehrere der folgenden Arten: 1. Verursachen Stress und Leid beim Kind. 2. Beeinträchtigen die Beziehungen des Kindes. 3. Schränken die Teilnahme des Kindes an entwicklungsbedingt erwarteten Aktivitäten und Routinen ein. 4. Schränken die Teilnahme der Familie an Alltagsaktivitäten und Routinen ein. 5. Schränken die Fähigkeit des Kindes ein, neue Fertigkeiten zu lernen und zu entwickeln, oder beeinträchtigen den Entwicklungsprozess.
Alter: Die Störung sollte nicht diagnostiziert werden bei Kindern mit einem Entwicklungsalter von weniger als 9 Monaten. **Dauer:** Es ist keine minimale Dauer erforderlich.

Epidemiologie

Die RBS tritt so selten auf, dass sie in bevölkerungsbezogenen Studien in der Regel nicht erfasst wird. Selbst in Hoch-Risiko-Studien mit hoch belasteten jungen Kindern, die Verwahrlosung im institutionellen Rahmen erfahren haben, wird bei den weitaus meisten Kindern keine RBS diagnostiziert (Zero to Three, 2019). Bezogen auf Studien ab dem höheren Vorschulalter, in denen mittels ICD-10 oder DSM-5 diagnostiziert wurde, liegen zur Prävalenz ebenso keine eindeutigen Angaben vor (von Gontard, 2019). Gleiches gilt für kulturbezogene oder geschlechtsbezogene Prävalenzen.

Symptomentwicklung und Komorbidität

Die Symptomentwicklung bei Kleinkindern mit einer RBS steht in engem Zusammenhang mit den verursachenden Bedingungen. Kinder, die sozioemotionaler Verwahrlosung ausgesetzt sind, erleben anhaltend bei aktiviertem Bindungsverhaltenssystem, dass ihrem Bedürfnis nach Nähe und damit verbundener Stressregulation nicht entsprochen wird oder dass die Qualität der Regulationsversuche der Bindungspersonen stark herabgesetzt ist. Ihr phylogenetisch angelegtes Bedürfnis zur Herstellung und Aufrechterhaltung von Nähe (s. einleitende Ausführungen zu bindungstheoretischen Grundlagen) wird somit nicht befriedigt. In der Folge scheinen Kinder mit einer RBS immer seltener Versuche zu unternehmen, Nähe zu Bindungspersonen herzustellen, wenn ihr aktiviertes Bindungsverhaltenssystem und das damit verbundene Stresserleben reguliert werden sollten. Sie zeigen auch seltener Bindungsverhalten, suchen nicht nach Trost, Schutz oder Unterstützung und protestieren nicht, wenn sich eine Bezugsperson von ihnen entfernt (Finelli et al., 2019). Nach DC:0-5 lassen sich bei diesen Kindern ebenso Rückzugstendenzen aus sozialen Kontexten, eingeschränktes Interesse an Interaktionen, angstbesetzte Verhaltensweisen, Irritabilität oder Probleme der Emotionsregulation beobachten. Insgesamt praktizieren diese Kinder ein deutlich eingeschränktes Explorations- und Kontaktverhalten und wirken abgestumpft (von Gontard, 2019). Nach Rutter et al. (2009) ist dennoch davon auszugehen, dass Kinder mit einer RBS über Grundfähigkeiten verfügen, Bindungsbeziehungen aufzubauen.

Als *komorbide Problematiken oder Störungsbilder* sollten kognitive, sprachliche und motorische Entwicklungsverzögerungen, Stereotypien, Gleichgewichts- und Koordinationsprobleme in Betracht gezogen werden. Weiterhin sind Unterernährung, Wachstums- und Gewichtsprobleme sowie ein reduzierter Kopfumfang bekannt. Darüber hinaus können Depressionssymptome auftreten (Zero to Three, 2019).

Ätiologie und Pathogenese

In der Fachliteratur werden der häufige Wechsel von Pflegefamilien oder die Rahmenbedingungen für die Betreuung von Kleinkindern im Heimbereich nicht selten als Voraussetzungen aufgefasst, unter denen eine schwere soziale und emotionale Vernachlässigung auftreten kann, aus der eine RBS resultiert. Bindungsstörungen können aber bei gefährdendem Elternverhalten (z. B. Misshandlung, Vernachlässigung, sexueller Missbrauch) ebenso im Familienkontext entstehen (Oliveira et al., 2012). Auch wenn Vernachlässigung in früher Kindheit als notwendige Bedingung für die Entstehung einer RBS betrachtet wird, ist bisher mangels Studien nicht bekannt, warum nur ein geringer Anteil jener Kinder, die Vernachlässigung erlebt haben, tatsächlich eine RBS entwickelt. Als diesbezügliche Risikofaktoren führen Zeanah und Gleason (2015) die Dauer der Deprivation und der Heimunterbringung, die Anzahl der Betreuungspersonen und die Betreuungsqualität an. Weitere Risiken sehen sie in perinatalen Problemen, Minderwuchs des Kindes, Bindungsdesorganisation sowie in den Gen-Umwelt-Interaktionen.

Diagnose und Differenzialdiagnostik

Die Kriterien für die Diagnose einer RBS in früher Kindheit sind im Diagnostischen Algorithmus der DC:0-5 unter A und B aufgelistet (s. Tabelle 17-4). Standardisierte Erhebungsinstrumente zur Diagnosestellung in den ersten Lebensjahren liegen derzeit nicht vor. Daher muss die klinische Diagnose beobachtungsgestützt erfolgen. Im Speziellen sollte das kindliche Verhalten in Bezug auf dessen Beziehungsaufnahme und -gestaltung zu vertrauten und fremden Personen sowie dessen Verhalten bei Stress in Anwesenheit einer Bezugsperson analysiert werden (von Gontard, 2019). Anders verhält es sich ab dem frühen Schulalter. Für die Diagnostik ab diesem Zeitpunkt gibt es zumindest im angloamerikanischen Sprachraum Inventare, die in einem Review von Atkinson (2018) vorgestellt werden.

Differenzialdiagnostisch sind vor der Diagnose einer RBS zunächst eine *Autismus-Spektrum-Störung (ASS)* (s. Kap. 3) und eine *Frühe Atypische ASS* (s. Kap. 4) auszuschließen. Dies ist indiziert, da beide Störungsbilder symptombezogene Schnittmengen mit einer RBS (z.B. abweichendes Sozialverhalten, kognitive und sprachliche Entwicklungsverzögerungen oder -rückstände, Einschränkungen sozialer Gegenseitigkeit, stereotype motorische Verhaltensweisen) aufweisen können. Trotz der benannten Ähnlichkeiten stehen die beiden Autismustypologien ätiologisch üblicherweise nicht im Zusammenhang mit Vernachlässigungserfahrungen. Weiterhin ist die RBS von einer intellektuellen Beeinträchtigung und einer Depression abzugrenzen (Zero to Three, 2019).

Behandlung und Prävention

Derzeit existieren keine speziellen Präventionsangebote oder Therapiemethoden für Kinder mit einer RBS. Nach Sichtung der vorliegenden Adoptionsstudien zu Kindern mit einer RBS kommen Zeanah und Gleason (2015) zu dem Schluss, dass therapeutische Interventionen offensichtlich nur in Einzelfällen und eher in Ausrichtung auf komorbide Störungen erforderlich sind. Wenn betroffene Kinder in stabilen und verlässlichen familiären Verhältnissen untergebracht werden, in denen die Bezugspersonen adäquat sozioemotional verfügbar sind, bilden sich die RBS-Symptome substanziell oder vollständig zurück. Oftmals beginnen die Kinder nach einer kurzen Eingewöhnungsphase, sich für das normale familiäre Kontaktangebot zu interessieren und trauen sich Stück für Stück zu, selbst die Interaktion mit den Familienmitgliedern aufzunehmen. Zusammenfassend lässt sich somit festhalten, dass die Sicherstellung einer angemessenen und verlässlichen Versorgungsumgebung für Kinder mit einer RBS höchste Priorität haben sollte.

Verlauf und Prognose

Unter Berücksichtigung der Ausführungen des letzten Kapitels kann die RBS der frühen Kindheit als ein vorübergehendes, nicht persistierendes Störungsbild charakterisiert werden. Dieses bildet sich größtenteils oder vollkommen nach Herausnahme der Kinder aus den verwahrlosenden bzw. schädigenden Settings zurück, wenn die emotionale Verfügbarkeit der Bezugspersonen in den neuen familiären Verhältnissen sichergestellt werden kann. Zum jetzigen Zeitpunkt liegen noch wenige Informationen darüber vor, ob sich die Kinder nach Rückbildung der RBS-Symptome altersangemessen entwickeln oder sich möglicherweise neue behandlungsbedürftige Probleme ergeben (von Gontard, 2019; Zero to Three, 2019).

Forschungsdesiderate und Ausblick

Auch wenn in den letzten Jahren eine Zunahme an Studien zu verschiedenen Aspekten der RBS zu verzeichnen ist, fehlen derzeit aussagekräftige (Längsschnitt-)Studien zur Epidemiologie, zum klinischen Erscheinungsbild, zu kulturellen Unterschieden und zum Verlauf des Störungsbildes. Diesbezüglich ist noch nicht geklärt, ob der Rückgang der RBS-Symptome nach Platzierung der Kinder in verlässlichen, emotional zugewandten familiären Verhältnissen stabil ist und ob sich möglicherweise später Verhaltensprobleme auftun, die mit den Belastungserfahrungen aus dem früheren Verwahrlosungssetting zusammenhängen. Darüber hinaus ist – insbesondere im Hinblick auf frühe und selektive Indikationsstellung und die Entwicklung präventiver Maßnahmen – zu klären, warum nur ein Anteil von Kindern, die schwere Vernachlässigung erfahren haben, ein RBS entwickelt, andere aber nicht. Weiterhin gibt es noch keine standardisierten Diagnostikinventare, auf die man im deutschen Sprachraum zurückgreifen könnte.

Literatur

Ainsworth, M.D.S., Blehar, M.C., Waters, E. & Wall, S. (1978). *Patterns of attachment. A psychological study of the strange situation.* Hillsdale, N.J.: Erlbaum.

American Psychiatric Association. (2015). *Diagnostisches und Statistisches Manual Psychischer Störungen DSM-5.* Göttingen: Hogrefe.

Atkinson, L. (2018). Reactive Attachment Disorder and Attachment theory from infancy to adolescence: review, integration, and expansion. *Attachment & Human Development, 21*, 205–217. https://doi.org/10.1080/14616734.2018.1499214

Boris, N.W. & Zeanah, C.H. (2005). Practice parameter for the assessment and the treatment of children and adolescents with reactive attachment disorder of infancy and early childhood. *Journal of the American Academy of Child and Adolescent Psychiatry, 44*, 1206–1219. https://doi.org/10.1097/01.chi.0000177056.41655.ce

Bowlby, J. (1969). *Attachment and loss. Vol. 1: Attachment.* London: Hogarth Press.

Bowlby, J. (1973). *Attachment and loss. Vol. 2: Separation: Anxiety and anger.* London: Hogarth Press.

Cassidy, J. (2016). The nature of the child's ties. In J. Cassidy & P.R. Shaver (Eds.), *Handbook of attachment. Theory, research, and clinical applications.* (Third edition, pp. 3–24). New York, London: Guilford Press.

Duft, B., Stafford, B.S. & Zeanah, C.H. (2017). Attachment Disorders. In J.L. Luby (Ed.), *Handbook of Preschool Mental Health. Development, Disorders, and Treatment.* (Second edition, pp. 219–241). New York, London: Guilford Press.

Finelli, J., Zeanah, C.H. & Smyke, A.T. (2019). Attachment disorders in early childhood. In C.H. Zeanah (Ed.), *Handbook of Infant Mental Health* (4. ed., pp. 452–466). New York, London: Guilford Press.

Kißgen, R. (2009). Kontinuität und Diskontinuität von Bindung. In H. Julius, B. Gasteiger-Klicpera & R. Kißgen (Hrsg.), *Bindung im Kindesalter: Diagnostik und Interventionen* (S. 65–83). Göttingen: Hogrefe.

Lorenz, K.Z. (1973). *Die Rückseite des Spiegels. Versuch einer Naturgeschichte menschlichen Erkennens.* München: Piper.

Lyons-Ruth, K. & Jacobvitz, D. (2008). Attachment disorganization: genetic factors, parenting contexts, and developmental transformation from infancy to adulthood. In J. Cassidy & P.R. Shaver (Eds.), *Handbook of attachment. Theory, research, and clinical applications* (Second edition, pp. 666–697). New York, London: The Guilford Press.

Oliveira, P.S., Soares, I., Martins, C., Silva, J.R., Marques, S., Baptista, J. & Lyons-Ruth, K. (2012). Indiscriminate behavior observed in the strange situation among institutionalized toddlers: Relations to caregiver report and to early family risk. *Infant Mental Health Journal, 33*, 187–196. https://doi.org/10.1002/imhj.20336

Rutter, M., Kreppner, J. & Sonuga-Barke, E. (2009). Emanuel Miller Lecture: Attachment insecurity, disinhibited attachment, and attachment disorders: where do research findings leave the concepts? *Journal of Child Psychology and Psychiatry, 50*, 529–543. https://doi.org/10.1111/j.1469-7610.2009.02042.x

Solomon, J. & George, C. (1999). The measurement of attachment security in infancy and childhood. In J. Cassidy & P.R. Shaver (Eds.), *Handbook of attachment: Theory, research, and clinical applications* (pp. 287–316). New York, London: Guilford Press.

Thompson, R.A. (1998). Early sociopersonality development. In W. Damon (Series Ed.), N. Eisenberg (Vol. Ed.), *Handbook of child psychology: Vol. 3. Social, emotional, and personality development* (pp. 23–104). New York: Wiley.

von Gontard, A. (2019). *Psychische Störungen bei Säuglingen, Klein- und Vorschulkindern. Ein praxisorientiertes Lehrbuch.* Stuttgart: Kohlhammer.

von Klitzing, K. (2009). *Bindungsstörungen.* Heidelberg: Springer Verlag. https://doi.org/10.1007/978-3-540-68934-8

Weltgesundheitsorganisation. (2011). *Internationale Klassifikation psychischer Störungen. ICD-10 Kapitel V (F). Klinisch-diagnostische Leitlinien* (8. überarb. Aufl.). Bern: Huber.

Zeanah, C.H. & Gleason, M.M. (2015). Annual research review: Attachment disorders in early childhood - clinical presentation, causes, correlates, and treatment. *Journal of Child Psychology and Psychiatry, 56*, 207–222. https://doi.org/10.1111/jcpp.12347

Zeanah, C.H. & Smyke, A.T. (2009). Attachment disorders. In C.H. Zeanah (Ed.), *Handbook of infant mental health* (pp. 421–434). New York: Guilford Press.

Zero to Three. (2019). *DC:0-5. Diagnostische Klassifikation seelischer Gesundheit und Entwicklungsstörungen der frühen Kindheit.* Stuttgart: Kohlhammer.

17.5 Soziale Bindungsstörung mit Enthemmung

Eva Möhler, Franz Resch und Rüdiger Kißgen

Zu Beginn dieses Kapitels sei darauf hingewiesen, dass der Begriff der *Bindungsstörung* der kinder- und jugendpsychiatrischen Nosologie zuzuordnen ist. Die mit diesem Störungsbild einhergehende generalisierte Symptomatik wird von den betroffenen Kindern in sämtlichen Beziehungskontexten praktiziert. Abzugrenzen ist die Bindungsstörung von der *Bindungsdesorganisation*. Hierbei handelt es sich um eine Klassifikation aus dem Kontext der Bindungsforschung (Bowlby, 1969). Diese wird vergeben, wenn ein Kind im Alter zwischen 12 und 20 Monaten in einer Laborsituation *(Fremde Situation)* Ainsworth et al., 1978) spezifische Verhaltensweisen zeigt, nachdem die begleitende Bezugsperson nach einer kurzen Trennung den Laborraum wieder betritt. Im Unterschied zum kindlichen Verhalten im Kontext einer Bindungsstörung sind die kindlichen Verhaltensweisen bei desorganisierter Bindung nicht generalisierbar. Das Kind praktiziert diese ausschließlich in Anwesenheit dieser einen Bezugsperson, wenn sein Bindungsverhaltenssystem (s. Kap. 17.4: Bindungstheoretische Grundlagen der ersten Lebensjahre) aktiviert wurde. Kinder mit einer Bindungsdesorganisation können an andere Bezugsperson andere Bindungsqualitäten im Verlauf ihres ersten Lebensjahres entwickeln (Kißgen, 2009). Mögliche Ursachen für die Entwicklung einer desorganisierten Bindung im ersten Lebensjahr sind beispielsweise Misshandlung, sexueller Missbrauch, Erleben von Gewalt gegenüber Familienmitgliedern, Suchterkrankung einer Bezugsperson oder auch Vernachlässigung. Auch wenn ätiologische Gemeinsamkeiten für die Bindungsstörung und die Bindungsdesorganisation bestehen, ist eine Bindungsstörung als kinder- und jugendpsychiatrische Diagnose mit schwerwiegenderen Nachteilen für die weitere kindliche Entwicklung verbunden. Wird bei einem Kind zum Ende des ersten Lebensjahres eine desorganisierte Bindung klassifiziert, dann ist dies ein Risikofaktor für eine psychopathologische Entwicklung. Diese kann bei einem derzeit nicht abschließend geklärten Anteil der Kinder in eine Bindungsstörung oder ein anderes kinder- und jugendpsychiatrisches Störungsbild übergehen (Lyons-Ruth & Jacobvitz, 2008).

Definition und Klassifikation

Eine grundlegende Charakteristik beider Bindungsstörungen – der *Reaktiven Bindungsstörung (RBS)* und der *Sozialen Bindungsstörung mit Enthemmung (SBSE)* – wurde bereits in Kap. 17.4 vorgenommen. Welche Kriterien nach DC:0-5 (Zero to Three, 2019) für die die Klassifikation der *SBSE* erforderlich sind, ist Tabelle 17-5 zu entnehmen.

Die SBSE wird in der ICD-10 (Weltgesundheitsorganisation, 2011) unter F94.2 als *Bindungsstörung des Kindesalters mit Enthemmung* aufgeführt. Ihre Bezeichnung im DSM-5 (American Psychiatric Association, 2015) lautet *Beziehungsstörung mit Enthemmung*.

Epidemiologie

Ebenso wie die RBS ist die SBSE bei jungen Kindern selten. Selbst in Hoch-Risiko-Studien mit jungen Kindern, die soziale Vernachlässigung erlebt haben, tritt sie selten auf (Zero to Three, 2019). Bei älteren Kindern, die nach DSM-5 Kriterien klassifiziert wurden, ist die Prävalenz nicht bekannt. Sie scheint sogar nur vereinzelt bei einer Minderheit von Kindern aufzutreten, die massiv vernachlässigt wurden und anschließend in Pflegefamilien oder Institutionen der Jugendhilfe aufgewachsen sind.

Symptomentwicklung und Komorbidität

Das hervorstechende Symptom einer SBSE ist die körperliche und sprachliche Distanzlosigkeit der Kinder gegenüber fremden Personen. Die Kinder verhalten sich grenzverletzend, indem sie andere einfach berühren oder verbal

Tabelle 17-5: Diagnostischer Algorithmus Soziale Bindungsstörung mit Enthemmung nach DC:0-5 (Zero to Three, 2019, S. 168 f.)

Alle folgenden Kriterien müssen erfüllt sein.

A. Wiederholte Tendenz, auf fremde Personen zuzugehen und mit ihnen zu interagieren, ohne die zu erwartende Zurückhaltung zu zeigen, die mindestens zwei der folgenden Symptome aufweist:

1. Wiederholte Bereitschaft, ohne Zögern mit fremden erwachsenen Personen wegzugehen
2. Wiederholte Tendenz, sich auf körperliche (z. B. Berühren, Umarmen) oder verbale (z. B. übermäßig vertraute Fragen) aufdringliche, altersunangemessene Interaktionen mit fremden Erwachsenen einzulassen
3. Wiederholte Tendenz, die Anwesenheit von erwachsenen Bezugspersonen in unbekannten Umgebungen, nicht durch Kontrollieren, Rückversicherung oder In-der-Nähe-Bleiben im Auge zu behalten

B. Soziale Enthemmung gegenüber Erwachsenen, die sich von Verhaltensimpulsivität unterscheidet (z. B. Handeln, ohne zu überlegen) und die kulturell akzeptierten Entwicklungsnormen missachtet.

C. Das Kind wurde nicht ausreichend versorgt (soziale und emotionale Vernachlässigung) oder hat wiederholte Wechsel von Bezugspersonen erfahren, was seine Fähigkeiten, Bindungen zu formen, begrenzt. Es wird angenommen, dass die nicht ausreichende Versorgung zu den auffälligen Verhaltensweisen unter Kriterium A geführt hat.

D. Die Symptome der Störung oder Reaktionen der Bezugspersonen haben erheblichen Einfluss auf die Funktionsfähigkeit des Kindes und der Familie auf eine oder mehrere der folgenden Arten:

1. Verursachen Stress und Leid beim Kind.
2. Beeinträchtigen die Beziehungen des Kindes.
3. Schränken die Teilnahme des Kindes an entwicklungsbedingt erwarteten Aktivitäten und Routinen ein.
4. Schränken die Teilnahme der Familie an Alltagsaktivitäten und Routinen ein.
5. Schränken die Fähigkeit des Kindes ein, neue Fertigkeiten zu lernen und zu entwickeln, oder beeinträchtigen den Entwicklungsprozess.

Alter: Die Störung darf nicht bei Kindern unter einem Entwicklungsalter von 9 Monaten diagnostiziert werden und sollte bei Kindern unter 12 Monaten mit Vorsicht gestellt werden.
Dauer: Es ist keine Mindestdauer erforderlich.

Spezifiziere: Ob dem jungen Kind eine voll ausgebildete Bindung fehlt.

intrusive Fragen stellen. Sie scheinen kein Gespür dafür zu haben, dass dieses hoch auffällige Verhalten jeglichen sozialen Konventionen widerspricht und sie möglicherweise auch in Gefahren bringt (Zero to Three, 2019). Während sich selbst junge Kinder am Ende des ersten Lebensjahres vorsichtig zurückhaltend gegenüber Fremden verhalten, ist das Gegenteil bei Kindern mit einer SBSE der Fall: Sie laufen beispielsweise mit unbekannten Erwachsenen fort oder wenden sich bei Trostsuche einer beliebigen Person zu. Anders als bei der RBS handelt es sich bei der SBSE nicht um eine vorübergehende Störung. So finden sich nach optimaler Förderung und gut verlaufender Adoption bei ca. 40 % der Kinder und Jugendlichen noch viele Jahre später Residualsymptome und Auffälligkeiten im Bindungsverhalten (Rutter et al., 2009).

Nach DC:0-5 können im Kontext der *Komorbidität* externalisierende Verhaltensprobleme sowie andere Folgeprobleme nach Vernachlässigung auftreten (z.B. kognitive, sprachliche, motorische Verzögerungen, Stereotypien, Gleichgewichts- und Koordinationsprobleme, Wachstumsprobleme).

Ätiologie und Pathogenese

Ätiologisch sind Vernachlässigungserfahrungen, ständig wechselnde Bezugspersonen sowie gefährdendes Elternverhalten bekannt (Oliveira et al., 2012; von Gontard, 2019). Dabei scheint die Dauer der negativen Erfahrungen positiv mit dem Schweregrad des Störungsbildes zu korrelieren (Zeanah & Gleason, 2015). Auch wenn Vernachlässigung in früher Kindheit als notwendige Bedingung für die Entstehung einer SBSE betrachtet wird, weiß man derzeit nicht, warum nur ein Anteil jener Kinder, die Vernachlässigung erlebt haben, tatsächlich eine SBSE entwickelt und welche Faktoren pathogenetisch relevant sind.

Diagnose und Differenzialdiagnostik

Die Diagnose einer SBSE kann derzeit nur nach detaillierter Anamnese und Beobachtung des Kindes im klinischen Setting unter Berücksichtigung des Diagnostischen Algorithmus der DC:0-5 gestellt werden. Spezifische Testinventare oder andere Diagnostikinstrumente liegen noch nicht vor (Zero to Three, 2019).

Differenzialdiagnostisch sind profunde Kenntnisse des normalen kindlichen Entwicklungsverlaufs erforderlich. Es sollte bekannt sein, dass ein Säugling ab einem Entwicklungsalter von 9 Monaten eine kleine Zahl bestimmter Erwachsener für seine Versorgung präferiert und dass er ab etwa 7–9 Monaten fremdelt. Das Fremdeln geht mit der eindeutigen Bevorzugung vertrauter Personen und der Ablehnung fremder Personen einher (Duft et al., 2017). Auch ist nach DC:0-5 die temperamentsbedingte Kontaktfreude junger Kinder von den auffälligen Verhaltensweisen im Kontext der SBSE abzugrenzen. Gleiches gilt für Probleme der Inhibitionskontrolle bei Kindern mit einer ADHS und den eingeschränkten Einschätzungsmöglichkeiten sozialer Grenzen bei jungen Kindern mit intellektueller Minderbegabung (Zero to Three, 2019).

Behandlung und Prävention

Wie bei der RBS gibt es auch für die SBSE keine speziellen Therapiemethoden oder Präventionsangebote (s. Kap. 17.4). Anders als bei der RBS bilden sich die Symptome der SBSE nicht wesentlich zurück. Somit benötigen Familien, die einen Säugling oder ein Kleinkind mit einer SBSE-Diagnose als Pflegekind aufnehmen oder es adoptieren, professionelle Unterstützung durch die vorhandenen Hilfesysteme. Aus Sicht des im Herkunftssetting vernachlässigten Kindes ist zwingend erforderlich, dass es im neuen familiären Setting auf konstante, emotional zugewandte, verlässliche und im Handeln vorhersagbare Bezugspersonen trifft. Da die Symptomatik der SBSE-Kinder (z.B. angemessener Umgang mit Nähe und Distanz) für alle aufnehmenden Familien eine Herausforderung darstellt, benötigen die Familien von Beginn an professionelle Begleitung im Rahmen von Beratung und Psychoedukation. Zusätzlich kann die Teilnahme der Familien an einem bindungstheoretisch fundierten Interventionsprogramm wie der Entwicklungspsychologischen Beratung (Ziegenhain, 2009) oder dem STEEP-Programm *(Steps Toward Effective and Enjoyable Parenting)* (Erickson & Egeland, 2009) erwogen werden. Diese sind nicht spezifisch auf Bindungsstörungen ausgerichtet, eignen sich aber für die therapeutische Arbeit mit (hoch) belasteten Familien, indem sie im Gruppen- und Einzelsetting versuchen, elterliche Kompetenzen zu stärken und den Aufbau der Eltern-Kind-Beziehung zu unterstützen. Eine empfehlenswerte Übersicht zu vergleichbaren Programmen im angloamerikanischen Sprachraum findet sich bei Juffer und Kollegen (2008). Im Vorschulalter kann bei Bedarf zusätzlich zu einer Spieltherapie oder kognitiven Verhaltenstherapie geraten werden, während Pharmakotherapie kontraindiziert ist (von Gontard, 2019).

Verlauf und Prognose

Bei der SBSE handelt es sich um ein persistierendes Störungsbild, bei dem die Dauer der Vernachlässigung den Schweregrad beeinflusst. Trotz optimaler professioneller Begleitung und Therapie können sich Residualsymptome mit langfristiger Beeinträchtigung entwickeln. Verlauf und Outcome sind im Wesentlichen davon abhängig, ob das betroffene Kind nach Herausnahme aus dem vernachlässigenden System in einem stabilen, emotional zugewandten familiären Setting betreut werden kann. So konnten Guyon-Harris et al. (2018) nachweisen, dass eine frühe Platzierung in Pflegefamilien nach schwerer Deprivation einen günstigen Effekt auf die weitere Symptomentwicklung besitzt.

Forschungsdesiderate und Ausblick

Derzeit fehlen aussagekräftige (Längsschnitt-) Studien zu nahezu allen Facetten der SBSE. Insbesondere ist im Hinblick auf eine frühe und selektive Indikationsstellung und die Entwicklung präventiver Maßnahmen zu klären, warum nur ein Anteil von Kindern, die schwere Vernachlässigung erfahren haben, eine SBSE entwickelt und welche entwicklungspsychopathologischen Folgen aus den frühen traumatisierenden Vernachlässigungserfahrungen resultieren. Angesichts der hohen Bedeutung des Themas Vernachlässigung für die Entwicklung von Kindern sollten kinder- und jugendpsychiatrische Forschungsinitiativen zu dieser Thematik perspektivisch priorisiert in der frühen Kindheit ansetzen.

Literatur

Ainsworth, M.D.S., Blehar, M.C., Waters, E. & Wall, S. (1978). *Patterns of attachment. A psychological study of the strange situation*. Hillsdale, N.J.: Erlbaum.

American Psychiatric Association. (2015). *Diagnostisches und Statistisches Manual Psychischer Störungen DSM-5*. Göttingen: Hogrefe.

Bowlby, J. (1969). *Attachment and loss. Vol. 1: Attachment*. London: Hogarth Press.

Duft, B., Stafford, B.S. & Zeanah, C.H. (2017). Attachment Disorders. In J.L. Luby (Ed.), *Handbook of Preschool Mental Health. Development, Disorders, and Treatment*. Second edition (pp. 219–241). New York, London: Guilford Press.

Erickson, M.F. & Egeland, B. (2009). *Die Stärkung der Eltern-Kind-Bindung. Frühe Hilfen für die Arbeit mit Eltern von der Schwangerschaft bis zum zweiten Lebensjahr des Kindes durch das STEEPTM-Programm* (2. überarb. Aufl.). Stuttgart: Klett-Cotta.

Guyon-Harris, K.L., Humphreys, K.L., Fox, N.A., Nelson, C.A. & Zeanah, C.H. (2018). Course of disinhibited social engagement disorder from early childhood to early adolescence. *Journal of the American Academy of Child and adolescent psychiatry, 57*, 329–335. https://doi.org/10.1016/j.jaac.2018.02.009

Juffer, F., van IJzendoorn, M.H. & Bakermans-Kranenburg, M.J. (2008). Attachment-based interventions in early childhood: An overview. In F. Juffer, M.J. Bakermans-Kranenburg & M.H. van IJzendoorn (Eds.), *Promoting Positive Parenting. An Attachment-Based Intervention* (pp. 37–57). New York, London: Lawrence Erlbaum Associates.

Kißgen, R. (2009). Kontinuität und Diskontinuität von Bindung. In H. Julius, B. Gasteiger-Klicpera & R. Kißgen (Hrsg.), *Bindung im Kindesalter: Diagnostik und Interventionen* (S. 65–83). Göttingen: Hogrefe.

Lyons-Ruth, K. & Jacobvitz, D. (2008). Attachment disorganization: genetic factors, parenting contexts, and developmental transformation from infancy to adulthood. In J. Cassidy & P.R. Shaver (Eds.), *Handbook of attachment. Theory, research, and clinical applications* (2nd ed., pp. 666–697). New York, London: The Guilford Press.

Oliveira, P.S., Soares, I., Martins, C., Silva, J.R., Marques, S., Baptista, J. & Lyons-Ruth, K. (2012). Indiscriminate behavior observed in the strange situation among institutionalized toddlers: Relations to caregiver report and to early family risk. *Infant*

Mental Health Journal, 33, 187–196. https://doi.org/10.1002/imhj.20336

Rutter, M., Kreppner, J. & Sonuga-Barke, E. (2009). Emanuel Miller Lecture: Attachment insecurity, disinhibited attachment, and attachment disorders: where do research findings leave the concepts? *Journal of Child Psychology and Psychiatry, 50*, 529–543. https://doi.org/10.1111/j.1469-7610.2009.02042.x

von Gontard, A. (2019). *Psychische Störungen bei Säuglingen, Klein- und Vorschulkindern. Ein praxisorientiertes Lehrbuch*. Stuttgart: Kohlhammer.

Weltgesundheitsorganisation. (2011). *Internationale Klassifikation psychischer Störungen. ICD-10 Kapitel V (F). Klinisch-diagnostische Leitlinien* (8. überarb. Aufl.). Bern: Huber.

Zeanah, C.H. & Gleason, M.M. (2015). Annual research review: Attachment disorders in early childhood – clinical presentation, causes, correlates, and treatment. *Journal of Child Psychology and Psychiatry, 56*, 207–222. https://doi.org/10.1111/jcpp.12347

Ziegenhain, U. (2009). Bindungsstörungen. In S. Schneider & J. Margraf (Hrsg.), *Lehrbuch der Verhaltenstherapie. Störungen im Kindes- und Jugendalter* (Band 3, S. 314–330). Heidelberg: Springer Verlag.

Zero to Three. (2019). *DC:0-5. Diagnostische Klassifikation seelischer Gesundheit und Entwicklungsstörungen der frühen Kindheit*. Stuttgart: Kohlhammer.

17.6 Andere Trauma-, Belastungs- und Deprivationsstörung der frühen Kindheit

Eva Möhler, Franz Resch und Rüdiger Kißgen

Wenn Kleinkinder nicht vollumfänglich die Kriterien einer Trauma-, Belastungs- oder Deprivationsstörung erfüllen, kann nach DC:0-5 (Zero to Three, 2019) erwogen werden, eine *Andere Trauma-, Belastungs- und Deprivationsstörung der frühen Kindheit* zu diagnostizieren. Die Diagnosekriterien dieser Störung sind Tabelle 17-6 zu entnehmen.

Die Andere Trauma-, Belastungs- und Deprivationsstörung der frühen Kindheit wird in der ICD-10 (Weltgesundheitsorganisation, 2011) unter F43.9 als *Nicht näher bezeichnete Reaktion auf schwere Belastung* kodiert. Ihre Bezeichnung im DSM-5 (American Psychiatric Association, 2015) lautet *Nicht näher bezeichnete Belastungsbezogene Störung.*

Zum jetzigen Zeitpunkt lassen sich noch keine Aussagen zur Epidemiologie, zur Symptomentwicklung und Komorbidität, zur Ätiologie und Pathogenese, zur Diagnose und Differenzialdiagnostik, zur Behandlung und Prävention, zum Verlauf und zur Prognose sowie zu Forschungsdesideraten machen.

Literatur

American Psychiatric Association. (2015). *Diagnostisches und Statistisches Manual Psychischer Störungen DSM-5*. Göttingen: Hogrefe.

Weltgesundheitsorganisation. (2011). *Internationale Klassifikation psychischer Störungen. ICD-10 Kapitel V (F). Klinisch-diagnostische Leitlinien* (8. überarb. Aufl.). Bern: Huber.

Zero to Three. (2019). *DC:0-5. Diagnostische Klassifikation seelischer Gesundheit und Entwicklungsstörungen der frühen Kindheit*. Stuttgart: Kohlhammer.

Tabelle 17-6: Diagnostischer Algorithmus Andere Trauma-, Belastungs- und Deprivationsstörung der frühen Kindheit nach DC:0-5 (Zero to Three, 2019, S. 172)

Alle folgenden Kriterien müssen erfüllt sein.
A. Das Kind hat eine oder mehrere Symptome einer Trauma-, Belastungs- oder Deprivationsstörung, aber erfüllt nicht alle Kriterien für eine Diagnose.
B. Die Symptome der Störung oder Reaktionen der Bezugspersonen haben erheblichen Einfluss auf die Funktionsfähigkeit des Kindes und der Familie auf eine oder mehrere der folgenden Arten: 1. Verursachen Stress und Leid beim Kind. 2. Beeinträchtigen die Beziehungen des Kindes. 3. Schränken die Teilnahme des Kindes an entwicklungsbedingt erwarteten Aktivitäten und Routinen ein. 4. Schränken die Teilnahme der Familie an Alltagsaktivitäten und Routinen ein. 5. Schränken die Fähigkeit des Kindes ein, neue Fertigkeiten zu lernen und zu entwickeln, oder beeinträchtigen den Entwicklungsprozess.
Spezifiziere: 1. Die Störung, die die Symptome des jungen Kindes am besten erklärt. 2. Warum das junge Kind nicht die vollen Kriterien erfüllt.

18 Spezifische Beziehungsstörung der frühen Kindheit

Ina Bovenschen

In der frühen Kindheit werden (fast) alle Erfahrungen durch die engsten Bezugspersonen des Kindes vermittelt, und die Kinder sind auf die Zuwendung und (körperliche) Nähe ihrer Bezugspersonen angewiesen (Bowlby, 1951, 1969). Befunde der Bindungsforschung haben gezeigt, dass Kinder in den ersten Lebensjahren insbesondere in Situationen von Angst, Verunsicherung und Belastung den sicheren Hafen ihrer engsten Bezugspersonen brauchen, um sich emotional sicher zu fühlen (Cassidy, 2016). Die psychische Gesundheit von Kindern in den ersten Lebensjahren ist folglich in den Beziehungen des Kindes begründet (Zeanah & Lieberman, 2016). Daran anknüpfend wurde in der DC:0-5 (Zero to Three, 2019) von Beginn an die Entwicklung von psychischen Störungen in der frühen Kindheit unter einer beziehungsbezogenen Perspektive betrachtet: Auf Achse II lässt sich die Qualität der Beziehung vom Kind zu seinen wichtigsten Bezugspersonen einschätzen. Die *Spezifische Beziehungsstörung der frühen Kindheit* als neu aufgenommenes Störungsbild in der DC:0-5 lenkt nun den klinischen Blick noch stärker auf die Beziehung zwischen dem Kind und seinen Bezugspersonen. Sie wird in einem eigenen, neu geschaffenen Unterkapitel (Beziehungsstörungen) eingeordnet. Es handelt sich um eine Störung in der Beziehung des Kindes zu einer bestimmten Bezugsperson, die sich in auffälligem Verhalten des Kindes manifestiert. Somit ist erstmals eine Störung, bei der die Auffälligkeit nicht *im Kind*, sondern *in der Beziehung zu einer spezifischen Bezugsperson* liegt, auf der Achse I klassifizierbar (Zeanah & Lieberman, 2016).

Definition und Klassifikation

Hintergrund zur Genese des Störungsbildes. In der Vergangenheit wurden psychische Störungen im Kindesalter ausschließlich so definiert, dass sie innerhalb des Kindes liegen. Damit einher geht die Annahme, dass das Kind die Symptomatik in verschiedenen Kontexten und Beziehungen zeigt. So wird beispielsweise bei einer Reaktiven Bindungsstörung (RBS) (s. Kap. 17.4) davon ausgegangen, dass das Kind das Muster emotionalen Rückzugs und gehemmten Verhaltens in verschiedenen Situationen zeigt – unabhängig davon, welche Bindungsperson gerade anwesend ist.

Die Forschung zu Beziehungen zwischen Kindern und ihren Bezugspersonen hat jedoch gezeigt, dass das Verhalten von Kindern in Beziehungen kontextabhängig ist, da Kinder sich verschiedenen Bezugspersonen gegenüber unterschiedlich verhalten (Lamb, 1977a, 1977b; Lamb & Lewis, 2010; Steele et al., 1996; Zeanah, 1996). Dass das Verhalten junger Kinder in Abhängigkeit von der Beziehung variieren kann, wurde seit längerem auch für pathologische Verhaltensmuster diskutiert (Lyons-Ruth et al., 1996; Zeanah, 1996). So beschrieben Zeanah und Lieberman in mehreren Veröffentlichungen in den 1990er-Jahren (Lieberman & Pawl, 1990; Lieberman & Zeanah, 1995; Zeanah, 1996; Zeanah et al., 1993; Zeanah et al., 2000) verschiedene Muster von *Störungen der sicheren Basis*, bei denen das Kind seine Bezugsperson aufgrund ihrer mangelnden emotionalen Verfügbarkeit nicht als sichere Basis nutzen kann. Die daraus resultierenden auffälligen Verhaltensmuster der Kinder umfassen selbstgefährdendes Verhalten, ängstlich-gehemmtes Verhalten sowie unangemessenes Rollenverhalten in Form einer Rollenumkehr (Lieberman & Zeanah, 1995; Zeanah et al., 2000). Zeanah et al. (2000) nennen zudem als weitere Form das ängstlich-überangepasste Verhalten des Kindes. Bei allen vier Verhaltensmustern wird davon ausgegangen, dass sie ein Muster auffälligen Verhaltens repräsentieren, welches das Kind nur in der Beziehung zu einer bestimmten Bezugsperson zum Ausdruck bringt. Mit der neu geschaffenen Kategorie der Spezifischen Beziehungsstörung der frühen Kindheit werden die in der Klassifikation von Zeanah und Kollegen (Lieberman & Zeanah, 1995; Zeanah et al., 2000) beschriebenen Muster erstmals als psychische Störung klassifizierbar.

Beschreibung des Störungsbildes. Die Spezifische Beziehungsstörung der frühen Kindheit beschreibt eine persistierende emotionale oder Verhaltensstörung des Kindes in der Beziehung zu einer bestimmten Bezugsperson, welche die Funktionsfähigkeit des Kindes oder der Familie beeinträchtigt. Die Symptome der Kinder sind dabei vielfältig. Die folgenden Beschreibungen, die auf den Ausführungen von Zeanah et al. (2000) basieren, illustrieren die Bandbreite der Verhaltensmuster, durch die sich die Spezifische Beziehungsstörung der frühen Kindheit manifestieren kann.

1) Selbstgefährdendes Verhalten:
   Das Kind zeigt übermäßig viel Explorationsverhalten. Es versichert sich dabei aber nicht in altersangemessener Weise bei der Bezugsperson, sondern entfernt sich oft weit von ihr. Das Verhalten wirkt rücksichtslos und selbstgefährdend, z. B. indem sich das Kind ohne Rückversicherung in unübersichtlichen Situationen im Verkehr von der Bezugsperson entfernt, es auf öffentlichen Plätzen mit großen Menschenmengen oder beim Einkaufen wegläuft oder es ungesichert in großen Höhen herumklettert. Die Verletzungsgefahr des Kindes ist oft erhöht. Begleitend kann auch autoaggressives Verhalten auftreten sowie aggressives Verhalten, das gegen die Bezugsperson gerichtet wird. Dieses wird vor allem in Situationen beobachtet, in denen das Kind belastet ist und eigentlich Trost und Zuwendung der Bezugsperson bräuchte (Lieberman & Zeanah, 1995).
2) Ängstlich-gehemmtes Verhalten:
   Das Kind klammert sich an die Bezugsperson, erfährt durch die Nähe jedoch keine Sicherheit und ist in der Exploration sehr stark eingeschränkt. Das Kind traut sich nicht, sich Spielzeug zu nähern oder damit zu spielen, auch wenn es die Möglichkeit hat, sich an eine neue Situation zu gewöhnen. Das gehemmte Verhalten wird häufig durch eine hohe Ängstlichkeit und manchmal von einer übermäßigen Wachsamkeit (Hypervigilanz) begleitet (Lieberman & Zeanah, 1995). Eine Besonderheit liegt darin, dass die Verhaltenshemmung kein situationsübergreifendes Merkmal des Verhaltens des Kindes ist, sondern primär dann zum Ausdruck kommt, wenn sich das Kind gemeinsam mit der Bezugsperson in einer unvertrauten Umgebung befindet, insbesondere wenn neben der Bezugsperson eine oder mehrere unvertraute Personen anwesend sind.
3) Rollenumkehr:
   In sicheren Bindungsbeziehungen erhalten die Kinder Zuwendung, Nähe, Schutz und (emotionale) Sicherheit ihrer Bezugspersonen. Bei dem hier beschriebenen klinischen Verhaltensmuster übernimmt das Kind in nicht altersentsprechender Weise emotional Verantwortung für die Bezugsperson, indem es in Interaktionen mit der Bezugsperson übertrieben fürsorgliches Verhalten zeigt. Bei einigen Kindern werden auch Ausbrüche ärgerlichen, bestrafenden und kontrollierenden Verhaltens gegenüber der Bezugsperson beobachtet, beispielsweise indem das Kind nach der Bezugsperson schlägt oder ihr in gereiztem Ton Anweisungen gibt (Main & Cassidy, 1988; Solomon et al., 1995; Zeanah & Klitzke, 1991).

Diese von Zeanah et al. (2000) beschriebenen Verhaltensmuster, durch welche sich die Beziehungsstörung manifestiert, werden in der DC:0-5 erweitert. So können sich die Symptome neben den drei genannten Mustern u. a. auf aggressives Verhalten, auf eine Schlafverweigerung oder auf eine Verweigerung der Nahrungsaufnahme beziehen, eine nähere Beschreibung der Symptomatik wird dabei nicht vorgenommen. Unabhängig von der Art der Symptome ist für die Diagnose einer Spezifischen Beziehungsstörung der frühen Kindheit entscheidend, dass die Symptome die Funktionsfähigkeit des Kindes bzw. der Familie beeinträchtigen. Zudem muss gesichert sein, dass die Symptome lediglich in der Interaktion mit einer bestimmten Bezugsperson auftreten, nicht jedoch in anderen Beziehungen. Wenn unsicher ist, ob das Kind die Symptome nur in dieser einen Beziehung zeigt, soll die Diagnose daher nicht vergeben werden (Zero to Three, 2016, 2019). Dies ist beispielsweise der Fall, wenn ein Kind, das bei seiner alleinerziehenden Mutter lebt, zu Hause das Essen verweigert, aber nie von einer anderen Person als der Mutter gefüttert wird. Da in diesem Fall nicht unmittelbar zu klären ist, ob das Problemverhalten des Kindes ausschließlich in der Beziehung zur Mutter auftritt, wird keine Spezifische Beziehungsstörung der frühen Kindheit, sondern eine Essstörung mit Einschränkung der Nahrungsaufnahme diagnostiziert. Tabelle 18-1 enthält die Klassifikationskriterien der Spezifischen Beziehungsstörung der frühen Kindheit nach DC:0-5.

Zu berücksichtigen ist die Abgrenzung der Spezifischen Beziehungsstörung der frühen Kindheit von der Achse II der DC:0-5, welche den Kontext der versorgenden Beziehung beschreibt. Die Achse II (s. Kap. 2.2.4) hat einen breiteren Blick auf den Beziehungskontext von Kindern, da zum einen die Adaptation der Beziehung zwischen Bezugspersonen und dem Kind (Teil A) und zum anderen die versorgende Umgebung und Adaptation des Kindes (Teil B) erfasst wird. Eine Verschränkung der Diagnose einer Spezifischen Beziehungsstörung ist dabei mit Teil A der Achse II zu erwarten, da das Funktionsniveau der Beziehung auf Achse II bei einer Diagnose der Spezifischen Beziehungsstörung der frühen Kindheit in der Regel als eingeschränkt und gestört (Stufe 3) oder sogar als desorganisiert und gefährdend (Stufe 4) eingestuft wird (Zero to Three, 2019). Umgekehrt bedeutet eine Einstufung des Funktionsniveaus der Beziehung in Teil A von Achse II auf Stufe 3 oder 4 jedoch nicht, dass eine Spezifische Beziehungsstörung der frühen Kindheit vorliegt, da nur Kinder, die ein beeinträchtigendes, auffälliges Verhalten beschränkt auf einen Beziehungskontext zeigen, die Diagnose einer Spezifischen Beziehungsstörung der frühen Kindheit erhalten (Zero to Three, 2019).

Epidemiologie

Zur Prävalenz sowie zu Risikofaktoren und Folgen der Spezifischen Beziehungsstörung der frühen Kindheit liegen bisher keine belastbaren Daten vor.

Symptomentwicklung und Komorbidität

Über die Prävalenz, den Verlauf und die Komorbidität der Spezifischen Beziehungsstörung der frühen Kindheit ist mangels empirischer Befunde bislang wenig bekannt. Den Verlauf bestimmt möglicherweise eine heterotype Kontinuität, d.h. ein Wandel des Ausdrucks der im Kern gleichbleibenden Störung. Darüber hinaus wird angenommen, dass das Störungsbild der Spezifischen Beziehungsstörung der frühen Kindheit das Risiko für weitere Entwicklungsabweichungen erhöht und im Entwicklungsverlauf daher in andere Störungen der Achse I münden kann (Zero to Three, 2019).

In der DC:0-5 wird im Hinblick auf die *Komorbidität* allgemein darauf hingewiesen, dass die Spezifische Beziehungsstörung mit anderen Störungen der Achse I gemeinsam auftreten kann. Spezielle Komorbiditätsmuster sind jedoch bisher nicht bekannt. Um diese Störung gleichzeitig mit einer anderen Störung der Achse I zu diagnostizieren, müssen sich die Symptome der Spezifischen Beziehungsstörung der

Tabelle 18-1: Diagnostischer Algorithmus Spezifische Beziehungsstörung der frühen Kindheit nach DC:0-5 (Zero to Three, 2019, S. 175 f.)

Alle folgenden Kriterien müssen erfüllt sein.
A. Das Kind zeigt eine persistierende emotionale oder Verhaltensstörung in dem Kontext einer bestimmten Beziehung mit einer Bezugsperson. Beispiele umfassen (aber sind nicht auf diese beschränkt): 1. Oppositionelles Verhalten 2. Aggression 3. Ängstlichkeit 4. Selbstgefährdendes Verhalten 5. Nahrungsverweigerung 6. Schlafverweigerung 7. Unangemessenes Rollenverhalten mit Bezugsperson (z. B. überbesorgtes oder kontrollierendes Verhalten)
B. Die Symptomatik zeigt sich ausschließlich in der Beziehung zu einer Bezugsperson.
C. Die Symptome der Störung oder Reaktionen der Bezugspersonen haben erheblichen Einfluss auf die Funktionsfähigkeit des Kindes und der Familie auf eine oder mehrere der folgenden Arten: 1. Verursachen Stress und Leid beim Kind. 2. Beeinträchtigen die Beziehungen des Kindes. 3. Schränken die Teilnahme des Kindes an entwicklungsbedingt erwarteten Aktivitäten und Routinen ein. 4. Schränken die Teilnahme der Familie an Alltagsaktivitäten und Routinen ein. 5. Schränken die Fähigkeit des Kindes ein, neue Fertigkeiten zu lernen und zu entwickeln, oder beeinträchtigen den Entwicklungsprozess.
Alter: Es gibt keine Altersbegrenzungen, aber es kann schwierig sein, die Spezifität der Beziehung in den ersten Lebensmonaten zu erfassen. **Dauer:** Die Symptome müssen mindestens einen Monat bestehen. **Spezifiziere:** 1. Symptome, die spezifisch für eine Beziehung sind. 2. Bezugspersonen, bei denen die Symptomatik deutlich wird.

frühen Kindheit von den Symptomen der anderen Störung abgrenzen lassen.

Ätiologie und Pathogenese

Bisher liegen keine belastbaren Daten zur Ätiologie und Pathogenese der Spezifischen Beziehungsstörung der frühen Kindheit vor. Klinische Fallbeschreibungen legen jedoch nahe, dass die verschiedenen Verhaltensmuster im Sinne einer Anpassung an unangemessenes Fürsorgeverhalten der Bezugsperson verstanden werden können. Nach Lieberman, die einen psychoanalytischen Zugang zur Erklärung des kindlichen Verhaltens wählt (Lieberman & Pawl, 1988, 1990; Lieberman & Zeanah, 1995), repräsentieren die vom Kind gezeigten Verhaltensauffälligkeiten Strategien, sich selbst vor Gefahren zu schützen, da das Kind Angst vor der Bezugsperson hat oder unsicher ist, ob die Bezugsperson dem Kind bei negativen Gefühlen Schutz bietet. Das Kind ist einem inneren Konflikt ausgesetzt, der durch negative Gefühle wie Ärger oder Angst gekennzeichnet ist, welche aber durch Abwehrmechanismen wie Vermeidung, Angriff oder Hemmung maskiert werden (Lieberman & Zeanah, 1995).

Inwieweit sich die verschiedenen Manifestationen der Spezifischen Beziehungsstörung der frühen Kindheit auf unterschiedliche Entwicklungswege bzw. Ursachen zurückführen lassen, ist derzeit empirisch nicht geklärt. Nach klinischen Beobachtungen tritt selbstgefährdendes Verhalten vor allem bei Kindern auf, die körperliche Misshandlung erfahren haben oder Gewalt zwischen den Eltern ausgesetzt sind (Lieberman & Zeanah, 1995; Zeanah et al., 1993). Zeanah et al. (2000) vermuten, dass das Kind durch sein selbstgefährdendes und provozierendes Verhalten die Aufmerksamkeit der ansonsten wenig verfügbaren und unzuverlässigen Bezugsperson wecken möchte, um sich so die Zuwendung und den Schutz zu sichern. Weiterhin finden sich Hinweise in klinischen Fallbeschreibungen (z. B. Lieberman & Pawl, 1990; Lieberman & Zeanah, 1995; Zeanah & Klitzke, 1991), dass eine starke Einschränkung der emotionalen Verfügbarkeit der Bezugsperson, z. B. bei einer depressiven Erkrankung der Bezugsperson, der Entwicklung eines ängstlich-gehemmten sowie eines überbesorgten bzw. kontrollierenden Verhaltensmusters zugrunde liegt. Offen bleibt in den bisherigen Diskussionen, warum Kinder bei stark eingeschränkter emotionaler Verfügbarkeit der Bezugsperson unterschiedliche Symptome entwickeln. Lieberman und Pawl (1990) diskutieren das Temperament des Kindes als möglichen Faktor, der individuelle Unterschiede in der Reaktion auf eine mangelnde Verfügbarkeit der Bezugsperson erklären kann (vgl. hierzu auch Zeanah & Fox, 2004). Eine empirische Untersuchung dieser Annahme steht jedoch bislang aus.

Diagnose und Differenzialdiagnostik

Gemäß den allgemeinen Leitlinien der DC:0-5 (Zero to Three, 2019) wird für die Diagnose einer Spezifischen Beziehungsstörung der frühen Kindheit ein umfangreicher diagnostischer Prozess empfohlen. Dieser sollte umfassen

1) die Anamnese der Eltern zur Entwicklung des Kindes,
2) Beobachtungen der familiären Funktionsfähigkeit mit einem Schwerpunkt auf den Interaktionsmustern sowie
3) eine Erhebung von Informationen zu Eigenschaften des Kindes (u. a. Sprache, soziale Reziprozität, Emotionsausdruck, Verhalten).

Es wird angeregt, ausführliche Informationen zum Entwicklungsverlauf und auch zur Betreuungsgeschichte des Kindes zu erheben. Hilfreich kann sein, Quellen außerhalb der Familie einzubeziehen bzw. Dritte zu befragen (z. B. Erzieher*innen). Zusätzlich zur Abklärung des klinischen Störungsbildes sollte auch die Funktionsfähigkeit des Kindes in den Hauptbereichen seiner Entwicklung (z. B. emotional, sprachlich, kognitiv, beziehungsbezogen) erfasst werden. Im Fokus der Diagnostik sollten primär die Beziehungen des Kindes stehen. Dabei sollte bei den Beobachtungen der Interaktionen insbesondere die emotionale Verfügbarkeit der Bezugspersonen und die Emotionsregulation des Kindes in den Blick genommen werden, d. h. das Fürsorgeverhalten, die Wärme und Feinfühligkeit der Bezugspersonen und das Bindungs- und Explorationsverhalten des Kindes, insbesondere auch die Akzeptanz von Trost und Zuwendung der Bezugspersonen. Etablierte Methoden aus der Bindungsforschung (z. B. die Fremde Situation) sind nicht als Instrumente zur Diagnose der Spezifischen Beziehungsstörung der frühen Kindheit geeignet, können aber Hinweise liefern, auf welche Verhaltensweisen im diagnostischen Prozess geachtet werden sollte (Zeanah & Lieberman, 2016).

Herausforderungen bei der Diagnostik. Bei der Diagnostik der Spezifischen Beziehungsstörung der frühen Kindheit kann zunächst auf die AWMF-Leitlinien zu psychischen Störungen im Säuglings-, Kleinkind- und Vorschulalter der Deutschen Gesellschaft für Kinder- und Jugendpsychiatrie, Psychosomatik und Psychotherapie zurückgegriffen werden (https://www.awmf.org/leitlinien/aktuelle-leitlinien.html). Eigene

Leitlinien für das Störungsbild der Spezifischen Beziehungsstörung der frühen Kindheit gibt es jedoch bisher nicht, was eine reliable und valide Diagnostik erschwert. Beispielsweise hat sich das Verhaltensmuster mit Rollenumkehr in einer Studie, in der die Validität der Diagnose überprüft wurde, als schwer fassbar erwiesen. Insbesondere die Abgrenzbarkeit zu nicht pathologischen Entwicklungsverläufen wurde von den Autorinnen und Autoren als unzureichend bewertet (Boris et al., 1998). Zeanah und Boris (2000) betonen daher, bei der Diagnostik die aus der Symptomatik resultierende funktionelle Beeinträchtigung außerhalb der Beziehung als Kriterium zu berücksichtigen.

Differenzialdiagnostik. Die Verhaltensweisen, durch die sich die Spezifische Beziehungsstörung der frühen Kindheit äußert, ähneln den Symptomen anderer Störungsbilder der Achse I (z.B. Essstörung mit Einschränkung der Nahrungsaufnahme). Die Besonderheit bei der Spezifischen Beziehungsstörung der frühen Kindheit ist die Beziehungsspezifität der Symptome. Im Rahmen der Diagnostik sollten daher verschiedene Beziehungen des Kindes berücksichtigt werden, um so abzuklären, dass die Symptome nur gegenüber *einer* Bezugsperson und nicht in verschiedenen sozialen Situationen zu beobachten sind. Die Störung muss zudem von nicht pathologischen Formen unsicherer Bindungsmuster und der Bindungsdesorganisation, welche das Risiko für (spätere) Psychopathologie erhöhen, aber normale Entwicklungsvarianten darstellen, abgegrenzt werden (Greenberg & Klyen, 2016; Lyons-Ruth & Jacobvitz, 2016). Wenn selbstgefährdendes Verhalten als zentrales Merkmal der Störung auftritt, sollte zudem das Vorhandensein einer ADHS als Ausschlusskriterium berücksichtigt werden, wenngleich die diagnostische Abschätzung von ADHS in diesem Altersbereich schwierig ist (Zeanah & Boris, 2000).

Behandlung und Prävention

Da die Spezifische Beziehungsstörung der frühen Kindheit ein neu eingeführtes Störungsbild ist, liegen derzeit noch keine Empfehlungen für die Behandlung vor. Vor dem Hintergrund, dass die Störung nicht im Kind zu verorten ist, sondern in der Beziehung liegt, sollte der Schwerpunkt der therapeutischen Arbeit auf der Beziehung zwischen Kind und der Bezugsperson liegen. Ähnlich wie bei der *RBS* (s. Kap. 17.4) sowie der *Sozialen Bindungsstörung mit Enthemmung (SBSE)* (s. Kap. 17.5) ist der zentrale Ansatzpunkt der Behandlung, eine stabile, verlässliche und vorhersagbare Umwelt zu schaffen. Der Schwerpunkt der therapeutischen Arbeit sollte folglich in der Verbesserung der Qualität der gestörten Beziehung zwischen dem Kind und seiner Bezugsperson liegen. Impulse für die therapeutische Arbeit liefern standardisierte Interventionsprogramme zur Förderung sicherer Bindungen, die sich inzwischen erfolgreich in der klinischen Praxis etabliert haben und in den letzten Jahren positiv wissenschaftlich evaluiert wurden (Bakermans-Kranenburg et al., 2003; Dozier & Bernard, 2019; Steele & Steele, 2017; Ziegenhain & Steiner, 2019). Gemeinsamkeiten der Programme sind der Fokus auf die Beziehung zwischen dem Kind und seinen engsten Bezugspersonen, die Vermittlung von grundlegendem Wissen zu Bindung und Feinfühligkeit sowie der Einsatz von videogestützten Rückmeldungen. Konzeptuell setzen die Programme am beobachtbaren Verhalten in der Interaktion und/oder auf der Ebene mentaler Modelle von Beziehungserfahrungen an. Auf der Verhaltensebene steht dabei eine auf die Ressourcen der Bezugsperson bezogene, videobasierte Arbeit im Fokus mit dem Ziel, die Feinfühligkeit der Bezugsperson im Umgang mit dem Kind zu fördern. Auf der Ebene der mentalen Repräsentationen ist das Ziel, gemeinsam mit der Bezugsperson zu erarbeiten, inwieweit die Verarbeitung der eigenen Kindheitserfahrungen das Verhalten in der Interaktion mit dem Kind und damit auch das kindliche Verhalten beeinflusst. Im deutschsprachigen Raum sind *STEEP* (Steps towards Effective and Enjoyable Parenting; Erickson & Egeland, 2014), die *Entwicklungspsychologische Beratung* (Ziegenhain

& Fegert, 2018) sowie im angloamerikanischen Raum das *Attachment and Biobehavioral Catch-up* (Dozier & Bernard, 2019) als Beispiele für bindungsorientierte Interventionsansätze zu nennen. Zu berücksichtigen ist jedoch, dass bisher keines der genannten Programme bei Kindern mit der Spezifischen Beziehungsstörung der frühen Kindheit systematisch erprobt und evaluiert wurde.

Verlauf und Prognose

Aussagen zu Verlauf und Prognose lassen sich aufgrund der fehlenden Datenbasis derzeit nicht treffen.

Forschungsdesiderate und Ausblick

Das Störungsbild der spezifischen Beziehungsstörung in der frühen Kindheit wurde erstmals mit der DC:0-5 eingeführt und die Nützlichkeit für die klinische Praxis wird sich erst in Zukunft zeigen. Es liegen bisher ausschließlich klinische Fallbeschreibungen vor (z. B. Lieberman & Pawl, 1988, 1990; Lieberman & Zeanah, 1995; Zeanah & Klitzke, 1991); der Forschungsbedarf ist demnach hoch. Für die Zukunft scheint es bedeutsam zu sein, im ersten Schritt Befunde zur Validität der Diagnose und darauf aufbauend Erkenntnisse zu Epidemiologie, Symptomentwicklung und Komorbidität sowie zur Ätiologie und Pathogenese zu generieren. Schließlich geht es auch darum, spezifische Leitlinien zur Diagnostik in der klinischen Praxis zu erarbeiten sowie Ansätze zur Intervention zu entwickeln und zu evaluieren.

Literatur

Bakermans-Kranenburg, M. J., van IJzendoorn, M. H. & Juffer, F. (2003). Less is more: Meta-analyses of sensitivity and attachment interventions in early childhood. *Psychological Bulletin, 129*(2), 195–215. https://doi.org/10.1037/0033-2909.129.2.195

Boris, N. W., Zeanah, C. H., Larrieu, J. A., Scheeringa, M. S. & Heller, S. S. (1998). Attachment disorders in infancy and early childhood: A preliminary investigation of diagnostic criteria. *American Journal of Psychiatry, 155*(2), 295–297. https://doi.org/10.1176/ajp.155.2.295

Bowlby, J. (1951). Maternal care and mental health. *Bulletin of the World Health Organization, 3*(3), 355–533.

Bowlby, J. (1969). *Attachment and loss, Vol 1: Attachment*. New York: Basic Books.

Cassidy, J. (2016). The Nature of the Child's Ties. In J. Cassidy & P. R. Shaver (Eds.), *Handbook of attachment* (pp. 3–24). New York: Guilford Press.

Dozier, M. & Bernard, K. (2019). *Coaching parents of vulnerable infants: The attachment and biobehavioral catch-up approach*. New York: Guilford Press.

Erickson, M. F. & Egeland, B. (2014). *Die Stärkung der Eltern-Kind-Bindung: Frühe Hilfen für die Arbeit mit Eltern von der Schwangerschaft bis zum zweiten Lebensjahr des Kindes durch das STEEP-Programm* (3. Aufl.). Stuttgart: Klett-Cotta.

Greenberg, M. T. & Klyen, M. D. (2016). Attachment and Psychopathology in Childhood. In J. Cassidy & P. R. Shaver (Eds.), *Handbook of attachment* (pp. 639–665). New York: Guilford Press.

Lamb, M. E. (1977a). The development of mother-infant and father-infant attachments in the second year of life. *Developmental Psychology, 13*(6), 637–648. https://doi.org/10.1037/0012-1649.13.6.637

Lamb, M. E. (1977b). Father-infant and mother-infant interaction in the first year of life. *Child Development, 48*(1), 167–181. https://doi.org/10.2307/1128896

Lamb, M. E. & Lewis, C. (2010). The development and significance of father-child relationships in two-parent families. In M. E. Lamb (Ed.), *The role of the father in child development* (pp. 94–153). Hoboken: John Wiley & Sons Inc.

Lieberman, A. F. & Pawl, J. H. (1988). Clinical applications of attachment theory. In J. Belsky & T. M. Nezworski (Eds.), *Clinical Implications of Attachment* (pp. 327–351). New York: Lawrence Erlbaum.

Lieberman, A. F. & Pawl, J. H. (1990). Disorders of Attachment and Secure Base Behavior in the Second Year of Life. In M. T. Greenberg, D. Cicchetti & E. M. Cummings (Eds.), *Attachment during the preschool years: Theory, research and intervention* (pp. 375–397). Chicago: University of Chicago Press.

Lieberman, A. F. & Zeanah, C. H. (1995). Disorders of attachment in infancy. *Child and Adolescent Psychiatric Clinics of North America, 4*(3), 571–587. https://doi.org/10.1016/S1056-4993(18)30420-6

Lyons-Ruth, K. & Jacobvitz, D. (2016). Attachment Disorganization from Infancy to Adulthood: Neurobiological Correlates, Parenting Contexts, and Pathways to Disorder. In J. Cassidy & P.R. Shaver (Eds.), *Handbook of attachment* (pp. 667–695). New York: Guilford Press.

Lyons-Ruth, K., Zeanah, C. & Benoit, D. (1996). Disorder and risk for disorder during infancy and toddlerhood. In E.J. Mash & R.A. Barkley (Eds.), *Child Psychopathology* (pp. 457–491). New York: Guilford Press.

Main, M. & Cassidy, J. (1988). Categories of response to reunion with the parent at age 6: Predictable from infant attachment classifications and stable over a 1-month period. *Developmental Psychology, 24*(3), 415–426. https://doi.org/10.1037/0012-1649.24.3.415

Solomon, J., George, C. & Jong, A. d. (1995). Children classified as controlling at age six: Evidence of disorganized representational strategies and aggression at home and at school. *Development and Psychopathology, 7*(3), 447–463. https://doi.org/10.1017/S0954579400006623

Steele, H. & Steele, M. (2017). *Handbook of Attachment-Based Interventions*. New York: Guilford Press.

Steele, H., Steele, M. & Fonagy, P. (1996). Associations among Attachment Classifications of Mothers, Fathers, and Their Infants. *Child Development, 67*, 541–555. https://doi.org/10.2307/1131831

Zeanah, C.H. (1996). Beyond insecurity: A reconceptualization of attachment disorders of infancy. *Journal of Consulting and Clinical Psychology, 64*(1), 42–52. https://doi.org/10.1037/0022-006X.64.1.42

Zeanah, C.H. & Boris, N.W. (2000). Disturbances and disorders of attachment in early childhood. In C.H. Zeanah (Ed.), *Handbook of Infant Mental Health* (pp. 353–368). New York: Guilford Press.

Zeanah, C.H., Boris, N.W. & Lieberman, A.F. (2000). Attachment disorders in infancy. In A.J. Sameroff, M. Lewis & S.M. Miller (Eds.), *Handbook of Developmental Psychopathology* (pp. 293–307). New York: Kluwer Academic Publishers.

Zeanah, C.H. & Fox, N.A. (2004). Temperament and Attachment Disorders. *Journal of Clinical Child and Adolescent Psychology, 33*(1), 32–41. https://doi.org/10.1207/S15374424JCCP3301_4

Zeanah, C.H. & Klitzke, M. (1991). Role reversal and the self-effacing solution: Observations from infant-parent psychotherapy. *Psychiatry, 54*(4), 346–357. https://doi.org/10.1080/00332747.1991.11024564

Zeanah, C.H. & Lieberman, A. (2016). Defining relational pathology in early childhood: the diagnostic classification of mental health and developmental disorders in infancy and early childhood DC:0-5 APPROACH. *Infant Mental Health Journal, 37*(5), 509–520. https://doi.org/10.1002/imhj.21590

Zeanah, C.H., Mammen, O. & Lieberman, A.F. (1993). Disorders of attachment. In C.H. Zeanah (Ed.), *Handbook of infant mental health* (pp. 332–349). New York: Guilford Press.

Zero to Three. (2016). DC:0-5: *Diagnostic classification of mental health and developmental disorders of infancy and early childhood*. Washington D.C.: Zero to Three.

Zero to Three. (2019). *DC:0-5. Diagnostische Klassifikation seelischer Gesundheit und Entwicklungsstörungen der frühen Kindheit*. Stuttgart: Kohlhammer.

Ziegenhain, U. & Fegert, J.M. (2018). *Entwicklungspsychologische Beratung für junge Eltern: Grundlagen und Handlungskonzepte für die Jugendhilfe* (3. Aufl.). Weinheim: Beltz Juventa.

Ziegenhain, U. & Steiner, M. (2019). Bindungsstörungen. In S. Schneider & J. Margraf (Hrsg.), *Lehrbuch der Verhaltenstherapie, Band 3: Psychologische Therapie bei Indikationen im Kindes- und Jugendalter* (S. 317–333). Berlin: Springer.

19 Ausblick

Rüdiger Kißgen und Kathrin Sevecke

Junge Kinder sind in der heutigen Zeit zunehmend humanitären Krisen ausgesetzt, die durch Kriege, Gewalt, Zwangsvertreibungen und Naturkatastrophen verursacht werden – wie nicht zuletzt der im Februar 2022 durch Russland initiierte Ukraine-Krieg drastisch auch in Westeuropa verdeutlicht hat. Anders als Erwachsene verfügen junge Kinder nicht über die kognitiven oder verbalen Fähigkeiten, solche Ereignisse und die damit verbundenen Emotionen – auch aufseiten ihrer Bezugspersonen – einzuschätzen oder zu verstehen. Daher sind sie stärker als ältere Kinder, Jugendliche oder Erwachsene gefährdet, die benannten Belastungen nicht angemessen verarbeiten zu können und stattdessen Verhaltensauffälligkeiten oder behandlungsbedürftige psychische Störungen zu entwickeln. Auch wenn im letzten Jahrzehnt verstärkt Forschungsaktivitäten zu psychischen Störungen in der frühen Kindheit unternommen wurden, muss die Versorgung junger Kinder mit psychischen Störungen und ihren Eltern oft als nicht ausreichend charakterisiert werden. Aus diesem Grund wünschen wir den jungen Kindern und ihren Familien für die Zukunft:

1.) dass intensive Anstrengungen unternommen werden, für Anzeichen psychischer Störungen im Säuglings-, Kleinkind- und Vorschulalter zu sensibilisieren,
2.) dass das bestehende Behandlungsangebot für junge Kinder und ihre Familien verbessert und weiter ausgebaut wird und
3.) dass Forschungsaktivitäten zur psychischen Gesundheit von Säuglingen, Klein- und Vorschulkindern auch in Entwicklungs-, Kriegs- und Krisengebieten unternommen werden.

Abschließend hoffen wir, dass dieses Buch einen Beitrag zu den benannten Wünschen für die Kinder und ihre Familien leisten wird.

Anhang

Continuing Education (CE) Portal: Hinweis zu Kontrollfragen

Beantworten Sie die Lernkontrollfragen in unserem Continuing Education Portal und sammeln Sie einfach und bequem Fortbildungspunkte der Kategorie D für Fachkräfte im Bereich Psychotherapie (CE). Der Zugang zu zertifizierten Online-Fortbildungen steht Ihnen rund um die Uhr zur Verfügung. Mehr Informationen zu diesem kostenpflichtigen Service finden Sie unter: ce.hogrefe.com

Abkürzungsverzeichnis

ABA
Applied Behavior Analysis

ACE
Adverse Childhood Experiences

ADHS/ADHD
Aufmerksamkeitsdefizit-/Hyperaktivitätsstörung/Attention Deficit Hyperactivity Disorder

ADI-R
Diagnostisches Interview für Autismus Revidiert

ADOS
Diagnostische Beobachtungsskala für Autismus

ADOS-2
Diagnostische Beobachtungsskala für Autistische Störungen-2

A-FFIP
Frankfurter Frühinterventionsprogramm für Kinder mit Autismus-Spektrum-Störungen

AGI
Adolescent Grief Inventory

ALSPAC
Avon Longitudinal Study of Parents and Children

AWMF
Arbeitsgemeinschaft der Wissenschaftlichen Medizinischen Fachgesellschaften

ARFID
Avoidant/Restrictive Food Intake Disorder

ASS
Autismus-Spektrum-Störung

BAI
Beck Angstinventar

BAV 3-11
Bochumer Angstverfahren für Kinder im Vorschul- und Grundschulalter

Bayley III
Bayley Scales of Infant and Toddler Development – Third Edition

BI
Behaviorale Inhibition

BIQ-SF
Behavioral Inhibition Questionnaire – Short Form

BMI
Body-Mass-Index

BOT-2
Bruininks-Oseretsky Test der motorischen Fähigkeiten

BSU
Beobachtungsbogen für sozial unsicheres Verhalten

CALM
Coaching Approach Behavior and Leading by Modelling

CATS 3-6
Child and Adolescent Trauma Screen

CBCL 1½–5
Child Behavior Checklist 1½–5

CD
Conduct Disorder/Verhaltensstörung

CI
Cochlea-Implantat

CO-OP
Cognitive Orientation to Daily Occupational Performance

COST
European Cooperation in Science and Technology

CPP
Child-Parent Psychotherapy

CSC
Childrens Sleep Comic

CSHQ-DE
Childrens Sleep Habits Questionnaire

CU
Callous-Unemotional Traits

DÄAS
Dysregulierte Ärger- und Aggressionsstörung

DIPA
The Diagnostic Infant and Preschool Assessment

DISYPS-III
Diagnostik-System für psychische Störungen nach ICD-10 und DSM-5 für Kinder und Jugendliche – III

DSM
Diagnostic and Statistical Manual of Mental Disorders

DSM-IV-TR
Diagnostisches und Statistisches Manual Psychischer Störungen – Textrevision

DTT
Discrete-Trial-Training

EAS
Emotional Availability Scales

EBI
Eltern-Belastungs-Inventar

ED
Emotion Development

EEG
Elektroenzephalografie

EIBI
Early Intensive Behavioral Interventions

EKP
Ereigniskorrelierte Potenziale

EKS
Entwicklungsbezogene Koordinationsstörung

ELBW
Extremely Low Birth Weight

ELFRA
Elternfragebögen für die Früherkennung von Risikokindern

EMDR
Eye Movement Desensitization and Reprocessing

ESDM
Early Start Denver Model

ESKM
Evaluationsbogen für das sozial interaktive Kommunikationsverhalten bei Mutismus

ESKP
Eltern-Säuglings-/Kleinkind-Psychotherapie

ET 6-6-R
Entwicklungstest für Kinder von 6 Monaten bis 6 Jahren – Revision

FAASS
Frühe Atypische Autismus-Spektrum-Störung

FAS
Fetales Alkoholsyndrom

FBB/DCL ANG
Fremdbeurteilungsbogen/Diagnosecheckliste für Angststörungen

FBB-ADHS-V
Fremdbeurteilungsbogen für Aufmerksamkeitsdefizit-/ Hyperaktivitätsstörungen im Vorschulalter

FESKA
Fragebogen zur Erfassung störungsaufrechterhaltender Komponenten sozialer Angst bei Kindern und Jugendlichen

FIT
Familie in Tieren

FIT-KIT
Familie- und Kindergarten-Interaktionstest

fMRT
funktionelle Magnetresonanztomografie

FSK
Fragebogen zur Sozialen Kommunikation

FSSM
Frankfurter Skala zur Erfassung des Selektiven Mutismus

GAS
Generalized Anxiety Disorder/ Generalisierte Angststörung

GB
Geistige Behinderung

GEV
Globale Entwicklungsverzögerung

GM
General Movements

HET
Heidelberger Elterntraining

HFA
Hochfunktionaler Autismus/High Functioning Autism

HIT
Heidelberger Interaktionstraining für pädagogisches Fachpersonal zur alltagsintegrierten Sprachbildung und Sprachförderung

HLA
Humanes Leukozyten-Antigen

HNO
Hals-Nasen-Ohren

ICD
International Classification of Diseases

ICF-CY
Internationalen Klassifikation der Funktionsfähigkeit, Behinderung und Gesundheit bei Kindern und Jugendlichen

ICG-RC
Inventory of Complicated Grief – Revised Children

ICSD-3
Internationale Klassifikation der Schlafstörungen

IDSP
Intelligence and Development Scales - Preschool

IKT
Inventar zur Erfassung des Integrativen Kind-Temperaments

IMP
Infant Motor Profile

IQ
Intelligenzquotient

IRT
Imagery Rehearsal Therapy

ITMSE
Infant-Toddler Mental Status Exam

ITSEA
Infant-Toddler Social Emotional Assessment

JASPER
Joint Attention, Symbolic Play, Engagement, Regulation

KABC-II
Kaufman-Assessment Battery for Children – Second Edition

KiGGS
Studie zur Gesundheit von Kindern und Jugendlichen in Deutschland

KOPKI 4-6
Fragebogen zur Erfassung kognitiver Prozesse bei 4- bis 6-jährigen Kindern

KPTBS
Komplexe Posttraumatische Belastungsstörung

M-ABC-2
Movement Assessment Battery for Children – Second Edition

M-CHAT
Modified Checklist for Autism in Toddlers

M-CHAT-R/F
Modified Checklist for Autism in Toddlers, Revised with Follow-Up

MDN
Minimale Neurologische Dysfunktion/Minor Neurological Dysfunction

MFED
Münchner Funktionelle Entwicklungsdiagnostik

MRT
Magnetresonanztomografie

NDBI
Naturalistic Developmental Behavioral Intervention

NFPP
New Forest Parenting Package

NIMH
National Institute of Mental Health

NREM
Non-Rapid Eye Movement

NREM 3
Dauer der Tiefschlafphasen

ODD
Oppositional Defiant Disorder/ Oppositionelle Verhaltensstörung

PACT
Preschool Autism Communication Trial

PACT
Paediatric Autism Communication Therapy

PaKT
Psychoanalytische Kurzzeittherapie

PAPA
Preschool-Age Psychiatric Assessment Interviews

PCIT
Parent-Child-Interaction-Therapy

PCIT-ED
Parent-Child Interaction Therapy-Emotion Development

PCIT-SM
Parent Child Interaction Therapy für Kinder mit Selektiven Mutismus

PECS
Picture Exchange Communication System

P-ITPA
Potsdam-Illinois Test für Psycholinguistische Fähigkeiten

PLAKSS-II
Psycholinguistische Analyse kindlicher Aussprachestörungen

PRT
Pivotal Response Training

PSQ-DE
Pediatric Sleep Questionnaire

PTBS
Posttraumatische Belastungsstörung

PTSDSSI
Semistrukturiertes Interview und Beobachtungsbogen für Säuglinge und Kleinkinder

PTSD-SSIORIYC
Posttraumatic Stress Disorder, Semi-Structured Interview and Observational Record for Infants and Young Children

PTSD-PAC
PTSD Symptoms in Preschool Children

Q-CHAT
Quantitative Checklist for Autism in Toddlers

RBS
Reaktive Bindungsstörung

RD-FCI
Relation-directed, family-centered intervention/Beziehungsorientierte und familienzentrierte Intervention

REM
Rapid Eye Movement

SBSE
Soziale Bindungsstörung mit Enthemmung

SCL-90-S
Symptomcheckliste-90-Standard

SDQ
Strength and Difficulties Questionnaire/Fragebogen zu Stärken und Schwächen

SEAS-M
Skala zur Erfassung von Autismus-Spektrum-Störungen bei Minderbegabten

SET 3-5
Sprachstandserhebungstest für Kinder im Alter zwischen 3 und 5 Jahren

SIDS
Sudden Infant Death Syndrome/Plötzlicher Kindstod

SINDA
Standardized Infant Neuro Developmental Assessment

SIVA: 0-6
Strukturiertes Interview des Vorschulalters

SKEPT
Säuglings-/Kleinkind-Eltern-Psychotherapie

SON-R 2-8
Non-verbaler Intelligenztest

SP 2
Sensory Profile-2

SPZ
Sozialpädiatrisches Zentrum

SRS
Skala zur Erfassung Sozialer Reaktivität

SSRI
Selective Serotonin Reuptake Inhibitor/Serotonin-Wiederaufnahmehemmer

SSV
Störung des Sozialverhaltens

STEEP
Steps Toward Effective and Enjoyable Parenting

SWS
Slow-Wave-Schlaf

TAFF
Trennungsangstprogramm für Familien

TAU
Treatment as usual/Behandlung wie üblich

TF-KVT
Traumafokussierte Kognitive Verhaltenstherapie

TROG-D
Test zur Überprüfung des Grammatikverständnisses

VBV 3-6
Verhaltensbeurteilungsbogen für Vorschulkinder

VIPP-SD
Video-Intervention to Promote Positive Parenting and Sensitive Discipline

WAIMH
World Association for Infant Mental Health

WPPSI-IV
Wechsler Preschool and Primary Scale of Intelligence – Fourth Edition

YCPS
Young Child PTSD Screen

Autor*innen

Frau Dr. Dana Barthel
Zentrum für Psychosoziale Medizin
Klinik für Kinder- und Jugendpsychiatrie,
-psychotherapie und -psychosomatik
Martinistr. 52, W 35
20246 Hamburg

Frau Priv.-Doz. Dr. med Carola Bindt
Zentrum für Psychosoziale Medizin
Klinik für Kinder- und Jugendpsychiatrie,
-psychotherapie und -psychosomatik
Martinistr. 52, W 35
20246 Hamburg

Frau Mag. Elisabeth Bonatti, PhD
Universitätsklinik für Kinder- und Jugendpsychiatrie, Psychotherapie und Psychosomatik, LKH Hall Medizinische Universität Innsbruck
Milserstr. 10
6060 Hall in Tirol; Östereich

Frau Dr. Ina Bovenschen
Deutsches Jugendinstitut e. V.
Nockherstr. 2
81541 München

Herr Univ.-Prof. Dr. Sebastian Franke
Sonderpädagogische Förderung
und Inklusion mit dem Förderschwerpunkt
Emotionale und Soziale Entwicklung
Universität Paderborn
Warburger Str. 100
33098 Paderborn

Herr Prof. Dr. Gunter Groen
Hochschule für Angewandte
Wissenschaften Hamburg
Department Soziale Arbeit
Alexanderstr. 1
20099 Hamburg

Frau Dr. Corinna Isensee
Universitätsmedizin Göttingen
Klinik für Kinder- und Jugendpsychiatrie/
Psychotherapie
Von-Siebold-Str. 5
37075 Göttingen

Herr Dr. med. Helmut Hollmann
LVR-Klinik Bonn
Kinderneurologisches Zentrum KiNZ
Waldenburger Ring 46
53119 Bonn

Herr Univ.-Prof. Dr. Rüdiger Kißgen
Universität Siegen,
Fakultät II
Adolf-Reichwein-Str. 2a
57068 Siegen

Herr Univ.-Prof. Dr.med. Volker Mall
kbo-Kinderzentrum München
Heiglhofstr. 65
81377 München

Frau Univ.-Prof. Dr. med. Eva Möhler
Universitätsklinikum des Saarlandes
Klinik für Kinder- und Jugendpsychiatrie
Psychosomatik und Psychotherapie
Kirrberger Str. 90.2
66412 Homburg

Frau Univ.-Prof. Dr. med. Luise Poustka
Universitätsmedizin Göttingen
Klinik für Kinder- und Jugendpsychiatrie/
Psychotherapie
Von-Siebold-Str. 5
37075 Göttingen

Herr Univ.-Prof. Dr. med. Franz Resch
Universitätsklinikum Heidelberg
Klinik für Kinder- und Jugendpsychiatrie
Blumenstr. 8
69115 Heidelberg

Frau Dr. med. Franziska Schlensog-Schuster
Universitäre Psychiatrische Dienste Bern
Universitätsklinik für Kinder und Jugend-psychiatrie
Bolligenstr. 111
3000 Bern 6, Schweiz

Frau Univ.-Prof. Dr. med. Kathrin Sevecke
Universitätsklinik für Kinder- und Jugend-psychiatrie, Psychotherapie und Psycho-somatik
LKH Hall
Medizinische Universität Innsbruck
Milserstr. 10
6060 Hall in Tirol, Österreich

Frau Priv.-Doz. Dr. med. Silvia Stojanov
Klinikum rechts der Isar der TU München
Klinik und Poliklinik für Kinder- und
Jugendmedizin
Campus Schwabing
Kölner Platz 1
80804 München

Frau M. Sc. Christina Taferner
Universitätsklinik für Kinder- und Jugend-psychiatrie, Psychotherapie und Psycho-somatik
LKH Hall
Medizinische Universität Innsbruck
Milserstr. 10
6060 Hall in Tirol, Österreich

Frau Univ.-Prof. Dr. med. Ute Thyen
Universität zu Lübeck
Klinik für Kinder- und Jugendmedizin
Ratzeburger Allee 160
23538 Lübeck

Herr Univ.-Prof. Dr. med. Kai von Klitzing
Universitätsklinikum Leipzig
Klinik und Poliklinik für Psychiatrie,
Psychotherapie und Psychosomatik
des Kindes- und Jugendalters
Liebigstr. 20a
04103 Leipzig

Herr Dr. phil. Lars Otto White
Universitätsklinikum Leipzig
Klinik und Poliklinik für Psychiatrie,
Psychotherapie und Psychosomatik
des Kindes- und Jugendalters
Liebigstr. 20a
04103 Leipzig

Frau Dr. med. Areej Zindler
Universitätsklinikum Hamburg-Eppendorf
Flüchtlingsambulanz
Martinistr. 52, 044
20246 Hamburg

Sachwortverzeichnis

B

C

D

H

I

J

K

L

M

Q

R

T

U

V

W

Y

Z